Coks Feenstra

Das große ZwillingsBuch

Coks Feenstra

Das große Zwillings Buch

RATGEBER
für Schwangerschaft, Geburt und
eine glückliche Kindheit

Aus dem Niederländischen von
Verena Kiefer und Stefan Häring

Mit Illustrationen von Eva Wagendristel

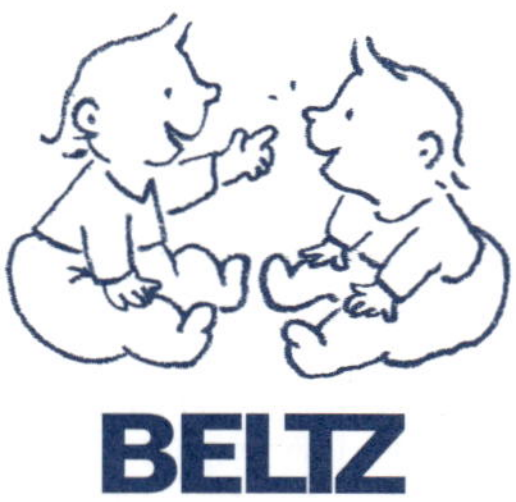

BELTZ

Für Fred, Ramón, Thomas und Helena

Titel der niederländischen Originalausgabe:
Het grote Tweelingenboek

Das Werk erschien erstmals 2009 bei Uitgeversmaatschappij Ad. Donker bv,
Rotterdam, Niederlande

www.beltz.de

1. Auflage 2010

Umschlaggestaltung: Büro Hamburg
Umschlagabbildung: © Martin Barrand/Getty Images;
© George Shelley/CORBIS
Fotos im Innenteil:
S.17: © iStockfoto/Opla, S. 93: © iStockfoto/JaniceRichard, S. 171: © iStockfoto/stu99,
S. 295: © iStockfoto/mandygodbehear,
S. 337: © iStockfoto/OSTILL , S. 371: © iStockfoto/LindaYolanda,
S. 415: © iStockfoto/PeskyMonkey
Illustrationen: © Eva Wagendristel
Layout und Herstellung: Nancy Püschel
Satz: Druckhaus »Thomas Müntzer«, Bad Langensalza
Druck und Bindung: Beltz Druckpartner, Hemsbach
Printed in Germany

ISBN 978-3-407-85907-5

Inhalt

Einleitung

Zwilling zu sein ist einzigartig. Noch bevor man geboren wird, ist man bereits zusammen. Das erste vage Selbstbewusstsein ist ein »Wir« und nicht das »Ich«. Das muss einen Einfluss auf das Grundgefühl von Zwillingen haben.

Die Beziehung zwischen Zwillingen fesselte mich schon in jungen Jahren. Als Kind besaß ich Zwillingspuppen; ich hatte sie nicht geschenkt bekommen, sondern hatte sie mir selbst besorgt. Als ich bei einem Nachbarsmädchen genau die gleiche Puppe wie meine sah (nur die Augenfarbe war anders), schwatzte ich sie ihr ab, davon überzeugt, dass sie zu meiner Puppe gehörte. Das waren doch ganz klar Zwillinge! Zum Glück war das Nachbarsmädchen keine besonders hingebungsvolle Puppenmutter, und als sie wenig später umzog, konnte ich »meine Zwillinge« ganz ohne Schuldgefühl genießen. Obwohl ich selbst kein Zwilling bin und auch keine Zwillingskinder habe, ließ mich das Thema nicht mehr los.

Als ich viele Jahre später entdeckte, dass es in Spanien, wo ich seit meinem 34. Lebensjahr wohnte, kein Buch über Zwillinge gab, war der Entschluss schnell gefasst. Als Entwicklungspsychologin beschäftigte ich mich mit dem Thema und als Redakteurin der Erziehungszeitschrift *Crecer feliz* erhielt ich regelmäßig Anfragen von Müttern mit Zwillingen oder anderen Mehrlingen. Ihre Situation unterscheidet sich vom Leben anderer Eltern mit Kindern unterschiedlichen Alters. Sie haben Fragen wie: Kann ich meine Zwillinge überhaupt stillen? Wie sorge ich dafür, dass beide gleich viel Aufmerksamkeit bekommen? Was mache ich, wenn der eine den anderen vollkommen dominiert? Und wie werden sie zu unabhängigen Personen?

Um Erkenntnisse über die Erziehung von Zwillingen zu gewinnen, startete ich eine Studie unter den Lesern meiner Zeitschrift. Insgesamt 70 Mütter von Zwillingen und Drillingen beantworteten einen Fragebogen. Ebenso zwanzig Familien mit Vierlingen, drei mit Fünflingen und sogar eine Familie mit Sechslingen. Ihre Antworten ermöglichten mir einen Einblick in ihre Situation und die am häufigsten auftretenden Probleme. Außerdem verbrachte ich einige Wochenenden in einer Familie mit Kleinkind-Zwillingen. So konnte ich den Trubel und das Chaos, das Eltern in dieser Phase ihrer Zwillinge täglich erleben, selbst erfahren. Daneben interviewte ich viele Mehrlingseltern und heranwachsende Zwillinge, erwachsene und ältere Zwillinge. Ihr Beitrag war sehr wertvoll. Sie können auf ihre Jugend zurückschauen und die Schwerpunkte angeben, die Eltern bei der Erziehung von Zwillingen berücksichtigen sollten.

Mein Zwillingsbuch erschien 1999 in Spanien. Es führte zu ganz besonderen und neuen Kontakten mit Mehrlingseltern: Überall bat man mich um Vorträge, sogar in Mexiko. Dadurch bekam ich die Möglichkeit, mein Wissen zu erweitern. Die Gespräche mit den Eltern und den Zwillingen selbst waren teils Quellen neuer Erkenntnisse, teils warfen sie Probleme auf, die ihrerseits wiederum einer Erklärung oder Lösung bedurften. 2007 konnte ich daher eine vollkommen aktualisierte Fassung erstellen, doppelt so dick wie die erste Ausgabe. Die Übersetzung ins Niederländische, die 2009 erschien, wurde wiederum aktualisiert. Ich habe auch niederländische Eltern und Zwillinge interviewt und mein Buch um ihre Geschichten ergänzt. Die deutsche Fassung wurde aus dem Niederländischen übersetzt, und die Namen vieler Personen sind ins Deutsche übertragen worden,

Wenn ich über meine Forschungsdaten spreche, beziehe ich mich auf meine spanische Müttergruppe. Ich bin jedoch der Ansicht, dass ihre Erfahrungen nicht wesentlich von denen der niederländischen und auch der deutschen Mütter abweichen. Dabei erhebe ich keinen Anspruch darauf, eine wissenschaftliche Studie durchgeführt zu haben. Schließlich stammen die Mütter aus einer begrenzten Gruppe, nämlich den Leserinnen der Zeitschrift *Crecer feliz*, die außerdem selbst auf meinen Aufruf zur Zusammenarbeit reagierten. Die Forschungsergebnisse, die ich am Ende jedes Kapitels anführe, stammen aus allerlei Studien und Hinweisen, also nicht ausschließlich aus meinen eigenen Studienergebnissen.

Ich richte mich hauptsächlich an die Mütter, nicht, weil ich die Väter für unwichtig halte, sondern aus praktischen Gründen und um den Text lesbar zu halten. Ich weiß, dass Väter von Zwillingen und anderen Mehrlingen sehr in die Erziehung ihrer Kinder einbezogen sind. Ihre Hilfe ist vom ersten Tag an (und während der Schwangerschaft) dringend notwendig. Ich hoffe, dies mit einem Kapitel ein wenig gutzumachen, das ich ausschließlich dem Vater widme, der mehr als ein Kind erwartet (Kapitel 7). Auch verwende ich im Buch häufig die männliche Form, etwa bei »der Gynäkologe«, obwohl dort genauso gut die weibliche Form stehen könnte – auch dies aus Gründen der Lesbarkeit.

Mit dem Begriff »Mehrlingsschwangerschaft« beziehe ich mich auf Zwillings- und Drillingsschwangerschaften. Die Kapitel 14 bis 21, die sich der

Erziehung widmen, können jeweils in Etappen gelesen werden, je nachdem, welche Phase die Zwillinge gerade erleben. Manchmal behandele ich dasselbe Thema mehrfach, wie etwa Schule oder die Konkurrenz unter den Zwillingen, weil jede Phase eine eigene Vorgehensweise erfordert. Kapitel 21 über die Zeit als Erwachsene ist sowohl für die Eltern als auch die Zwillinge selbst gedacht. Es ist wichtig, dass sie Informationen über Aspekte ihres Lebens erhalten, die vielleicht schwierig für sie sind oder werden können.

Zwillinge aufzuziehen ist nicht nur schön, sondern auch eine schwierige und anstrengende Aufgabe. Dennoch sprechen 70 % der Mütter aus meiner Forschungsgruppe von einer einzigartigen Erfahrung. Oder wie es der Slogan des spanischen Mehrlingseltern-Vereins ausdrückt: Ein hinreißender Wahnsinn.

Ich hoffe, dass dieses Buch Eltern eine Stütze ist bei schwierigen Etappen, die zur Erziehung gehören, und dass es Zwillingen hilft, ihr Zwillingsdasein zu genießen, damit sie das erfahren, was eine 60-jährige Zwillingshälfte einmal zu mir sagte:

»Zwillingsein bedeutet für mich doppelt so viel Freude und halb so viel Leid.«

Coks Feenstra
Valencia, Spanien

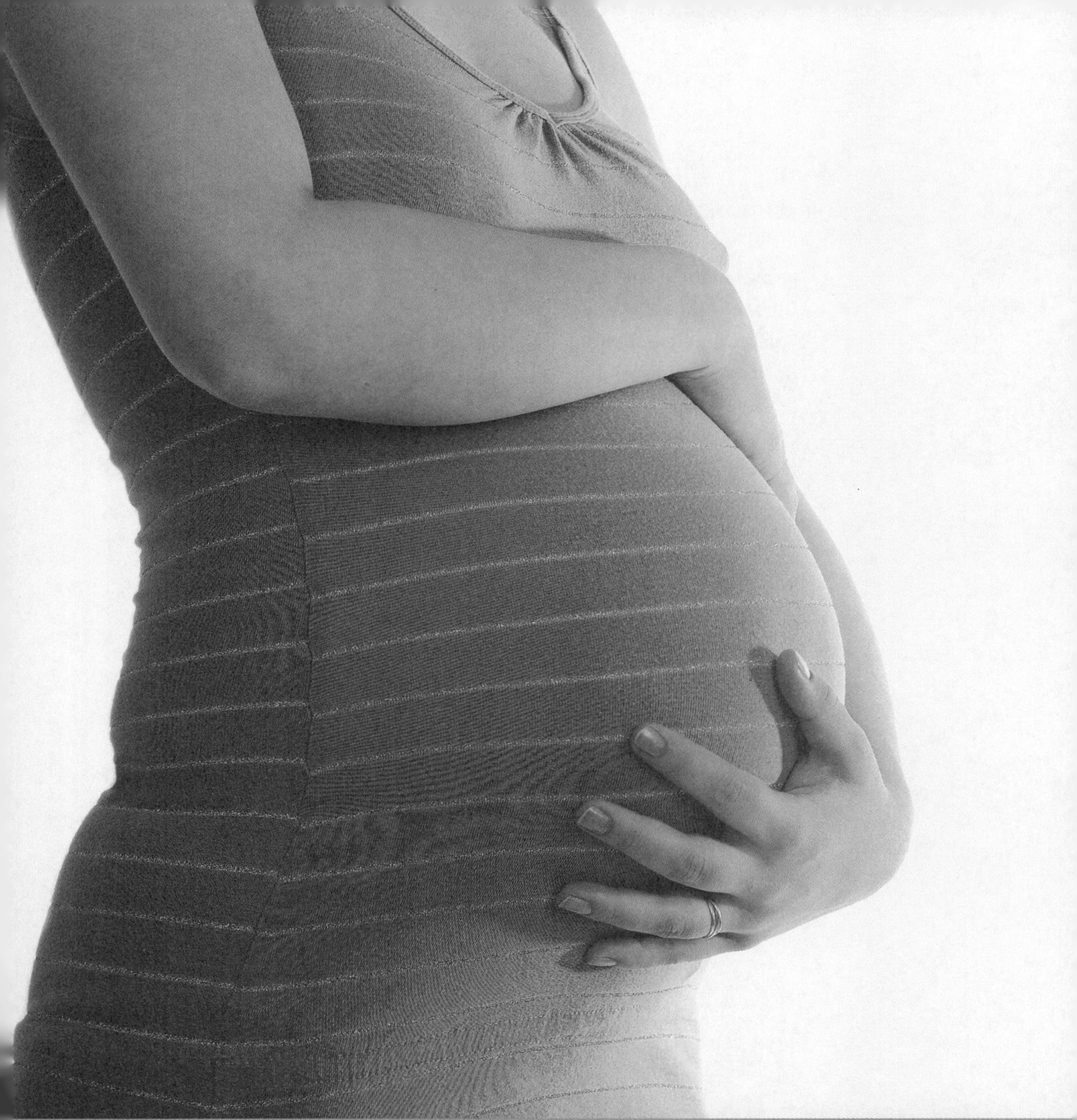

EINS

DIE SCHWANGERSCHAFT

EINS DIE SCHWANGERSCHAFT

1 Immer mehr Mehrlinge

Eltern mit einem Zwillings- oder sogar Drillingskinderwagen sind heute keine Seltenheit mehr. Die Zahl der Mehrlingsgeburten ist in den letzten zwanzig Jahren enorm gestiegen. Auf natürliche Weise führt eine von 80 Schwangerschaften zu einer Zwillingsschwangerschaft, eine von 6000 zu Drillingen und eine von 500.000 zu Vierlingen. Diese Zahlen sind relativ und unterscheiden sich von Kontinent zu Kontinent. In einigen Ländern Afrikas, etwa in Nigeria, kommt auf fast jede 40. Schwangerschaft eine Zwillingsgeburt, während Zwillinge in Asien die Ausnahme sind.

Der Anstieg von Mehrlingsschwangerschaften wird durch mehrere Faktoren beeinflusst:

- Frauen werden heutzutage immer später Mutter. Wurden sie es früher um ihr zwanzigstes Lebensjahr, liegt das Durchschnittsalter heute um die dreißig. Mit steigendem Alter kommt es zu Unregelmäßigkeiten beim Eisprung oder auch zu doppelten Eisprüngen, was man als »späte Blüte« bezeichnen könnte. Die Natur drängt! In Zahlen ausgedrückt ist die Wahrscheinlichkeit einer Zwillingsschwangerschaft bei Frauen zwischen dreißig und fünfunddreißig dreimal höher als bei einer Zwanzigjährigen. Auch frühere Schwangerschaften spielen eine Rolle: Je höher die Anzahl früherer Kinder, desto größer die Chance einer Zwillingsschwangerschaft.
- Andererseits nimmt die Fruchtbarkeit der Frau mit steigendem Alter ab, weshalb sich viele Frauen Fruchtbarkeitsbehandlungen wie Hormonbehandlungen oder Retortenbefruchtung unterziehen, um noch schwanger zu werden. Die Zahl der Paare mit Fruchtbarkeitsproblemen ist in den letzten Jahrzehnten stark gestiegen. Neben dem Alter der Frau spielen noch andere Faktoren eine Rolle wie Rauchen, Alkohol, Umweltverschmutzung, Stress und Übergewicht. Viele Paare suchen daher Zuflucht bei Fruchtbarkeitsbehandlungen. Früher brachte

man drei, vier oder fünf befruchtete Eizellen in die Gebärmutter zurück, um die Chance auf eine Schwangerschaft zu erhöhen. Das führte jedoch vermehrt zu Drillingen und Vierlingen. Heute wird meist beschlossen, nur eine oder zwei befruchtete Eizellen einzuführen, um so Drillings- und Vierlingsschwangerschaften zu vermeiden. Eine noch höhere Zahl von Föten, Fünf- oder Sechslinge zum Beispiel, ist meist die Folge von Hormonbehandlungen, bei denen die Ovulation angeregt wird.

Wir können also kurz zusammenfassen, dass viele Faktoren zu einer Mehrlingsschwangerschaft beitragen: das Alter der Frau, Fruchtbarkeitsbehandlungen, die Rasse sowie ein genetischer Faktor, auf den ich später zurückkommen werde. Fruchtbarkeitsbehandlungen führen heute bei einer von sechzig Schwangerschaften zu Mehrlingen.

Die Zwillingsschwangerschaft

Es gibt zwei Typen von Zwillingen: die eineiigen und die zweieiigen. In medizinischen Begriffen: monozygotisch und dizygotisch. »Mono« bedeutet eins, »di« steht für zwei, und eine Zygote ist der medizinische Ausdruck für eine befruchtete Eizelle.

Allgemein spricht man von »Zwillingen« und versteht darunter beide Typen. Auch ich werde hier von Zwillingen sprechen und nur an den Stellen einen Unterschied zwischen eineiig und zweieiig machen, an denen es notwendig ist.

Eineiige Zwillinge entstehen aus *einer* Eizelle, die sich nach der Befruchtung durch *eine* Samenzelle in zwei gleiche Teile teilt. Jeder Teil umfasst dasselbe genetische Material. Bis heute ist weder die Ursache der Teilung geklärt, noch die Frage, ob Vererbung dabei eine Rolle spielt. Weil die Babys genetisch identisch sind, haben sie immer dasselbe Geschlecht und sehen sich sehr ähnlich: Sie haben dieselbe Haar- und Augenfarbe, dieselben Gesichtszüge und eine identische Blutgruppe. Auch ihre Charaktere weisen viele Übereinstimmungen auf.

Ein Drittel aller Zwillinge ist eineiig und zwei Drittel sind zweieiig. Interessanterweise ist die Anzahl eineiiger Zwillinge überall auf der Welt konstant, etwa 3,5 auf 1000 Geburten. Dagegen sorgen die Schwankungen bei der Anzahl zweieiiger Zwillingsgeburten dafür, dass in manchen Ländern mehr Zwillinge geboren werden als in anderen.

Ein Drittel aller Zwillinge ist eineiig und zwei Drittel sind zweieiig.

Wie entstehen eineiige Zwillinge?

Eine Eizelle und eine Samenzelle verschmelzen und bilden eine Zygote. Diese teilt sich in zwei Teile, was zu zwei Babys führt, die erblich genau gleich sind. Ungefähr ein Viertel der eineiigen Zwillinge ist »gespiegelt«: Sie haben dieselben physischen Eigenschaften, aber an verschiedenen Seiten. Beide haben zum Beispiel ein Muttermal, der eine über der rechten Augenbraue, der andere über der linken. Oder einer der beiden ist Linkshänder, der andere Rechtshänder. Sogar die inneren Organe, wie etwa der Blinddarm, können auf unterschiedlichen Seiten liegen. Diese Spiegelungen lassen sich auf eine spätere Teilung der befruchteten Eizelle zurückführen.

Eineiige Zwillinge brauchen nicht immer hunderprozentig gleich zu sein.

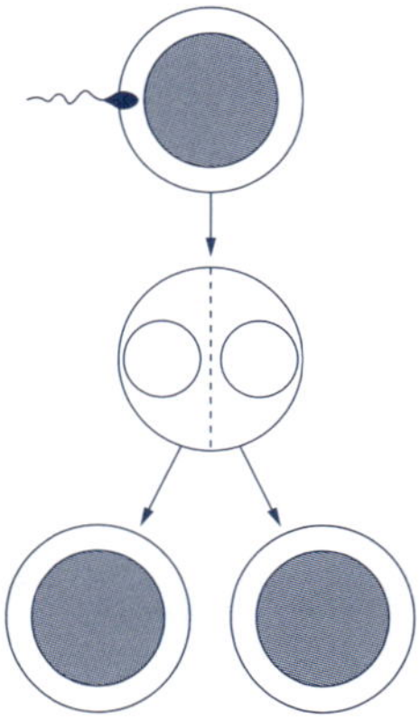

Eineiige Zwillinge brauchen nicht immer hunderprozentig gleich zu sein. So kann der eine ein Muttermal haben und der andere nicht, oder nur einer von beiden hat eine Krankheit. Solche Unterschiede bei zwei genetisch gleichen Menschen können verschiedene Ursachen haben: bestimmte Mutationen nach der Teilung, die unterschiedliche Lage in der Gebärmutter (ein Zwilling liegt in einer günstigeren Position als der andere), sich unterscheidende pränatale Erfahrungen, der Bewegungsspielraum in der Gebärmutter, verschiedene Erfahrungen bei der Geburt und die Entwicklung nach der Geburt. Dennoch bleiben diese Unterschiede erstaunlich.

Wie entstehen zweieiige Zwillinge?

Zwei Eizellen werden von zwei verschiedenen Samenzellen befruchtet, was zu zwei Babys führt, die sich wie Geschwister ähnlich sehen. Die Zwillinge teilen die Hälfte des genetischen Materials. Die Wahrscheinlichkeit, dass sich bei einem Eisprung zwei Eizellen lösen, ist bei manchen Frauen größer als bei anderen.

Hierbei spielt zum einen Vererbung eine Rolle: Die Möglichkeit eines doppelten Eisprungs ist an ein bestimmtes Gen gebunden, das Mütter ihren Töchtern weitergeben (siehe auch den Abschnitt »Der Einfluss der Vererbung« in diesem Kapitel). Zum anderen spielt das Alter der Frau eine Rolle: In höherem Alter, vor allem zwischen dem 30. und 35. Lebensjahr, steigt die Wahrscheinlichkeit einer doppelten Ovulation. Auch die Anzahl früherer Geburten zählt. Außerdem erhöhen Hormonbehandlungen und Retortenbefruchtungen die Wahrscheinlichkeit einer Mehrlingsschwangerschaft. Schätzungen zufolge sind 30 bis 40 % der zweieiigen Schwangerschaften dem Einfluss von Fruchtbarkeitsbehandlungen zu verdanken.

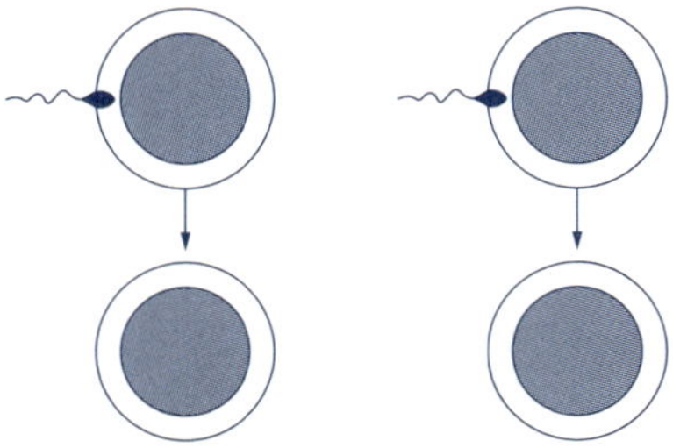

Ein- oder zweieiig?

Nicht immer ist es leicht herauszufinden, ob die Babys ein- oder zweieiig sind. Ein häufig vorkommender Fehler ist, davon auszugehen, die Babys seien zweieiig, wenn es zwei Plazenten oder zwei Fruchtblasen (Fruchtsäcke) gibt. Es kann sich dennoch um eineiige Zwillinge handeln! Dies sind die Möglichkeiten:

Nicht immer ist es leicht herauszufinden, ob die Babys ein- oder zweieiig sind.

Bei zweieiigen Zwillingen hat jeder Fötus seine eigene Fruchtblase, bestehend aus äußerer (Chorion) und innerer (Amnion) Eihaut (auch Fruchthülle oder Embryonalhülle genannt), sowie eine eigene Plazenta (Zeichnung A). Die Plazenten können jedoch miteinander verwachsen, wenn sie dicht nebeneinanderliegen, wodurch es bei der Geburt so aussieht, als handele es sich um *eine* große Plazenta (Zeichnung B). Situation A und B nennt man eine dichorial-diamniotische Schwangerschaft.

PLAZENTA	2 Plazenten	2 Plazenten zu 1 verwachsen	1 Plazenta	1 Plazenta
CHORION	2 Chorien	2 Chorien	1 Chorion	1 Chorion
AMNION	2 Amnien	2 Amnien	2 Amnien	1 Amnion
	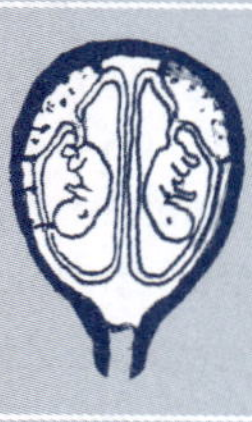	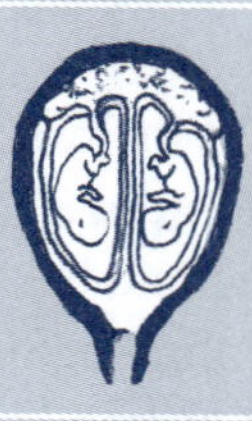	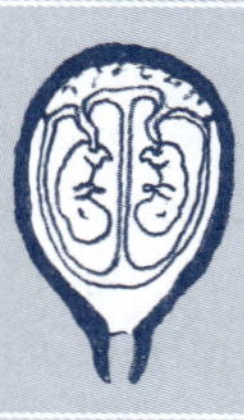	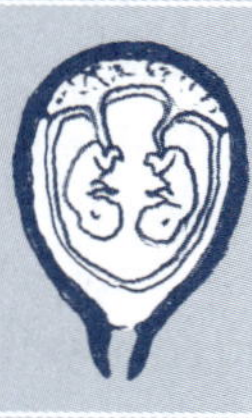
	A	B	C	D
EINEIIGE ZWILLINGE	16 %	16 %	65 %	3 %
ZWEIEIIGE ZWILLINGE	53 %	47 %	–	–
ANZAHL PLAZENTEN	2	1	1	1
ANZAHL FRUCHTBLASEN	2	2	1	1

Quelle: »Tweelingonderzoek« VU Uitgeverij

Bei eineiigen Zwillingen hängt die Anzahl der Fruchtblasen davon ab, wann sich die befruchtete Eizelle geteilt hat.

Hat die Teilung kurz nach der Befruchtung stattgefunden und *vor* dem dritten Tag, hat jedes Baby seine eigenen Eihäute und Plazenten (Zeichnung A). Die Plazenten können jedoch miteinander verwachsen wie bei zweieiigen Zwillingen (Zeichnung B). Auch diese Schwangerschaft wird dichorial-diamniotisch genannt.

Geschieht die Teilung später, zwischen dem dritten und achten Tag, sind die Plazenta und die äußere Fruchtblase schon gebildet und die beiden Babys teilen sich diese. Aber jedes Baby hat seine eigene innere Fruchtblase, das Amnion (Zeichnung C). Diese Situation ist die häufigste bei Eineiigen und wird monochorial-diamniotische Schwangerschaft genannt. Hier besteht das Risiko des Zwillings-Transfusionssyndroms, das ich in Kapitel 5 behandele.

Tritt die Teilung noch später auf, zwischen dem achten und zwölften Tag, teilen die Babys sowohl die Fruchtblasen als auch die Plazenta. In diesem Fall befinden sich die Babys im selben Fruchtwasser, was außer der Gefahr des Transfusionssyndroms auch das Risiko verschlungener Nabelschnüre in sich birgt. Dabei stirbt manchmal nur eines der Babys in der Gebärmutter, meist jedoch beide. Diese Schwangerschaft wird monochorial-monoamniotisch genannt und tritt zum Glück nur bei 3 % der eineiigen Zwillinge auf. Wegen des

Risikos verschlungener Nabelschnüre erfordert diese Sitution immer einen Kaiserschnitt.

Eine noch spätere Teilung führt zu siamesischen Zwillingen. Sie haben einige gemeinsame Körperteile oder Organe. Der Begriff stammt von den eineiigen Zwillingen Chang und Eng Bunker aus Siam, dem heutigen Thailand. Sie wurden 1811 geboren und waren von der Brust abwärts miteinander verwachsen.

Heutzutage wäre es nicht mehr so schwierig, sie zu trennen, doch diese beiden verbrachten ihr gesamtes Leben umschlungen. Trotzdem führten sie ein aktives Leben, heirateten und bekamen Kinder, wobei sie abwechselnd in ihren jeweiligen Häusern wohnten. Siamesische Zwillinge sind selten: Schätzungen zufolge tritt das Phänomen bei einer von 50.000 bis 100.000 Schwangerschaften auf, wovon die meisten tot geboren werden.

Wie in den Zeichnungen A und B zu sehen ist, können sowohl eineiige als auch zweieiige Zwillinge zwei äußere und innere Eihäute haben, zwei Plazenten oder eine verwachsene Plazenta, die ursprünglich zwei waren. Das bedeutet, dass weder die Anzahl der Eihäute noch die der Plazenten eine Antwort auf die Frage nach der biologischen Abstammung der Zwillinge gibt, oder anders: über ihre Zygosität oder »Eiigkeit«.

Die Ultraschalluntersuchung in der sechsten Woche kann zeigen, ob die Babys die äußere Eihaut teilen. Ist das der Fall, wissen wir sicher, dass es sich um eine eineiige Schwangerschaft handelt. In allen anderen Fällen kann es sich entweder um eine eineiige oder eine zweieiige Schwangerschaft handeln. Nicht selten kommt es vor, dass sich die Diagnose im Laufe der Schwangerschaft ändert. In den ersten Ultraschalluntersuchungen kann die gynäkologische Untersuchung zum Beispiel eine monochoriale Schwangerschaft ergeben, während in späteren Untersuchungen entdeckt wird, dass sie doch dichorial ist. Manchmal wird man die Geburt abwarten müssen oder den Moment, in dem der Ultraschall das Geschlecht erkennen lässt, etwa um die zwanzigste Woche. Sind die Babys unterschiedlichen Geschlechts, ist kein Zweifel möglich: Sie sind zweieiig.

Haben sie das gleiche Geschlecht, kann ihr biologischer Ursprung noch nicht festgestellt werden: Sie können eineiig sein oder nicht. Eine mikroskopische Untersuchung der Plazenta und der Eihäute kurz nach der Geburt kann den Ursprung der Babys bestimmen, aber sie wird nicht immer durchgeführt.

Deswegen haben viele Eltern Zweifel an der Zygosität ihrer Kinder. Manchmal erhalten sie kurz nach der Geburt falsche Informationen. Leider ist die Vorstellung, zwei Plazenten oder zwei Eihäute bedeuteten automatisch zweieiige Zwillinge, weit verbreitet. Wie wir bereits gesehen haben, kann es sich genauso gut um eineiige Zwillinge handeln. Es kommt häufiger vor, dass Eltern ihre eineiigen Zwillinge für zweieiig halten, als umgekehrt. Eine DNA-Analyse verschafft Klarheit, doch sie ist kostspielig. Eineiige Zwillinge haben eine identische DNA, zweieiige nicht. Wenn die Babys heranwachsen, ist es auch möglich, die Zygosität aufgrund ihres Aussehens und ihrer Entwicklung zu bestimmen (siehe Kapitel 15 für weitere Informationen).

Sowohl im Hinblick auf die Erziehung (wie sich später zeigen wird) als auch in Bezug auf ihre Gesundheit und physische Verfassung ist es jedoch wichtig, die Zygosität von Zwillingen zu kennen. Hat eines der Kinder eine erblich bedingte Krankheit, ist die Möglichkeit, dass auch das andere Kind diese im Laufe seines Lebens entwickelt, bei eineiigen Zwillingen größer. In diesem Fall verhilft das Wissen um die Zygosität der Zwillinge zu größerer Wachsamkeit. Außerdem sind eineiige Zwillinge ideale Blut- und Organspender für den Zwillingsbruder oder die Zwillingsschwester.

Es ist wichtig, die Zygosität von Zwillingen zu kennen.

Die Drillingsschwangerschaft

Bei Drillingen geht es meist um drei Eizellen, die im selben Zyklus befruchtet werden. In diesem Fall spricht man von einer trizygotischen (dreieiigen) Schwangerschaft. Sie kann sich spontan ergeben, vor allem in Familien, in denen zweieiige Zwillinge vorkommen. Das Gen, das für einen doppelten Eisprung verantwortlich ist, kann auch eine dreifache Ovulation verursachen. Berechnungen zufolge entstehen 60 % der Drillingsschwangerschaften spontan, die restlichen infolge von Hormonbehandlungen und Retortenbefruchtungen, wobei sich diese Zahlen nach Land und jeweiliger Hormonbehandlungspolitik unterscheiden.

60 % der Drillingsschwangerschaften entstehen spontan, die restlichen infolge von Hormonbehandlungen und Retortenbefruchtungen.

Bei Drillingsschwangerschaften können noch zwei weitere Formen auftreten; nicht immer handelt es sich um drei befruchtete Eizellen: Es ist möglich, dass es anfangs zwei sind, von denen sich eine teilt. In diesem Fall sprechen wir von einer dizygotischen Schwangerschaft. Das geschieht manchmal unter Einfluss hormoneller Behandlungen oder der Manipulation von Embryos bei In-vitro-Fertilisation. Die Folge ist, dass zwei der Kinder eineiige Zwillinge sind. Das dritte Kind ist dann ein zweieiiger Bruder oder eine zweieiige Schwester.

Schließlich ist es auch möglich, dass die befruchtete Eizelle sich zweimal teilt, was eineiige Drillinge zur Folge hat, also eine monozygotische Drillingsschwangerschaft. Das kann sowohl unter Einfluss von Fruchtbarkeitstechniken als auch spontan auftreten, was allerdings nicht häufig vorkommt (ungefähr 2 % aller Drillinge).

Die drei verschiedenen Möglichkeiten einer Drillingsschwangerschaft in näherer Betrachtung:

1. Drei Eizellen, von drei verschiedenen Samenzellen befruchtet:

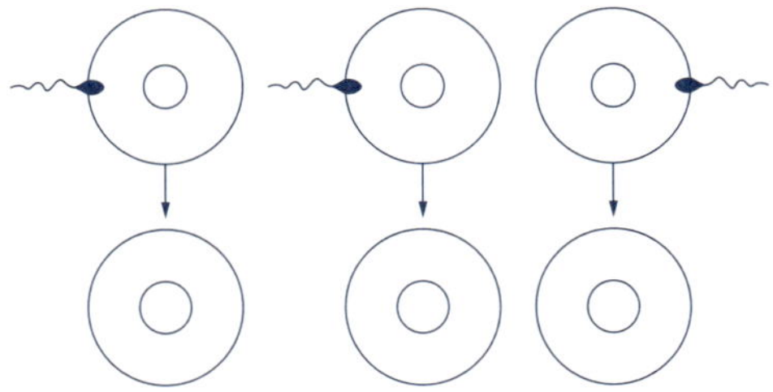

Jedes Baby hat seine eigene äußere und innere Eihaut und Plazenta, obwohl diese häufig auch miteinander verwachsen. Nur die mikroskopische Untersuchung kann zeigen, ob es sich um verschiedene Plazenten handelt.

2. Zwei befruchtete Eizellen, von denen sich eine teilt:

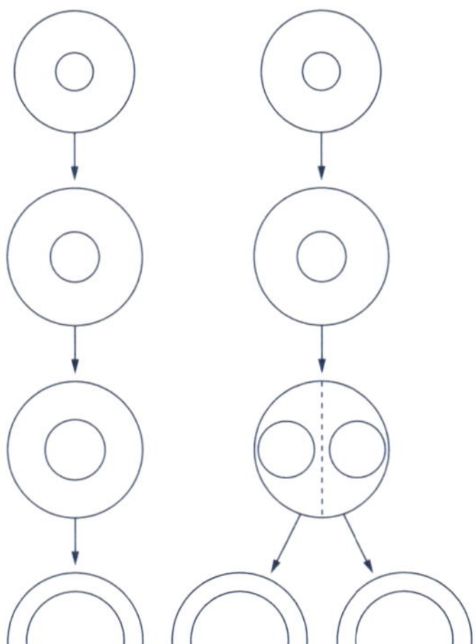

Es ist möglich, dass jedes Baby seine eigenen Eihäute und eine eigene Plazenta hat, aber die eineiigen Zwillinge können auch die äußere und/oder innere Eihaut wie bei einer Zwillingsschwangerschaft teilen (siehe die Zeichnungen C und D Seite 23). Das führt zum Risiko des Transfusionssyndroms. Daher wird der Gynäkologe diese Schwangerschaft besonders gut beobachten.

3. Eine befruchtete Eizelle, die sich zweimal teilt:

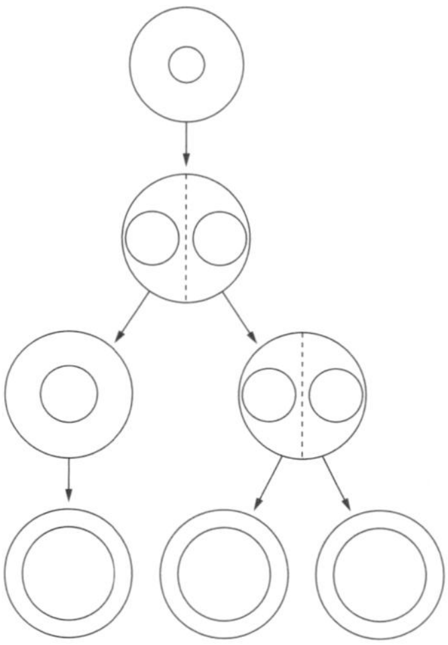

Die Babys können eine, zwei oder drei äußere Eihäute haben, eine, zwei oder drei Plazenten und eine, zwei oder drei innere Eihäute. Das hängt davon ab, wann sich die Eizelle teilte. Im Fall einer monochorialen Drillingsschwangerschaft besteht die reelle Gefahr, dass das Transfusionssyndrom auftritt, was bedeutet, dass die Blutzirkulation nicht richtig verläuft und *ein* Fötus einen Teil des Blutes erhält, das sein Bruder oder seine Schwester bräuchte (siehe Kapitel 5). Weitere Informationen über die Zygosität von Drillingen finden sich in Kapitel 10.

Die Vierlingsschwangerschaft

Eine Vierlingsschwangerschaft ist ungewöhnlich, Berechnungen zufolge kommt sie nur einmal unter 500.000 Schwangerschaften vor. Wahrscheinlich gehen 90 % der Vierlinge auf das Konto von Fruchtbarkeitsbehandlungen. Zu meiner Forschungsgruppe gehören zwanzig Familien mit Vierlingen, wovon eine einzige Schwangerschaft auf natürliche Weise entstanden war. Ärzte versuchen eine solche Schwangerschaft wegen der Risiken für die Babys zu vermeiden. Daher wird oft eine partielle Reduktion empfohlen (siehe Kapitel 3). Der männliche Embryo ist empfindlicher als der weibliche. Das bedeutet, dass bei einer Mehrlingsgeburt in der Regel mehr Mädchen geboren werden als Jungen.

Folgende Situationen können sich ergeben:

- Beim Eisprung lösen sich vier Eizellen, die alle im selben Zyklus befruchtet werden. Es entsteht eine viereiige Schwangerschaft.
- Es lösen sich drei Eizellen, die alle drei befruchtet werden. Eine der Zygoten teilt sich. In diesem Fall gibt es eineiige oder zweieiige Zwillinge.
- Es lösen sich zwei Eizellen und beide werden befruchtet. Jede Zygote teilt sich. In diesem Fall entstehen zwei eineiige Zwillinge, die in Bezug aufeinander zweieiig sind.
- Zwei Eizellen werden befruchtet. Eine der Zygoten teilt sich zweimal. In diesem Fall entstehen eineiige Drillinge und ein zweieiiges Brüderchen oder Schwesterchen.
- Eine Eizelle verschmilzt mit einer Samenzelle und teilt sich nach der Befruchtung dreimal. In diesem sehr seltenen Fall entstehen eineiige Vierlinge.

Die Fünf- und Sechslingsschwangerschaft

Diese Form der Schwangerschaft ist noch seltener, sie kommt nur einmal unter 50 Millionen Schwangerschaften vor. Aber auch sie kann spontan auftreten, wie etwa 1934 bei einer Familie in Ottawa (Kanada). Die Mutter gebar zu Hause, und zum großen Erstaunen (und Schrecken) des Arztes wurde nicht ein Baby geboren, sondern fünf identische Mädchen. Sie packten sie buchstäblich in Watte, denn Brutkästen gab es noch nicht, und obwohl sie zusammen nicht mehr als fünf Kilo wogen, überlebten alle! Auch in meiner Forschungsgruppe gibt es Fünflinge, die spontan und ohne jedwede Behandlung entstanden. Es wurden fünf Jungen geboren, alle gesund, darunter zwei eineiige Zwillingspaare. In meiner Gruppe gibt es auch Sechslinge, vier Jungen und zwei Mädchen, alle sechs überraschend gesund. Eine Schwangerschaft mit so vielen Babys birgt viele Risiken. Sechslinge sind fast alle dem Einfluss von Fruchtbarkeitsbehandlungen zu verdanken. Die Babys sind meist mehreiig, obwohl sich auch Kombinationen aus ein- und zweieiigen Schwangerschaften ergeben können.

Der Einfluss der Vererbung

Es ist allgemein bekannt, dass in manchen Familien mehr Zwillinge vorkommen als in anderen und dass Vererbung hierbei eine Rolle spielt. Um dies zu verstehen, müssen wir erneut zwischen den beiden Zwillingstypen unterscheiden: eineiigen und zweieiigen (monozygotisch und dizygotisch).

In manchen Familien kommen mehr Zwillinge vor als in anderen und Vererbung spielt hierbei eine Rolle.

Bei der ersten Form wissen wir nichts Genaues über den Einfluss der Vererbung, nicht einmal, ob es überhaupt einen gibt. Wir wissen noch immer nicht, warum eine befruchtete Eizelle sich teilt. Früher war man der Ansicht, Vererbung spiele keine Rolle. Neuere Studien zeigen jedoch, dass in manchen Familien mehr eineiige Zwillinge vorkommen als in anderen. Meine eigene Studie bestätigt diese Tatsache, denn in manchen Familien kam es zweimal zu einer eineiigen Schwangerschaft. Es kann also eine genetische Komponente mitspielen, auch wenn wir noch nicht wissen, welche.

Anders verhält es sich bei den zweieiigen Zwillingen: Wie oben schon erwähnt, sind sie die Folge eines doppelten Eisprungs. Die Chance, dass sich zwei Eizellen im selben Zyklus lösen, ist bei manchen Frauen größer. Dabei spielt Vererbung eine Rolle: Die Möglichkeit eines doppelten Eisprungs hat mit einem bestimmten Gen zu tun, das von der Mutter auf die Tochter vererbt wird. Das bedeutet, dass Töchter, deren Mütter selbst Teil zweieiiger Zwillinge sind oder zweieiige Zwillinge geboren haben, auch größere Chancen auf eine Zwillingsschwangerschaft haben.

Mütter können das Gen auch ihren Söhnen weitergeben, und obwohl dies ihre eigenen Nachkommen nicht beeinflusst, kann es Auswirkungen auf die folgende Generation haben. So können diese Männer, zum Beispiel Söhne einer zweieiigen Zwillingsmutter, das Gen auch ihren Söhnen und Töchtern vererben. In diesen Fällen überspringt die Zwillingsschwangerschaft eine oder zwei Generationen. Der genetische Faktor erklärt sowohl, weshalb es in manchen Familien mehr Zwillinge gibt als in anderen, als auch das Phänomen, dass eine Frau eine zweite zweieiige Zwillingsschwangerschaft haben kann. Diese Chance ist bei einer eineiigen Schwangerschaft viel kleiner, aber nicht ausgeschlossen.

Zum Schluss noch eine interessante Tatsache: In meiner Forschungsgruppe habe ich verschiedene Familien mit eineiigen *und* zweieiigen Zwillingen. Das scheint darauf hinzuweisen, dass bei beiden Zwillingstypen ein erblicher Faktor eine Rolle spielt. Ganz sicher ist dieser jedoch bei einer zweieiigen Schwangerschaft viel ausgeprägter als bei eineiigen. Manchmal fragen mich junge Paare, wie sie eine Zwillingsschwangerschaft stimulieren können. Wer zweieiige Zwillinge in der Familie hat, wird mit Sicherheit höhere Chancen haben, aber eine natürliche Zwillingsschwangerschaft ist nicht hervorzurufen, man kann sie sich höchstens wünschen.

Aus der Forschung:
Kinder einer Mehrlingsgeburt werden nicht immer am selben Tag geboren. Es kann sein, dass einer der Säuglinge vor Mitternacht auf die Welt kommt und der andere einige Stunden später. In einem solchen Fall verschieben die Ärzte die Geburtsstunde ein wenig, damit die Daten zusammenfallen. Ebenso kann Folgendes passieren, wenngleich eher selten: Eine Frau, die mit zweieiigen Zwillingen schwanger war, gebar in der 25. Woche eine Tochter. Das andere Baby, ein Junge, machte keine Anstalten, geboren werden zu wollen, und die Wehen hörten auf. Der Junge wuchs bis zur 33. Woche im Bauch der Mutter weiter. Das Mädchen überwand die Probleme der Frühgeburt, und als beide Kinder zwölfeinhalb waren, waren alle Rückstände aufgeholt.

2 Die Mehrlingsschwangerschaft

Dank der Ultraschalluntersuchung wird eine Zwillings- oder Drillingsschwangerschaft heutzutage schon früh entdeckt. Schon ab der 6. Woche ist mit Ultraschall zu erkennen, ob zwei oder mehr Embryos da sind. Zu Zeiten, als es noch keine Ultraschalluntersuchungen gab, erlebten so manche Eltern im neunten Monat die Überraschung ihres Lebens: Statt Eltern eines einzigen Babys zu werden, wuchs die Familie um zwei Kinder. Kurz nach der Geburt des ersten Kindes merkte der Arzt, dass es noch ein weiteres Kind gab.

Das gibt es heute nicht mehr. In meiner Forschungsgruppe der Drillinge gab es nur eine einzige Frau, bei der vor der Geburt lediglich zwei Babys festgestellt worden waren. Das dritte Kind, das hinter seinem Schwesterchen lag, war auf keinem Ultraschallbild zu sehen gewesen. Aber das ist eine Ausnahme. Es ist von Vorteil, dass Eltern schon gleich zu Beginn der Schwangerschaft erfahren, dass sie zwei oder mehr Kinder erwarten. Zugleich sollte man bis zum dritten Monat warten, ehe man eine Mehrlingsschwangerschaft diagnostiziert, denn nicht selten kommt es vor, dass einer der Föten ohne einen negativen Effekt auf den anderen verschwindet, das sogenannte Phänomen des »verschwundenen Zwillings«. In diesem Fall sehen Eltern und Arzt beim nächsten Ultraschall nur noch einen Fötus.

Zu Zeiten, als es noch keine Ultraschalluntersuchungen gab, erlebten so manche Eltern im neunten Monat die Überraschung ihres Lebens.

Eine einzigartige Erfahrung

Wie die Statistik zeigt, steigt die Zahl der Paare, die das spannende Abenteuer der Erziehung von Mehrlingen erleben. Die Nachricht über eine Mehrlingsschwangerschaft sorgt immer für viel Aufregung bei den zukünftigen Eltern. Sie kämpfen mit Zweifeln (»Schaffen wir das?«, »Verdienen wir genug?«), aber es gibt auch große Freude und Rührung.

Die Nachricht über eine Mehrlingsschwangerschaft sorgt immer für viel Aufregung bei den zukünftigen Eltern.

Marianne, Mutter zweijähriger Zwillinge:
»Ich war vollkommen überrumpelt. Nie hatte ich mit dieser Möglichkeit gerechnet. Nach dem ersten Schock begann ich mir die Zukunft vorzustellen: zwei Babys, die zusammen alle Phasen erleben würden. Ich sah mich mit den Babys spazieren gehen und begann vor Rührung zu weinen.«

Andere Gefühle sind jedoch auch möglich: Esther, Mutter einjähriger Zwillinge:
»Der Gynäkologe starrte angestrengt auf den Bildschirm, und als er endlich meine Vermutung bestätigte, sagte ich weinend: ›Ich will aber nur ein Kind!‹ Trotz der Fruchtbarkeitsbehandlung hatte ich mir immer vorgestellt, mit einem einzigen Baby schwanger zu sein. Es dauerte einige Wochen, bis ich mich an die Situation gewöhnt hatte.«

Karina, Mutter von Drillingen:
»Am Anfang sagte der Arzt, es seien Zwillinge. Ich war sehr froh und dankbar. Aber bei der nächsten Kontrolle und einem erneuten Ultraschall stellte er fest, dass es Drillinge waren. Ich empfand große Unsicherheit angesichts einer Schwangerschaft mit drei Babys, war aber gleichzeitig auch sehr froh.«

Die große Neuigkeit verarbeiten

Wie man diesen Geschichten entnehmen kann, hat die Nachricht einer Mehrlingsschwangerschaft eine große Wirkung auf die Eltern. Wie alle unbekannten Situationen birgt auch jede Schwangerschaft einen gewissen Stress, aber eine Mehrlingsschwangerschaft noch mehr. Die meisten werdenden Eltern haben gemischte Gefühle, bei denen Freude mit Angst, Unsicherheit und Zweifeln einhergeht. Paare, die sich einer Fruchtbarkeitsbehandlung unterzogen haben, empfinden häufig sowohl Dankbarkeit als auch Unglauben. Nach Jahren fruchtloser Versuche, Kinder zu bekommen, werden sie auf einmal Eltern einer großen Familie. Viele machen sich Sorgen um praktische Dinge (»Passen wir dann noch ins Auto?«, »Müssen wir umziehen?«). Die werdenden Eltern erleben eine emotionale Phase mit Höhen und Tiefen. Dazu kommen schon bald die körperlichen Symptome, die zu einer Schwangerschaft gehören und bei einer Mehrlingsschwangerschaft schneller auftreten als sonst, wie Müdigkeit, Übelkeit und Gewichtszunahme.

Die meisten werdenden Eltern haben gemischte Gefühle, bei denen Freude mit Angst, Unsicherheit und Zweifeln einhergeht.

Vorschläge:

- → Nehmen Sie sich Zeit, die große Neuigkeit zu verarbeiten, wahrscheinlich die emotional größte Ihres Lebens. Die Natur ist weise und hat alles gut geregelt: Es liegen etliche Monate vor Ihnen, in denen Sie sich an die Vorstellung Ihrer besonderen Schwangerschaft gewöhnen können. Wenn die ersten Veränderungen in Ihrem Körper spürbar werden, werden Sie Ihre neue Rolle allmählich akzeptieren, und Sie werden sich beide an die neue Situation anpassen können.
- → Teilen Sie Ihre Gefühle mit Ihrem Partner oder einer Vertrauensperson, die positiven ebenso wie die negativen. Das wird Ihnen eine große Stütze sein und es baut Spannungen ab. Viele zukünftige Eltern fühlen sich schuldig, wenn sie keine überschwängliche Freude verspüren, aber es gibt nichts, für das man sich entschuldigen müsste. Es ist vollkommen normal, Sie stehen schließlich vor einem großen und vollkommen unbekannten Abenteuer. Wenn Sie sehr große Angst verspüren, ist es gut, einen Psychologen aufzusuchen. Eine dauerhafte Stresssituation kann das Wachstum der Babys nachteilig beeinflussen, denn sie verringert die Durchblutung der Gebärmutter. Eine Depression oder eine Angststörung kann auch während einer Schwangerschaft behandelt werden.
- → Suchen Sie Informationen und lesen Sie möglichst viel über Mehrlingsschwangerschaften und die Geburt. Vielleicht fällt es Ihnen schwer, über Frühgeburten und das Transfusionssyndrom während der Schwangerschaft zu lesen, aber es kann auch die Angst mindern, wenn man informiert ist und die Symptome kennt. Das Entgegengesetzte, nichts von möglichen Komplikationen wissen zu wollen, steigert die Angst!
- → Suchen Sie sich einen Gynäkologen, bei dem Sie sich wohlfühlen und der Ihre Fragen ernst nimmt. Sollten Sie merken, dass Sie kein Vertrauen zu Ihrem Arzt oder Ihrer Ärztin haben, suchen Sie sich rechtzeitig jemand anderen. So vermeiden Sie Frustrationen und Enttäuschungen.
- → Nehmen Sie aktiv und regelmäßig an Schwangerschaftskontrollen teil. Bitten Sie Ihren Arzt, die Untersuchungen zu erläutern, und erzählen Sie ihm, was Sie empfinden und wie Sie sich fühlen. Ihr Gynäkologe braucht diese Informationen, denn eine gute Begleitung Ihrer Schwangerschaft ist eine beiderseitige Angelegenheit. Fürchten Sie nicht, zu viel Zeit in Anspruch zu nehmen. Es geht schließlich um die Gesundheit Ihrer Kinder.
- → Suchen Sie Kontakt zu Eltern, die Gleiches erlebt haben.
- → Denken Sie schon einmal über die Art der Hilfe nach, die Sie in Anspruch nehmen wollen. Alle Mehrlingseltern brauchen in den ersten Jahren Unterstützung von außen. Und auch wenn Sie im Augenblick noch kein Bedürfnis danach haben, wird es bald sehr wichtig sein. Jemand, der Ihnen während der Schwangerschaft bei der Hausarbeit hilft, kann später, wenn die Babys da sind, sehr wertvoll sein, denn er oder sie kennt das Haus, Ihre persönlichen Gegenstände und Ihre Gewohnheiten.

Auch ein Au-pair kann eine gute Lösung sein, wenn Sie über ein zusätzliches Zimmer verfügen und es Ihnen nicht unangenehm ist, ein gewisses Maß an Intimität zu verlieren. Sprechen Sie schon während der Schwangerschaft mit Ihrem Partner über diese Fragen.

→ Sprechen Sie auch über die ökonomischen Aspekte. Die Kosten werden steigen, während die Einkünfte oft schmäler werden, weil Sie weniger arbeiten oder ganz damit aufhören werden, zumindest in den ersten Jahren. Dieses Thema sorgt oft für Stress. Informieren Sie sich über Kindergeld und eventuelle Zusatzleistungen für Mehrlingsfamilien. Erkundigen Sie sich auch, welche professionelle Hilfe Sie möglicherweise bekommen können. Finden Sie diese Dinge jetzt schon heraus, denn deren Organisation erfordert viel Zeit.

→ Notieren Sie in einem Tagebuch Ihre Erfahrungen, Ihre Zweifel und Freude. Das wird Ihnen helfen, die Situation zu bewältigen, und ist später eine schöne Erinnerung an diese besondere Zeit.

→ Betrachten Sie Ihre Schwangerschaft als etwas Einzigartiges und nicht als unnormal. Sie haben allen Grund, auf sich und Ihren Körper stolz zu sein. Sie tragen zwei oder mehr Babys, und Ihr Körper gibt sein Bestes, um sie optimal zu versorgen, sie möglichst gut zu ernähren und darauf zu achten, dass es ihnen gut geht. Das ist wirklich fantastisch!

Schwanger mit Zwillingen

Eine Zwillingsschwangerschaft ist eine besondere Schwangerschaft, aber nicht unbedingt eine problematische! Meinen Daten zufolge hatten 60 % der Frauen aus der untersuchten Zwillingsgruppe eine sehr gute Schwangerschaft. Und diese Prozentzahl stieg während des zweiten Schwangerschaftstrimesters noch an, nämlich auf 74 %.

Dennoch müssen Sie damit rechnen, dass eine Zwillingsschwangerschaft einer Frau mehr abverlangt als eine Einlingsschwangerschaft. Die Gewichtszunahme wird zwischen 12 und 15 Kilo liegen, statt der normalen 10–11 Kilo bei einer Einlingsschwangerschaft. Von Anfang an tragen Sie mehr Gewicht mit sich als eine Schwangere, die nur ein Kind erwartet. Bis zur 30. Woche verläuft die Entwicklung der Föten genau wie bei einer Einlingsschwangerschaft. Ab diesem Zeitpunkt wachsen sie etwas weniger schnell. Als zukünftige Zwillingsmutter werden Sie die typischen Schwangerschaftsbeschwerden wie etwa Übelkeit früher und heftiger erleben. Eine Zwillingsschwangerschaft erfordert mehr Kontrollen und hat immer eine medizinische Indikation. Die Wahrscheinlichkeit eines Kaiserschnitts liegt bei einer Zwillingsschwangerschaft höher.

Die häufigsten Probleme während einer Zwillingsschwangerschaft sind:

- → Einlagerung von Flüssigkeit (Ödeme)
- → Bluthochdruck (Hypertonie)
- → Eiweiß im Urin (kann auf eine Infektion hinweisen)
- → Einer der Föten wächst zu wenig
- → Transfusionssyndrom bei monochorialen Zwillingen (eineiigen Zwillingen, die die Plazenta teilen)
- → Frühgeburt

Vielleicht erschreckt Sie diese Aufzählung, aber bitte denken Sie daran, dass Ihre eigene Haltung dabei hilft, einen guten Schwangerschaftsverlauf zu haben. Sorgen Sie gut für sich selbst, ruhen Sie ausreichend und befolgen Sie die Empfehlungen des Gynäkologen. Sie können davon ausgehen, dass die Ärzte alles dazu tun werden, damit Ihre Schwangerschaft gut verläuft. Sie werden von Fürsorge umgeben sein. In meiner Forschungsgruppe waren 88 % der Frauen mit der ärztlichen Begleitung sehr zufrieden.

Eine Zwillingsschwangerschaft dauert im Durchschnitt 37 Wochen. Von meiner Forschungsgruppe wurden 34 % vor oder während der 35. Woche geboren; 13 % in Woche 36; 42 % kamen in Woche 37 oder 38 zur Welt und 11 % in Woche 39 oder 40. Mit anderen Worten: Mehr als die Hälfte der Säuglinge, nämlich 53 %, kam nach 37 Wochen zur Welt oder etwas später als die Durchschnittsdauer einer Zwillingsschwangerschaft.

Das Gewicht der Babys liegt bei etwa 2,5 kg. Die Babys wiegen damit etwa 600 Gramm weniger als ein Einlingssäugling.

Aus meiner Forschungsgruppe brauchten 56 % nicht in den Brutkasten; bei 6 % war es nur für eines der beiden notwendig.

Für 38 % war der Brutkasten jedoch eine Notwendigkeit. Die Dauer des Aufenthalts variierte von einigen Tagen bis zu einem Maximum von zwei Wochen in 53 % aller Fälle, während der Rest ein wenig länger brauchte. Frühgeborene holen in der Regel ihren Rückstand im Laufe der Jahre ein. Dennoch bleiben alle Zwillinge während der Jugend immer etwas leichter als Einlinge, vermutlich wegen ihres geringeren Geburtsgewichts.

Schwanger mit Drillingen

Obwohl sich die meisten Schwangeren und ihre Partner über die Nachricht freuen, dass sie Drillinge erwarten, nimmt der Gynäkologe sie mit einer gewissen Vorsicht zur Kenntnis. Seine Besorgnis steigt im Allgemeinen mit der Anzahl der Embryos. Dennoch fühlten 53 % der Frauen in meiner Drillingsstudie sich während des ersten Schwangerschaftstrimesters gut; 61 % hatte ein gutes zweites Trimester und für 34 % war das letzte Trimester gut zu schaffen.

Eine Drillingsschwangerschaft ist in nichts mit einer Einlingsschwangerschaft zu vergleichen, wie verschiedene Mütter mit Erfahrung in beiden Situationen mir erzählten. Die typischen Schwangerschaftsbeschwerden beginnen nicht nur schon zu einem sehr frühen Zeitpunkt in der Schwangerschaft, sondern sie sind auch gleich sehr heftig. Die Gewichtszunahme liegt zwischen 16 und 18 Kilo, obwohl es da große Unterschiede gibt. In meiner Forschungsgruppe nahm eine Frau nur 10 Kilo zu, eine andere dagegen gleich 30.

Die Probleme, die häufig bei einer Drillingsschwangerschaft auftreten, sind zum Teil dieselben wie bei einer Zwillingsschwangerschaft:

- Einlagerung von Flüssigkeit (Ödeme)
- Bluthochdruck und ein erhöhtes Risiko von Präeclampsie (Schwangerschaftsintoxikation)
- Eiweiß im Urin
- Einer der Föten wächst nicht gut
- Frühgeburt
- Kaiserschnitt
- Risiko des Transfusionssyndroms bei einer monochorialen Schwangerschaft (drei oder zwei Babys teilen sich eine Plazenta)
- Erhöhtes Risiko von Herz- und Gefäßkrankheiten

Eine Drillingsschwangerschaft dauert im Durchschnitt 34 Wochen. Das Gewicht der Säuglinge liegt um die 1,8 Kilo.

Aus meiner Forschungsgruppe brauchten 15,5 % der Säuglinge aufgrund ihres guten Gewichts und des ausgezeichneten Gesundheitszustands nicht in den Brutkasten. Das sind 33 Babys von 210 insgesamt, die bei der Geburt 2 Kilo oder mehr wogen. Der Rest, 84,5 %, musste jedoch in den Brutkasten; von diesen Babys blieben 18,5 % ein paar Tage bis zwei Wochen darin; 35,5 % zwischen zwei und vier Wochen und 30,5 % mussten einen Monat oder länger im Brutkasten bleiben. Der längste Zeitraum umfasste drei Monate bei einem Säugling, der in der 30. Woche mit einem Gewicht von 680 Gramm geboren wurde.

Häufigkeit medizinischer Kontrollen

Bei einer unkomplizierten Zwillingsschwangerschaft finden Kontrollen nicht unbedingt häufiger statt als bei einer Einlingsschwangerschaft. Im Allgemeinen gehen Zwillingsschwangere bis zur 26. Woche jeden Monat einmal zum Gynäkologen, und von der 27. bis zur Geburt alle zwei Wochen. Wenn es Probleme gibt oder wenn es sich um eine monochoriale Schwangerschaft handelt, bei der die Föten die Plazenta teilen, finden die Kontrollen häufiger statt.

Bei jeder Kontrolle werden Blutdruck und Urin untersucht. Ab der 30. Woche wird alle zwei Wochen auch eine Kardiotokografie (CTG) durchgeführt. Diese registriert die Herztöne der Babys und überprüft ihre körperliche Verfassung. Auch hier hängt viel vom Verlauf der Schwangerschaft und der Gesundheit von Mutter und Kind ab.

Zusätzlich wird der Blutzuckerwert untersucht (um eine Schwangerschaftsdiabetes auszuschließen) und bei jedem zweiten Besuch beim Gynäkologen auch der Hb-Wert (bei Bedarf, etwa bei einer Anämie, auch jedes Mal).

Der Gynäkologe wird während der Schwangerschaft verschiedentlich Ultraschalluntersuchungen durchführen, um das Wachstum der Babys zu überwachen. Vorgeschrieben sind drei Ultraschalluntersuchungen, und zwar in der Regel in der 10., der 20. und der 30. Woche. Zusätzlich gewünschte Ultraschalluntersuchungen müssen aus eigener Tasche bezahlt werden.

Vorgeschrieben sind drei Ultraschalluntersuchungen, und zwar in der Regel in der 10., der 20. und der 30. Woche.

Die Besuche beim Gynäkologen bei einer Drillingsschwangerschaft finden im Allgemeinen während des ersten Trimesters jeden Monat (bis zur 16. Woche), während des zweiten Trimesters alle zwei Wochen (bis zur 28. Woche) und ab der 28. jede Woche statt.

Gewichtszunahme

Bei jeder Untersuchung wird auch das Gewicht überprüft, wobei man sich an folgenden Durchschnittswerten orientiert:

	GEWICHTSZUNAHME
Einling	10–11 Kilo
Zwillinge	12–15 Kilo
Drillinge	16–18 Kilo
Vierlinge oder mehr	Wie bei Drillingen plus 3 kg für jedes zusätzliche Kind

Bei schlanken Frauen wird eine etwas höhere Gewichtszunahme toleriert. Das Gewicht der Mutter steht auch nicht in einem direkten Zusammenhang mit dem Gewicht ihrer Kinder.

Die Gewichtszunahme an sich stammt übrigens nicht nur von den Babys selbst, wie folgende Tabelle einer Zwillingsschwangerschaft zeigt:

Gewichtszunahme Brüste	400 Gramm
Gebärmutter	1000 Gramm
Plazenta/Plazenten	1000 Gramm
Blutvolumen	1200 Gramm
Fruchtwasser	1400 Gramm
2 Babys, jedes 2,5 Kilo	5000 Gramm
Zusätzliches Fett und Flüssigkeitseinlagerung	5000 Gramm
Gesamt	15.000 Gramm

Sollten Sie wirklich zu viel zunehmen, wird Ihnen Ihr Gynäkologe eine Diät vorschreiben. Das ist nicht angenehm, aber bedenken Sie, dass es für Ihre Gesundheit sehr wichtig ist. Übergewicht kann zu Problemen wie Bluthochdruck, Krampfadern und Rückenbeschwerden führen.

Frauen verlieren das zusätzliche Gewicht infolge der Schwangerschaft innerhalb von zwei Jahren, meist sogar früher.

Viele Frauen fragen sich, ob sie dieses Gewicht jemals wieder loswerden. Studien weisen aus, dass Frauen das zusätzliche Gewicht infolge der Schwangerschaft innerhalb von zwei Jahren verlieren, meist sogar früher. Dafür sorgt schon das geschäftige Leben mit den Babys!

Schwangerschaftskurse

Der »Unterricht«, der auf die Geburt vorbereitet, ist auch bei einer Mehrlingsschwangerschaft wichtig, vielleicht sogar noch wichtiger als bei einer Einlingsschwangerschaft. Sie lernen bei diesen Kursen, was die körperlichen Symptome bedeuten, die im Laufe einer Schwangerschaft auftreten. Sie lernen auch, zwischen Beschwerden zu unterscheiden, die schmerzhaft sein können, aber von harmloser Art, und anderen, die vielleicht durchaus schmerzlos, aber nicht ganz so harmlos sind und die Sie deshalb Ihrem Gynäkologen mitteilen sollten.

Bei Mehrlingsschwangerschaften gibt es mehr Vorwehen, die außerdem zu einem früheren Zeitpunkt in Ihrer Schwangerschaft auftreten. Wenn Sie diese erkennen, und wissen, bis zu welcher Anzahl sie als normal betrachtet werden, ist das beruhigend und Sie erleben Ihre Schwangerschaft mit mehr Vertrauen. Außerdem sind Sie dann in der Lage, Ihre Lebensweise den Bedürfnissen Ihrer Gebärmutter anzupassen, und Sie werden jederzeit wissen, wann Sie Ihren Gynäkologen benachrichtigen müssen. Ein Schwangerschaftskurs ist daher sicher empfehlenswert. In Ihrem Fall müssen Sie jedoch früher damit beginnen als Frauen mit einer Einlingsschwangerschaft. Erwarten Sie Zwillinge, fangen Sie am besten im zweiten Trimester mit dem Kurs an. Bei Drillingen sollten Sie schon im ersten Trimester beginnen, denn später wird es bestimmt schwieriger, sich zu bewegen (und vielleicht müssen Sie auch ruhen). Außerdem werden die Schwangerschaftsbeschwerden in Ihrer Situation vermutlich in einem früheren Stadium und zu einem früheren Zeitpunkt auftreten. Im Kurs wird man dies berücksichtigen. Dort ist auch der geeignete Ort für den Erfahrungsaustausch mit anderen Frauen und um einmal wöchentlich während dieser besonderen Phase Ihres Lebens innezuhalten. Es gibt ein umfängliches Angebot an solchen Kursen. Suchen Sie sich einen aus, der zu Ihnen passt und nicht zu weit von zu Hause entfernt ist.

Erwarten Sie Zwillinge, fangen Sie am besten im zweiten Trimester mit dem Kurs an. Bei Drillingen sollten Sie schon im ersten Trimester beginnen.

Pränatale Untersuchungen

Dank des Fortschritts in der Medizin gibt es viele Techniken, Mehrlingsschwangerschaften zu kontrollieren. Pränatale Untersuchungen geben wichtige Informationen zum Gesundheitszustand der Babys.

Einer amerikanischen Studie zufolge kamen in den letzten zehn Jahren 18 % mehr Fehlbildungen bei Mehrlingen als bei Einlingen vor. Hierbei spielen verschiedene Faktoren eine Rolle, wie unter anderem die Zygosität der Föten und das Alter der Mutter. Bei zweieiigen Zwillingen besteht bei jedem Baby das Risiko einer angeborenen Fehlbildung, die lediglich eines der beiden Geschwister treffen kann. Eineiige Zwillinge haben ein erhöhtes Risiko auf angeborene Fehlbildungen und je nach Ursache kann es sie beide treffen.

In der Beratung mit Ihrem Gynäkologen werden die pränatalen Untersuchungen besprochen, die für Sie wichtig sind, vor allem bei höherem Alter der Mutter oder dem Verdacht auf eine Fehlbildung. Es gibt verschiedene Möglichkeiten, wobei man zwischen pränatalem Screening und Pränataldiagnostik unterscheiden muss.

Screeningmethoden sind unter anderem die Blutuntersuchung, der Triple-

Test oder der Kombinationstest (Nackenfalten-Transparenzmessung plus Blutuntersuchung) und der Ultraschall der 20. Woche. Bei der Pränataldiagnostik handelt es sich um die Chorionzottenbiopsie oder um eine Fruchtwasserpunktion sowie sehr ausführliche Ultraschalluntersuchungen (2D oder 3D, neuerdings auch 4D).

Screeningmethoden

Der Kombinationstest

Hier handelt es sich um ein Screening auf chromosomale Anomalien (etwa das Downsyndrom). Angeborene Fehlbildungen können bei entsprechendem Verdacht mit einer 2D- oder 3D-Ultraschalluntersuchung ausgeschlossen werden.

Der Test besteht aus einer Kombination zweier Untersuchungsmethoden:

1. Blutuntersuchung zwischen der 9. und 14. Schwangerschaftswoche
2. Nackenfaltenmessung (Nackenfalten-Transparenzmessung). Diese geschieht über einen Ultraschall zwischen der 11. und 14. Schwangerschaftswoche.

Mit den kombinierten Ergebnissen dieser beiden Untersuchungen, dem Lebensalter der Mutter und der Dauer der Schwangerschaft kann beispielsweise bestimmt werden, wie hoch das Risiko auf ein Kind mit Downsyndrom ist. Wird bei der Nackenfaltenmessung eine Nackenfalte von mehr als 3,5 Millimetern gemessen, wird man Ihnen eine Folgeuntersuchung anbieten. Frauen über 36 Jahre dürfen sich auch dann für eine Folgeuntersuchung entscheiden, wenn der Kombinationstest normal ausfällt.

Der Ultraschall in der 20. Woche

Man nennt ihn auch strukturelle Sonografie. Er findet zwischen der 18. und 22. Woche der Schwangerschaft statt. Bei diesem Ultraschall wird die Entwicklung der Organe der Babys überprüft. Außerdem wird darauf geachtet, ob die Babys gut wachsen und ob es ausreichend Fruchtwasser gibt. Die Ultraschalluntersuchung kann die schwerwiegendsten Fehlbildungen aufspüren, wie die des Nervensystems, der Muskulatur und des Skeletts oder der Harnwegsorgane. Daneben können Fehlbildungen an Därmen, Zwerchfell und der Bauchwand erkannt werden sowie Herzfehler. Allerdings können nicht alle Herzprobleme entdeckt werden, so etwa Störungen der Blutzirkulation, weil das Herz von außen betrachtet normal aussieht. Weiter lassen sich kleinere oder vorübergehende Fehlbildungen feststellen, wie etwa ein leicht erweitertes Nierenbecken.

Der Triple-Test

Dieser Bluttest ist weniger verlässlich als der Kombinationstest und wird heute häufig durch die weitere Diagnostik mit Ultraschall ersetzt.

Pränataldiagnostik

Nicht alle angeborenen Fehlbildungen können mit der Pränataldiagnostik aufgespürt werden, aber es kann nach chromosomaler Anomalie gesucht werden (wie beim Downsyndrom), nach Erbfehlern (wie bei der Mukoviszidose und der Muskeldystrophie vom Typ Duchenne) und nach schweren körperlichen Leiden (wie ein offener Rücken, Wasserkopf, Herzfehlbildungen und Fehlbildungen der Nieren oder Harnwege). Der große Vorteil der Pränataldiagnostik ist, dass festgestellt wird, ob das Kind ein bestimmtes Leiden hat oder nicht, während beim pränatalen Screening nur berechnet wird, wie hoch das Risiko ist, dass ein Kind eine angeborene Fehlbildung haben wird.

In manchen Fällen haben Eltern die Möglichkeit, mehrere Untersuchungen durchführen zu lassen, um sich der Gesundheit ihrer Kinder zu vergewissern. Das ist der Fall, wenn:

- die Mutter älter als 36 oder der Vater älter als 55 Jahre ist.
- Erbkrankheiten bei den Eltern oder in den Familien vorkommen.
- die Eltern schon zuvor ein Kind mit einer chromosomalen Anomalie hatten.
- das Ergebnis des Kombinationstests ein erhöhtes Risiko einer chromosomalen Fehlbildung zeigt und/oder beim 20-Wochen-Ultraschall abweichende Befunde festgestellt wurden.

Es gibt zwei pränatale Untersuchungen, die Chorionzottenbiopsie und die Fruchtwasserpunktion, welche die Chromosomen des Fötus analysieren.

Die Chorionzottenbiopsie

Mithilfe einer Nadel wird eine Probe der Plazenta entnommen, entweder über die Vagina oder über die Bauchdecke. Hierbei wird gleichzeitig ein Ultraschall gemacht, sodass der Gynäkologe seine eigenen Handgriffe beobachten kann. Das wird in der 11. Woche durchgeführt und das Ergebnis liegt innerhalb von zwei Wochen vor. Der Nachteil ist, dass nur schwer feststellbar ist, ob Proben beider Plazenten genommen wurden. Es ist also möglich, dass nur die Chromosomen eines der Föten untersucht werden; im Gegensatz zum nachfolgend beschriebenen Test, der Fruchtwasserpunktion, gibt es keine Möglichkeit, das Gewebe der Plazenten mit einer unterscheidenden Farbe zu markieren. Dieser Test birgt ein gewisses Risiko auf eine Fehlgeburt (2 bis 3 % im Fall einer Mehrlingsschwangerschaft, gegenüber weniger als 1 % bei einem Einling). Außerdem kann es in seltenen Fällen vorkommen, dass im Anschluss noch eine Fruchtwasserpunktion durchgeführt werden muss, wenn das Ergebnis nicht eindeutig ist.

Die Fruchtwasserpunktion

Hierbei wird eine kleine Menge Fruchtwasser mithilfe einer Nadel über die Bauchwand der Mutter entnommen. Dies wird während eines Ultraschalls durchgeführt, sodass der Arzt genau sehen kann, was er macht. Der Test findet zwischen der 14. und 16. Woche statt, denn zu diesem Zeitpunkt ist genügend Fruchtwasser vorhanden und es gibt ausreichend Zellen des Fötus. Es müssen Blutproben der inneren Eihäute beider Babys genommen werden, was heißt, dass Sie zwei Stiche aushalten müssen. Nur wenn die Babys sich die innere Eihaut teilen, reicht ein Einstich. Während eine Probe vom Fruchtwasser der ersten inneren Eihaut genommen wird, wird diese mit einer speziellen Flüssigkeit gefärbt, um sie von der zweiten Eihaut zu unterscheiden. Das ist wichtig. Wenn die Farbe beim zweiten Extrakt klar ist, ist der Gynäkologe sicher, dass diese Probe von der zweiten inneren Eihaut stammt.

Das Ergebnis lässt zwischen zwei und drei Wochen auf sich warten. Die Ergebnisse der Zellkulturen geben Auskunft über das gesamte Chromosomenpaket.

Nach der Fruchtwasserpunktion können Blutungen und Krämpfe auftreten, weil die Gebärmutter und das Gewebe sich wieder erholen. Vielleicht verlieren Sie aber auch ein wenig Fruchtwasser. Dann müssen Sie sofort Ihren Gynäkologen informieren. Außerdem bestehen ein Infektionsrisiko sowie ein kleines Risiko einer Fehlgeburt, nämlich 0,3 % bei einer Einlingsschwangerschaft und das Doppelte bei einer Zwillingsschwangerschaft. Bei Drillingen liegt das Risiko höher.

Die ausführliche Ultraschalluntersuchung

Die ausführliche Sonografie (Ultraschall) wird durchgeführt, wenn sich beim Ultraschall in der 20. Woche der Verdacht auf eine Fehlbildung ergibt. Sie wird vom Gynäkologen oder einem Perinatologen (ein Arzt mit Zusatzqualifikation für Risikoschwangerschaften) durchgeführt. Ein solcher Ultraschall wird häufig bei einer eineiigen Schwangerschaft empfohlen, bei der die Föten eine Plazenta teilen (monochoriale Schwangerschaft), aufgrund eines erhöhten Risikos auf angeborene Fehlbildungen und des Transfusionssyndroms bei Zwillingen. Dieser Ultraschall kann Fehlbildungen bestätigen oder einschätzen, ob die Föten ein vergleichbares Wachstum haben. Zusätzlich kann er Aufschluss über eine Anlagestörung in Gehirn, Herz, Nieren und Gliedmaßen geben. Wurden bei dieser Untersuchung keine Hinweise auf Fehlbildungen gefunden, ist das jedoch keine Garantie dafür, dass die Kinder überhaupt keine Fehlbildungen aufweisen. Längst nicht alle Fehlbildungen sind bei der Sonografie sichtbar. Im Gegensatz zu den anderen Formen der Pränataldiagnostik gibt es bei dieser Untersuchung kein Fehlgeburtsrisiko.

Falls eine schwere angeborene Fehlbildung festgestellt wird, bei der das Kind nach der Geburt nicht lebensfähig wäre, und Sie die Schwangerschaft nicht fortsetzen möchten, kann diese abgebrochen werden. Wird die Fehlbildung nur bei einem der beiden Föten festgestellt, stehen Sie vor einer schwierigen Wahl. Technisch gesehen ist es möglich, die Schwangerschaft des fehlgebildeten Fötus abzubrechen, indem ein bestimmter Stoff zugeführt wird. Daran stirbt er. Dieser Eingriff beinhaltet allerdings auch das Risiko einer Frühgeburt bei dem anderen Baby. Es ist wichtig, dass Ihnen ein medizinisches Team zur Seite steht, das Sie bei dieser schwierigen Entscheidung unterstützt.

Aus der Forschung:
Bei der eineiigen Zwillingsschwangerschaft werden genauso viele Mädchen wie Jungen geboren. Die Eltern haben also 50 % Chancen, zwei Jungen oder zwei Mädchen zu bekommen. Bei einer zweieiigen Zwillingsschwangerschaft haben Sie 50 % Chancen auf ein Junge-Mädchen-Zwillingspaar und je 25 % auf zwei Jungen oder zwei Mädchen. Bei Drillingen ergeben sich folgende Möglichkeiten: Die Chance auf drei Jungen oder drei Mädchen beträgt je 12,5 %; 37,5 % auf zwei Jungen und ein Mädchen und 37,5 % auf zwei Mädchen und einen Jungen.

3 Fruchtbarkeitsbehandlung und Mehrlingsschwangerschaft

Der Prozentsatz der Paare mit Fruchtbarkeitsproblemen steigt, was dazu führt, dass sich immer mehr Paare einer medizinischen Behandlung unterziehen, wenn sie Kinder haben möchten. Die Ursache kann sowohl beim Mann als auch bei der Frau liegen; in einem Drittel der Fälle hat der Mann Fruchtbarkeitsprobleme, einem weiteren Drittel die Frau und beim letzten Drittel sind beide betroffen.

Es gibt verschiedene Ursachen der Unfruchtbarkeit. Die offensichtlichste ist, dass viele die Elternschaft aufschieben. Heute wird eine Frau um die dreißig Mutter, während der Durchschnitt früher etwa beim vierundzwanzigsten Lebensjahr lag. Auch das Alter des Mannes spielt eine Rolle. Wie die Frau hat auch er eine biologische Uhr: Ist der Vater zwischen 30 und 34 Jahren alt, liegt das Risiko einer Fehlgeburt bei 16,7 %; zwischen 35 und 39 bei 19,5 %, und ist er über 40, steigt das Risiko auf 33 %.

Heute wird eine Frau im Durchschnitt um die dreißig Mutter.

Es gibt verschiedene Fruchtbarkeitsbehandlungen. Sie alle beinhalten auch die Möglichkeit einer Mehrlingsschwangerschaft.

Hormonbehandlungen

Um schwanger zu werden, sind ein regelmäßiger Eisprung und die ausreichende Reifung der Eizellen sehr wichtig. Hormone spielen hierbei eine große Rolle. Ist bei der Frau der Hormonspiegel aus dem Gleichgewicht, kann sie mit Hormonen behandelt werden, um den Zyklus zu regulieren und einen Eisprung hervorzurufen. Bei jeder Nutzung solcher Mittel besteht die Möglichkeit, dass es zu einer Mehrlingsschwangerschaft kommt, weil sich dann mehr als ein Ei löst. Durch eine gute Kontrolle der Eizellenreifung versucht der Arzt, diese Möglichkeit so gering wie möglich zu halten. Ein anderer

Nachteil ist die Gefahr der Überstimulierung, das sogenannte ovarielle Hyperstimulationssyndrom OHSS: Unter Einfluss von Medikamenten entwickeln sich Zysten in den Eileitern, was für die Frau sehr schmerzhaft sein kann und möglicherweise zu vielen Beschwerden führt, wie Übelkeit, Kurzatmigkeit und einem geschwollenen Bauch.

Andere Fruchtbarkeitsbehandlungen

Es gibt verschiedene Methoden:

- *KI (Künstliche Insemination):* Der Samen des Partners wird so hoch wie möglich in die Vagina der Frau eingebracht.
- *IUI (Intrauterine Insemination):* Die Samen werden im Labor aus dem Sperma isoliert, sodass die Konzentration guter Samen zunimmt. Diese werden zur Zeit des Eisprungs über eine Injektion in die Gebärmutterhöhle eingebracht. Die Samen brauchen dann nur noch die tatsächliche Befruchtung vorzunehmen. Die Frau kann eine leichte Hormondosis verabreicht bekommen, sodass nicht ein Ei, sondern zwei oder drei sich lösen. Das erhöht die Chance auf eine Schwangerschaft, aber auch auf Mehrlinge.
- *IVF (In-vitro-Fertilisation),* die Retortenbefruchtung: Die Frau unterzieht sich einer Hormonkur, um ihre Eierstöcke anzuregen. Die reifen Eizellen werden mit einer Nadel durch die Vaginawand aus den Eierstöcken aufgesogen und mit dem Samen des Mannes zusammengebracht. Die Befruchtung findet also in einer Petrischale statt. Nach zwei oder drei Tagen werden ein oder zwei Embryos wieder in die Gebärmutter eingebracht.
- *ICSI (intrazytoplasmatische Spermieninjektion):* Das Verfahren entspricht dem der IVF, außer, dass hier nur eine Samenzelle genommen wird, die direkt in das Zytoplasma der Eizelle injiziert wird, statt beide in einem Reagenzglas zusammenzubringen.
- *GIFT (Gamete Intrafallopian Transfer):* Ei- und Samenzellen werden gleichzeitig in die Eileiter eingebracht, der Stelle im Körper, an der die Befruchtung stattfindet. Davor muss eine laparoskopische Operation stattfinden beziehungsweise eine Operation mit einem optischen Instrument. Das geschieht in der Regel unter Vollnarkose in einem Operationssaal. Wie bei der IVF unterzieht sich die Frau einer Hormonbehandlung, um die Eizellen zu stimulieren. Im Operationssaal werden diese aufgesogen und zusammen mit dem Sperma in die Eileiter eingebracht, in der Hoffnung, dass die Natur ihren Lauf nimmt.

Verglichen mit der Hormonbehandlung, gibt es bei diesen Behandlungen mehr Möglichkeiten, Mehrlingsschwangerschaften zu vermeiden, weil die Zahl der wieder eingebrachten Embryos kontrolliert wird. Dennoch scheinen sowohl die Medikamente zur Stimulierung der Ovulation als auch die Manipulation der Eizellen in Behandlungen wie der IVF Einfluss auf die Teilung der Embryos zu haben. Das bedeutet eineiige Zwillinge. Diese Chance ist mit 3 % zwar klein, aber reell. Auf diese Weise kann ein einziger wieder eingebrachter Embryo zu zwei Babys führen oder zwei zu drei. In meiner Forschungsgruppe der Drillinge (insgesamt siebzig Mütter) sind acht solcher Fälle. Sie haben also eineiige Zwillinge plus einen Einling. Diese Drillinge sind dizygotisch, zweieiig. Paare, die sich einer Fruchtbarkeitsbehandlung unterziehen, müssen mit dieser Möglichkeit rechnen.

Wie kann eine Mehrlingsschwangerschaft vermieden werden?

Gynäkologen sind sich der Risiken von Mehrlingsschwangerschaften bewusst und versuchen, die Chancen so gering wie möglich zu halten. Bei der Hormonbehandlung wird über eine Sonografie die Zahl der verfügbaren Eizellen im Auge behalten. Ist eine große Zahl von Eizellen sichtbar, wird dem Paar empfohlen, von Geschlechtsverkehr abzusehen und einen nächsten Zyklus abzuwarten. Außerdem arbeiten die Ärzte mit möglichst niedrigen Dosierungen, um Überstimulation und Mehrlinge zu vermeiden.

Bei der IVF kann die Zahl der Embryos, die wieder eingebracht werden, begrenzt werden. Leider verringert sich damit auch die Chance auf eine Schwangerschaft. Hierbei spielen das Alter der Frau und ihre Schwierigkeiten, schwanger zu werden, eine Rolle. Bei Frauen unter 38 Jahren werden im Allgemeinen nie mehr als zwei Embryos eingebracht. Aber selbst damit ist nicht ausgeschlossen, dass eine Drillingsschwangerschaft auftritt, wenn einer der Embryos »beschließt«, sich zu teilen!

Die Eizellen-Reduktion

Ist durch die Fruchtbarkeitsbehandlung eine Schwangerschaft von drei oder mehr Eizellen entstanden, wird den Eltern manchmal eine Eizellen-Reduktion empfohlen. Dabei reduziert man die Anzahl der Föten auf zwei, um die Chance auf gesunde Kinder zu erhöhen. Dies findet zwischen der zehnten und dreizehnten Schwangerschaftswoche statt. Mithilfe der Sonografie führt der Gynäkologe eine Nadel in den Bauch der Frau ein, bis er den Körper eines der Föten erreicht. Er injiziert eine Flüssigkeit (Kaliumchlorid), die sofort zum Tod führt. Man kann sich für eine selektive Reduktion entscheiden: Dabei wählt man die Föten oder den Fötus, der am wenigsten entwickelt ist oder bei dem man eine Fehlbildung vermutet. Eine andere Möglichkeit zu entscheiden, welcher Fötus entfernt wird, ist die nicht selektive: Dann wird der Fötus entfernt, der am einfachsten zugänglich ist.

Dieser Eingriff wird vorgenommen, um den Babys einen besseren Start zu ermöglichen und das Frühgeburtsrisiko einzuschränken, aber er ist nicht risikofrei:

- Die Frau und die Föten können sich eine Infektion zuziehen. Dieses Risiko wird durch die vorherige Gabe von Antibiotika bekämpft.
- Das Risiko eines spontanen Abortus nach dem Eingriff, bei dem alle Föten sterben, beträgt 6 bis 7 %. Im Allgemeinen gilt, je mehr Föten, desto höher das Fehlgeburtsrisiko.
- Es kann sein, dass ein gesunder Fötus entfernt wird und der Fötus mit einer angeborenen Fehlbildung am Leben bleibt. Es ist nicht üblich, vor der Reduktion einen Test durchzuführen, der erbliche Fehlbildungen aufspürt.
- Wenn es im Fall einer monochorialen Schwangerschaft Verbindungen zwischen den Blutgefäßen der Föten gibt, kann die Reduktion des einen auch für den anderen tödlich sein.

Die Eizellen-Reduktion ist ein sehr umstrittenes Thema und für die betroffenen Paare außergewöhnlich schwierig. Sie werden damit in einem frühen Stadium der Schwangerschaft konfrontiert, wenn sie kaum die Neuigkeit einer so ersehnten Schwangerschaft verarbeitet haben. Zum Glück kommt sie in westlichen Ländern wegen der strengen Auflagen bezüglich der Anzahl wieder einzubringender Eizellen nicht so häufig vor.

Elsa, Mutter von Drillingen (eineiige Mädchenzwillinge und ein Sohn):
»Als der Gynäkologe bestätigte, dass ich schwanger bin und Drillinge erwarte, schlug er mir die Reduktion vor. Er sagte mir nicht, warum, also dachte ich, da stimme etwas nicht. Er schlug mir vor, das dritte Baby (den Jungen) verschwinden zu lassen, weil die Mädchen, Zwillinge, die sich die Plazenta teilten, zusammenbleiben mussten. Vollkommen durcheinander verließ ich sein Sprechzimmer und fuhr nach Hause. Irgendwann musste ich an die Seite fahren, weil ich einen Weinkrampf bekam. Ich bin nicht nah am Wasser gebaut, aber in diesem Moment war ich völlig fertig. Von dem Moment an habe ich über Internet Kontakt zu anderen Drillingsmüttern gesucht. Ihre Geschichten und Erfahrungen halfen mir. Außerdem bat

ich um eine zweite Meinung bei einem anderen Gynäkologen, einer Frau. Sie sagte mir ohne Umschweife Folgendes: ›Als Ärztin sehe ich keinen Grund für einen selektiven Abortus und als Mutter noch weniger.‹ Ihre Worte gaben mir Halt und überzeugten mich davon, meine Schwangerschaft unverändert fortzusetzen.«

Bei einer Schwangerschaft mit vielen Föten (vier oder mehr) scheint die Reduktion angemessener als bei einer Drillingsschwangerschaft. Bei einer Drillingsschwangerschaft müssen die Risiken des Eingriffs gegen die psychologischen Folgen für die Eltern abgewogen werden. Auch Gynäkologen haben unterschiedliche Ansichten – manche empfehlen schon bei Drillingen einen selektiven Abortus, andere erst ab Vierlingen.

Es ist auch möglich, dass einer der Föten spontan verschwindet, meist infolge einer chromosomalen Fehlbildung, das sogenannte Phänomen des »verschwundenen Zwillings«: Einer der Zwillinge, Drillinge oder mehr verschwindet im ersten Trimester ohne Einfluss auf die anderen Föten. Bei Drillingen besteht diese Möglichkeit zu 45 %.

Wie trifft man eine Entscheidung?

Die Eltern befinden sich in einer sehr schwierigen Lage; viele lieben ihre Kinder bereits und wissen nicht, was sie machen sollen. Ist es egoistisch, alle behalten zu wollen? Bringt man durch diese Entscheidung nicht das Leben der Babys in Gefahr? Wie entscheidet man, welcher der Föten entfernt wird? Das sind nur einige Fragen, mit denen die Eltern zu kämpfen haben. Es kann aus Angst vor Kritik und Unverständnis schwierig für sie sein, mit Freunden oder Familie darüber zu sprechen. Das Paar kann auch das Gefühl haben, unter dem Druck des Gynäkologen eine bestimmte Entscheidung treffen zu müssen.

Es ist eine gute Idee, sich mit einem Neonatologen zu unterhalten. Er oder sie ist der Arzt mit der meisten Erfahrung bezüglich der Überlebenschancen Frühgeborener. Außerdem kann es helfen, eine zweite Meinung bei einem anderen Gynäkologen einzuholen.

Sie können sich auch allgemein über die Zahl der Frühgeburten, die durchschnittliche Aufenthaltsdauer im Brutkasten, die häufigsten Probleme und die Sterberate informieren. Das wird Ihnen helfen, sich ein besseres Bild über die Bedeutung einer Mehrlingsschwangerschaft zu machen. Und die Meinungen anderer Mehrlingseltern sind sehr wichtig, denn sie sprechen aus eigener Erfahrung. Daher ist es sehr ratsam, schon bald über Mehrlingseltern-Vereine Kontakt mit Eltern aufzunehmen.

Und schließlich: Jedes werdende Elternpaar muss seine eigene Entscheidung auf der Grundlage von Gefühlen, Glauben und Prinzipien treffen, ohne Druck von außen.

Luis, Vater eines fünfjährigen Sohnes und zweijähriger Drillinge:
»Als wir mit ICSI anfingen, um ein zweites Kind zu bekommen, haben wir ernsthaft die Reduktion in Betracht gezogen, falls es mehr als zwei Kinder gleichzeitig würden. Wir hofften jedoch inständig, dass diese Situation nicht eintreten würde. Aber sie trat ein und wir waren nicht in der Lage, uns zur Eizellen-Reduktion zu entschließen. Wir bedauern unsere Entscheidung nicht, aber es stimmt schon – man muss psychisch sehr gefestigt sein und zu zweit ein gutes Team bilden, um Drillinge plus ein älteres Kind aufzuziehen. Das Leben als Paar gerät vollkommen in den Hintergrund, und zwar für einen nicht gerade kurzen Zeitraum.«

Jedes werdende Elternpaar muss seine eigene Entscheidung auf der Grundlage von Gefühlen, Glauben und Prinzipien treffen, ohne Druck von außen.

Aus der Forschung:
Nach Schätzungen sind 30 % der Schwangerschaften, die mithilfe von Fruchtbarkeitstechniken zustande gekommen sind, Mehrlinge. Die meisten davon sind Zwillinge.

4 Das erste Trimester der Mehrlingsschwangerschaft (2. bis 14. Woche)

Die Schwangerschaft wird in drei Abschnitte eingeteilt. Die ersten drei Monate werden als erstes Trimester bezeichnet, der vierte, fünfte und sechste Monat als zweites und der siebte, achte und neunte Monat als drittes Trimester. Besonders bei Drillingen ist es möglich, dass Sie das dritte Trimester nicht abschließen. Jedes Trimester hat seine Besonderheiten.

Die Hormonveränderungen sind im ersten Trimester am größten. Ihr Körper muss sich noch an seinen neuen Status gewöhnen. Es treten Beschwerden auf, die sehr charakteristisch sind für diese erste Zeit, wie Übelkeit, Erbrechen, schmerzende Brüste, Müdigkeit, Hämorrhoiden, Verstopfung und Vaginalausfluss. Manche Frauen haben gar keine Schwierigkeiten, andere haben weniger Glück. Im Allgemeinen leiden Zwillingsschwangere mehr unter diesen Problemen als Frauen, die einen Einling erwarten. Zum Glück sind viele Beschwerden vorübergehender Art und manchmal helfen schon einfache Hausmittel, sie zu lindern. Bei meiner Zwillingsforschungsgruppe hatten 54 % gute erste drei Monate; 33 % erlebten sie als ziemlich gut und 13 % als schlecht. Für die Drillingsgruppe lagen die Prozentzahlen bei 53 %, 33 % und 14 %.

Zum Glück sind viele Beschwerden vorübergehender Art: Manchmal helfen schon einfache Hausmittel.

Die häufigsten Beschwerden während des ersten Trimesters sind:

Übelkeit

Die werdende Zwillings- oder Drillingsmutter leidet öfter darunter, weil mehr Schwangerschaftshormon HCG (human chorion gonadotropine) produziert wird. Mit anderen Worten: Sie haben viel mehr von diesem Hormon in Ihrem

Blut als eine Einlingsschwangere. Den meisten Frauen ist nur morgens übel, manchen den ganzen Tag. Zum Glück verschwindet die Übelkeit meist zwischen der vierzehnten und sechzehnten Woche, wenn sich der Körper seinem neuen Zustand angepasst hat. Falls die Übelkeit andauert, fragen Sie am besten Ihren Gynäkologen um Rat. Manchmal kann ein Vitaminkomplex wie B1 und B6 helfen.

Tipps:

- → Stehen Sie möglichst nicht mit leerem Magen auf. Ich empfehle Ihnen, erst etwas zu essen, etwa ein Knäckebrot, gut zu kauen und noch einen Moment liegen zu bleiben. Auf Flüssigkeit oder Obst als erste Nahrung am Morgen sollten Sie verzichten, denn Flüssigkeit verursacht noch mehr Übelkeit und Obst enthält viel Flüssigkeit.
- → Essen Sie den Rest des Tages immer nach einer oder zwei Stunden eine Kleinigkeit (Obst, Joghurt, Käse, Nüsse). Die Hauptmahlzeit sollte leicht sein, denn während der Schwangerschaft funktioniert Ihre Verdauung langsamer.
- → Wenn Sie Widerwillen gegenüber Gerüchen verspüren, bitten Sie andere, für Sie zu kochen.
- → Ingwer hilft gegen Übelkeit und Erbrechen. Sie können einen Tee aus Ingwerwurzel kochen.
- → Seien Sie vorsichtig mit Medikamenten gegen Übelkeit, denn deren Einnahme kann der Entwicklung der Föten schaden. Halten Sie immer Rücksprache mit Ihrem Gynäkologen.
- → Bei einigen Frauen – so bei einer Frau aus meiner Drillingsgruppe – ist das Schwangerschaftserbrechen besonders heftig. Man spricht dann von der Krankheit Hyperemesis gravidarum, extreme Schwangerschaftsübelkeit. In diesem Fall kann die Frau keinerlei Nahrung oder Flüssigkeit bei sich behalten, wodurch sie Gefahr läuft, auszutrocknen. Wenn Sie merken, dass Sie sehr viel erbrechen und weniger oft zur Toilette müssen als normal, müssen Sie Ihren Gynäkologen informieren. Eventuell müssen Sie in ein Krankenhaus. Auch in diesen Fällen klingen die Beschwerden meist im vierten Monat ab.

Müdigkeit

Müdigkeit ist eine weitere, häufig vorkommende Last im ersten Trimester. Wenn Sie erwerbstätig sind, kann es sein, dass Sie nach der Arbeit sofort ins Bett gehen müssen. Das ist vollkommen normal und wird von den hormonellen Veränderungen in Ihrem Körper verursacht, die in dieser Zeit sehr groß sind. Täglich finden Millionen von Zellteilungen in Ihrem Inneren statt, die zusätzliche Energie von Ihnen verlangen. Vielleicht überfällt Sie die Müdigkeit zu bestimmten festen Tageszeiten oder Sie haben den ganzen Tag hindurch ein unwiderstehliches Schlafbedürfnis. Diese Müdigkeit tritt vor allem im ersten Trimester auf; im zweiten Abschnitt der Schwangerschaft bekommen Sie neue Energie. Bei einer Zwillingsschwangerschaft wird sich die Müdigkeit vermutlich um die 25. Woche herum wieder melden, bei einer Drillingsschwangerschaft noch früher.

Tipps:

- → Hören Sie möglichst auf Ihren Körper und schlafen Sie, soviel Sie können. Es ist für jede Schwangere gut, ein Mittagsschläfchen zu halten und abends früher als sonst zu Bett zu gehen, aber für die Mehrlingsschwangere ist es fast unverzichtbar. Wenn Sie sich Ihre Zeit gut einteilen und alles ein wenig ruhiger erledigen, haben Sie eine bessere Schwangerschaft und leiden weniger unter Beschwerden. Ein Mittagsschläfchen auf dem Sofa sorgt für einen angenehmeren Nachmittag und Abend. Wenn Sie erwerbstätig sind, können Sie möglicherweise um eine Reduzierung Ihrer Arbeitszeit bitten oder eine andere Tätigkeit verrichten, die körperlich weniger anstrengend ist. Diese Müdigkeit kann sehr unangenehm und deprimierend sein, aber bedenken Sie, dass sich die Kinder in Ihrem Körper entwickeln. Dieser Gedanke macht Mut! Und außerdem wird die Müdigkeit vermutlich im zweiten Trimester verschwinden.
- → Sehen Sie es positiv: Während Sie sich auf dem Sofa oder im Bett ausruhen, haben Sie Zeit zum Lesen (zum Beispiel über die Entwicklung vom Fötus zum Kind), Musik zu hören, ein Tagebuch anzufangen oder Ihren Gedanken nachzuhängen. Diese Ruhe, auch wenn sie mehr oder weniger Pflicht ist, wird Sie Ihre Schwangerschaft mehr genießen lassen. Und das Wichtigste: Sie kommt Ihren Babys zugute! Während der Ruhephasen ist die Gebärmutter besser durchblutet, wodurch sie besser wachsen.

Das Wachstum der Gebärmutter

Damit die Babys Platz haben, wächst die Gebärmutter in einer Mehrlingsschwangerschaft sehr schnell. Nach acht Wochen einer Zwillingsschwangerschaft ist die Gebärmutter schon doppelt so groß wie bei einer Frau, die einen Einling erwartet. Früher, als noch kein Ultraschall verwendet wurde, war die Größe der Gebärmutter häufig das erste Anzeichen einer möglichen Zwillingsschwangerschaft. Diese »Expansion« ist ein gutes Signal. Es bedeutet, dass die Babys auch wachsen. Die Gebärmutter kann gleichmäßig wachsen oder sprunghaft. Aber ganz gleich, welches Wachstumsmuster sie aufweist – es ist überraschend, wie Ihr Körper diese Veränderungen auffängt.

Blutverlust

Blutverlust kommt bei einer Mehrlingsschwangerschaft häufiger vor, auch wenn man nicht genau weiß, warum. Natürlich erschrickt man, wenn man Blut verliert. Dennoch braucht es nicht immer gleich eine Fehlgeburt zu bedeuten. Der Blutverlust kann beispielsweise auch durch die schnelle Ausdehnung der Gebärmutter im ersten Trimester entstehen. Wenn der Blutverlust nicht von Krämpfen oder menstruationsartigen Schmerzen begleitet wird, folgt meist keine Fehlgeburt. Es ist nicht immer möglich, die Ursache herauszufinden, aber es ist angeraten, Ihrem Gynäkologen davon zu berichten. Ein bräunlicher Blutfleck ist kein Grund zur Besorgnis. Ist das Blut rot und bluten Sie wenig, ist es vernünftig, Ruhe zu halten und abzuwarten. Wird es später bräunlich, können Sie Ihr normales Leben in ruhigem Tempo wieder aufnehmen. Verlieren Sie so viel Blut wie normalerweise bei Ihrer Periode oder mehr und geht dies mit Schmerzen im Bauch einher, müssen Sie sofort Ihren Gynäkologen benachrichtigen.

Gespannte Brüste

Empfindliche Brüste können das erste Anzeichen der Schwangerschaft sein. Der Schmerz wird von einer stärkeren Durchblutung verursacht. Außer Schmerzen können Sie auch ein Jucken oder Stechen verspüren. Die Brustwarzen werden unter Einfluss der Hormone und der besseren Durchblutung dunkler und die Adern werden sichtbar. Ab der sechzehnten Woche können die Brüste Flüssigkeit absondern, das Kolostrum.

Tipp:

→ Tragen Sie einen BH, der Ihnen guten Halt gibt. Ohne BH können die Brüste bei bestimmten Bewegungen Schmerzen verursachen, weil sie schwerer werden.

Druck auf der Blase

Weil die Organe im kleinen Becken besser durchblutet sind und die Gebärmutter wächst, wird Ihre Blase von der ersten Schwangerschaftswoche an stärker gereizt. Dadurch haben Sie das Gefühl, ständig zur Toilette zu müssen. Das ist lästig, aber vollkommen harmlos. Nur wenn das Wasserlassen Schmerzen verursacht, müssen Sie Ihren Gynäkologen informieren, denn dann könnte eine Blasenentzündung vorliegen. Das Risiko einer Blasenentzündung ist bei einer Mehrlingsschwangerschaft etwas größer. Der Drang, zu urinieren, verschwindet im vierten Monat, weil die Gebärmutter dann etwas größer ist und die Babys höher liegen. Aber in den letzten Monaten drücken Zwillinge, die kräftig gewachsen sind, wieder auf die Blase, sodass Sie erneut unter diesen Beschwerden leiden. In einer Drillingsschwangerschaft können Sie aufgrund des enormen Wachstums der Gebärmutter fast während der gesamten Schwangerschaft damit zu tun haben.

Tipps:

→ Trinken Sie ab dem späten Nachmittag und am Abend weniger. So werden Sie während Ihrer Nachtruhe weniger Drang verspüren. Sorgen Sie jedoch dafür, dass Sie tagsüber genügend Flüssigkeit zu sich nehmen; so vermindern Sie die Gefahr einer Blasenentzündung.

→ Es ist wichtig, dass Sie sich beim Wasserlassen gut entspannen, damit Sie die Blase möglichst vollständig leeren.

Schwindel und Ohnmacht

Die Blutzirkulation verringert sich ab dem Moment, in dem Sie schwanger sind. Das geschieht, weil die Muskeln in den Wänden der Blutgefäße erschlaffen. Wenn Sie plötzlich aufstehen, wird das Blut aus dem untersten Teil Ihres Körpers länger brauchen, um bis zu Ihrem Kopf zu gelangen. So kann Schwindel entstehen. Sehr langes Stehen kann denselben Effekt haben: Es gelangt nicht genügend Sauerstoff in Ihren Kopf. Das sind die typischen Schwindelgefühle unter Einfluss einer Blutdrucksenkung, die mit heftigem Transpirieren, Herzklopfen und manchmal mit dem Verlust des Bewusstseins einhergeht.

Tipps:

→ Versuchen Sie, plötzliche Veränderungen Ihrer Haltung oder sehr langes Stehen zu vermeiden. Es ist besser, langsam aufzustehen oder sich auf die Zehenspitzen zu stellen. Wenn Ihnen in einem Geschäft schwindelig wird, gehen Sie hinaus, setzen Sie sich und beugen Sie den Kopf zwischen Ihre Knie. Wenn Sie zu Hause sind, legen Sie die Füße hoch und den Kopf tiefer als den Rest Ihres Körpers. Das Blut strömt wieder in Ihren Kopf und Sie werden sich schnell besser fühlen.

→ Setzen Sie sich erst auf, bevor Sie aus dem Bett aufstehen, und bewegen Sie Arme und Beine ein wenig, um die Blutzufuhr zu fördern. Das ist auch zu empfehlen, wenn Sie sich aus einem Sessel erheben. So vermeiden Sie Schwindelgefühle.

Obstipation (Verstopfung)

Verstopfung ist eine weitere, häufig auftretende Belastung während der Schwangerschaft. Sie wird dadurch verursacht, dass die Verdauung unter Einfluss der Hormonveränderungen langsamer vor sich geht (und zwar speziell durch das Hormon Progesteron). Auch die Eisenergänzungspräparate, die der Gynäkologe verschreibt, spielen dabei eine Rolle.

Tipps:

→ Trinken Sie viel Wasser, 1 bis 2 Liter am Tag.

→ Essen Sie viel Obst, Rohkost, Vollkornprodukte (wie Vollkornbrot, Reis, Nudeln etc.) und Kleie. Meiden Sie weißes Brot und Bananen.

Die Bedeutung guter Ernährung

Ab dem ersten Monat der Schwangerschaft und am besten, noch bevor Sie schwanger werden, ist es wichtig, darauf zu achten, was Sie zu sich nehmen. Die Nahrung sollte viel Eisen, Kalk und Vitamine enthalten, darunter Folsäure. Vor allem Letztere, die sich in vielen Gemüsesorten befindet, ist wichtig, denn die Einnahme von Folsäure in einer niedrigen Dosis in den ersten Wochen der Schwangerschaft und sogar davor beugt angeborenen Fehlbildungen am Neuralrohr vor, wie dem offenen Rücken oder der Hasenscharte. Ihr Gynäkologe wird sie Ihnen sicherlich verschreiben.

In den ersten Monaten braucht eine Frau, die Zwillinge erwartet, etwa 2800 Kalorien pro Tag (500 mehr als bei einer Einlingsschwangerschaft), und in den letzten Monaten etwa 3300. Bei Drillingen liegen die Mengen bei 3000 bzw. 3500 Kalorien.

Viele Frauen merken, dass ihr Körper sie selbst um das bittet, was er am meisten braucht, und ablehnt, was schlecht ist, wie Tabak und Alkohol. Wenn dies bei Ihnen so ist, können Sie ruhig auf Ihre eigenen Vorlieben vertrauen. Ist es nicht so, werden Sie sich auf Ihre Willenskraft verlassen müssen, um Alkohol und Tabak stehen zu lassen. Trinken Sie auch nicht zu viel Kaffee. Rauchen ist bekanntlich für die Gesundheit der Babys sehr schädlich. Jedes Mal, wenn Sie Nikotin inhalieren, erreicht die Kinder weniger Sauerstoff. Das ist nachteilig für die Entwicklung ihres Gehirns und auch für ihr Wachstum, wodurch sie bei der Geburt weniger wiegen. Das ist gefährlich, da Babys aus einer Mehrlingsschwangerschaft sowieso leichter sind als andere (etwa 600 Gramm bei einer Zwillingsschwangerschaft und mit einem noch größeren Unterschied bei Drillingen).

Gelingt es Ihnen nicht, sich von Alkohol und Nikotin fernzuhalten, nehmen Sie professionelle Hilfe in Anspruch.

Für ein gutes Wachstum brauchen die Babys folgende Baustoffe:

- → *Mineralien und Vitamine.* Diese befinden sich überwiegend in frischem Obst und Gemüse.
- → *Kalk* für die Entwicklung ihrer Knochen. Der befindet sich vor allem in Milchprodukten. Nehmen Sie während der ersten sechs Monate mindestens einen halben Liter Milch oder Joghurt pro Tag zu sich und 0,75 Liter während des letzten Trimesters. Auch Käse und Eier enthalten viel Kalk.
- → *Eiweiß* für den Körperbau. Es befindet sich in fettem Fisch, Fleisch, Eiern, Hülsenfrüchten, getrockneten Früchten und Nüssen. Fetter Fisch ist gut für die Entwicklung des Gehirns des Babys und hierunter fallen Makrele, Hering, Lachs, Sardinen, Forelle, Seewolf und Seeteufel. Nüsse eignen sich gut als Zwischenmahlzeit und enthalten viele Proteine und pflanzliche Fette. Am besten essen Sie Haselnüsse, Walnüsse und Mandeln. Eine vegetarische Eiweißquelle wie Tofu oder Tempeh ist ebenfalls empfehlenswert.
- → *Kohlenhydrate* für Ihren Energieverbrauch, wie Brot, Nudeln, Kartoffeln, Reis, Vollkornbrot etc. Sie enthalten mehr Nähr- und Ballaststoffe, was wiederum Ihrer Verdauung zugutekommt.
- → *Pflanzliche Fette* sind am besten für Schwangere: Olivenöl, getrocknete Früchte, Nüsse und Früchte wie Avocado. Meiden Sie Frittiertes sowie sehr fettes Fleisch und Wurst.

Schwangerschaftskleidung

Sie werden zu einem früheren Zeitpunkt Schwangerschaftskleidung benötigen als eine Einlingsschwangere. Die Auswahl ist groß, doch berücksichtigen Sie auch, dass das, was Ihnen jetzt gut passt, für die letzten Monate nicht groß genug sein wird.

Tipps:

- → Meiden Sie kneifende Kleidung, vor allem an den Knöcheln, den Beinen und dem Unterkörper. Das fördert nämlich die Einlagerung von Flüssigkeit und Ödeme.
- → Berücksichtigen Sie, dass nicht nur Ihr Bauch wächst, sondern auch Ihre Brüste und Taille an Umfang zunehmen.
- → Wenn Sie Berufskleidung brauchen, schauen Sie einmal in Geschäften, die auf große Größen spezialisiert sind.

- Entscheiden Sie sich bei Unterwäsche, T-Shirts und Schlafanzügen für Baumwolle.
- Ein guter BH ist wichtig, denn er hilft Ihnen, das Gewicht Ihrer Brüste zu tragen und kann Rückenbeschwerden vorbeugen. Kaufen Sie nicht mehr als einen oder zwei gleichzeitig, denn Ihr Körper verändert sich schnell.
- Es ist sehr wahrscheinlich, dass Sie auch bei Ihren Schuhen eine Größe mehr brauchen, denn Ihre Füße schwellen an. Entscheiden Sie sich für Schuhe ohne Absätze, da Sie den Rücken sonst zu sehr belasten. Am praktischsten sind Schuhe, die Sie nicht zu schnüren brauchen, denn das ist gegen Ende der Schwangerschaft nicht mehr so einfach.

EINS

Aus der Forschung:
In diesem Trimester stellt der Gynäkologe die Mehrlingsschwangerschaft fest. Die Zygosität ist nicht immer mit aller Sicherheit feststellbar. 25% aller Zwillinge sind eineiig und 75% zweieiig. Bei einer Drillingsschwangerschaft sind etwa 2% eineiig, oder ein identischer Drilling. 98% sind das Ergebnis verschiedener Eizellen, drei oder zwei. Im letzten Fall teilte sich eine der Eizellen nach der Befruchtung und die Drillinge bestehen aus eineiigen Zwillingen und ihrem Drillingsbruder oder ihrer Drillingsschwester.

5 Das zweite Trimester der Mehrlingsschwangerschaft (14. bis 26. Woche)

Für die meisten werdenden Zwillings- und Drillingsmütter ist dies die beste Zeit, auch wenn für Letztere diese Phase erneuerter Energie kürzer anhält.

Ihr Körper hat sich mittlerweile an seinen neuen Status gewöhnt und das Gewicht der Babys ist noch gut zu tragen, vor allem zu Beginn des Trimesters. Auch emotional ist eine gewisse Ruhe eingetreten: Die Neuigkeit, dass zwei (oder mehr) Kinder kommen werden, ist verarbeitet und die Zweifel sind vielleicht noch vorhanden, aber weniger geworden. Viele zukünftige Mütter strotzen vor Gesundheit und strahlen neben Wohlbefinden auch einen gewissen Stolz aus. Die Angst vor einer Fehlgeburt, die im ersten Trimester sicherlich vorhanden ist, gerät in den Hintergrund.

Das ist die beste Zeit, um die Erstausstattung der Babys zusammenzustellen und die Schwangerschaftsgymnastik zu besuchen. Einlingsschwangere können mit diesen Aktivitäten noch bis zum letzten Trimester warten, aber in Ihrem Fall ist das nicht ratsam. Ihr Gewicht im sechsten Monat kann nämlich genauso hoch sein wie bei einer Einlingsschwangeren im neunten! Daher ist es sinnvoll, diese Dinge rechtzeitig zu machen, bevor Ihnen das Gewicht des Bauchs im Weg steht.

Jetzt ist die beste Zeit, um die Erstausstattung der Babys zusammenzustellen und die Schwangerschaftsgymnastik zu besuchen.

Um die zwanzigste Woche wird ein umfänglicher Ultraschall gemacht werden; die Babys sind jetzt ganz »fertig« und mithilfe des Ultraschalls kann man ihre Organe betrachten. In dieser Zeit spüren Sie zum ersten Mal die Bewegungen Ihrer Babys. Wenn Sie zuvor schon einmal schwanger waren, werden Sie Ihre Kinder früher spüren. Das ist zweifellos ein ganz besonderer, berührender Moment. Manche Mütter erkennen ihre Babys an den Bewegungen und wissen nun genau, wer wer ist.

Die häufigsten Beschwerden im zweiten Trimester:

Blutarmut

Blutarmut entsteht dadurch, dass der Eisenbedarf von Mutter und Kindern steigt. Während der Schwangerschaft produziert Ihr Körper einen bis anderthalb Liter Blut mehr, sodass es dünner ist und besser durch die Plazenta oder Plazenten dringen kann.

Der Gynäkologe stellt Blutarmut mittels einer Blutuntersuchung fest, bei welcher der Hämoglobingehalt (Hb) gemessen wird. Hämoglobin befindet sich in den roten Blutkörperchen und besteht hauptsächlich aus Eisenmolekülen. Das Hämoglobin zieht Sauerstoff an und transportiert ihn zu wichtigen Organen, wie Herz und Gehirn. Hämoglobin wird aus dem Eisen aufgebaut, das wir über die Nahrung zuführen. Wird zu wenig Eisen zugeführt, wird weniger Hämoglobin gebildet und es kommt zu Blutarmut.

Außerdem muss das Herz während der Schwangerschaft verstärkt arbeiten, um eine größere Menge Blut durch den Körper zu pumpen. Diese Anstrengung verursacht Müdigkeit, Schwindelgefühle, Herzklopfen, erschwerte Atmung und Trägheit.

Tipps:

→ Sorgen Sie für eine ausgewogene Ernährung und essen Sie vor allem Produkte, die viel Eisen enthalten, wie Gemüse (besonders grünes Blattgemüse und dicke Bohnen), Getreide, getrocknete Früchte (Aprikosen, Pflaumen, Feigen), Hülsenfrüchte, Nüsse und Vollkornprodukte.

→ Sehr wichtig ist Folsäure, ein Vitamin, das hauptsächlich in Gemüse steckt. Weil Folsäure für die Produktion der roten Blutkörperchen bedeutsam ist, verschreiben es die meisten Gynäkologen der Mehrlingsschwangeren fast automatisch, um so Eisenmangel vorzubeugen.

Rückenschmerzen

Wegen des zusätzlichen Gewichts des Bauches sind Rückenschmerzen keine Seltenheit. Der Schwerpunkt verlagert sich, wodurch die Krümmung Ihres Rückens zunimmt. Auch das Gleichgewichtsgefühl verändert sich. Hierdurch erhöht sich das Sturzrisiko. Rückenschmerzen gehören zu den üblichen Schwangerschaftsleiden, können aber auch den Beginn einer (zu frühen) Geburt bedeuten. Daher müssen Sie besonders aufmerksam sein, wenn sich der Schmerz anders anfühlt als sonst, wenn er kommt und geht und von vermehrtem Vaginalausfluss begleitet wird. In diesem Fall müssen Sie Ihren Gynäkologen informieren.

Tipps:

- → Krümmen Sie Ihren Rücken nicht zu sehr, weder beim Stehen noch beim Gehen. Stützen Sie sich ein wenig breitbeinig gut auf beide Füße und verteilen Sie das Gewicht auf beide.
- → Wenn Sie etwas heben möchten, etwa eine Einkaufstasche, beugen Sie sich nicht nach vorn, sondern gehen Sie in die Knie und richten Sie sich anschließend mit geradem Rücken auf. Auf diese Weise heben die Beinmuskeln das Gewicht und nicht die Rücken- und Bauchmuskeln. Wenn Sie schon ein Kind haben und es hochheben möchten, tun Sie das auf dieselbe Weise oder lassen Sie es auf einen Hocker klettern, damit Sie es von dort aus auf den Arm nehmen können.
- → Versuchen Sie zu verhindern, dass Sie sich strecken müssen, zum Beispiel, wenn Sie etwas von einem hohen Regal nehmen wollen. Diese Bewegung verursacht einen großen Druck auf Ihr Zwerchfell. Es ist auch nicht sinnvoll, sich auf einen Hocker oder Stuhl zu stellen, da Sie wegen Ihres Gewichts schnell das Gleichgewicht verlieren können. Ihr Körper trägt von vorn mehr Gewicht als von hinten, was Sie instabil werden lässt. Am praktischsten ist es, wenn Sie alles, was Sie brauchen, auf Regale stellen, die Sie leicht erreichen können. Achten Sie auch auf Ihre Wäscheleinen!
- → Es ist sinnvoll, auf einer harten Matratze zu schlafen. Wenn Sie auf der Seite liegen, legen Sie sich ein Kissen unter den Bauch oder schlafen Sie mit angewinkelten Beinen. Auf diese Weise vermindern sich Rücken- und Bauchschmerzen.
- → Spezielle Beckenübungen können die Schmerzen lindern: Stützen Sie sich auf Hände und Füße und spannen Sie langsam und sanft die Bauchmuskeln an, sodass Ihr Rücken flach wird. Ruhen Sie kurz aus, aber sorgen Sie dafür, dass Ihr Rücken nicht hohl wird. Wiederholen Sie die Übung mehrmals. Sie können sie auch im Stehen machen.
- → Auch eine warme Dusche oder eine Massage lindern den Schmerz. In den letzten Monaten Ihrer Schwangerschaft ist es aus Sicherheitsgründen ratsam, sich unter der Dusche auf einen Stuhl zu setzen.

Bänderschmerzen

Viele Schwangere, auch solche, die nur ein Kind tragen, klagen über Schmerzen im unteren Rückenbereich am Steiß oder im untersten Teil des Bauches auf Höhe der Leisten. Dieser Schmerz wird durch die Dehnung der Muskeln verursacht, die Ihre Gebärmutter tragen. Es ist ein heftiger Schmerz, der manchmal entsteht, wenn Sie viel gelaufen sind oder wenn Sie Ihre Lage im Bett ändern. Manche Frauen wachen sogar davon auf. Sie brauchen sich über diese Schmerzen keine Sorgen zu machen. Drillingsschwangere können bereits im ersten Trimester darunter leiden. Zum Glück ist es kein konstanter Schmerz, er zieht schnell wieder weg.

Tipps:

- → Ein Stützband, das dem Bauch beim Tragen des Gewichts hilft, ohne ihn zu quetschen, kann Erleichterung bringen. Auch ein sehr großes Tuch, mit dem Sie Ihren Bauch umwickeln, kann hierbei gute Dienste leisten. Das Bauchtuch sollten Sie nur tagsüber tragen. Bei Ruhe, wie bei einem Mittagsschläfchen oder in der Nacht, sollte es entfernt werden, um die Durchblutung zu fördern.
- → Manchmal können Sie bei plötzlichen Bewegungen, z. B. beim Aufstehen, einen heftigen Schmerz in der Leiste verspüren. Um dies zu vermeiden, ist es sinnvoll, sich vor dem Aufstehen erst auf die Seite zu drehen, wobei Sie sich mit den Händen abstützen. Auch ein warmes Bad oder eine Wärmflasche helfen, den Schmerz zu lindern.

Blutverlust

Wenn Sie Blut verlieren, müssen Sie sofort Ihren Gynäkologen informieren. Dieser wird einen Ultraschall machen, um die Gesundheit der Föten zu überprüfen. Ab der sechzehnten Woche kann Blutverlust auf eine Wunde im Gebärmuttermund oder einen Polypen hinweisen. Der Blutverlust kann auch durch Geschlechtsverkehr entstehen, wenn der Penis den Gebärmuttermund berührt, dies sind die sogenannten Kontaktblutungen. All diese Vorgänge sind harmlos und werden schnell aufhören.

Treten jedoch auch Wehen auf, ist Blutverlust ein Zeichen einer nahenden (Früh-)Geburt. In diesem Fall wird Ihnen der Gynäkologe Medikamente verschreiben, um die Wehen zu hemmen. Geht der Blutverlust nicht mit Schmerzen einher, kann es auch sein, dass sich die Plazenta teilweise oder ganz über die Öffnung des Gebärmutterhalses gelegt hat (eine vollständige oder teilweise *Placenta praevia*). Das kann der Gynäkologe auf dem Ultraschall feststellen. In diesem Fall stammt der Blutverlust von der Plazenta und nicht von den Föten. Meist wird dann die Geburt über einen Kaiserschnitt stattfinden. Eine vaginale Geburt ist nur möglich, wenn die Plazenta nur einen sehr kleinen Teil des Gebärmuttermundes abschließt. Oft schiebt sich die Plazenta, dank des Wachstums der Gebärmutter, spontan vor der Geburt noch ein wenig zur Seite, sodass die Geburt auf normalem Weg stattfinden kann.

Hoher Blutdruck

Bei jeder Schwangerschaftskontrolle wird der Arzt Ihren Blutdruck messen. Als Mehrlingsschwangere haben Sie aus physischen Gründen oder durch Stress und Besorgnis ein erhöhtes Risiko auf hohen Blutdruck. Es werden immer zwei Werte gemessen: der obere Wert (systolischer Blutdruck) und der untere Wert (diastolischer Blutdruck). Werte wie 120/70 sind normal. Der obere Wert ist sehr variabel und hängt stark von physischen Anstrengungen oder Nervosität ab. Der untere Wert ist von Mensch zu Mensch unterschiedlich und vermittelt mehr Informationen als der obere. Ein unterer Wert von 95 ist zu hoch. Dann spricht man von Bluthochdruck (Hypertonie).

Es ist normal, dass der Blutdruck im Laufe der Schwangerschaft steigt, denn auf diese Weise wird der zunehmende Widerstand der Plazenta, die sie in ihrer Funktion als Filter ausübt, überwunden. Hierdurch werden eine gute Versorgung und der Sauerstoff für die Babys sichergestellt. In den letzten Monaten ist ein unterer Wert von 80/85 normal und sogar günstig, solange er nicht mit anderen Symptomen wie Kopfschmerzen oder Eiweiß im Urin einhergeht (Letzteres kann auf eine Nierenfunktionsstörung hinweisen).

Ein sehr hoher Blutdruck zeigt an, dass sich die Blutgefäße verengt haben und dass die Plazenta oder Plazenten dadurch weniger durchblutet werden. Die Babys erhalten dann weniger Nahrung und weniger Sauerstoff, als sie brauchen, und geraten in einen Wachstumsrückstand. Man weiß nicht genau, weshalb der Blutdruck während der Schwangerschaft steigt, aber es ist klar, dass die Schwangerschaft selbst mit all ihren hormonellen Veränderungen dabei eine wichtige Rolle spielt.

Tipps:

- → Es ist nicht ganz sicher, ob es eine Beziehung zwischen hohem Blutdruck und übermäßigem Salzgebrauch gibt. Dennoch ist es vernünftig, Salz nur mäßig zu verwenden und es durch Kräuter zu ersetzen.
- → Ruhen Sie sich so viel wie möglich aus. Müdigkeit und Stress führen ebenfalls zur Erhöhung des Blutdrucks.
- → Wenn Ihr Blutdruck hoch ist und die Babys nicht genug wachsen, legen Sie sich jeden Tag ein paar Stunden im Bett oder auf dem Sofa auf die Seite. Diese Haltung fördert die Durchblutung der Plazenta und Plazenten, wodurch die Babys besser mit Sauerstoff und Nahrung versorgt werden.

Präeclampsie und das HELLP-Syndrom

Geht hoher Blutdruck mit einem Ödem und Eiweiß im Urin einher, kann eine Krankheit zugrunde liegen, die Präeclampsie genannt wird. Die Ursache ist nicht genau bekannt, aber sie ist gefährlich, sowohl für die Frau als auch für die Föten. Ein hoher Eiweißgehalt im Urin bedeutet, dass die Nieren nicht optimal funktionieren, und es besteht das Risiko, dass die Plazenta oder die Plazenten ihre Aufgabe nicht gut erfüllen. Präeclampsie kann darüber hinaus auch zu Kopfschmerzen führen, Prickeln in den Fingern, Bauchschmerzen, Übelkeit sowie Sehproblemen. In manchen Fällen kann Präeclampsie zu Eclampsie werden, eine Art Epilepsie oder Gliederzucken.

Es gibt eine sehr ernste Form der Präeclampsie, das sogenannte HELLP-Syndrom. Es kommt selten vor, aber es empfiehlt sich, die Symptome zu kennen. In diesem Fall sind nicht nur die Nieren angegriffen, sondern auch andere Organe wie die Leber, das Gehirn oder die Lungen. Der Name setzt sich aus englischen Begriffen zusammen: Hemolysis (Abbau der roten Blutkörperchen), Elevated Liver Enzymes (erhöhte Leberenzyme) und Low Platelets (eine niedrige Anzahl der Blutplättchen). Die Krankheit kann tödlich sein, wenn sie nicht rechtzeitig entdeckt wird. Die Symptome sind:

- Kopfschmerzen und Sehprobleme (Beschwerden bei Licht)
- Magenschmerzen oder Schmerzen im Oberbauch
- Ein straffes Gefühl in der Zwerchfellgegend (wie ein Gürtel, der zu eng sitzt)
- Übelkeit, Erbrechen und ein allgemeines Unwohlsein
- Einlagerungen von Flüssigkeit in Händen, Füßen, Knöcheln und Gesicht (dicke Augenlider und geschwollenes Gesicht)
- Prickeln in den Fingern
- immer geringer werdender Harndrang

Haben Sie außer einem Ödem und einem hohen Blutdruck auch eine der gerade erwähnten Beschwerden, benachrichtigen Sie bitte sofort Ihren Gynäkologen. Im Fall eines sehr hohen Blutdrucks, bei Präeclampsie oder dem HELLP-Syndrom, kann es zur Aufnahme in ein Krankenhaus kommen. Es kann auch beschlossen werden, die Geburt einzuleiten oder einen Kaiserschnitt durchzuführen, weil die Babys in diesem Fall außerhalb der Gebärmutter eine größere Überlebenschance haben als im Körper der Mutter.

Ödem

Bei einem Ödem wird Flüssigkeit eingelagert, was während der Schwangerschaft ganz normal ist. Es hat sogar eine Funktion: Der Körper braucht Flüssigkeit für die Erschlaffung und Ausdehnung des Gewebes. Dafür sorgt das Hormon Progesteron. Beschwerden treten häufig bei Erstschwangerschaften, bei Frauen über 30 und bei Mehrlingsschwangerschaften auf. Geht die Einlagerung von Flüssigkeit weder mit hohem Blutdruck noch mit Eiweiß im Blut einher, können Sie beruhigt sein. Es besteht kein Risiko.

Tipps:

- → Früher dachte man, die Einlagerung von Flüssigkeit hänge mit der Einnahme von zu viel Salz zusammen, aber das ist nicht eindeutig bestätigt. Sie können ruhig Salz verwenden, wenn auch in Maßen.
- → Wenig trinken trägt nicht zur Verhinderung eines Ödems bei. Es funktioniert genau umgekehrt: Viel Wasser trinken sorgt dafür, dass die Nieren gut arbeiten, und hilft, zusätzliche Flüssigkeit auszuscheiden.
- → Versuchen Sie, nicht zu lange zu stehen. Nehmen Sie auch keine warmen Bäder und ruhen Sie immer mit hochgelagerten Beinen. Auch nachts ist es ratsam, die Füße ein wenig höher zu legen als den Kopf. Sie können beispielsweise Ihr Bett erhöhen, indem Sie am Fußende 5–6 cm hohe Keile unterlegen.
- → Legen Sie Ihre Ringe ab, sobald Sie merken, dass Sie Flüssigkeit einlagern. Später werden sie einschneiden und es wird schwierig sein, sie abzustreifen.
- → Ein kaltes Fußbad mindert das Ödem.
- → Stützstrümpfe, speziell für Schwangere, sind praktisch, wenn Sie viel stehen müssen. Damit verringern Sie das Ödemrisiko und beugen Krampfadern vor.

Eiweiß im Urin

Mithilfe einer Urinuntersuchung wird der Eiweißgehalt im Urin untersucht. Ist er ungewöhnlich hoch und geht mit hohem Blutdruck oder einem Ödem einher, kann dies auf eine Harnwegsinfektion oder eine Präeclampsie hinweisen.

Aufgrund der Flüssigkeitseinlagerung während der Schwangerschaft arbeiten die Nieren sehr viel. Diese zusätzliche Anstrengung führt dazu, dass die Harnwegsorgane sehr anfällig sind für Infektionen wie eine Blasenentzündung. Deren Symptome äußern sich in einem starken Harndrang, begleitet von Schmerzen. Die Harnleiter werden unter Einfluss der Hormone schlaffer und die Blase wird weniger gut geleert.

Tipp:

- → Sorgen Sie dafür, dass Sie viel trinken (Wasser, Saft, Kräutertee), denn das hilft, Infektionen zu vermeiden.

Karpaltunnelsyndrom

Die zusätzliche Flüssigkeit, die Ihr Körper während der Schwangerschaft unter Einfluss des Hormons Progesteron einlagert, kann Druck auf die Armnerven ausüben, die an der Innenseite Ihres Unterarms durch eine Art Tunnel im Handgelenk zu Ihrer Hand laufen. Hierdurch werden die Nerven eingeengt, was zu einem Prickeln in den Fingern führt. Dies kann vor allem nachts auftreten, weil Nerven und Blutgefäße in manchen Schlafhaltungen eingeklemmt werden. Sie wachen dann mit eingeschlafenen Händen oder sogar mit vollkommen gefühllosen Armen und Händen auf. Das kann Sie ängstigen, weil Sie halb gelähmt scheinen, doch ist das Karpaltunnelsyndrom vollkommen harmlos.

Tipps:

- → Wenn das Prickeln Sie nachts überfällt, setzen Sie sich im Bett auf und heben die Arme hoch. Bewegen Sie sich so, als wollten Sie über dem Kopf eine Lampe in die Fassung drehen. Auf diese Weise werden Blut und Flüssigkeit aus Ihren Armen zurückfließen. Bewegen Sie Arme und Hände im Anschluss noch eine Weile, um die Blutzirkulation weiter anzuregen.
- → Spülen Sie Ihre Hände und Beine nach jeder Dusche oder jedem Waschen mit kaltem Wasser ab, um den Kreislauf in Schwung zu bringen.
- → Manche Frauen finden Entspannung und Erleichterung beim Sticken. Diese Aktivität hält die Finger in Bewegung. Eine Frau aus meiner Drillingsforschungsgruppe setzte sich nachts hin und stickte, wenn sie wegen ihrer schmerzenden Finger einfach nicht schlafen konnte. Das Ergebnis war ein wunderbarer Wandteppich für das Babyzimmer!

Magensäure

Das ist ein häufig vorkommendes Schwangerschaftsleiden. Bei 39 % der Frauen aus meiner Zwillingsgruppe und 33 % der werdenden Drillingsmütter traten diese Beschwerden auf. Dafür gibt es eine einfache Erklärung: Durch die Schwangerschaftshormone erschlafft der Ringmuskel, der den Verschluss zwischen Magen und Speiseröhre bildet, wodurch die Säure leichter aufsteigen kann. Das führt zu einem unangenehmen, brennenden Gefühl. Das Gewicht der Babys und der Druck, den die Gebärmutter auf den Magen ausübt, machen es in den letzten Schwangerschaftsmonaten noch schlimmer. Außerdem funktioniert die Verdauung während der Schwangerschaft langsamer.

Tipps:

- → Meiden Sie Nahrung, die brennende Magensäure verursacht, wie Kaffee, Orangensaft und fette, süße oder stark gewürzte Speisen. Seien Sie sparsam mit Kräutern. Essen Sie weniger, aber häufiger, etwa 5- bis 6-mal am Tag. Trinken Sie lieber nichts zu den Mahlzeiten, denn das stimuliert die Magensäure. Dagegen ist es empfehlenswert, Milch und Milchprodukte zu sich zu nehmen, denn die verträgt der Magen meist gut.
- → Verwenden Sie ein dickes Kissen, damit Ihr Kopf höher liegt als Ihr Körper. So müssen Sie weniger aufstoßen.
- → Ein großes Glas Wasser verringert das brennende Gefühl. Auch das Verzehren einer Handvoll Haselnüsse kann helfen. Wenn das nicht hilft, können Sie säurebindende Medikamente einnehmen. Diese enthalten Magnesium- und Aluminiumhydroxide, Stoffe, die für das ungeborene Kind nicht schädlich sind.

Striae

Das schnelle Wachstum des Bauches, die dadurch entstehende Dehnung der Haut und die Schwangerschaftshormone spielen bei der Entstehung von Striae (Dehnungsstreifen oder Schwangerschaftsstreifen) eine Rolle. Meist treten sie bei einer Mehrlingsschwangerschaft früher auf als bei einer Einlingsschwangerschaft. Es handelt sich um lange, vertikale Streifen, die auf der Haut erscheinen, wenn diese die auf sie einwirkende Spannung nicht mehr aushält.

Nicht alle Zwillings- (oder Drillings-)Schwangeren bekommen sie. Vererbung, z. B. einer Bindegewebsschwäche, spielt eine Rolle, aber auch, wie schnell der Bauchumfang wächst. Verläuft die Zunahme allmählich, brauchen keine Striae aufzutreten. Nimmt die Frau jedoch auf einmal viel zu, ist ihr Entstehen wahrscheinlich, denn das Wachstum geht schneller, als die Haut verkraften kann.

Tipps:

- → Schützen Sie Ihre Haut bei schnellem Wachstum durch ein Stützband oder ein Bauchtuch, einen guten BH und elastische Strumpfhosen.
- → Cremes können das Auftreten von Striae nicht vermeiden, halten Ihre Haut jedoch zart und elastisch. Das einzige Mittel zur Vermeidung von Striae sind Hautmassagen. Diese Massage besteht aus der Dehnung von Haut und Unterhautgewebe, um so ein Reißen der Haut zu verhindern. Bitten Sie Ihren Partner, Sie zu massieren, und tragen Sie im Anschluss eine Creme Ihrer Wahl auf.

Das Zwillingstransfusionssyndrom (TTS)

Eineiige Zwillinge, die sich die Plazenta teilen (wie in Zeichnung C und D von Kapitel 1, S. 23), tragen das Risiko eines Leidens, das Zwillingstransfusionssyndrom genannt wird (auf Englisch Twin-to-Twin Transfusion Syndrome). Diese Gefahr besteht bei 15 bis 20 % der monochorialen Schwangerschaften.

Was ist das? Um gut wachsen zu können, brauchen die Babys jeweils ihren eigenen Blutkreislauf, der unabhängig vom anderen verläuft. Weil die Nabelschnüre in Situation C und D (siehe Kapitel 1, S. 23) bei derselben Plazenta enden, können zwischen den Blutgefäßen (sowohl Arterien als auch Venen) Verbindungen zwischen den Babys entstehen. Ein Kind schickt dann Blut zum anderen Kind. Wenn dieses Blut wieder zurückgepumpt wird, entsteht ein Gleichgewicht und es besteht keine Gefahr. Aber wenn das empfangende Kind (Akzeptor, Figur a in der Abbildung) das Blut nicht oder nur einen kleinen Teil davon zurückpumpt, wird das andere Kind, der Spender oder Donor, siehe Figur b, zu wenig Blut bekommen.

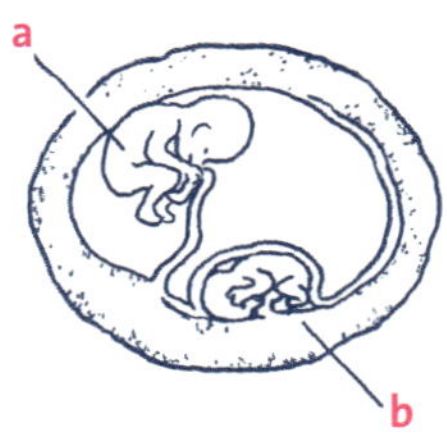

Dieses Kind wird nicht ausreichend wachsen, es uriniert kaum und es hat sehr wenig Fruchtwasser. Wegen des Blut- bzw. Sauerstoffmangels kann es auch sterben. Das empfangende Kind bekommt zu viel Blut und wächst sehr schnell. Es uriniert viel und hat sehr viel Fruchtwasser. Es kann an einem Herzproblem sterben, denn sein Herz wird durch das Zuviel an Blut zu sehr belastet. Die Situation ist also für beide Babys sehr gefährlich.

Auch sonst können verschiedene Verbindungen auftreten: zwischen der Arterie des Spenders und der Vene des Empfängers; außerdem bestehen auch Verbindungen von Arterien untereinander. Am gefährlichsten ist eine Verbindung zwischen einer Arterie des einen Kindes und einer Vene des anderen. Die Verbindung zwischen Arterien sind weniger gefährlich, vor allem, wenn sie in beide Richtungen laufen (vom Spender zum Empfänger und umgekehrt). In diesem Fall gleichen sie sich aus. Fast immer sind die beiden Blutkreisläufe der Babys über Blutgefäßverbindungen der Plazenta miteinander verbunden. Die Art dieser Verbindungen bestimmt, ob die Schwangerschaft unkompliziert verläuft oder ob das Zwillingstransfusionssyndrom auftritt. In diesem Fall muss immer eingegriffen werden.

Die Behandlung des Zwillingstransfusionssyndroms

Es gibt zwei Arten der Behandlung:

1. Beim Empfänger wird das überschüssige Fruchtwasser abgezapft, um eine Frühgeburt zu vermeiden und den Druck auf den Bauch zu mindern. Das geschieht mit einer schmalen, hohlen Nadel, die durch den Bauch und die Gebärmutter punktiert wird. Auf diese Weise werden ein oder mehrere Liter abgelassen. Tatsächlich handelt es sich hierbei jedoch nur um eine Bekämpfung des Symptoms, denn das zugrunde liegende Problem wird damit nicht gelöst; der Spender pumpt weiterhin Blut zum Empfänger. Daher muss diese Behandlung bis zur 28. Schwangerschaftswoche mehrfach wiederholt werden. Dann sind die Babys lebensfähig. Bei dieser Behandlung besteht ein relativ geringes Frühgeburtsrisiko von 1 bis 1,5 %.
2. Mithilfe einer pränatalen Operation werden die Verbindungen zwischen den Blutgefäßen der Babys mit Laser verödet. Ein sehr schmales optisches Instrument mit einem Durchmesser von 3 mm wird durch die Bauchwand und die Gebärmutterwand in die Fruchtblase des Empfängers eingebracht. Darin befinden sich eine Kamera und ein Lasergerät. Dies geschieht unter lokaler Betäubung über einen kleinen Bauchschnitt. Die Technik erinnert an eine Laparoskopie (Bauchspiegelung). Sie erfordert großes gynäkologisches Können und findet daher in spezialisierten Zentren statt. Die Verbindungen werden verödet, fast immer zwischen Arterie und Vene, häufig zwischen Arterien und fast nie zwischen Venen. Dadurch erhält jedes Kind seinen eigenen, unabhängigen Blutkreislauf und das Zwillingstransfusionssyndrom ist behoben. Nach der Behandlung wird das überschüssige Fruchtwasser abgelassen.
   Dieser Eingriff ist jedoch nicht risikofrei: In 10 % aller Fälle kommen die Kinder zu früh zur Welt und es kann sein, dass das kleinere stirbt. Dies kann geschehen, wenn die Plazenta ungleich verteilt ist: Ein Kind verfügt über einen viel größeren Teil als das andere. Dieses konnte sich bislang noch dank der Transfusion von Bruder oder Schwester ernähren, und wenn diese aufhört, liefert ihm die Plazenta allein zu wenig Nahrung. Das

Baby stirbt daher. Über eine Doppler-Sonografie kann man herausfinden, ob ein solches Risiko besteht. Man muss dabei bedenken, dass nur 20 % aller Babys das Zwillingstransfusionssyndrom überleben, wenn nichts getan wird. Dank dieser Behandlung ist der Prozentsatz erhöht auf 60 % für beide Kinder und bis zu 75 bis 80 % für eines von ihnen. Es ist auch gut, zu wissen, dass nach der Laseroperation weniger Komplikationen auftreten als nach der Fruchtwasserbehandlung. Wurde nur die Fruchtwasserbehandlung durchgeführt, hatten die Kinder später häufiger Probleme sowohl neurologischer Art als auch in Bezug auf ihr Verhalten, weil sich die Gehirne der Kinder nicht optimal haben entwickeln können, wodurch sie neurologisch weniger »fertig« zur Welt kommen.

Welche Symptome gibt es?

Der Gynäkologe wird eine monochoriale Mehrlingsschwangerschaft wegen des Risikos des Zwillingstransfusionssyndroms immer besonders gut beobachten. Die medizinischen Kontrollen finden daher häufiger statt. Wenn Sie eine monochoriale Schwangerschaft haben, ist es auch gut, selbst folgende Symptome im Auge zu behalten:

- Ein plötzliches Wachstum des Bauches und eine schnelle Gewichtszunahme, die auf eine verdächtige Zunahme von Fruchtwasser hinweisen kann. In diesem Fall fühlt sich Ihr Bauch sehr straff gespannt und unangenehm an. Sein Umfang stimmt nicht mit dem einer normalen Zwillingsschwangeren überein: der Bauch ist übertrieben groß und angeschwollen. Es handelt es sich um eine sehr plötzliche Zunahme, die ab der 16. Woche auftreten kann.
- Wehen ab der 20. Woche.
- Die Gebärmutter liegt sehr hoch.
- Sie spüren, dass sich Ihre Babys (oder eines von ihnen) nicht mehr bewegen: Das kleinere, weil es kaum mehr Fruchtwasser hat, ist »eingeklemmt«, und das andere hat so viel Fruchtwasser, dass Sie seine Bewegungen nicht mehr spüren. Es kann auch sein, dass Ihnen dieses Baby gerade sehr lebhaft und unruhig vorkommt.

In der 11. bis 14. Schwangerschaftswoche kann mithilfe eines Ultraschalls festgestellt werden, ob die Plazenta geteilt ist. Das Zwillingstransfusionssyndrom tritt nicht auf in den Zeichnung B (Kapitel 1, S. 23) entsprechenden Situationen, wo die Plazenten verwachsen sind, denn hierbei handelt es sich um zwei Systeme, die von Anfang an voneinander unabhängig sind. Wird eine gemeinsame Plazenta festgestellt (Zeichnungen C und D), wird die Größe der Babys wöchentlich oder alle zwei Wochen mithilfe der Sonografie gemessen. Der Zeitraum zwischen der 17. und der 25. Woche ist sehr wichtig, weil sich meist dann zeigt, ob das Syndrom entsteht und wie ernst es ist. Manche Gefäßverbindungen sind schließlich weniger schädlich als andere. Nimmt der Wachstumsunterschied zwischen den Babys weiter zu, wird im Allgemeinen eine Laserbehandlung empfohlen. Lässt sich aus dem Wachstumsverhalten der Föten jedoch ablesen, dass es sich um eine Verbindung von Arterien handelt, wird man im Allgemeinen abwarten, denn diese Art der Verbindung ist nicht die gefährlichste.

Momentan wird in der Forschung nach Möglichkeiten gesucht, die beste Behandlung vorherzusagen. Dabei kommen auch Computermodelle zum Einsatz. Diese können errechnen, wie das Wachstum der Babys mit der Art, Zahl und Größe der Blutgefäßverbindungen der Plazenta zusammenhängt. So kann der Gynäkologe genauer berechnen, ob das Ablassen von Fruchtwasser ausreicht oder nicht.

Aus der Forschung:
Während dieses Trimesters kann das Geschlecht der Babys bestimmt werden. Im Allgemeinen wollen Mehrlingsschwangere das Geschlecht häufiger wissen als werdende Eltern von Einlingen.

6 Das dritte Trimester der Mehrlingsschwangerschaft (26. bis 37. Woche)

Die Schwangerschaft scheint nun schon endlos zu dauern! In meiner Zwillingsforschungsgruppe hatten 46 % der zukünftigen Mütter ein angenehmes letztes Trimester; bei der Drillingsgruppe waren es 34 %. Im Allgemeinen sehnen sich die Schwangeren, die Mehrlinge erwarten, mehr nach der Geburt als Einlingsmütter. Das ist logisch: Der Bauch hat einen gewaltigen Umfang und jede Bewegung oder Aktivität wie Gehen, Hinlegen oder das Hochheben der Einkäufe ist nur unter größten Anstrengungen zu bewältigen.

Eine Zwillingsschwangerschaft dauert durchschnittlich 37 Wochen statt 40, eine Drillingsschwangerschaft 34 bis 35 Wochen und bei Vierlingen sind es 31 bis 32 Wochen. Wie bei einer Einlingsschwangerschaft ist es unmöglich, genau anzugeben, wann die Geburt einsetzen wird, es sei denn, man nimmt einen geplanten Kaiserschnitt vor.

Ab der 26. Woche können die Babys außerhalb der Gebärmutter überleben. Aber je länger sie dort verbleiben, desto besser entwickeln sie sich und sind auf das Leben außerhalb der Gebärmutter vorbereitet.

Erwerbstätige Frauen können nun in den Mutterschutz gehen.

Erwerbstätige Frauen können sechs Wochen vor dem berechneten Geburtstermin, und bei Mehrlingsgeburten zwölf Wochen nach der Entbindung in den Mutterschutz gehen. Viele Gynäkologen befürworten es, dass Mehrlingsschwangere den Mutterschutz bereits früher in Anspruch nehmen, denn das kommt ihnen und den Kindern nur zugute. Im Falle eines Beschäftigungsverbotes behält die werdende Mutter ihren bisherigen Durchschnittsverdienst.

Die häufigsten Beschwerden in dieser Phase sind:

Hämorrhoiden

Wie im vergangenen Trimester ist dies ein häufiges Leiden. Das Hormon Progesteron wirkt erschlaffend auf die Gefäßwände von Adern und auch auf die Adern um den Anus (After). Außerdem nimmt der Druck der wachsenden Gebärmutter auf den Unterkörper zu. Während der letzten Wochen der Schwangerschaft senken sich die Köpfe der Babys (oder der Kopf eines von ihnen) in das Becken, was einen noch größeren Druck auf die Adern ausübt. Auch Verstopfung trägt zur Entstehung von Hämorrhoiden bei. Das hat nicht nur große Schmerzen zur Folge, sondern juckt auch sehr.

Tipps:

- → Nehmen Sie sich Zeit beim Toilettenbesuch und warten Sie, bis sich der After vollständig öffnet. Kräftiges Pressen macht es nur noch schlimmer, weil die Hämorrhoiden durch den Druck größer werden.
- → Spülen Sie den After mit kaltem Wasser, statt Papier zu benutzen. Eine Flasche ist dabei sehr hilfreich. Das kalte Wasser lässt die Hämorrhoiden schrumpfen. Verwenden Sie danach eine Hämorrhoidensalbe.
- → Eine kalte Kompresse, zum Beispiel Eiswürfel in einem Waschlappen, lindert den Schmerz.

Krampfadern

Gegen Mitte oder Ende der Schwangerschaft können Krampfadern entstehen. Eine Krampfader ist ein erweitertes Blutgefäß in den Beinen oder Kniekehlen. Sie entsteht, weil nun mehr Blut als normal durch die Adern fließt, und zwar langsamer als üblich: Der Druck auf die Adern nimmt zu, wodurch sich die Gefäße dehnen.

Tipps:

- → Tragen Sie Stützstrümpfe, sobald Sie ein schweres Gefühl in den Waden haben oder Krämpfe und Schmerzen verspüren. Stützstrümpfe üben einen leichten Druck auf die Beine aus, wodurch das Blut besser durch die Adern fließen kann. Ziehen Sie sie gleich morgens und im Liegen an, bevor das Blut in die Blutgefäße gesackt ist.
- → Vermeiden Sie langes Stehen oder Sitzen. Schlagen Sie die Beine im Sitzen nicht übereinander, denn das erschwert den Blutkreislauf in den Beinen. Lagern Sie die Beine am besten mithilfe eines Schemels oder Kissens etwas höher.
- → Schwimmen ist sehr empfehlenswert, auch Gehen ist gut, solange das Gewicht des Bauches dies zulässt.

Schlaflosigkeit

Fast alle werdenden Mehrlingsmütter haben während der letzten Schwangerschaftswochen Schlafstörungen. Dafür gibt es verschiedene Ursachen, u. a. die Schwierigkeit, eine angenehme Lage zu finden, die »Unruhe« der Babys, die häufig aktiv werden, sobald Sie sich entspannen, ständiger Harndrang, aufsteigende Magensäure oder Beinkrämpfe. Es ist daher auch nicht verwunderlich, dass Sie in dieser Phase oft müde sind.

Tipps:

→ Trinken Sie vor dem Schlafengehen einen Becher heiße Milch mit Honig. Milch macht schläfrig und Honig entspannt die Muskeln.

→ Legen Sie sich ein Kissen unter die Knie oder den Bauch, um eine gute Lage zu finden. Legen Sie sich am besten auf die linke Seite. Die rechte Seite enthält nämlich mehr Blutgefäße, was die Blutzufuhr zu den Babys beschleunigt und damit ihr Wachstum. Sie können auch auf die rechte Seite wechseln, aber vermeiden Sie es, sich direkt auf den Rücken zu legen. Der Druck der Gebärmutter kann die Blutgefäße des Bauches abklemmen, wodurch der Blutdruck plötzlich sinkt, wenn Sie aufstehen. Außerdem verringert sich dadurch die Blutzufuhr zur Plazenta (bzw. den Plazenten). Wenn dies jedoch die einzige Haltung ist, in der Sie sich richtig wohlfühlen, legen Sie sich zusätzliche Kissen in den Rücken, damit Sie ein wenig schräger liegen.

→ Verwenden Sie ein dickes Kopfkissen, wenn Sie Probleme mit der Magensäure haben. Wichtig ist, dass Ihr Kopf höher liegt als Ihre Beine. Manche Frauen schlafen am liebsten gegen große Kissen gelehnt. In dieser Haltung drückt die Gebärmutter weniger gegen das Zwerchfell und Sie haben weniger Magenprobleme. Sollte das nicht helfen, bitten Sie Ihren Arzt um säurebindende Medikamente.

→ Können Sie trotz all dieser Ratschläge nicht schlafen, versuchen Sie dennoch, ruhig zu bleiben. Bedenken Sie, dass diese »Nachtruhe« den Babys auf jeden Fall guttut, denn das Blut zirkuliert in horizontaler Lage besser. Versuchen Sie, die Zeit so angenehm wie möglich mit einem Buch oder einer Zeitschrift zu überbrücken, und holen Sie tagsüber ein wenig Schlaf auf.

Kurzatmigkeit

Je mehr die Gebärmutter wächst, desto weniger Raum gibt es für die Lungen, was das Atmen erschwert. Bei einer Einlingsschwangerschaft schiebt sich das Zwerchfell um etwa 4 Zentimeter nach oben. Bei einer Mehrlingsschwangerschaft sind es mehr. Die Schwangerschaft an sich erfordert zusätzlichen

Sauerstoff, und zum Ausgleich wird Ihre Atmung schneller. Es ist möglich, dass Sie sogar bei ganz alltäglichen Erledigungen kurzatmig sind. Bei einer Zwillingsschwangerschaft leiden Sie in den letzten Wochen darunter, doch bei einer Drillingsschwangerschaft kann Kurzatmigkeit schon um die 29. Woche auftreten.

Tipps:

→ Verteilen Sie Ihre Aktivitäten auf kleinere Schritte, damit sie Ihnen weniger Energie abverlangen.

→ Suchen Sie Haltungen, in denen Sie besser atmen können, zum Beispiel, indem Sie sich auf einen geraden Stuhl setzen. Versuchen Sie, sich beim Schlafen an Kissen zu lehnen, ohne sich auf den Rücken zu legen.

→ Haben Sie sehr große Schwierigkeiten beim Atmen oder sogar Schmerzen, rufen Sie Ihren Gynäkologen an, denn möglicherweise liegt dann eine Komplikation vor.

Herzklopfen

Während der Schwangerschaft werden etwa anderthalb Liter Blut zusätzlich durch den Körper gepumpt, weswegen das Herz mehr arbeiten muss als sonst. Es schlägt etwa zehnmal öfter pro Minute und bei jedem Herzschlag zirkulieren etwa 40 % mehr Blut durch den Körper. Ein schneller und unregelmäßiger Herzschlag ist daher nicht ungewöhnlich und kein Grund zur Beunruhigung.

Wadenkrämpfe

Es gibt unterschiedliche Theorien zu deren Ursache. Wahrscheinlich werden die Krämpfe sowohl durch den Druck der Gebärmutter auf die Nervenbahnen ausgelöst als auch durch die Veränderungen im Blutkreislauf und einen größeren Verlust von Kalium, weil man mehr schwitzt. Wie auch immer, es ist ein unangenehmes Gefühl.

Tipp:

→ Strecken Sie die Beine und heben Sie die Zehen an, um die entgegengesetzte Bewegung zum Krampf zu machen. Im Sommer werden Krämpfe schlimmer wegen der Hitze. Bananen und sogenannte isotonische Sportgetränke helfen, Krämpfe zu vermeiden. Ihr Arzt kann Ihnen auch ein Kaliumpräparat verschreiben.

Jucken

Manche Frauen haben am ganzen Körper einen Juckreiz. Die Ursache ist nicht genau bekannt. Es kann mit der Gallenfunktion zu tun haben, aber auch mit Transpirieren, jedenfalls ist es unangenehm, geht aber immer vorüber. Bei einigen Drillingsschwangeren taucht dieses Leiden bereits im zweiten Trimester auf, etwa um die 21. Woche.

Tipps:

→ Duschen Sie oft kalt und tragen Sie anschließend Mentholpuder auf. Tragen Sie weite Baumwollkleidung, damit Ihre Haut atmen kann.
→ Pflegen Sie Ihre Haut und sorgen Sie für einen ausgeglichenen Feuchtigkeitshaushalt.
→ Sorgen Sie dafür, dass Sie möglichst wenig gesättigte Fette zu sich nehmen, um Ihre Galle zu schonen.
→ Ihr Gynäkologe kann Ihnen ein Antihistaminikum verschreiben.

Das Jucken kann auch ernsthafterer Natur sein. Dann spricht man von Schwangerschaftsausschlag mit kleinen juckenden Blasen, die immer größer werden und schließlich platzen. Meist treten sie an Händen und Füßen auf, können sich aber auch über Arme, Beine und Bauch ausbreiten. Das Jucken kann unerträglich sein und Ihre Nachtruhe dauerhaft stören. In diesem Fall wird Ihnen der Gynäkologe eine corticosteroidhaltige Salbe verschreiben, allerdings wegen deren Nebenwirkungen immer nur für eine kurze Zeit.

Bettruhe

27 % der Frauen aus meiner Zwillingsforschungsgruppe mussten Ruhe halten. Bei den Drillingsmüttern waren es sogar 86 %. Der Gynäkologe verschreibt Ruhe, weil physische Aktivitäten wie Gehen und Heben Druck auf den Gebärmutterhals ausüben, was eine Frühgeburt auslösen kann. Die erzwungene Ruhe kann dabei helfen, die Schwangerschaft länger dauern zu lassen.

Ruhe muss nicht bei allen Mehrlingsschwangerschaften verordnet werden. In meinen Forschungsgruppen sind Zwillings- und auch Drillingsmütter, die während der gesamten Schwangerschaft ein aktives Leben führten und deren Kinder mit einem ausgezeichneten Gewicht zur Welt kamen; bei den Zwillingen betrug dies im Durchschnitt zweieinhalb Kilo und bei den Drillingen rund 2 Kilo. Dagegen verordnete man anderen Frauen schon im ersten Trimester wegen einer drohenden Frühgeburt Ruhe. Eine Minderheit musste bis zum Ende ihrer Schwangerschaft Ruhe halten.

Studien zu diesem Thema ergeben kein eindeutiges Bild über die positiven Effekte der Bettruhe. Sie bringt nämlich nicht immer den gewünschten Effekt: ein gutes Gewicht der Säuglinge und eine akzeptable Schwangerschaftsdauer. Doch scheint sie bei einer Schwangerschaft mit einer großen Anzahl Föten durchaus positive Folgen zu haben. Der beste Rat ist, gut auf den eigenen Körper zu hören und zu tun, was Ihnen in Absprache mit Ihrem Gynäkologen richtig erscheint. Er kann Ihnen teilweise Ruhe empfehlen (im Haus bleiben und einige Male am Tag ruhen) oder vollständige Ruhe. Letzteres bedeutet, dass Sie wirklich im Bett bleiben und so wenig wie möglich aufstehen, zum Beispiel nur, um zur Toilette und zum Arzt zu gehen.

Vorschläge:

- Versuchen Sie zu vermeiden, aufrecht im Bett zu sitzen. Diese Haltung übt Druck auf den Gebärmutterhals aus, was genauso schlecht ist wie sehr langes Stehen. Falls möglich, entscheiden Sie sich für ein Bett mit einer verstellbaren Rückenlehne.
- Versuchen Sie, diese Zeit zu angenehm wie möglich zu gestalten. Es wird sich positiv auf Ihren Gemütszustand auswirken, wenn Sie an Ihre Babys denken oder ein paar Babysachen in der Nähe haben, die Sie anschauen können. Es ist auch gut, feste Gewohnheiten zu haben, wie Übungen am Morgen, Lesen und Schlafen am Mittag und ein Lieblingsprogramm im Fernsehen für den Abend. Auf diese Weise bekommen Ihre Tage Struktur und vergehen scheinbar schneller.
- Lesen Sie möglichst viel über Mehrlinge. Auch der Kontakt mit anderen Mehrlingseltern kann sehr positiv sein. Sie können auch einen eigenen Schwangerschaftsblogg anfangen oder sich an Foren im Internet beteiligen.
- Wenn Sie Bedürfnis nach Besuch haben, lassen Sie es Freunde und Familie wissen. Manche Frauen erstellen sogar ein Schema oder bitten ihre Familie, es für sie zu tun, damit sie jeden Tag Besuch bekommen. Das hilft auch, eine Depression fernzuhalten.
- Äußern Sie Ihre Frustration, Ungeduld, Ihren Ärger oder was auch immer. Es ist logisch, dass Sie sich ab und zu ratlos fühlen, weil das Warten so lange dauert oder weil Sie von einer gewaltigen Unsicherheit überfallen werden. Es tut gut, diesen Gefühlen freien Lauf zu lassen.

Harte Bäuche

Möglicherweise fühlen Sie ab und zu einen harten Bauch, vor allem, wenn dies Ihre zweite Schwangerschaft ist. Einige Frauen spüren ihn sogar schon nach der Hälfte des zweiten Trimesters, um die 18. Woche.

Was genau ist ein harter Bauch?
Die Gebärmutter zieht sich zusammen und dabei wird Ihr Bauch für einige Sekunden hart. Das geschieht, weil sich in der ständig wachsenden Gebärmutter die Zahl der Muskelfasern erhöht. Diese Fasern müssen bei der Geburt gut funktionieren. Damit das gelingt, bereiten sie sich sozusagen schon einmal auf diese Aufgabe vor: Sie üben die Kontraktion unter Einfluss des Hormons Östrogen. Mit anderen Worten: Harte Bäuche sind normal und notwendig. Sie können nach großer körperlicher Aktivität auftreten, bei einer vollen Blase, wenn eines der Babys sich bewegt, oder einfach, wenn Sie aufstehen oder sich bücken. Als Mehrlingsschwangere werden Sie häufiger einen harten Bauch haben und auch zu einem früheren Zeitpunkt in Ihrer Schwangerschaft als eine Einlingsschwangere. Wenn dies allerdings zu häufig geschieht, kann es bedeuten, dass Ihr Leben zu geschäftig ist. Ihr Körper protestiert! Sowohl körperlicher Stress wie vieles Stehen oder körperliche Anstrengungen als auch psychischer Stress wie Sorgen oder Spannungen können die Gebärmutter reizen und manchmal sogar Vorwehen oder echte Wehen hervorrufen, aber auch Harnwegsinfektionen, vaginale Infektionen oder andere Beschwerden. Deswegen ist es immer empfehlenswert, Ihren Gynäkologen zu informieren.
Einen harten Bauch dürfen Sie nicht mit Vorwehen verwechseln. Vorwehen sind normale Vorboten und können in den letzten vier Wochen vor der Geburt auftreten. Diese Wehen bereiten die Gebärmutter und den Gebärmuttermund auf die Geburt vor und können in echte Wehen münden. Sie können deswegen auch das Signal einer drohenden Frühgeburt sein. Daher ist es wichtig, zu wissen, wie sich eine Wehe anfühlt, bis wann sie noch normal ist und wann sie eine Warnung ist, dass die Geburt einsetzt.

Merkmale einer Vorwehe

- Der Bauch wird hart. Wenn Sie auf Ihren Bauch drücken, fühlt er sich hart an und es ist unmöglich, ihn mit den Fingern einzudrücken. Es ist wichtig, dass Sie wissen, wo sich Ihre Gebärmutter befindet, wenn Sie auf Ihren Bauch drücken: Der untere Rand Ihrer Gebärmutter liegt bei einer Zwillingsschwangerschaft ungefähr im vierten Monat und bei Drillingen nach dreieinhalb Monaten auf Höhe Ihres Nabels. Drücken Sie ab dieser Zeit einen Punkt irgendwo zwischen Nabel und Schamhaar, berühren Sie Ihre Gebärmutter. Zu einem früheren Zeitpunkt Ihrer Schwangerschaft können Sie sich irren und Ihre Därme berühren. Diese sind immer weich.

- Der ganze Bauch wird hart und nicht nur ein Teil davon. Wenn es nur einen Teil betrifft, kann es eines der Babys sein. Drücken Sie sanft dagegen und Sie werden sehen, wie sich das Kind bewegt und die Beule verschwindet.
- Die Wehen sind meist regelmäßig. Sie können einige gleich nacheinander spüren und dann wieder ein paar Stunden nichts.
- Die Wehen sind nicht schmerzhaft, obwohl sie Ihnen auch ein unangenehmes Gefühl im Unterbauch vermitteln können, aber sie verursachen keine Rückenschmerzen oder Druck auf das Becken. Beschwerden bei Vorwehen können Sie lindern, indem Sie eine andere Haltung einnehmen, sich entspannen oder sich auf die Seite legen.
- Die Häufigkeit von Vorwehen nimmt nicht zu. Sie können etwa fünfzehn Minuten oder länger andauern. Manche Frauen haben sie oft, andere seltener.

Empfehlungen:

Wenn Sie wiederholt Vorwehen haben, können Ihnen diese Vorschläge helfen:

→ Versuchen Sie zu ruhen, sobald Sie die ersten Signale verspüren. Ein warmes Bad entspannt immer und mildert die Wehen. Auch ein Becher warme Milch mit Honig kann wirken. Legen Sie sich auf Ihre linke Seite. So kommt Ihre Gebärmutter zur Ruhe und die Schmerzen ziehen weg.

→ Achten Sie gut auf die Signale Ihres Körpers. So lernen Sie, was Sie machen können und was nicht. Das ist von Frau zu Frau verschieden: Manche können zwei Stunden ohne jegliche Beschwerden spazieren gehen, während andere schon bei einem kleinen Einkauf spüren, wie ihr Bauch hart wird.

→ Verbringen Sie zweimal am Tag eine Stunde damit, die Aktivitäten Ihrer Gebärmutter kennenzulernen, zum Beispiel morgens und abends. Legen Sie sich auf Ihre linke Seite und machen Sie etwas Entspannendes, wie Lesen oder Musikhören. Legen Sie die Hände auf Ihren Bauch und machen Sie folgende Übung: Suchen Sie sich eine Stelle Ihrer Gebärmutter, wo Sie keine Körperteile der Babys spüren wie Füße, Hände oder Ellbogen, und drücken Sie sanft. Eine nicht zusammengezogene Gebärmutter ist so weich wie eine Wange, eine zusammengezogene Gebärmutter fühlt sich so hart an wie Ihre Stirn. Halten Sie Ihre Hände eine Stunde lang auf diese Stelle des Bauches und achten Sie darauf, ob Sie eine Veränderung spüren. Wahrscheinlich werden Sie merken, wie sich die Babys bewegen und wie sich Ihre Gebärmutter gleichzeitig zusammenzieht. Notieren Sie die Häufigkeit dieser Wehen und anderer Empfindungen. Nach einigen Tagen werden Sie ein Muster erkennen. Es kann zum Beispiel sein, dass Sie mittags oder abends mehr Wehen spüren als morgens.

Informieren Sie Ihren Gynäkologen, wenn:

- die Wehen mit regelmäßigen Zwischenpausen kommen und mit der Zeit häufiger werden und länger andauern. Das ist ein Hinweis auf Geburtswehen, die nicht durch Ruhe oder eine veränderte Haltung verschwinden. Sie verursachen Schmerzen im Rücken und im Unterbauch und manchmal verlieren Sie Schleim und Blut.
- Sie bei der geringsten Anstrengung wie Haarekämmen oder Duschen o. Ä. schon Wehen bekommen.

Falls der Gynäkologe eine Wehentätigkeit feststellt, wird er Ihnen Medikamente verschreiben, sogenannte Wehenhemmer. Als Nebenwirkung dieser Medikamente tritt Herzklopfen auf, das mit Nervosität einhergeht. Aus diesem Grund wird auch häufig ein Beruhigungsmittel gegeben. Sind die Wehen sehr heftig, wird man Sie in ein Krankenhaus aufnehmen und Sie erhalten die Medikamente über eine Infusion.

Kann ich noch eine Flugreise unternehmen?

Die Vorstellung, noch auf Reisen zu gehen, bevor der Trubel ausbricht, ist verführerisch und sehr empfehlenswert. Fluggesellschaften gestatten Frauen bis zur 30. Woche, noch zu fliegen, auch Frauen, die Mehrlinge erwarten. Dennoch ist das Reisen im Flugzeug während des dritten Trimesters nicht anzuraten.

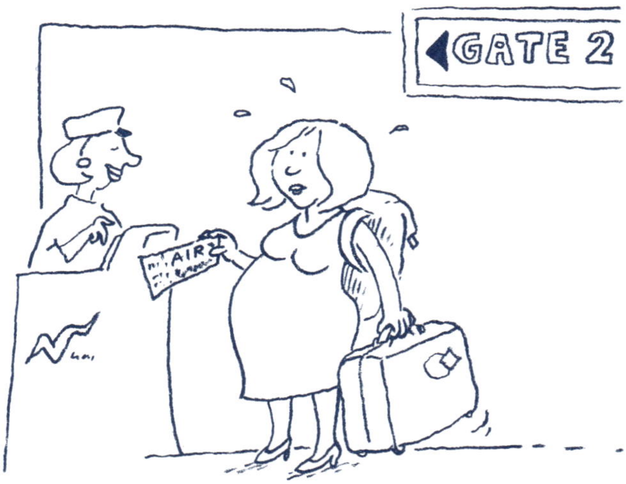

Die körperliche Erschöpfung durch die Reise und eine unbequeme Sitzhaltung im Flugzeug können eine Frühgeburt einleiten. Am ratsamsten ist es, sich ein nahes Ziel zu suchen, das Sie mit dem Auto oder Zug bequem erreichen können.

Sexualität während der Schwangerschaft

Während der Schwangerschaft ist körperliche Intimität besonders wichtig. Schließlich ist dies eine Zeit großer körperlicher und seelischer Veränderungen, wodurch Sie emotional unausgeglichener sind. Daher ist es besonders wichtig, sich geliebt, begehrt und unterstützt zu fühlen. Sex löst positive Gefühle aus und führt zu angenehmer körperlicher Entspannung, was auch die Babys merken.

Viele Paare fragen sich, ob Sex vielleicht schädlich ist für die ungeborenen Babys, aber dem ist nicht so. Sie sind durch das Fruchtwasser und die Eihäute gut geschützt. Die Penetration durch den Penis kann ihnen nicht schaden, weil die Gebärmutter höher liegt als die Vagina. Wenn die Schwangerschaft gut verläuft, gibt es keinen Grund, auf Sex zu verzichten oder sich deswegen Sorgen zu machen. Geschlechtsverkehr löst nie eine Frühgeburt aus, es sei denn, sie drohte schon zuvor. Nichtsdestotrotz ist es gut, im Fall einer Risikoschwangerschaft Folgendes zu bedenken:

Wenn die Schwangerschaft gut verläuft, gibt es keinen Grund, auf Sex zu verzichten oder sich deswegen Sorgen zu machen.

- Der Orgasmus der Frau verursacht Kontraktionen des Beckens und der Gebärmutter.
- Durch die Berührung der Brustwarzen wird Oxytocin freigesetzt. Der Körper produziert dieses Hormon selbst am Ende der Schwangerschaft, wodurch die Wehen in Gang gesetzt werden.
- Im Samen befindet sich das Hormon Prostaglandin, das dazu beiträgt, den Gebärmuttermund weicher zu machen. Außerdem kann es Wehen auslösen.

Wenn Sie Zweifel haben, ist Ihr Gynäkologe der beste Ansprechpartner für dieses Thema. Er kann aufzeigen, inwiefern Vorsicht geboten ist (etwa bei einer problematischen Schwangerschaft oder einer drohenden Frühgeburt), oder Ihnen sagen, dass Sie den Sex in vollen Zügen genießen können. Es gibt keine festen Regeln. Jedes Paar muss eine Methode finden, mit der beide den Sex genießen können, ohne etwas zu erzwingen. Es geht darum, kreativ zu sein, andere Haltungen zu finden und diese dem wachsenden Bauch anzupassen.

Sie sollten auch berücksichtigen, dass die sexuellen Bedürfnisse beider Partner sich im Verlauf der Schwangerschaft ändern können.

Im ersten Trimester der Schwangerschaft haben viele Frauen wenig bis kein Bedürfnis nach Sex, weil sie müde sind und unter Übelkeit leiden. Kuscheln, Liebkosen und Reden sind ihnen dann viel angenehmer.

Im zweiten Trimester macht das Desinteresse am Sex einer befriedigenden und positiven Beziehung Platz. Manche Frauen erleben während dieser Monate dank der besseren Durchblutung von Klitoris, Schamlippen und Vagina sogar eine befriedigendere intime Beziehung als je zuvor, weil sie schneller zu Orgasmen kommen. Auch die Tatsache, nicht an Verhütung denken zu müssen, kann befreiend wirken.

Während des letzten Trimesters kann die mangelnde Lust wieder auftreten. Das hat mit der Sorge um die Babys und der näher rückenden Geburt zu tun. Außerdem leiden viele Frauen während des Geschlechtsverkehrs unter harten Bäuchen. Obwohl das keine Gefahr für die Babys bedeutet, löst es doch die Vorstellung einer Geburt aus, weswegen diese Schwangeren Sex eher meiden.

Auch Männer können in dieser Zeit befürchten, den Babys wehzutun, und sie verzichten deswegen lieber auf Sex.

Aus der Forschung:
Das durchschnittliche Gewicht eines eineiigen Zwillings liegt bei 2,4 Kilo. Zweieiige wiegen meist etwas mehr. Der Unterschied zwischen den Zwillingskindern pendelt zwischen 200 und 600 Gramm. Das Gewicht eines Drillingsbabys liegt bei etwa 1,8 Kilo und das eines Vierlingsbabys bei rund 1,5 Kilo.

7 Der werdende Vater

Auch der werdende Vater ist in froher Erwartung! Die Reaktionen von Männern auf die Nachricht, dass der Familienzuwachs aus zwei Kindern bestehen wird, sind mit denen der Frauen vergleichbar: Sie haben ambivalente Gefühle, Freude ebenso wie Erschrecken und Sorge. Bei vielen Vätern kommt noch ein weiterer Gedanke hinzu: »Wie werde ich meine Familie ernähren können?« Oft beschließt die Frau, weniger außer Haus zu arbeiten oder (vorübergehend) ganz damit aufzuhören. Das bedeutet für viele Männer, dass sie mehr arbeiten, ihre Arbeit umorganisieren müssen oder zum Beispiel während der Schwangerschaft ihrer Partnerin ein Studium aufnehmen.

Viele zukünftige Väter wollen in die Erfahrung der Schwangerschaft einbezogen werden und begleiten ihre Frau treu zu den medizinischen Kontrollen. Wenn zwei (oder mehr) Babys unterwegs sind, ist der werdende Vater ganz einbezogen. Seine Hilfe ist von Anfang an notwendig, denn eine Mehrlingsschwangerschaft ist schwerer als eine Einlingsschwangerschaft. Eigentlich ist das ein Vorteil, denn es kann die Paarbeziehung stärken – mit einer Mehrfachschwangerschaft konfrontiert zu werden ist zweifelsohne ein Ereignis, das beide angeht.

Manche Männer stellen sogar Schwangerschaftssymptome bei sich fest, wie Übelkeit, Müdigkeit und Gewichtszunahme. Höchstwahrscheinlich ist das ihrer Unsicherheit und Angst zuzuschreiben, die mit der Schwangerschaft einhergehen. Zwei oder mehr Kinder zu erwarten ist auch für den werdenden Vater eine überrumpelnde Erfahrung. Die körperlichen Beschwerden des Mannes dauern normalerweise nicht länger als die ersten drei Monate. Doch Emotionen und Zweifel können auch während der gesamten Schwangerschaft anhalten.

Neben dem finanziellen Aspekt machen sich viele Sorgen über die Gesundheit ihrer Partnerin und der Babys sowie über mögliche Komplikationen. Manche empfinden einen starken Drang, ihre Frauen zu beschützen, und versuchen, negative oder alarmierende Informationen zurückzuhalten.

Über die Fragenrubrik unserer Website erhalten wir manchmal Fragen von Männern, die sie beim Gynäkologen nicht zu stellen wagen, weil sie ihre Partnerin nicht beunruhigen wollen. Wenn sie Ruhe halten muss, übernehmen sie oft viele Aufgaben: Sie werden Koch, Hausmann, Versorger des älteren Kindes usw.

Außerdem grübeln sie häufig über ihr Leben nach der Geburt. Wird es für mich auch noch Platz geben? Wie werden wir das meistern? Werden wir noch Zeit für uns haben? Wenige Männer sind in der Lage, diese Gefühle zu äußern. Sie behalten sie für sich und möglicherweise lassen sie sich vor ihrer Partnerin nichts anmerken. Aber es ist notwendig, dass sie diesen Gefühlen Luft machen und über ihre Situation sprechen. Daher ist der Kontakt mit anderen Mehrlingsvätern sehr empfehlenswert, eventuell auch über Mehrlingsvereine vor Ort oder im Netz.

Ferdinand, Vater vierjähriger Drillinge:
»Als mir klar wurde, dass wir endlich ein Kind erwarteten, war ich vor lauter Freude völlig aus dem Häuschen. Doch als man mir sagte, es würden gleich drei, erschrak ich. Ich informierte mich gründlich, las alles über mögliche Komplikationen, sowohl bei den Babys als auch bei der Mutter, und das verhinderte, dass ich die Schwangerschaft von ganzem Herzen genießen konnte. Ich war sehr besorgt, aber gleichzeitig schwebte ich auf Wolken. Ich tat alles in meiner Macht Stehende, um ihr möglichst viel Ruhe zu gönnen. Ich brachte ihr Bett und einige weitere Dinge nach unten, installierte eine Klimaanlage usw. Es lief sogar dann prima, als sie absolute Ruhe einhalten musste. Ich sprach weder mit ihr noch mit anderen über meine Ängste. Zukünftigen Vätern würde ich raten, nicht so viel zu lesen, sondern dem Gynäkologen zu vertrauen. Nach 34 Wochen wurden unsere Töchter geboren. Sie waren total gesund und hatten ein gutes Gewicht (2050, 2100 und 2150 Gramm). Ich bin ein überglücklicher Vater und genieße meine drei Töchter.«

Der Kontakt mit den Babys

Die acht oder neun Monate des Wartens sind ganz sicher eine besondere Zeit im Leben des zukünftigen Mehrlingsvaters. Ihre Partnerin hat einen gewissen Vorteil aufgrund des physischen Kontakts mit den Babys. Sie fühlt sich immer mehr mit ihnen verbunden. Das hilft ihr, die Anwesenheit der Babys als real zu empfinden und sich auf ihr Kommen vorzubereiten, auch wenn es noch immer nicht ganz vorstellbar ist.

Ihnen als Vater fehlt diese physische Erfahrung. Aber dennoch müssen Sie mit dem Vatersein nicht bis zur Geburt warten: Schon während der Schwangerschaft ist es möglich, Kontakt mit den Babys herzustellen und sie kennenzulernen. Da sie üblicherweise ihren jeweils eigenen Platz im Bauch einnehmen und diesen ab dem vierten bis fünften Monat nicht mehr wechseln, ist es nicht schwierig, zu wissen, wer nun wer ist. Ab dem zweiten Trimester können Sie die Bewegungen der Babys wahrnehmen.

Vorschläge:

→ Reden Sie leise mit den Babys, vorzugsweise zu einer festen Tageszeit, zum Beispiel vor dem Schlafengehen. Die Föten hören die Stimme des Vaters ab dem sechsten Monat. Und wenn sie gerade geboren wurden, können sie die Stimme des Vaters schon von anderen unterscheiden und erkennen, was sie beruhigen wird.

→ Streicheln Sie den Bauch Ihrer Partnerin, und wenn sie es angenehm findet, reiben Sie sie mit Anti-Striae-Creme ein, wodurch die Haut geschmeidig und zart bleibt. Nach einigen Tagen werden Sie merken, wie die Babys, oder eines von ihnen, sich bewegen und sich unter Ihrer Handfläche krümmen, um deren Wärme zu spüren. Wiederholen Sie dies jeden Abend, denn ein Fötus ist in der Lage, zu lernen. Er wird auf diese abendlichen Verabredungen mit dem Papa warten! Machen Sie das nächste Spiel mit ihnen: Warten Sie, bis Sie eines der Babys unter Ihrer Handfläche spüren und bewegen Sie diese dann ein wenig nach oben oder unten. Achten Sie darauf, wie das Baby den Bewegungen folgt, immer auf der Suche nach der Wärme Ihrer Hände. Wiederholen Sie das Spiel mit jedem einzelnen Baby.

Sie müssen mit dem Vatersein nicht bis zur Geburt warten: Schon während der Schwangerschaft ist es möglich, Kontakt mit den Babys herzustellen und sie kennenzulernen.

→ Lauschen Sie dem Herzschlag der Babys mithilfe eines Kartonrohrs (etwa von einer Toilettenpapierrolle), das Sie auf den Bauch stellen und an dessen anderes Ende Sie Ihr Ohr legen. Der Gynäkologe kann Ihnen sagen, wie Sie die Positionen der Babys erkennen können, sodass Sie besser wissen, wo Sie dieses hausgemachte Stethoskop aufsetzen müssen, um die Herztöne Ihrer Kinder aufzufangen. Es erfordert ein wenig Geduld, aber es ist rührend, sie hören zu können. Wahrscheinlich kann die werdende Mutter das nicht, berichten Sie ihr daher, was genau Sie hören!

Veränderungen bei der Partnerin

Für eine Frau ist die Schwangerschaft in drei Phasen einzuteilen, jede mit ihrer eigenen Besonderheit. Es wird Ihr Verständnis für Ihre Partnerin erhöhen, wenn Sie diese Phasen kennen.

In den ersten drei Monaten treten viele körperliche Beschwerden auf wie Müdigkeit, Übelkeit, Rücken- und Nierenschmerzen. Sie sind eine Folge der umwälzenden hormonellen Veränderungen, die der Körper verkraften muss. Bei einer Mehrlingsschwangerschaft tritt Übelkeit sehr häufig auf, da das Hormon HCG, das die Übelkeit verursacht, in viel höherer Konzentration vorhanden ist als bei einer Schwangerschaft mit nur einem Kind. Im Allgemeinen verschwinden diese Beschwerden um den dritten Monat, wenn sich der Körper der neuen Situation angepasst hat. Die hormonellen Veränderungen führen auch zu Verhaltensveränderungen. Es ist daher normal, dass die Frau empfindlicher und schneller den Tränen nah ist und dass ihre Stimmung von einem Moment zum anderen umschlagen kann. Versuchen Sie, ihre scheinbar unerklärlichen Reaktionen als zu ihrem Zustand gehörend zu akzeptieren, und nehmen Sie es ihr nicht übel. Es ist schön, wenn Sie sich Zeit nehmen können, um Ihre Partnerin ein wenig zu verwöhnen, mit ihr zusammen zu sein und über die Zukunft zu sprechen. Zweifel, Besorgnis *und* Freude zu teilen verstärkt das Band zwischen Ihnen. Eine weitere schöne Beschäftigung ist es, sich Namen für die Kinder zu überlegen und Pläne für die Zukunft zu schmieden.

Im zweiten Trimester wird sich Ihre Partnerin aller Wahrscheinlichkeit nach körperlich und seelisch um einiges besser fühlen, weil ihre Beschwerden verschwinden. Die Schwangerschaft ist realer geworden, sie sieht ihr Gewicht steigen und um die 20. Woche wird sie die ersten Bewegungen der Babys spüren. Weil die Gewichtszunahme bei einer Mehrlingsschwangerschaft schneller geht, beginnen die zukünftigen Mütter schon mit dem »Nestbau«. Das muss auch früher geschehen als bei einer üblichen Schwangerschaft, da der Frau diese Aufgabe später schwerfallen wird, weil sie sich dann mühsamer bewegen kann. Außerdem ist die Chance groß, dass die Babys früher geboren werden.

Diesen Zeitraum können Sie auch nutzen, indem Sie Ihre Partnerin zur Schwangerschaftsgymnastik begleiten. Hier können Sie gemeinsam lernen, wie die Geburt verlaufen wird, welche Atemtechniken Anwendung finden, und Sie erhalten andere praktische Informationen. Obwohl es hier vor allem um die Vorbereitung auf die Geburt nur eines Kindes gehen wird, ist der Geburtsprozess derselbe. Wenn Sie noch einen Urlaub planen, ist dies der richtige Zeitpunkt.

Im dritten Trimester treten wieder Beschwerden auf. Es kann sein, dass Ihre Partnerin nachts keine bequeme Haltung finden kann, wodurch sie nicht einschlafen kann. Sie wird sicherlich auch oft aufstehen müssen, weil der Druck, den die Babys auf die Blase ausüben, zunimmt. Jetzt ist es ganz wesentlich, dass Sie ihr ein wenig helfen oder Hilfe von außen suchen, denn es wird nun viele Aufgaben geben, die sie nicht mehr erledigen kann: Einkäufe tragen, das Badezimmer säubern oder ihre Schuhe schnüren.

Einige besondere Vorschläge für den sich nähernden großen Augenblick:

- Achten Sie darauf, dass Ihre Frau ausreichend ruht. Auf diese Weise verringert sich die Möglichkeit einer vorzeitigen Geburt. Je länger die Babys in ihrem Bauch bleiben, desto kräftiger werden sie bei der Geburt sein. Jeder Tag zählt!
- Halten Sie Ihr Auto bereit und prägen Sie sich den Weg von zu Hause zum Krankenhaus gut ein.
- Erstellen Sie eine Liste mit Telefonnummern und Adressen, damit Sie sie gleich zur Hand haben.
- Legen Sie Fotoapparat oder Videokamera bereit. Bereiten Sie ein Geschenk vor, das Sie Ihrer Partnerin nach der Geburt machen werden. Dies wird eine herausragende Erfahrung für Sie beide, die sich zu feiern lohnt!
- Sorgen Sie dafür, dass Sie immer erreichbar sind, wenn Sie viel außer Haus sind.

Aus der Forschung:

Auch der männliche Körper bereitet sich auf die Elternschaft vor. Die Natur hat das gut geregelt: Bei Männern, die mit ihrer Partnerin zusammenwohnen, steigt der Prolactinwert um bis zu 20 Prozent in den drei Wochen vor der Geburt. Und der Testosteronwert sinkt, wenn sie gerade Vater geworden sind. Diese hormonellen Veränderungen sorgen dafür, dass die frischgebackenen Väter ihre Gefühle stärker zeigen und vorsichtiger und liebevoller mit dem Baby umgehen.

8 Der Kontakt mit den Ungeborenen

Dank der Sonografie wissen die zukünftigen Mütter schon in einem frühen Stadium ihrer Schwangerschaft, dass sie Mehrlinge erwarten. Nur eine einzige Frau aus meiner Drillingsforschungsgruppe wusste nicht, dass sie noch ein drittes Kind bekommen würde. Ihr Gynäkologe hatte dieses dritte Baby nicht bemerkt und ihre Schwangerschaft als eine Zwillingsschwangerschaft betrachtet. Aber das ist ein Sonderfall.

Viele Frauen erkannten ihre Babys im Bauch an ihren verschiedenen Bewegungen und ihrem unterschiedlichen Verhalten. Außerdem halfen ihnen die Erläuterungen des Gynäkologen, die Lage jedes einzelnen Babys zu bestimmen. Die Mütter wussten diese Informationen zu schätzen, denn sie halfen ihnen, einen intimen Kontakt zu ihren Kindern noch vor deren Geburt aufzubauen. Die meisten Mütter wussten auch um das Geschlecht ihrer Babys (oder zumindest von einem von ihnen).

Die frühe Kontaktaufnahme im Mutterleib ist sehr positiv. Dank der Untersuchungen der pränatalen Psychologie (die sich mit den vorgeburtlichen Erfahrungen des Menschen und den Auswirkungen auf das Seelenleben des Ungeborenen beschäftigt) wissen wir, dass die ungeborenen Säuglinge für die Aufmerksamkeit ihrer Eltern empfänglich sind. Sie genießen es, wenn diese ihnen ihre Gefühle mitteilen, mit ihnen sprechen und sie berühren. Die zukünftigen Mütter sind manchmal beunruhigt, ihre Sorgen, die zu jeder Schwangerschaft gehören, seien schlecht für ihre Babys. Das stimmt nicht, denn Sorgen und Ängste sind ein Teil des Lebens, ebenso wie positive Gefühle wie Freude, Hoffnung, Zufriedenheit. Dagegen ist es schlecht für das Baby, wenn chronischer Stress herrscht oder wenn das Vorhandensein des Kindes ignoriert wird (wenn nicht mit ihm gesprochen, nicht an es gedacht oder der Bauch nicht gestreichelt wird). Ohne diesen Kontakt befindet sich das Baby in einem emotionalen Vakuum und es wird unruhig. Mit seinen Bewegungen versucht es, die Aufmerksamkeit seiner Eltern auf sich zu len-

Die ungeborenen Säuglinge sind für die Aufmerksamkeit ihrer Eltern empfänglich.

ken! Ein Baby lernt sogar, einem Ereignis voraus zu sein: Wenn Sie jeden Abend vor dem Schlafengehen Ihren Bauch streicheln, warten die Babys nach einigen Malen auf diesen Moment!

Es gibt viele Arten, Kontakt zu den Babys aufzunehmen, und dabei sind Ihre eigenen Ideen und Vorlieben das Wichtigste. Hier nur einige Vorschläge:

→ Gönnen Sie sich jeden Tag einen Augenblick der Entspannung; setzen Sie sich in einen Sessel oder Schaukelstuhl und vergessen Sie alle Aufgaben und Pflichten. Entspannen Sie Ihre Schultern, konzentrieren Sie sich auf Ihren Bauch und streicheln Sie ihn. Berichten Sie sich selbst, wie Sie sich fühlen: müde, nervös, froh ... Konzentrieren Sie sich auf die Körperteile, die schmerzen, auf Ihre Schultern oder Ihre Füße. Den Schmerz zu spüren hilft Ihnen beim Entspannen und vielleicht dösen Sie kurz in einen erfrischenden Schlaf. Es ist sehr wahrscheinlich, dass die Babys anfangen sich zu bewegen, sobald Sie sich entspannen. Ihre Ruhe, die sie bemerken, tut ihnen gut.
→ Ab der 20. Woche werden Sie Ihre Babys spüren. Von jetzt an wird der Kontakt zu ihnen intimer werden. Sprechen Sie mit ihnen, erzählen Sie ihnen von Ihren Erlebnissen und beantworten Sie ihre Bewegungen, indem Sie eine Hand auf Ihren Bauch legen. Wenn Sie Ihre Hand sanft bewegen, Stück für Stück, werden Sie merken, wie sie den Bewegungen der Hand folgen. Versuchen Sie, dieses Spiel mit jedem Kind einzeln zu machen.
→ Sie werden merken, dass sich Ihre Kinder unterschiedlich bewegen. So lernen Sie sie kennen: Eines ist die Ruhe selbst und das andere ein richtiger »Zappelphilipp«. Manche Mütter notieren diese Beobachtungen in einem Schwangerschaftstagebuch, um sie später noch einmal nachzulesen. Das Witzige ist, dass diese Unterschiede nach der Geburt weiterhin bestehen. Dank des frühen Kontakts mit Ihren Babys erkennen Sie sie, wenn sie geboren werden.
→ Schwimmen ist jeder Schwangeren zu empfehlen und ganz sicher der werdenden Mehrlingsmutter. Es entspannt und Sie können bis zum letzten Moment ins Schwimmbad. Manche Einrichtungen haben besondere Öffnungszeiten für Schwangere und erhöhen dann die Wassertemperatur. Nicht nur Sie werden das Wasser genießen – es lindert den Schmerz und die Schwere des Bauches –, auch Ihre Babys finden es angenehm.
→ Musikhören ist sehr entspannend, denn es senkt den Wert des Hormons Cortisol, das für Stress verantwortlich ist. Babys entspannen sich bei sanften Melodien und zeigen sogar eine gewisse Vorliebe: Sie mögen Barockmusik, etwa von Bach oder Vivaldi, deren Rhythmus dem der Herztöne ähnelt. Ab dem fünften Monat hören sie Musik und werden die Klänge behalten. Die Musik, die Sie während der Schwangerschaft spielen, ist nach der Geburt ihre Lieblingsmusik. Sie wird ihnen sogar dann helfen, ruhig zu werden, wenn sie weinerlich oder angespannt sind.

Die Bewegungen der Babys

Es macht Spaß, die Bewegungen Ihrer Babys jeden Tag zu notieren, am besten zu einem festen Zeitpunkt. Ein geeigneter Moment ist abends gleich nach dem Essen, denn dann sind die Babys meist aktiv. Es ist auch eine gute Möglichkeit, ihr Wohlbefinden zu überprüfen, denn ihre Bewegungen und die Aktivität im Bauch zeigen, dass alles in Ordnung ist. Legen Sie sich auf Ihre linke Seite und halten Sie Papier und Stift bereit. Notieren Sie jede Bewegung und jeden Tritt. Für die meisten Babys gelten fünf Bewegungen pro Stunde und Kind als gutes Ergebnis. Manchmal ist es schwierig, zu wissen, welches Kind sich bewegt. Schreiben Sie in diesem Fall die Gesamtzahl auf, die bei Zwillingen demnach bei zehn und bei Drillingen höher liegt. Ab der 32. Woche werden die Bewegungen geringer, da der den Babys zur Verfügung stehende Raum immer kleiner wird. Das ist an sich kein Grund zur Beunruhigung. Nur für den Fall, dass Sie eine große Veränderung in ihren Bewegungen bemerken, empfiehlt es sich, Ihren Gynäkologen zu informieren. Eine Ultraschalluntersuchung wird Aufschluss darüber geben, ob es Probleme gibt.

Hormoneller Austausch zwischen Mädchen und Jungen in der Gebärmutter

Eine Untersuchung der Universität Utrecht hat ergeben, dass bei Junge-Mädchen-Zwillingspaaren das Mädchen vom männlichen Hormon (Testosteron) des Bruders beeinflusst wird, was in gewissem Sinne das zukünftige Verhalten des Mädchens bestimmt. Um dies verstehen zu können, müssen wir einen Schritt zu dem Moment zurück machen, in dem sich das Geschlecht des Embryos herausbildet.

Bis zum Ende des zweiten Monats der Schwangerschaft ist der Embryo neutral. Ab diesem Moment sorgt das Y-Chromosom für die Herausbildung der Testikel, wodurch sich der Embryo zum Jungen entwickelt. Es sorgt nicht nur für die Bildung der Geschlechtsorgane, sondern auch für eine männliche Gehirnstruktur, die anders ist als die des Mädchens. Das Östrogen, das Geschlechtshormon, das im Blut des Mädchens vorherrscht, sorgt dafür, dass sein Gehirn schnell wächst. Es ist auch dafür verantwortlich, dass die rechte und die linke Hirnhälfte untereinander besser verbunden sind als bei dem Jungen. Dies gibt dem Mädchen einen gewissen Vorsprung beim Sprechen, Lesen, der Äußerung von Gefühlen und der Lösung von Problemen mittels Selbstbeobachtung. Der Junge entfaltet diese Fähigkeiten langsamer. Dagegen entwickelt sich seine rechte Gehirnhälfte schneller, was ihm einen Vorsprung im Bereich Mathematik und räumlicher Orientierung gibt. Das sorgt auch dafür, dass ihn mehr fesselt, wie etwas gemacht ist. Deswegen nehmen Jungen ihr Spielzeug häufiger auseinander als Mädchen. Sie entwickelt die Feinmotorik und liebt Malen, Kleben und Ausschneiden. Bei ihm entwickelt sich dagegen zunächst die Grobmotorik wie Rennen und Klettern und er liebt Bewegung. Gefühle in Worte zu kleiden fällt ihm schwerer. Diese Fakten sind interessant, denn sie erklären viele Unterschiede bei Mädchen und Jungen, die nichts mit Erziehung zu tun haben. Die Unterschiede in ihrer Hirnstruktur führen dazu, dass Jungen und Mädchen eine jeweils eigene, geschlechtsspezifische Entwicklung durchmachen und in der Folge über unterschiedliche Fähigkeiten verfügen.

Aber noch interessanter für die Eltern eines Junge-Mädchen-Zwillingspaares ist der Einfluss ihres Zusammenlebens in der Gebärmutter. Das war das Thema der Forscherin Celina Cohen-Bendahan an der Universität im niederländischen Utrecht im Jahr 2005, als sie Junge-Mädchen-Zwillinge mit Mädchen-Mädchen-Zwillingen verglich. In Bezug auf Aggressivität und Dominanz punkteten Mädchen aus Junge-Mädchen-Paaren höher als jene aus Mädchen-Mädchen-Paaren! Die Forscherin schloss daraus, dass das Mädchen, das die Gebärmutter mit dem Bruder teilt, einem gewissen Einfluss des Hormons Testosteron ausgesetzt ist, was bei Mädchen-Mädchen-Zwillingen nicht der Fall ist. Aufgrund dieses Einflusses ist es gut möglich, dass sie ein größeres Maß an Aggressivität und Dominanz an den Tag legt, gemeinsam mit anderem Verhalten, das für das »Männerhirn« charakteristisch ist, wie eine Vorliebe für Mathematik und naturwissenschaftliche Fächer. Es gibt auch Hinweise dafür, dass Menstruation und Pubertät bei diesen Mädchen später auftreten.

Der Kontakt zwischen den Babys in der Gebärmutter

Das soziale Leben der Babys beginnt schon zu einem sehr frühen Moment ihres Daseins.

Die Babys lernen einander schon jung kennen. Der Ultraschall zeigt rührende Bilder ihres Lebens in der Gebärmutter: Sie berühren sich viel, legen die Arme umeinander, schieben sich gegenseitig im Kampf um den besten Platz weg, sie nuckeln am Daumen des anderen und kuscheln sich im Schlaf aneinander. Ihr soziales Leben beginnt schon zu einem sehr frühen Moment ihres Daseins: Bereits am Ende der 7. Woche reagiert der Embryo auf eine Berührung und in der 10. Woche findet die erste Interaktion zwischen den Babys statt. Zwischen der 12. und der 16. Woche wird der Kontakt häufiger und sie spielen mehr miteinander. Um die 16. Woche herum meinen die Mütter auf dem Ultraschall zu erkennen, wie sie sich gegenseitig helfen: Ein Baby bietet dem anderen den Daumen zum Nuckeln an oder berührt in stressigen Momenten kurz dessen Wange. Um die 32. Woche gibt es weniger Aktivitäten und mehr Ruhe, aber wenn die Babys wach sind und sich bewegen, sind ihre Aktivitäten spürbarer und auch ungemütlicher für die Mutter!

Babys, die sich die Plazenta teilen, scheinen mehr Kontakt miteinander zu haben als Babys mit einer jeweils eigenen Plazenta. Die Babys passen ihren Schlaf-wach-Rhythmus einander an ebenso wie ihren Herzschlag und ihre Bewegungen. Wenn eines sich umdreht, merkt es das andere und passt sich dem verfügbaren Platz an. Dennoch berichten die Mütter, dass eines aktiver ist als das andere. Die Babys können unterschiedliche Aktivitäts-, Bewegungs- und Schlafmuster haben. Diese Unterschiede oder Übereinstimmungen werden zum Teil durch die Zygosität bestimmt: Die Verhaltensmuster eineiiger Zwillinge ähneln sich mehr als die zweieiiger. Auch physische Faktoren können hierbei eine Rolle spielen: Der Wachstumsrückstand eines der Babys kann große Unterschiede im Verhalten verursachen, sogar bei Eineiigen.

Im Allgemeinen nimmt eines der Babys schon in einem frühen Stadium der Schwangerschaft einen besseren Platz ein als das andere, was seinem Wachstum zugutekommt: Dieses Baby wird das Stärkere und wiegt bei der Geburt mehr. Meist wird es als Erstes geboren, was für das zweite ein Vorteil ist: Das Erstgeborene öffnet den Geburtskanal und das Brüderchen oder Schwesterchen kommt flott und ohne nennenswerte Probleme zur Welt.

Gemeinsam in der Gebärmutter aufzuwachsen ist eine einzigartige Erfahrung, und das führt dazu, dass Mehrlinge besondere emotionale Bedürfnisse haben. Dank dieser Erfahrung schlafen und wachsen viele Mehrlinge besser, wenn sie zusammen im Brutkasten oder in der Wiege liegen (»Co-bedding« auf Englisch). Ihre Beziehung beginnt schon vor der Geburt, wodurch sie sehr speziell und intimer ist als zwischen gewöhnlichen Geschwistern.

Aus der Forschung:
Es kommt nicht oft vor, aber es ist möglich, dass zweieiige Zwillinge zu zwei unterschiedlichen Momenten im selben Zyklus gezeugt wurden. Das nennt man Superfecundatio, und es ist vielleicht die Erklärung dafür, dass ein Baby mit einer sogenannten Käse- oder Fruchtschmiere (Vernix caseosa) geboren wird und das andere nicht.

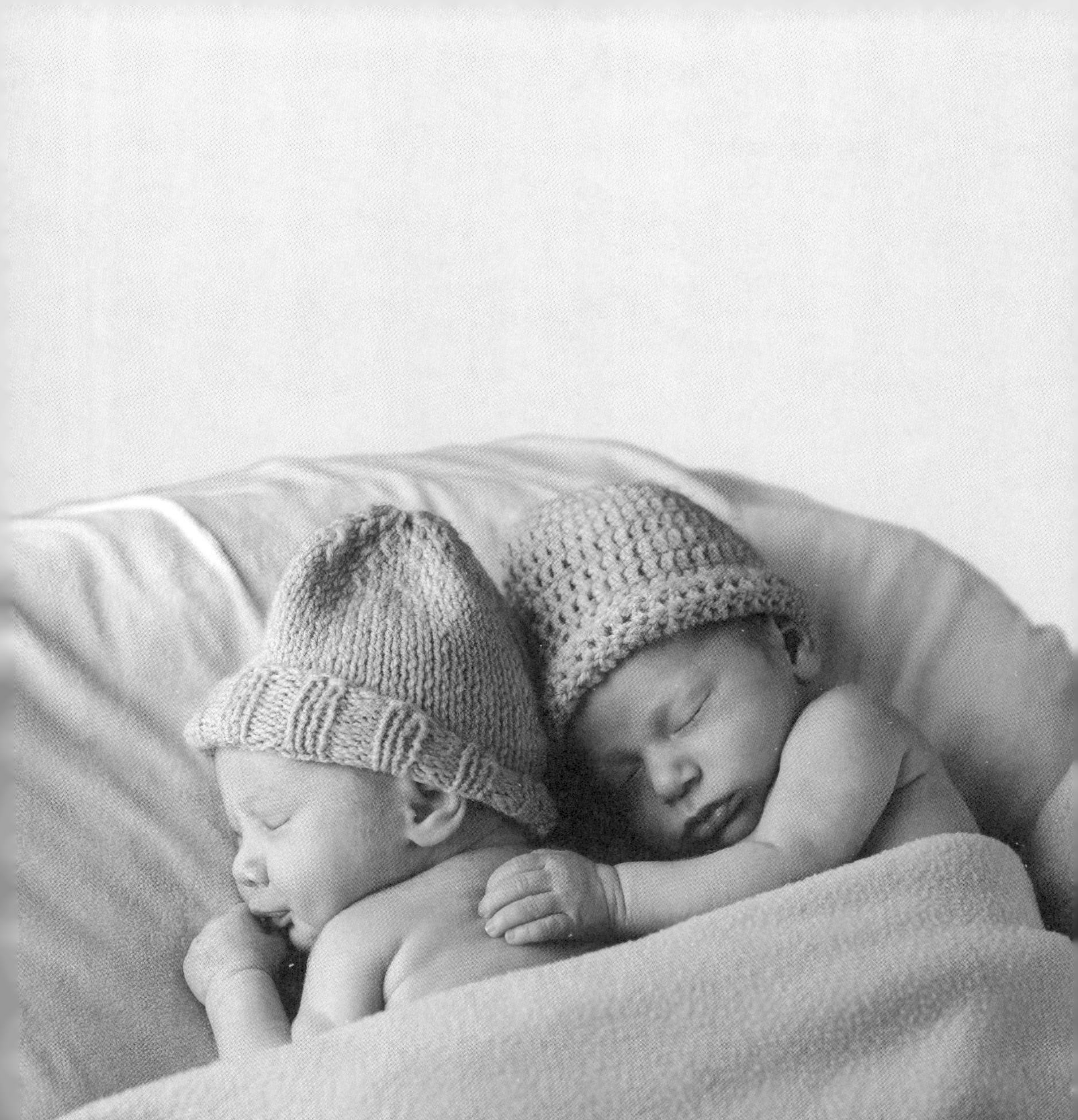

ZWEI

DIE GEBURT

ZWEI DIE GEBURT

9 Die Zwillingsgeburt

Für alle Schwangeren lautet die große Frage: »Wann werden die Babys geboren?« Wie schon zuvor erläutert, werden Zwillinge früher geboren als Einlinge.

Studien zeigen, dass Mehrlinge im Allgemeinen weniger mit gesundheitlichen Problemen oder Sterblichkeit während der Geburt zu kämpfen haben, verglichen mit Babys aus Einlingsschwangerschaften, jedoch sind die Plazenta oder Plazenten einer Mehrlingsschwangerschaft früher aufgebraucht, was die Gesundheit der Babys gefährden kann.

Die optimale Dauer einer Zwillingsschwangerschaft beträgt 35 bis 38 Wochen, 33 bis 34 Wochen bei Drillingen und 31 bis 33 Wochen bei Vierlingen. Die Schwangere wird während der regelmäßigen Kontrollen beim Gynäkologen im letzten Monat häufig an das CTG (Kardiotokografie) angeschlossen, um die Gesundheit der Babys zu überprüfen. Entdeckt man dabei Komplikationen, wird die Geburt eingeleitet.

Wo sollte eine Mehrlingsgeburt stattfinden?

Der sicherste und daher beste Ort für eine Mehrlingsgeburt ist ein Krankenhaus, das über eine neonatologische Intensivstation, ein sogenanntes Perinatalzentrum, verfügt.

Für den Fall, dass man sehr kleine Babys erwartet, die weniger als 1500 Gramm wiegen, sollte sich die Frau direkt in ein Krankenhaus begeben, das die Möglichkeit hat, für sehr früh geborene Kinder zu sorgen. Das ist viel besser, als sie gleich nach der Geburt zu transportieren. Die Überlebenschancen stehen besser und die Folgen der Frühgeburt sind weniger schwer, wenn sich die Babys gleich im richtigen Krankenhaus befinden.

Es kann allerdings bedeuten, dass die Schwangere fern von zu Hause und Familie ins Krankenhaus aufgenommen wird. Dennoch haben die Kinder dadurch die besten Chancen.

Die Lage der Babys

Ab dem siebten Monat nehmen die Babys einen festen Liegeplatz ein. Es ist möglich, dass sie ihre Lage zwischen der 32. und der 34. Woche nicht mehr verändern. Es kann sein, dass beide mit dem Kopf nach unten liegen, die beste Haltung für die Geburt (Abbildung A). Aber es kann auch sein, dass sich eines der Babys mit dem Kopf nach unten und das andere in Steißlage befindet, das heißt, mit den Füßen oder dem Po nach unten (Abbildung B und C). In diesem Fall wird das mit dem Kopf nach unten liegende Baby zuerst geboren, wodurch es dem zweiten Baby den Weg frei macht (Abbildung B). Jetzt gibt es folgende Möglichkeiten für dieses Kind:

- Das Baby dreht sich und nimmt die richtige Haltung an, also mit dem Kopf nach unten, oder der Gynäkologe dreht den Kopf mit den Händen.
- Das Baby wird in Steißlage geboren; weil es viel Platz zur Verfügung hat, bedeutet dies kein Risiko.
- Das zweite Baby kommt per Kaiserschnitt zur Welt. Möglicherweise wird auch gleich für beide Babys die Entscheidung zu einem Kaiserschnitt gefällt.

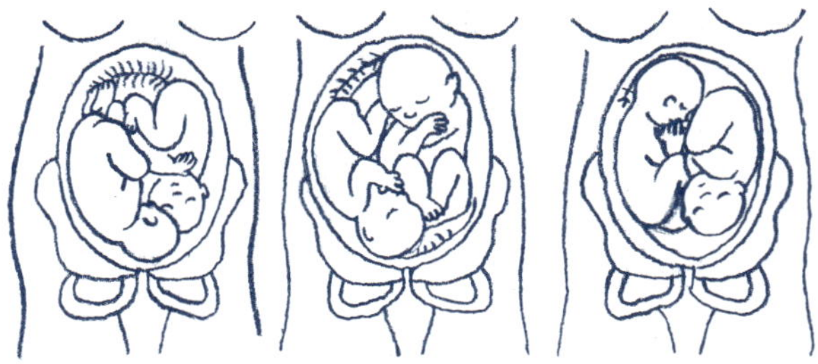

A 41 % B 21 % C 16 %

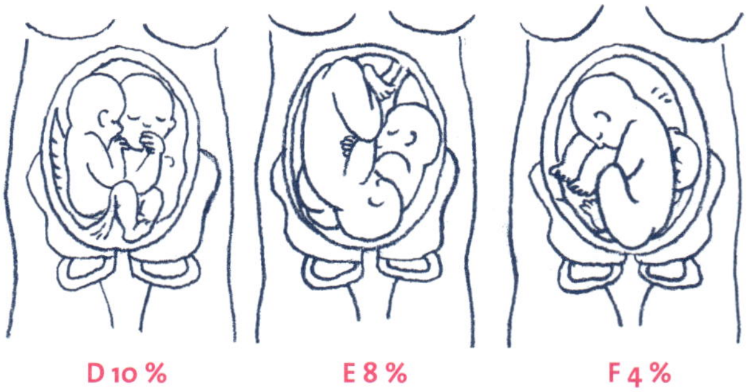

D 10 % E 8 % F 4 %

Das Baby aus Zeichnung C, das in Steißlage liegt, ist tiefer in das Becken eingetreten als sein Zwilling und wird vermutlich als Erstes geboren. Diese Situation ist nicht ganz risikofrei: Wenn beide gleichzeitig ins Becken eintreten, kann es sein, dass sie im Geburtskanal mit dem Kinn aneinandergeraten und eingeklemmt werden. Dann kann keines der beiden Babys weiter ins Becken eintreten und ein Kaiserschnitt bietet die einzige Lösung.

Die Kombination einer vaginalen Geburt beim ersten und einem Kaiserschnitt beim zweiten Baby, wenn dieses in Gefahr gerät, ist für die Frau sehr unangenehm. Zum Glück kommt dies nicht häufig vor.

Möglich ist auch eine doppelte Steißlage (Abbildung D); in diesem Fall ist ein Kaiserschnitt notwendig. Es kann auch sein, dass nur ein Kind quer liegt (Abbildungen E und F). Auch dann sollte ein Kaiserschnitt vorgenommen werden.

Verläuft die Schwangerschaft jedoch gut und die Babys liegen in der gewünschten Position, wird die Geburt über den normalen, vaginalen Weg stattfinden können. Das ist ein Vorteil, denn ein Kaiserschnitt birgt Risiken wie eine längere Erholungszeit oder eine erhöhte Sterblichkeit der Mütter. Außerdem gibt es emotionale Nachteile: Den Frauen fehlt die bereichernde Erfahrung der Geburt ihrer Babys und damit die gewaltige Befriedigung, sie selbst auf die Welt gebracht zu haben. Diese Erfahrung gibt vielen Frauen ein enormes Selbstvertrauen. Bei einem Kaiserschnitt erleben die Frauen die Verbindung zu ihren Babys auch als weniger direkt. Es ist daher nicht erstaunlich, dass postnatale Depressionen häufiger bei Frauen mit Kaiserschnitt auftreten als bei denen, die eine vaginale Geburt hatten. Außerdem wird auch oft auf das Stillen verzichtet, obwohl es dafür keinerlei Grund gibt (siehe Kapitel 12).

Ein Thema, das den zukünftigen Müttern Sorge bereitet, sind der Geburtsschmerz und eine eventuelle Narkose. Bei einer vaginalen Geburt ist das nicht notwendig. Eine Mehrlingsgeburt ist nicht schmerzhafter als die nur eines Babys. Die Eröffnungsphase muss nur einmal durchlebt werden. Die Atemübungen und Entspannungstechniken, die Sie im Schwangerschaftskurs lernen, werden Ihnen neben der emotionalen Unterstützung durch Ihren Partner und den Arzt helfen, die Wehen zu überstehen. Wenn Sie dennoch mit Schmerzmitteln gebären wollen, besprechen Sie dies bitte vor der Geburt mit Ihrem Gynäkologen. Unter anderem gibt es die Möglichkeit einer »Rückenmarksspritze« (Periduralanästhesie [PDA]).

Besondere Situationen

Manchmal muss doch ein Kaiserschnitt gemacht werden, obwohl die Babys richtig liegen. Das kann bei eineiigen Zwillingen der Fall sein, die bei einer monochorialen-monoamniotischen Schwangerschaft Plazenta und Chorion teilen (siehe Kapitel 1). Auch Babys mit angeborenen Fehlbildungen oder die sich ein Stück ihres Körpers teilen (siamesische Zwillinge) kommen mit Kaiserschnitt zur Welt. Außerdem wird bei Säuglingen mit einem Gewicht von unter 1500 Gramm meist ein Kaiserschnitt vorgenommen, um sie nicht dem großen Stress einer vaginalen Geburt auszusetzen.

Wer ist bei der Geburt dabei?

Eine Zwillingsgeburt muss besser überwacht werden als die Geburt eines Einlings. Außer Ihrem Partner sollten folgende Personen anwesend sein:

- Ihr Gynäkologe (einer oder mehrere).
- Zwei Pflegekräfte (für jedes Kind eine).
- Eine Hebamme des Krankenhauses oder ein Arzt im Praktikum in größeren Krankenhäusern.
- Ein Kinderarzt und ein Neonatologe nach Bedarf in der Nähe, vor allem, wenn die Geburt zu früh eingesetzt hat.
- Im Fall einer Betäubung durch eine Periduralanästhesie (PDA) (»Rückenmarksspritze«) ein Anästhesist während der Eröffnungsphase.
- In einem Ausbildungskrankenhaus und einem akademischen Krankenhaus einige Assistenten oder Studenten der Geburtshilfe.

Hat die Geburt eingesetzt?

Nachfolgende Symptome können die Geburt einläuten. Sie sind nicht anders als bei einer Einlingsgeburt.

- Wehen, die anders sind als die Vorwehen. Sie kommen regelmäßig und nehmen an Intensität zu. Außerdem sind sie schmerzhafter.
- Die Fruchtblase eines oder beider Babys platzt. Sie verlieren plötzlich Flüssigkeit, oder es tröpfelt, ohne dass Sie es bezwingen können. Die Flüssigkeit ist sehr klar und riecht nicht. Fruchtblasen platzen oft nachts; es ist daher ratsam, Ihre Matratze mit einer Plastikunterlage zu schützen.
- Sie verlieren den Schleimpfropf. Dieser hielt den Gebärmuttermund

während der Schwangerschaft geschlossen und wird plötzlich ausgeschieden. Das ist eine schleimige Masse, begleitet von ein wenig Blut.

- Ein plötzliches und unbezwingbares Bedürfnis, das »Nest« fertig zu haben. Manche Frauen werden auf einmal sehr energisch und putzen das Haus von oben bis unten. Dies wird durch hormonelle Veränderungen verursacht.

Wenn Sie eines dieser Symptome bemerken, können Sie sicher sein, dass die Geburt nicht mehr lange auf sich warten lässt!

Aufnahme ins Krankenhaus

Da bei einer Mehrlingsschwangerschaft die Wahrscheinlichkeit einer vorzeitigen Geburt größer ist als bei einer Einlingsschwangerschaft, sollten Sie die Hebammenpraxis rechtzeitig anrufen, wenn Sie sich für eine Hebamme mit Belegbetten im Krankenhaus entschieden haben. In Absprache mit ihr wird dann beschlossen, ob es Zeit ist, sich ins Krankenhaus zu begeben, oder ob Sie lieber noch ein wenig warten. Kommen die Wehen regelmäßig alle fünf Minuten, ist es vernünftig, sich für den Aufbruch ins Krankenhaus fertig zu machen.

Im Krankenhaus wird man Sie an das CTG-Gerät anschließen. Hiermit kann der Gynäkologe die Herztöne der Babys hören. Bei geplatzten Fruchtblasen oder bei einer Öffnung des Muttermundes um zwei Zentimeter wird eines der Babys wahrscheinlich über eine innere Elektrode kontrolliert, die über die Vagina auf seinem Kopf angebracht wird. Das andere Baby wird über eine äußere Elektrode kontrolliert. Die Elektroden übermitteln dem CTG-Gerät die Anzahl der Herzschläge pro Minute. Daneben misst dieser Monitor auch die Wehenstärke. Meist wird auch ein Ultraschall gemacht, um die Lage der Babys, ihrer Plazenta oder Plazenten und die Menge des Fruchtwassers festzustellen.

Ist die Geburt in der 40. Woche noch nicht von selbst in Gang gekommen, wird fast immer beschlossen, sie einzuleiten. Dies gilt für zweieiige Zwillinge (dichorial-diamniotisch). Handelt es sich um eineiige Zwillinge (monochorial-diamniotisch), sind 37 Wochen oft der äußerste Termin für die Einleitung. Ein längerer Aufenthalt in der Gebärmutter ist nicht empfehlenswert. Bei eineiigen Zwillingen, die in derselben Eihaut liegen (monochorial-monoamniotisch), wird meistens ein Kaiserschnitt durchgeführt.

Bei einer Drillingsschwangerschaft liegt die Grenze ebenfalls bei etwa 37 Wochen.

Die Geburtsphasen

Wie bei einer normalen Geburt besteht die Zwillingsgeburt aus vier unterschiedlichen Phasen:

- → Phase 1: Die Eröffnung – der Beginn der Wehen und eine Öffnung des Muttermundes von null bis acht Zentimeter.
- → Phase 2: Der Übergang – eine Öffnung von acht bis zehn Zentimeter
- → Phase 3: Die Austreibung und Geburt der Babys.
- → Phase 4: Die Nachgeburt – die Geburt der Plazenta (Plazenten)

Eine Zwillingsgeburt braucht nicht länger zu dauern als eine normale Geburt. Manchmal geht es sogar schneller, weil die Babys weniger wiegen und die Köpfe kleiner sind. Nur die Austreibungsphase dauert wegen der doppelten Geburt länger.

Die Eröffnungsphase

Diese Phase ist oft ein wenig kürzer als bei einer Einlingsgeburt, manchmal gut zwei Stunden. Das kann geschehen, wenn die Vorwehen schon eine Öffnung des Muttermundes zur Folge haben, ohne dass Sie es merken. Die meisten Mehrlingsmütter haben bereits eine Öffnung von drei Zentimetern, wenn sie ins Krankenhaus gehen.

Die Wehen sind anfangs noch gut zu ertragen. Eine Wehe nimmt sozusagen Anlauf, erreicht ihren Höhepunkt und läuft aus. Wenn die Wehe beginnt, ist der Schmerz gut aufzufangen. Auf dem Höhepunkt ist der Druck auf den Gebärmuttermund am größten und damit der Schmerz am heftigsten. Danach verebbt die Wehe und der Schmerz nimmt ab. Eine »Wehenwelle« nimmt etwa anderthalb Minuten in Anspruch. Dann folgt eine Pause, in der Sie kurz zur Ruhe kommen können und den Schmerz vergessen, bevor die nächste Wehe beginnt.

Wehen sind notwendig, um die Gebärmutter zu öffnen. Dieser Prozess des Aufgehens wird Eröffnung genannt. Mit dem Fortschreiten der Eröffnungsphase nehmen Stärke, Häufigkeit und Dauer der Wehen zu. Sie werden also schmerzhafter, folgen schneller aufeinander und dauern länger an.

Die natürliche Reaktion des Menschen auf Schmerz ist, den Atem anzuhalten und die Muskeln anzuspannen. Bei einer Geburt muss man diese Reaktion unterdrücken und sich mit Körper und Seele dem Schmerz hingeben.

Der Körper produziert bestimmte Hormone, die eine natürliche schmerzstillende Wirkung haben, die sogenannten Endorphine. Je besser man den Schmerz akzeptiert, desto mehr Endorphine werden hergestellt. Weil die Gebärmutter sehr gedehnt ist, ist die Wand sehr dünn geworden; dadurch können sich die Muskeln weniger gut zusammenziehen. Die Wehen sind dadurch weniger stark, und es ist sehr gut möglich, dass man Ihnen eine Infusion mit Oxytocin anlegt. Dieses Hormon sorgt dafür, dass die Wehen stärker werden.

Auch die Lage der Babys beeinflusst die Eröffnung. Wenn das Kind, das vorne liegt, nicht richtig in das Becken eingetreten ist, übt es nicht genügend Druck auf die Gebärmutter aus, sodass diese nicht weit genug aufgeht. Manchmal kann dann eine andere Haltung der Frau helfen, wodurch die Lage des Babys günstiger wird. Falls nicht, kann es nötig werden, einen Kaiserschnitt vorzunehmen.

Ein Drittel der Frauen hat Rückenwehen und dadurch große Schmerzen im Rücken. Wenn Sie Ihre Haltung verändern, etwa nach vorn gebeugt sitzen oder auf der Seite liegen, kann dieser Schmerz geringer werden. Auch sanftes Hin-und-her-Schaukeln kann helfen. In dieser Situation sollte man sich nicht auf den Rücken legen!

Ratschläge:

→ Wenn Sie merken, dass die nächste Wehe im Anmarsch ist, begrüßen Sie sie! Jede Wehe hilft, Ihre Gebärmutter zu öffnen, und nach jeder Wehe ist die Geburt Ihrer Kinder näher gerückt.

→ Ruhen Sie sich zwischen den Wehen gut aus. Versuchen Sie, den Schmerz für kurze Zeit zu vergessen. Die Natur macht ihre Arbeit, Sie brauchen ihr nur zu folgen. Manchen Frauen gelingt es sogar, zwischen den Wehen kurz einzuschlummern.

→ Denken Sie an etwas Schönes oder stellen Sie sich Ihr Lieblingsbild vor, etwa Ihr ältestes Kind, einen lieb gewordenen Ferienort usw. Das hilft Ihnen, die schwierigen Momente durchzustehen. Gebären ist eine gewaltige körperliche Anstrengung, vergleichbar mit einer Bergbesteigung. Der Weg dorthin ist lang und sehr schmerzhaft, aber Sie werden reich belohnt.

Der Gynäkologe wird Sie einige Male untersuchen, um zu überprüfen, wie weit die Eröffnung vorangeschritten ist. Außerdem wird er die Gesundheit der Babys über sein Stethoskop oder das CTG-Gerät im Auge behalten. Der Nachteil einer ständigen Überwachung ist, dass Sie sich nicht frei bewegen können und nicht die Haltung annehmen können, die Ihnen am angenehmsten ist. Daher benutzen viele Gynäkologen das Gerät nur in Abständen. Wenn die Geburt zügig verläuft, ist selbst bei einer Zwillingsgeburt keine ständige Überwachung erforderlich.

Die Übergangsphase

Bei acht Zentimetern Öffnung beginnt die Übergangsphase. Für viele Frauen ist dies der schwierigste Moment der Geburt: Die Wehen sind stark und schmerzhaft und sie folgen schnell aufeinander. Außerdem können andere Probleme auftreten wie Übelkeit, Erbrechen, Krämpfe, Schmerzen im unteren Rücken und plötzliche Temperaturschwankungen: Im einen Moment zittern Sie noch vor Kälte, während Ihnen kurz darauf der Schweiß ausbricht. Das kommt auch nach der Geburt unter dem Einfluss des Hormons Oxytocin häufig vor. Viele Frauen wollen zu diesem Zeitpunkt nur noch, dass der Schmerz aufhört, und »vergessen«, dass sie gerade dabei sind, zwei Kinder auf die Welt zu bringen. Sie fühlen sich allein, denn niemand kann sie von diesem Schmerz erlösen. Die Anwesenheit des Partners oder einer anderen Vertrauensperson ist mehr denn je unentbehrlich!

Die Austreibungsphase: Die Geburt der Babys

Wenn die Öffnung vollständig ist, d. h. etwa zehn Zentimeter groß, beginnt die Austreibungsphase. Die Stimmung im Kreißsaal verändert sich. Die Aktivität steigt und eine gewisse Aufregung macht sich breit: Das erste Baby kommt. Decken werden bereitgelegt, um es warm zu halten, und alle stehen parat.

Viele Frauen fühlen sich während dieser Phase anders, weil sie jetzt durch Pressen aktiv mitarbeiten können. Andere können nicht sofort umschalten und werden von der Angst vor dem Unbekannten überfallen. Die Wehen sind im Allgemeinen weniger schmerzhaft und kommen mit größeren Pausen. Die Heftigkeit dieser Wehen unterscheidet sich stark von Frau zu Frau: Manche spüren sie kaum und pressen nach den Anweisungen des Gynäkologen. Andere verspüren beim Pressen eine Art Urdrang, den sie absolut nicht unterdrücken können.

Der Weg des Babys durch den Geburtskanal verursacht einen gewaltigen Druck auf das Perineum (den Damm), die Haut zwischen Vagina und After. Dieses Gefühl lässt sich mit nichts vergleichen. Mithilfe eines Spiegels kann man in diesem Augenblick den Kopf oder die Haare des ersten Babys sehen, für viele Frauen ein enormer Ansporn weiterzumachen. Da kommt wirklich ein Baby! In manchen Fällen schneidet der Gynäkologe jetzt den Damm ein, um die Geburt zu vereinfachen und das Einreißen zu verhindern. Nun wird das Köpfchen schnell sichtbar sein. Eine oder zwei Wehen weiter folgt der Körper. Der Gynäkologe wird das Kind vorsichtig entgegennehmen und mit noch intakter Nabelschnur auf Ihre Brust legen.

Das ältere Ihrer beiden Kinder ist geboren! Wenn alles in Ordnung ist, werden Sie jetzt das tun können, worauf Sie sich seit Monaten gefreut haben: Ihr Baby festhalten, anschauen und liebkosen. Der Vater oder der Gynäkologe schneidet die Nabelschnur durch, damit sie aufhört zu klopfen.

Die Spannung im Geburtsraum schwindet nicht ganz – schließlich ist da noch ein Baby, das geboren werden möchte! Normalerweise lässt es nicht lange auf sich warten; innerhalb von 3 bis 45 Minuten wird das zweite Baby geboren. Der Gynäkologe überprüft die Lage des Babys über eine innere Untersuchung oder mit Ultraschall. Die Wehen können nun eine Weile aussetzen; wenn sie wiederkommen, pressen Sie kräftig mit, damit auch das zweite Baby geboren wird. Nicht alie Frauen haben erneut Wehen. Wenn Sie keine haben, müssen Sie auf eigene Initiative pressen. Weil das erste Baby den Weg schon frei gemacht hat, wird das zweite meist flott geboren. Wenig später schließen Sie Ihr zweites Baby in die Arme und sind jetzt Mutter zweier Kinder!

Für viele Paare ist dies ein sehr einschneidender Moment. Zum ersten Mal wird ihnen vollkommen bewusst, dass sie Eltern von Zwillingen geworden sind.

Die Geburt der Plazenta oder der Plazenten

Obwohl die Babys nun geboren sind, ist die Geburt noch nicht ganz vorbei: Die Plazenta (die Plazenten) muss (müssen) noch geboren werden. Es kann sein, dass sich die erste Plazenta nach der Geburt des ersten Babys von der Gebärmutterwand löst und die zweite nach dem zweiten Baby. Oder es lösen sich beide nach der Geburt des zweiten Kindes.

Wieder bekommen Sie Wehen, diesmal, damit die Plazenta oder die Plazenten geboren werden. Dies ist ein schwieriger Moment: Nach Stunden voller schmerzhafter Wehen und der doppelten Geburt müssen Sie nun erneut Wehen überstehen.

Zum Glück sind sie bei einer ersten Geburt nicht sehr schmerzhaft. Bei jeder folgenden Geburt steigert sich der Schmerz. Und wie bei der Geburt ist auch hier der Schmerz nicht ohne Nutzen. Dank dieser Wehen lassen die Plazenta bzw. die Plazenten los und die Gebärmutter zieht sich zusammen.

Dieser Vorgang ist besonders wichtig: Eine häufig auftretende Komplikation bei einer Zwillingsgeburt sind Nachblutungen. Bei zwei Plazenten oder einer einzigen sehr großen ist die Chance größer, dass die Gebärmutterwände infolge der kleinen Wunden bluten, die beim Loslösen entstehen. Möglicherweise erhalten Sie Medikamente, um diese Blutungen zu stoppen. Manchmal muss eine Bluttransfusion erfolgen, wenn zu viel Blut verloren geht.

Nun ist der geeignete Moment zum Stillen gekommen. Die Stimulation der Brüste sorgt dafür, dass sich die Gebärmutter zusammenzieht, was auf natürliche Weise dazu führt, dass sich die Blutungen verringern. Daher ist es empfehlenswert, die Babys gleich nach der Geburt bei sich zu haben. An Ihrer Brust erholen sie sich am schnellsten von der Geburt. Das gilt auch für Sie! Außerdem sorgt ihre Nähe dafür, dass Ihr Körper Oxytocin produziert, wodurch sich Ihre Gebärmutter zusammenzieht und das Stillen angeregt wird. Zwischen Ihnen und den Babys besteht ein perfektes physisches und psychisches Gleichgewicht. Werden die Babys von der Mutter getrennt, zum Beispiel, weil sie medizinische Versorgung brauchen, wird dieses Gleichgewicht gestört. Dann kann es notwendig sein, der Mutter über eine Infusion Oxytocin zuzuführen, was dafür sorgt, dass sich die Gebärmutter zusammenzieht.

Der Gynäkologe betrachtet die Plazenta (die Plazenten) sorgfältig, und zwar aus verschiedenen Gründen: Genau wie bei einer Einlingsgeburt liefert die Plazenta wichtige Informationen über die Gesundheit des Babys. Wenn die Plazenta in gutem Zustand ist, kann man davon ausgehen, dass das Baby während der Schwangerschaft gut ernährt wurde. Der Arzt überprüft auch, ob die Plazenta vollständig herausgekommen ist und keine Reste in der Gebärmutter zurückgeblieben sind.

Bei einer Zwillingsgeburt ist die Plazenta auch wichtig in Bezug auf die Zygosität der Babys. Hiermit kann die brennende Frage, ob die Zwillinge zwei- oder eineiig sind, beantwortet werden, zumindest teilweise. Das Vorhandensein zweier Plazenten bedeutet nicht, dass es sich um zweieiige Zwillinge handelt, obwohl dies oft gedacht wird. Auch eineiige Zwillinge können zwei Plazenten haben, je nachdem, wann die befruchtete Eizelle sich teilte. An der Plazenta oder den Plazenten ist zu sehen, ob die Zwillinge eine gemeinsame äußere Fruchtblase hatten oder nicht. Wenn dem so war, sind sie ohne Zweifel eineiig. Gibt es keine gemeinsame äußere Fruchtblase, besteht noch keine Sicherheit über ihre »Eineiigkeit« und es werden andere Untersuchungen durchgeführt werden müssen (siehe Kapitel 1).

Mirandas Bericht über ihre Zwillingsgeburt:
»Seit der 30. Woche sind beide Babys in Steißlage. In der 37. Woche hat sich das nicht geändert. Der Gynäkologe sagt mir, dass es ein Kaiserschnitt werden wird und legt das Datum fest. In einer Woche werden die Kinder geholt! Ich bin enttäuscht, ich hätte viel lieber eine normale Geburt erlebt.

Eines Nachts, drei Tage vor dem geplanten Kaiserschnitt, werde ich von starken Schmerzstichen im Bauch wach. Es scheinen Wehen zu sein, denn der Schmerz kommt und geht. Ich wecke meinen Mann und wir eilen ins Krankenhaus. Im Auto schreie ich laut, denn der Schmerz wird immer schlimmer. Ich bin nervös und frage mich, ob sie mich noch rechtzeitig für einen Kaiserschnitt vorbereiten können, denn alles scheint jetzt sehr schnell zu gehen.

Im Krankenhaus werde ich direkt an das CTG-Gerät angeschlossen. Der Gynäkologe sagt beruhigend, dass alles wunderbar ist. Er versucht, mich von innen zu untersuchen, ob alles in Ordnung ist, aber das klappt nicht. Ich kann nicht mehr still liegen und bewege mich zu viel. Ich verspüre den Drang, zu pressen. Der Gynäkologe versucht es ein zweites Mal und sagt plötzlich, ich solle sanft pressen. Und der Kaiserschnitt?, überlege ich. Aber ich habe keine Zeit, zu fragen. Das erste Baby kommt, mit den Füßen voraus, und dann der Rest des Körpers. Es wird mir auf die Brust gelegt und ich starre es verblüfft und hingerissen an. Ich höre, wie der Gynäkologe zu meinem Mann sagt, er solle das Baby festhalten, denn das zweite käme schon. Das hat sich gedreht und liegt nun richtig, mit dem Kopf nach unten. Zwei Wehen später wird auch dieses Baby geboren. Es ist ein Mädchen!

Ich bin vollkommen aus dem Häuschen, zwei Babys, was für ein Reichtum! Ich bin sehr froh und unglaublich stolz, dass ich sie selbst auf die Welt gebracht habe!«

Der Kaiserschnitt

Bei einem Kaiserschnitt erfolgt die Geburt über einen Schnitt im Bauch der Mutter. Zwillings- oder Mehrlingsschwangere gebären häufiger mit einem Kaiserschnitt als Einlingsschwangere, da das Komplikationsrisiko höher ist. Manche Komplikationen sind vorhersehbar. Dann wird der Kaiserschnitt geplant. Andere treten während der Geburt auf, die dann plötzlich in einem Kaiserschnitt endet.

Der geplante Kaiserschnitt

Wir sprechen von einem geplanten Kaiserschnitt, wenn während der Schwangerschaft Komplikationen auftreten, die eine vaginale Geburt ausschließen. Dank des medizinischen Fortschritts kann der Gesundheitszustand der Babys gut im Auge behalten werden, und es ist möglich, Fehlbildungen rechtzeitig zu erkennen, wie etwa einen Wachstumsrückstand.

Folgende Umstände machen einen Kaiserschnitt notwendig:

- → Ein enges Becken.
- → Frühere Operationen an der Gebärmutter oder Blase, wodurch die Mutter nicht pressen darf.
- → Die Babys (oder eines von ihnen) liegen quer oder in Steißlage.
- → Placenta praevia: Die Plazenta liegt so, dass sie den Gebärmuttermund teilweise oder vollständig verschließt.
- → Der Kopf eines der Babys (oder beider) ist so groß, dass er nicht durch das Becken passt.
- → Eines der Babys hat einen Wachstumsrückstand, wodurch eine normale Geburt zu belastend für es wäre.
- → Eine Toxoplasmose (Schwangerschaftsvergiftung).
- → Die Schwangerschaft ist monochorial-monoamniotisch. Wegen des Risikos einer Verschlingung der Nabelschnüre muss die Geburt per Kaiserschnitt stattfinden.

Es kann eine Enttäuschung für Sie sein, wenn Ihnen der Gynäkologe sagt, dass die Geburt über einen Kaiserschnitt stattfinden muss. Es ist wichtig, dass Sie den Grund für diese Entscheidung kennen, denn wenn die Gesundheit Ihrer Kinder auf dem Spiel steht, ist der geplante Eingriff für Sie leichter zu akzeptieren.

Ein Vorteil des geplanten Kaiserschnitts gegenüber einem unerwarteten Eingriff ist, dass Sie Zeit haben, sich darauf vorzubereiten. Außerdem können Sie Ihrem Gynäkologen alle Fragen stellen, die Sie auf dem Herzen haben.

Es ist u. a. wichtig, statt über eine Vollnarkose über die Möglichkeit einer örtlichen Betäubung zu sprechen, die Periduralanästhesie (PDA). Bei einem ungeplanten Kaiserschnitt besteht diese Möglichkeit nicht, denn die Spritze in den Rücken erfordert eine gewisse Vorbereitung, für die keine Zeit bleibt.

Die Periduralanästhesie (PDA) besteht aus einer Injektion mit einer betäubenden Flüssigkeit zwischen zwei Wirbeln auf Höhe Ihrer Taille. Dadurch wird der untere Teil Ihres Körpers gefühllos. Sie haben keine Schmerzen und können die Geburt dennoch bewusst miterleben. Sie können Ihre Babys nach der Geburt bei sich behalten und diese ersten Augenblicke genießen. Das fördert das Stillen und Sie erholen sich körperlich und seelisch besser als nach einer Vollnarkose.

Der ungeplante Kaiserschnitt

Der ungeplante Kaiserschnitt kommt seltener vor als ein geplanter Eingriff. Bei folgenden Umständen wird ein Kaiserschnitt beschlossen:

- → Der Herzschlag der Babys oder eines der Babys sinkt, was bedeutet, dass sie es schwer haben.
- → Die Fruchtblasen sind schon seit 24 Stunden geplatzt, ohne dass die Geburt vorangeht.
- → Die Plazenta löst sich ganz oder teilweise, was zu einem schweren Blutverlust führt.
- → Eine der Nabelschnüre ist im Weg.
- → Die Geburt geht nicht voran und die Mutter ist erschöpft.

ZWEI

Ein unerwarteter Kaiserschnitt wird immer unter Vollnarkose durchgeführt. Für die Mutter kann es eine große Enttäuschung sein, dass die Geburt in einer Operation endet: Nach stundenlangen Wehen erlebt sie nun die Geburt ihrer Babys nicht mit. Aber für manche Frauen ist es eine Erleichterung. Sie sind erschöpft und mutlos. Die Operation bringt die Sache voran!

Der Eingriff geht schnell und die Babys werden gleich nacheinander geboren. Sobald sie zugedeckt sind, darf der Vater sie kurz festhalten. Er ist also der Erste, der seine Kinder festhalten und liebkosen kann. Die Mutter steht noch unter Narkoseeinfluss. Ihre Wunde muss noch genäht werden und sie wird langsam aus der Narkose erwachen. Die Frauen sind oft benommen und manchmal ist ihnen wegen der Narkose übel. Außerdem können sie unter schmerzhaften Nachwehen leiden.

Janet erzählt:
»Für mich war der Kaiserschnitt weniger schlimm als erwartet. Acht Menschen standen um mein Bett, die alle über mich wachten und sehr freundlich waren. Die Hebamme hielt meine Hand. Mein Mann stand dicht neben meinem Bett. Ich fühlte mich nicht allein. Sie gaben mir eine PDA, damit ich die Babys gleich nach der Geburt in die Arme schließen konnte.«

Die Erholung nach dem Kaiserschnitt

Es dauert länger, sich von einem unerwarteten Kaiserschnitt zu erholen, als nach einem geplanten Eingriff. Das hat sowohl mit der Vollnarkose zu tun als auch mit der Tatsache, dass die Frau keine Zeit hatte, sich vorzubereiten. Die Kinder nicht selbst zur Welt gebracht zu haben vermittelt vielen Frauen neben der Enttäuschung das Gefühl, versagt zu haben. Andererseits sind sie froh, dass die Geburt gut verlaufen ist. Sie kämpfen also mit ambivalenten Gefühlen und außerdem mit körperlichen Beschwerden wie Müdigkeit, Schmerzen, Übelkeit. Manchen Frauen fehlt der Kontakt zu ihren Babys, wenn diese im Brutkasten oder zur Beobachtung von ihnen getrennt liegen. Das alles beeinflusst den emotionalen Zustand der Frau und erklärt, weswegen postnatale Depressionen häufiger bei Frauen auftreten, bei denen ein unerwarteter Kaiserschnitt vorgenommen wurde (siehe Kapitel 13).

Vorschläge:

→ Sprechen Sie über die Geburt und äußern Sie Ihre Gefühle. Wahrscheinlich müssen Sie häufig daran denken und durchleben in Gedanken immer wieder den gesamten Prozess. Das ist gut, denn so verarbeiten Sie ihn. Wenn Sie traurig sind, weil Ihre Kinder nicht auf normalem Weg geboren wurden, sprechen Sie darüber. Vermutlich haben Sie gemischte Gefühle: Auf der einen Seite sind Sie dankbar, dass Ihre Babys gesund sind, auf der anderen Seite enttäuscht, weil Sie ganz andere Erwartungen hatten.

→ Wenn Sie Fragen zum Grund der Operation oder deren Verlauf haben, sprechen Sie mit Ihrem Gynäkologen oder einer Pflegekraft, die bei der Geburt anwesend war. Es ist wichtig, dass Sie Ihre Zweifel äußern, bevor Sie nach Hause gehen.

→ Wenn Ihre Babys im Brutkasten liegen, bitten Sie regelmäßig darum, zu ihnen zu dürfen. Je früher Sie den Kontakt mit Ihren Kindern herstellen, desto schneller erholen Sie sich.

→ Trotz des Kaiserschnitts und eines Verbleibs im Brutkasten können Sie Ihre Babys stillen. Stillen ist für Ihre Kinder und auch Sie selbst das Beste.

→ Weil die Erholung nach einem Kaiserschnitt länger dauert als nach einer normalen Geburt, ist es wichtig, dass Ihnen zu Hause jemand hilft. Ideal ist es, wenn Sie sich »nur« um die Ernährung der Kleinen zu kümmern brauchen. Auf diese Weise erholen Sie sich selbst am schnellsten. Beachten Sie, dass Sie in dieser Phase für Depressionen empfänglicher sind. Indem Sie gut für sich selbst sorgen und Menschen in Ihrer direkten Umgebung um Hilfe bitten, halten Sie mögliche Depressionen auf Abstand.

Empfehlungen zum Schutz des Bauches:

→ In den ersten Tagen nach dem Eingriff hilft ein Schaukelstuhl, Ihre Darmfunktionen wieder in Gang zu bringen.

→ Eine Stützhose ist unentbehrlich. Das ist eine Art BH für die Gebärmutter zur Unterstützung der Bänder (erhältlich in Spezialgeschäften).

→ Legen Sie sich beim Stillen ein Kissen über den Bauch, um die Wunde zu schützen. Im Handel sind auch spezielle Stillkissen erhältlich.

Aus der Forschung:
Der Name »Kaiserschnitt« stammt aus einem römischen Gesetz Cäsars, der bestimmte, dass ein Baby mit einem Bauchschnitt geholt werden musste, wenn die Mutter während der Geburt starb.

10 Die Drillingsgeburt

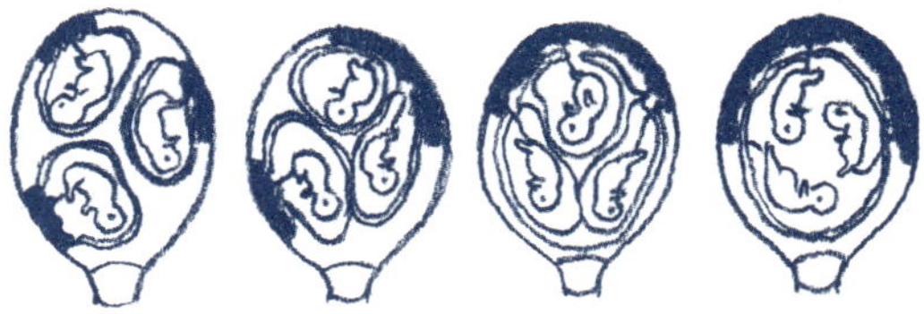

A B C D

Die Zygosität der Babys

Es ist wichtig, zunächst noch einmal die Zygosität (»Eiigkeit«) der Babys zu betrachten.

Wenn sie trizygotisch sind (dreieiig), hat jedes Baby seine eigene innere und äußere Eihaut bzw. Amnion und Chorion. Dies nennt man triamniotisch-trichoriale Schwangerschaft (Abbildung A).

Sind sie dizygotisch (zweieiig), kann auch hier jedes Kind seine eigenen Eihäute haben. Auch dies nennt man triamniotisch-trichorial (Abbildung A). Aber es ist auch möglich, dass die Babys, die von einer befruchteten Eizelle stammen, sich das Chorion teilen. In diesem Fall sprechen wir von einer triamniotischen-dichorialen Schwangerschaft (Abbildung B).

Sind die Drillinge monozygotisch (eineiig) und hat die Teilung kurz nach der Befruchtung stattgefunden, wird jedes Baby eine eigene Fruchtblase haben. Auch das ist wiederum eine triamniotische-trichoriale Schwangerschaft (Abbildung A). Die Babys können auch die äußere Eihaut teilen, während jedes seine eigene innere Hülle hat (Abbildung C). Diese selten vorkommende Variante heißt triamniotisch-monochorial.

Außerdem ist es möglich, dass die Drillinge sowohl das Amnion als auch das Chorion teilen. Das ist eine monoamniotisch-monochoriale Schwangerschaft. Neben dem Zwillingstransfusionssyndrom besteht hier auch die Gefahr einer Verschlingung der Nabelschnüre. Auch dies kommt selten vor.

Die Lage der Babys in der Gebärmutter und die Geburt

Drillinge nehmen um die 26. Woche ihren festen Platz ein. Die Babys können auf viele unterschiedliche Arten liegen, aber am häufigsten sind folgende: Kopflage, Steiß und Steiß *oder* Kopflage, Kopflage und Steiß. Manchmal kommt es vor, dass das zweite und dritte Baby quer liegen.

Die Geburt von Drillingen erfolgt meist über einen Kaiserschnitt. In meiner Drillingsforschungsgruppe hatten alle 70 Frauen einen Kaiserschnitt. Nur in einem einzigen Fall schlug der Gynäkologe eine normale Geburt vor, aber die Frau wagte es nicht. Wenn das erste Baby richtig liegt, also in Kopflage, und die Schwangerschaft mindestens 32 Wochen dauert, ist eine vaginale Geburt möglich. Dennoch entscheidet man sich fast immer für einen Kaiserschnitt.

Die vaginale Geburt eines Drillings verläuft genau wie die eines Einlings. Die Eröffnungsphase ist nicht komplizierter, obwohl es doch einen Unterschied gibt: Weil die Gebärmutter durch die große Zahl der Babys sehr gedehnt ist, sind die Wehen weniger stark. Darum muss häufig ein wehenverstärkendes Mittel über eine Infusion verabreicht werden. Nach der Geburt des ersten Babys muss das zweite ins Becken rutschen. Manchmal dauert es eine Zeit lang, bis die Wehen wieder einsetzen, und der Gynäkologe ordnet Oxytocin an, um die zweite Geburt in Gang zu bringen. Die nächsten Babys werden im Abstand von fünf bis dreißig Minuten geboren. Ihr Herzschlag wird ständig über das CTG-Gerät überprüft. Nach der Geburt lösen sich die Plazenten. Das können drei, zwei oder eine sein. Sie hinterlassen eine große Wunde in der Gebärmutterwand, was oft zu Blutungen führt. Darum muss die Frau manchmal eine Bluttransfusion bekommen, sowohl nach einer vaginalen Geburt als auch nach einem Kaiserschnitt.

Die Geburt von Drillingen erfolgt meist über einen Kaiserschnitt.

Mit einem Kaiserschnitt werden die Säuglinge dicht hintereinander geboren. Ein umfängliches medizinisches Team überwacht den Vorgang. Gewöhnlich sind zwei Gynäkologen anwesend, ein Anästhesist und ein Anästhesie-Assistent, drei Kinderärzte und drei Pflegekräfte, die auf Neonatologie spezialisiert sind. Im Operationsraum sind außerdem noch zwei Operationsassistenten und ein Assistenzarzt. Insgesamt können es zwölf bis fünfzehn Menschen sein, zum großen Schrecken der Gebärenden!

Eine Drillingsgeburt muss in einem Krankenhaus stattfinden, das über eine Neonatologie-Abteilung und eine Neonatologie-Intensivstation verfügt. Obwohl eine Drillingsgeburt sowohl für die Mutter als auch die Babys mehr Risiken birgt als eine Einlingsgeburt, verlaufen die meisten Mehrlingsgeburten gut. Der Fortschritt in der Medizin trägt zweifelsohne dazu bei.

Wie erleben die Frauen die Geburt?

Nach monatelanger Wartezeit Drillinge zur Welt zu bringen ist eine einzigartige Erfahrung für jede Frau, aber gleichzeitig auch ein Geschehen bar jeglicher Privatsphäre.

Martha:
»Die Geburt gefiel mir nicht besonders. Es waren sechs Kinderärzte dabei, vier Hebammen, zwei Gynäkologen und alle Studenten, die sich zu diesem Moment im Krankenhaus befanden. Ich hatte um eine PDA gebeten, weil ich die Geburt miterleben wollte. Als ich so viele unbekannte Leute sah, wurde ich total nervös und sie mussten mir doch eine Vollnarkose geben.«

Es ist wichtig, mit dem Gynäkologen zu besprechen, wer bei der Geburt dabei sein soll. Sie haben das Recht auf eine gewisse Intimität! Ein weiteres wichtiges Detail, das Sie besprechen sollten, ist die Art der Betäubung. In meiner Forschungsgruppe hatten zwanzig der siebzig Frauen eine Vollnarkose und der Rest eine lokale Betäubung (PDA). Laut meinen Unterlagen sind Frauen mit einer PDA viel zufriedener mit der Geburt als Frauen, die eine Vollnarkose bekommen. Es ist für jede Frau sehr wichtig, die Geburt mitzuerleben. Da die Geburt von Drillingen wahrscheinlich geplant wird, ist es sehr gut möglich, eine PDA zu bekommen (lesen Sie dazu auch die Informationen zum Kaiserschnitt in Kapitel 9).

Elsa, Mutter von zwei Mädchen und einem Jungen:
»Die Geburt meiner Drillinge verlief viel besser als erwartet, denn sie setzte unerwartet ein. Ich hatte keine Zeit, nervös zu werden. Weil sie spontan begann, habe ich miterleben können, was Wehen sind. Ich hatte um eine PDA gebeten, und so sah ich, wie die Babys aus meinem Bauch kamen, und ich hörte sie weinen. Das machte mich sehr glücklich und dadurch konnte ich beruhigt sein, bis ich sie in die Arme schließen durfte.«

Raquel, Mutter von zwei Mädchen und einem Jungen:
»Der schönste und ergreifendste Moment rund um die Geburt meiner Kinder war, als ich sie zum ersten Mal sah. Seit ihrer Geburt waren einundzwanzig Stunden verstrichen. Als ich sie sah, verlor ich sozusagen all meine Sinne, bis auf das Sehen. Ich wurde ganz ruhig, ich hörte nichts mehr … ich war so beeindruckt! Mein Herz schlug heftig und ich bekam einen gewaltigen Kloß in den Hals. Erst als ich meine Würmchen zurückließ und die Tränen reichlich strömten, verschwand dieses Gefühl.«

Wer ist wer?

Während der Schwangerschaft werden die Babys dank des Ultraschalls an ihrer Lage in der Gebärmutter erkannt. Etwa das Baby von rechts und das von der Mitte ... Nach der Geburt werden sie nach ihrer Reihenfolge bei der Geburt identifiziert: das erste, das zweite, das dritte. Fragen Sie Ihren Gynäkologen, wer nun wer ist, denn das möchten Sie sicherlich gern wissen.

Wenn alles in Ordnung ist, werden Sie Ihre Babys eines nach dem anderen kurz bei sich behalten dürfen. Aber am wahrscheinlichsten ist es, dass sie gleich in den Brutkasten kommen. Bitten Sie in jedem Fall darum, sie wenigstens kurz sehen zu dürfen, bevor sie mitgenommen werden. Der erste Blick auf Ihre Kinder ist schließlich ein unvergesslicher Moment!

Die Zeit im Wochenbett bei einer Drillingsgeburt

Die Zeit im Wochenbett einer Mehrlingsgeburt unterscheidet sich kaum von der einer normalen Geburt, außer, dass die Gesundung der Gebärmutter länger dauert. Diese ist schließlich viel gedehnter als bei einer Schwangerschaft mit einem Baby. Dadurch sind die Blutungen heftiger und häufiger, auch, weil die Plazenten einer Mehrlingsgeburt eine ziemliche Wunde in der Gebärmutter hinterlassen.

Die Nachwehen sorgen dafür, dass sich die Gebärmutter zusammenzieht, was das Risiko auf Blutungen einschränkt. Bei einer vaginalen Geburt setzen die Nachwehen von selbst ein; bei einem Kaiserschnitt helfen normalerweise Medikamente, die Nachwehen auszulösen. Diese Nachwehen sind schmerzhaft. Häufig wird der Mutter daher auch ein schmerzstillendes Mittel verabreicht. Die Blutungen können so stark sein oder es kann ein so hoher Eisenmangel entstehen, dass die Mutter zusätzlich Blut bekommt.

Wenn Sie nicht zu müde sind, ist es günstig, früh mit dem Stillen zu beginnen. Sie können zum Beispiel das kräftigste Baby anlegen. Die Stimulierung der Brust führt dazu, dass sich die Gebärmutter zusammenzieht, was auch dabei hilft, heftige Blutungen zu vermeiden. Sollte es nicht möglich sein, die Babys (oder eines von ihnen) anzulegen, können Sie zu einer Milchpumpe greifen (siehe Kapitel 12). Auf diese Weise können Ihre Babys das nahrhafte Kolostrum (Erstmilch) bekommen, das ihnen über eine Sonde oder ein Fläschchen zugeführt wird. Es ist reich an Antistoffen.

Wenn Sie nicht zu müde sind, ist es günstig, früh mit dem Stillen zu beginnen.

Wenn Sie während Ihrer Schwangerschaft lange Zeit Ruhe halten mussten, ist es gut möglich, dass Sie sich nun sehr schwach fühlen. Ihr Körper braucht Zeit, um seine Muskeln wieder aufzubauen. Es ist normal, dass Sie schon beim bloßen Aufstehen aus dem Bett oder beim Gang zur Toilette müde werden. Das kann sehr frustrierend sein, aber versuchen Sie, es zu akzeptieren, und haben Sie Geduld. Schließlich haben Sie drei Kinder auf die Welt gebracht!

Aus der Forschung:
Das schwerste Baby aus meiner Drillingsforschungsgruppe wog 3100 Gramm und das leichteste 680 Gramm. Das Durchschnittsgewicht der 210 Babys betrug 1840 Gramm.

11 Die Frühgeburt

Eines der größten Risiken einer Mehrlingsschwangerschaft ist die Frühgeburt. Ein Säugling, der vor der 37. Woche zur Welt kommt, wird als »prämatur« bezeichnet, vorzeitig, nicht ausgereift. Bei einer Frühgeburt ist der Körper des Kindes noch nicht reif genug, sich dem Leben außerhalb der Gebärmutter anzupassen. Ohne Brutkasten (Inkubator) überleben diese Säuglinge daher auch nicht. Aus meiner Zwillingsforschungsgruppe mussten 44 % der Säuglinge in den Brutkasten; in 5 % der Fälle war es dabei nur für einen der Zwillinge notwendig. Bei der Drillingsgruppe war die Anzahl höher, nämlich 79 %. Bei der Vierlings- und Fünflingsgruppe mussten alle in Brutkästen.

Als hauptsächlichste Ursache einer zu frühen Geburt gilt, dass der zur Verfügung stehende Raum innerhalb der Gebärmutter zu klein wird und der Körper der Mutter durch den übergroßen Umfang der Gebärmutter früher Zeichen zum Einsetzen der Geburt bekommt. Die Ausdehnung der Gebärmutter verursacht Wehen. Bei Frauen, die schon ein Kind geboren haben, ist dieses Risiko kleiner, denn ihre Gebärmutter dehnt sich mehr und hat mehr Platz für die Babys. Außerdem altert die Plazenta oder die Plazenten früher, was wiederum zu einer Frühgeburt führen kann.

Der Gesundheitszustand des Frühgeborenen (»Frühchen«) hängt nicht nur von der Schwangerschaftsdauer ab, sondern auch von seinem Wachstum während des Aufenthalts in der Gebärmutter. Manche Säuglinge wiegen bei der Geburt wenig und müssen sofort in den Inkubator, obwohl sie die erwünschte Zeit in der Gebärmutter verbracht haben. In diesem Fall ist ihr Wachstum geringer, als man aufgrund der Anzahl der Schwangerschaftswochen erwarten sollte. Man spricht dann von Dysmaturität (Reifungsstörung). In einem solchen Fall handelt es sich um eine intrauterine Wachstumsverzögerung. Die Ursache ist logisch: Die Babys teilen sich die Blut- und Sauerstoffversorgung; wenn deren Zufuhr nicht optimal ist, wachsen die Babys nicht ausreichend.

Die Überlebenschancen sind nicht mit Sicherheit anzugeben. Heute ist es jedoch keine Ausnahme mehr, dass Säuglinge mit einem Gewicht zwischen 500 und 1000 Gramm zwischen der 25. und 28. Woche geboren werden und überleben. Die folgende Grafik zeigt die Überlebenschancen der Säuglinge abhängig von der Anzahl der Schwangerschaftswochen:

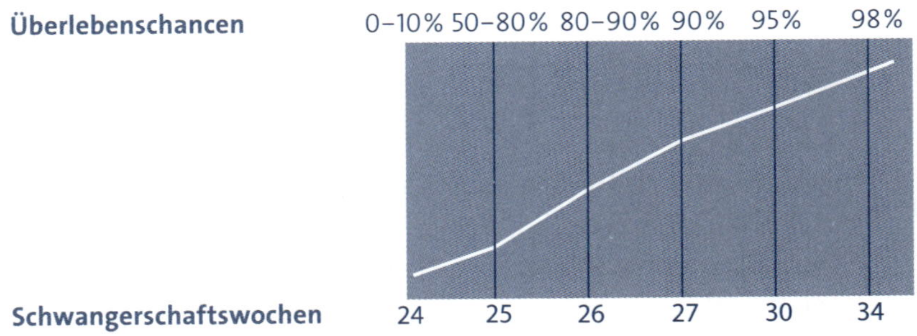

Die Dauer der Schwangerschaft ist das Wichtigste, denn von ihr hängt ab, ob sich die Organe ausreichend entwickelt haben.

Bei einem sehr früh geborenen Kind besteht das Risiko einer schweren Behinderung wie Taubheit, Blindheit, einer Lähmung oder eines anderen körperlichen oder geistigen Problems. Es gibt auch Folgen, die bis zur Einschulung nicht sichtbar sind wie etwa Aufmerksamkeitsdefizite, Hyperaktivität oder ein allgemeiner Rückstand in der Schule. Eine Studie des Krankenhauses »La Fe« in Valencia im Jahr 2000 bei Frühgeborenen unter einem Kilo zeigt, dass diese Kinder drei- bis viermal häufiger sitzen bleiben als andere, obwohl ihre Intelligenz normal ist.

Symptome einer möglichen Frühgeburt

Es ist wichtig, die Symptome zu kennen, die möglicherweise eine Frühgeburt ankündigen. Achten Sie auf folgende Anzeichen:

- → Verkrampfungen und Schmerz in der Nierengegend.
- → Ein mit Menstruationsschmerzen vergleichbarer Schmerz.
- → Darmkrämpfe mit oder ohne Durchfall.
- → Wehen, die mit Schmerzen einhergehen und an Häufigkeit zunehmen.
- → Wenig oder viel Blutverlust oder Verlust von Fruchtwasser.
- → Allgemeines Unwohlsein.

In all diesen Fällen müssen Sie Ihren Gynäkologen informieren. Er wird den Gebärmutterhals untersuchen und einen CTG-Scan machen, um die Frequenz und die Intensität der Wehen festzustellen und die Gesundheit der Babys zu kontrollieren. Er wird Ihnen die passende Behandlung vorschlagen. Diese kann aus Bettruhe bestehen, aber möglicherweise auch aus Medikamenten in Form von Tabletten oder einer Infusion, welche die Wehen hemmen.

Im Fall eines erhöhten Frühgeburtsrisikos werden Sie in ein Krankenhaus überwiesen. Nur auf diese Weise kann der Gesundheitszustand der Babys jederzeit kontrolliert werden. Beim Verdacht auf eine sehr frühe Frühgeburt wird meistens auf ein Krankenhaus ausgewichen, das über eine spezialisierte Intensivstation für Frühgeborene verfügt, die für sehr prämature Säuglinge sorgen kann. Das kann bedeuten, dass Sie weit von zu Hause entfernt in einem Krankenhaus aufgenommen werden, doch der Vorteil ist, dass Sie und Ihre Babys nicht gleich nach der Geburt transportiert werden müssen. Dennoch ist auch das nicht immer zu vermeiden. Die Säuglinge werden dann in einem speziellen Ambulanzfahrzeug transportiert, das mit Apparaten versehen ist, die zum Transport sehr früh Geborener unabdingbar sind. Die Säuglinge können, wenn es ihnen besser geht, in ein allgemeines Krankenhaus zurückkehren.

Die Frühgeborenenstation

Die Frühchen werden in ihrem Brutkasten mithilfe technisch hochwertiger Geräte Tag und Nacht bewacht und, falls nötig, behandelt. Sie erhalten eine Infusion, wenn die Nahrung noch nicht über den Magen vertragen wird, werden bei Atmungsproblemen mit zusätzlichem Sauerstoff versorgt und bekommen Fototherapie, wenn sich der Säugling gelblich verfärbt. Die gelbe Farbe ist ein Hinweis darauf, dass die Leber noch nicht gut funktioniert, weil sie noch nicht ganz entwickelt ist. Der Bilirubin-Gehalt im Blut ist dann zu hoch. Das weist auf eine Anhäufung des Gallenfarbstoffes hin. Bilirubin wird abgebaut, wenn es Licht ausgesetzt ist. Darum legt man die Säuglinge unter eine Lampe. Sollte das nicht ausreichen, kann eine Bluttransfusion beschlossen werden. Das Blut des Säuglings wird dann über einen dünnen Schlauch durch Spenderblut ersetzt.

Sicherlich ist es sehr unangenehm, wenn Sie Ihre Babys von so vielen Apparaten umringt sehen. Es kann sein, dass Sie sich entfremdet fühlen: Sie können sich kaum vorstellen, dass diese zerbrechlichen Frühchen, die aussehen wie kleine Astronauten, Ihre Kinder sind. Die große Menge an Pflegepersonal auf dieser Station, das außerdem oft wechselt, kann ebenfalls zu Ihrer Verwirrung beitragen.

Die Personen, die für Ihre Babys sorgen, sind:

- Ein Neonatologe – ein Kinderarzt, der auf die Behandlung Frühgeborener spezialisiert ist.
- Eine Pflegekraft, die auf neonatale Pflege spezialisiert ist.
- Ein(e) Lernschwester/Lernpfleger.
- Eine Pflegekraft, die auf Atemtechnik spezialisiert ist.
- Ein Kardiologe – ein Arzt, der auf Herzprobleme spezialisiert ist.
- Ein Neurologe – ein Arzt, der auf Krankheiten von Gehirn und Nervensystem spezialisiert ist.
- Eine Laktationsberaterin, die beim Stillen behilflich ist.
- Ein Physiotherapeut, spezialisiert auf Babymassage.
- Ein(e) Sozialarbeiter(in), der/die Hilfe bei praktischen und emotionalen Problemen der Eltern bietet.

Der Brutkasten und seine Funktion

Der Brutkasten oder Inkubator ahmt die Lebensbedingungen in der Gebärmutter so gut wie möglich nach. Der Brutkasten hält den Säugling auf konstanter Temperatur, was sehr wichtig ist, denn ein sehr früh geborenes Kind kann seine Temperatur noch nicht selbst regeln. Der Brutkasten steht mit einem Monitor in Verbindung, der ständig den Herzrhythmus und die Funktion der Lungen überprüft. Der Säugling wird über eine Sonde gefüttert, über eine Infusion oder – wenn es schon einen Saugreflex hat – an der Brust der Mutter oder mit einem Fläschchen.

Dennoch hängt nicht alles von der medizinischen Versorgung ab. 1979 entdeckte das Krankenhaus San Juan de Dios in Bogotá (Kolumbien) etwas sehr Wichtiges in Bezug auf die Pflege Frühgeborener. In diesem Jahr wurden sehr viele Säuglinge zu früh geboren. Die Ärzte hatten nicht mehr genügend Brutkästen zur Verfügung und beschlossen, einige Mütter mit ihren Babys nach Hause zu schicken. Sie empfahlen ihnen, die Babys nackt an ihre Brust zu legen, um sie durch den Kontakt von Haut an Haut Tag und Nacht warm zu halten. Die Ärzte behielten die Gesundheit dieser Babys genau im Auge. Zu ihrem großen Erstaunen entwickelten sie sich fantastisch und wuchsen kräftig, sogar schneller als die Babys im Brutkasten. Auch die Sterblichkeitsrate war bei dieser Zuhausegruppe viel geringer. Ihre Atmung regelte sich schneller und es gab viel weniger Apnoe-Anfälle bei ihnen.

Die Schlussfolgerung war klar: Das zu früh geborene Baby, das selbst atmen kann und einen Saugreflex hat, braucht keinen Brutkasten, wenn die Mutter als solcher fungieren kann. Die Mutter bietet dem Baby ihren Herzschlag, ihre Stimme, eine optimale konstante Temperatur und außerdem die bestmögliche Nahrung: ihre Brust. Dazu bietet sie ihm den körperlichen Kontakt, der es an das Leben in der Gebärmutter erinnert, auf das es so früh verzichten musste.

Die Erfahrung mit den kolumbianischen Babys hat die Pflege Frühgeborener verändert. Was während dieses Jahres eine Notmaßnahme war, wurde zu einer neuen Behandlungsmethode, dem »Kangarooing« (= Känguruen). Ärzte ermutigen die Eltern, ihre Kinder so bald wie möglich aus den Brutkästen zu nehmen und sie auf ihren Oberkörper zu legen. Mutter (oder Vater) und Baby werden zugedeckt, damit es schön warm ist. Ein solcher Haut-an-Haut-Kontakt ist eine ideale Methode, dem Baby beim Wachsen zu helfen. Känguruen ist auch möglich, wenn das Baby noch mit Kabeln und Sonde verbunden ist oder noch am Überwachungsgerät liegt. Dabei ist jedoch wichtig, dass das Kind stabil ist. Diese Methode stimuliert auch das Stillen, weil der sogenannte Milcheinschuss gefördert wird.

Der Haut-an-Haut-Kontakt ist eine ideale Methode, dem Baby beim Wachsen zu helfen.

Studien zeigen, dass Babys, die »im Beutel« gehalten werden, schneller nach Hause können und mit sechs Monaten weniger weinen als Babys, die ohne diesen körperlichen Kontakt im Inkubator bleiben.

Paula erzählt:
»Im Krankenhaus ermutigten sie mich, meine Zwillinge, die in der 34. Woche geboren wurden, aus dem Brutkasten zu nehmen. Anfangs fand ich es ganz schrecklich, aber ich gewöhnte mich schnell an ihre zarten Körper. An ihrer ruhigen Atmung und ihrer entspannten Haltung sah ich, wie sie es genossen. Für mich waren es die schönsten Momente des Tages. Mein Partner genoss es auch sehr und wir haben sehr oft so nebeneinandergesessen, jeder mit einem Baby am Körper. Ich bin dem Krankenhaus dankbar, dass sie mir das ›Känguruen‹ gezeigt haben. Es half mir auch, mich selbst sicherer zu fühlen.«

Ein Brutkasten für zwei

1995 entdeckte ein amerikanisches Krankenhaus, dass frühgeborene Zwillinge schneller wachsen und ihren Rückstand eher aufholen, wenn sie gemeinsam in einen Inkubator gelegt werden. In diesem Krankenhaus wurden Mädchen-Zwillinge in der 28. Woche geboren. Kyrie war mit 1300 Gramm die Große, ihre Schwester wog 1000 Gramm. Kyrie wuchs gut, aber ihre Schwester Brielle nicht. Sie hatte Probleme mit der Atmung und einen unregelmäßigen Herzrhythmus. Außerdem war sie sehr angespannt. Die Ärzte fürchteten um ihr Leben und beschlossen als letztes Rettungsmittel, sie zu ihrer Schwester zu legen. Brielle kuschelte sich sofort an sie. Schon bald war eine gewaltige Besserung in Sicht: Sie entspannte sich und ihre vitalen Funktionen wurden stabil wie nie zuvor. Sie begann zu wachsen!

Nachdem diese Fakten bekannt wurden, hat man verschiedene Studien darüber durchgeführt, welche Vorteile es hat, wenn man Zwillinge zusammenlegt. Bei den Studien kam man zu immer denselben Ergebnissen: Die Herzfunktion verbessert sich, die Atmung wird ruhiger und die Sauerstoffmenge im Körper nimmt zu. Die Säuglinge sind weniger angespannt, ihre motorische Entwicklung wird besser und ihr Wachstum schreitet schneller voran. In vielen amerikanischen Krankenhäusern wird es allmählich zur Gewohnheit, Zwillinge gemeinsam in einen Brutkasten zu legen, sowohl aus emotionalen als auch aus praktischen und ökonomischen Gründen: Die Säuglinge brauchen weniger Platz, und außerdem müssen sie nicht mehr in ein anderes Krankenhaus verlegt werden, wenn das Krankenhaus über zu wenige Brutkästen verfügt.

Es gibt noch einen weiteren Vorteil: Die Zahl der Wiederaufnahmen ist viel geringer. Diese Säuglinge brauchen für gewöhnlich nicht noch einmal ins Krankenhaus, im Gegensatz zu anderen, bei denen ein zweiter Krankenhausaufenthalt nichts Ungewöhnliches ist.

Die Zwillinge können jedoch nur dann gemeinsam in einen Inkubator gelegt werden, wenn folgende Umstände gesichert sind:

- Der Zustand der Babys ist stabil und keines der beiden hat eine Infektion (sonst könnten sie einander anstecken).
- Die Babys brauchen keine künstliche Beatmung.
- Die Kabel der Babys sind deutlich getrennt, und sie tragen noch ihre Identifikationsmarken, sodass keine Verwirrung entsteht. Das ist vor allem bei eineiigen Zwillingen wichtig.
- Die Körpertemperatur beider Säuglinge liegt zwischen 36,6 und 37,2 Grad, sodass es keinen großen Unterschied zwischen ihnen gibt. Die Temperatur des Brutkastens wird dem kleineren Säugling angepasst.
- Das Krankenhauspersonal und die Eltern beachten alle Hygienemaßnahmen, wie Händewaschen vor und nach dem Kontakt mit den Kleinen. Die Säuglinge werden meist mit den Gesichtern oder dem Rücken zueinandergelegt und mit nur einer Decke zugedeckt, damit sie sich anfassen können.

Es ist rührend, zu sehen, wie Zwillinge gemeinsam im Brutkasten liegen; manchmal hat ein Baby den Arm um das andere gelegt oder sie liegen Wange an Wange. Es ist nicht erstaunlich, dass sie den Kontakt mit ihrem Bruder oder ihrer Schwester genießen. Schließlich sind sie vom frühsten Beginn ihres Lebens an zusammen, sie haben ihre Herzen klopfen hören, sie sind zusammen eingeschlafen und sie haben sich angefasst. Diese Erfahrung hat einen enormen Einfluss auf die Kinder, und sie ist bedeutsamer, als man anfänglich dachte (siehe Kapitel 8).

Meistens werden die Säuglinge in einen Inkubator gelegt, der beiden genug Platz bietet, aber es gibt inzwischen auch spezielle breitere Brutkästen, die anderthalb mal so groß sind wie die herkömmlichen Modelle. Drillinge zusammen in einen Brutkasten zu legen ist komplizierter. Es kann dann auch beschlossen werden, zwei der Kinder zusammenzulegen.

Medizinische Probleme bei Brutkastenkindern

Je früher ein Baby geboren wird, desto größer ist das Komplikationsrisiko. Aber ganz abgesehen vom Ausmaß der Prämaturität sind seine Überlebenschancen von seiner Gesundheit bei der Geburt, seinem Gewicht und seiner Reaktion auf die Behandlungen abhängig. Daher trauen sich die meisten Kinderärzte nicht, eine Aussage über die zukünftige Gesundheit der Säuglinge zu machen, und sie bitten die Eltern, Geduld zu haben. Für die Eltern ist das alles andere als eine leichte Situation. Die Chancen eines zu früh geborenen Säuglings hängen auch von der Qualität der neonatalen Pflege ab, die es erhält. Darum ist es so wichtig, dass der Säugling in einem Krankenhaus mit einer neonatalen Intensivstation geboren wird.

Die Chancen eines zu früh geborenen Säuglings hängen auch von der Qualität der neonatalen Pflege ab, die es erhält. Darum ist es so wichtig, dass der Säugling in einem Krankenhaus mit einer neonatalen Intensivstation geboren wird.

Es kann große Unterschiede geben zwischen den Babys – eines der Kinder kann ein viel geringeres Gewicht haben als das andere. Das kleinere der beiden Kinder ist dann oft unreif. Bei Junge-Mädchen-Zwillingen hat das Mädchen größere Überlebenschancen als der Junge, auch wenn die Umstände für beide die gleichen sind, wie die Dauer der Schwangerschaft und ihr Geburtsgewicht. Bei Drillingen kann das Mädchen, auch wenn es das kleinste Baby ist, stärker sein und besser auf das Leben außerhalb der Gebärmutter vorbereitet als die beiden Brüderchen. Studien haben gezeigt, dass Mädchen bei der Geburt stärker sind als Jungen.

Atemprobleme

In der Gebärmutter bekommt das Baby den Sauerstoff über das Blut der Plazenta (oder Plazenten). Wenn es zu früh geboren wird, sind seine Organe noch nicht reif, so zum Beispiel seine Lungen. Zum Glück hat sich gezeigt, dass viele Frühgeborene mit unreifen Lungen gut atmen können. Andere brauchen zusätzlich Unterstützung, um ausreichend Sauerstoff zu bekommen. Das kann auf unterschiedliche Arten geschehen. Die einfachste ist, zusätzlichen Sauerstoff über das Zirkulationssystem des Inkubators zuzuführen.

Zusätzlicher Sauerstoff kann aber auch mit einem sogenannten »Schnurrbart« zugeführt werden. Der besteht aus einem kleinen Plastikschlauch mit zwei Ausstülpungen für die Nasenlöcher. Der kleine Schlauch wird an den Wangen festgeklebt. Diese Methode eignet sich vor allem bei lang andauernder Zuführung kleiner Mengen Sauerstoffs. Wenn mehr Unterstützung nötig ist, kann die CPAP-Beatmung (*Continuous Positive Airway Pressure*) angewandt werden. Hierbei wird dem Säugling über ein oder zwei kleine Schläuche in der Nase Sauerstoff unter einem leichten Überdruck zugeführt. Der Säugling atmet selbst.

Die intensivste Form der Unterstützung ist die künstliche Beatmung. Die Atmung als Ganzes wird von einem Beatmungsgerät übernommen. Der Sauerstoff wird über ein Röhrchen direkt in die Luftröhre geblasen. Künstliche Beatmung kann sehr intensiv durchgeführt werden, wobei der Säugling nichts mehr zu tun braucht, oder sehr leicht, nur zur Unterstützung der eigenen Atmung.

Die künstliche Beatmung ist ein großer Gewinn für die Behandlung von Frühgeborenen, hat aber auch Nachteile: Durch intensive und lang andauernde Beatmung können die Lungen geschädigt werden. Dann entsteht beispielsweise das Krankheitsbild BPD (bronchopulmonale Dysplasie). Daher wird die Beatmung auch immer sehr sorgfältig durchgeführt und nie länger als strikt notwendig.

Eine weitere schwere Lungenkrankheit, die bei Frühgeborenen auftreten kann, ist die Hyaline-Membran-Krankheit, auch ISRD genannt (*Idiopathic Respiratory Distress Syndrome*). Diese wird durch die Unreife der Lungen verursacht. Es fehlt nämlich eine bestimmte Substanz – Surfactant, ein englisches Kunstwort (*surface active agent*) –, die für das Offenhalten der Lungenbläschen wichtig ist. Weil dieser Stoff fehlt, klappen die Lungenbläschen nach jedem Atemholen wieder zu. Jedes nächste Atemholen kostet dann wieder die gleiche Anstrengung. Beim Baby sieht man eine beschleunigte Atmung, sein Brustkasten geht heftig auf und nieder, gepaart mit einem kleinen

Schrei oder Seufzer. Je unreifer das Baby geboren wird, desto größer ist die Gefahr, dass es diese Krankheit hat. Darum wird der Gynäkologe bei einer drohenden Frühgeburt der Mutter ein Nebennierenhormon geben (Corticosteroide), um so die Reifung der Lungen zu beschleunigen. Es ist dann jedoch wichtig, dass die Geburt noch 24 Stunden auf sich warten lässt, denn das Hormon braucht Zeit, um seine Wirkung zu entfalten.

Säuglinge mit IRDS brauchen eine intensive Behandlung. Sie bekommen zusätzlichen Sauerstoff oder werden beatmet. Meist werden sie über eine Sonde ernährt, damit sie alle Energie für das Atmen aufwenden können. Außerdem erhalten sie Surfactant; dieser Stoff wird in das Beatmungsröhrchen getröpfelt, wodurch er direkt in die Lungen gelangt. Dadurch bildet sich eine Schicht, eine Art Film auf den Lungen; das senkt die Oberflächenspannung und so können sich die Lungen leichter selbst aufblasen. Das Baby kann dadurch leichter atmen. Dies hat die Chancen für Frühgeborene erhöht, aber dennoch ist IRDS die Haupttodesursache der zu früh Geborenen.

Apnoe-Anfälle

Apnoe ist ein weiteres, häufig auftretendes Problem bei Frühgeborenen und vor allem bei denen, die vor der 30. Woche zur Welt kommen. Es handelt sich um eine vorübergehende Unterbrechung der Atmung infolge eines unreifen Nervensystems. Außer Apnoe-Anfällen können auch Bradykardien auftreten, Zeiträume verlangsamten Herzschlags. Der Puls sinkt unter 60 pro Minute. Diese Probleme haben mit dem unreifen Gehirn des Säuglings zu tun, wodurch die Atmung nicht gut gesteuert wird. Die meisten zu früh geborenen Säuglinge bewältigen dieses Problem, wenn sie wachsen und kräftiger werden.

Ernährungsprobleme

Viele Frühgeborene haben in der ersten Lebensphase Probleme mit der Ernährung. Das können Störungen im Magen-Darm-Trakt sein; der Magen kann kaum Nahrung vertragen oder es ist zu wenig Darmsaft vorhanden.

Wenn der Säugling noch keinen Saugreflex hat, wird er mit einer Magensonde gefüttert (enterale Ernährung). Verträgt der Säugling auch das nicht, wird er an eine Infusion gelegt (parenterale Ernährung). Beide Methoden können auch kombiniert werden.

Der zu früh geborene Säugling nimmt in den ersten Tagen mehr ab als ein zur rechten Zeit geborener, weil er viel Flüssigkeit verliert. Muttermilch ist die beste Ernährung für ein Frühgeborenes. Daher ist es auch sehr wichtig, dass die Mutter gleich nach der Geburt mit dem Abpumpen beginnt (siehe Kapitel 12).

Laura, Mutter zweieiiger Zwillinge, die in der 30. Woche geboren wurden:
»Ich pumpte die Milch mit einer elektrischen Milchpumpe zu Hause ab und brachte sie ins Krankenhaus. Sie froren die Milch ein und gaben sie den Babys, wann immer es notwendig war. Als die Babys dann endlich nach Hause durften, legte ich sie an die Brust. Weil sie so nicht viel tranken, gab ich ihnen auch noch die Flasche mit meiner Milch. Das war sehr umständlich: Erst die Brust geben, dann abpumpen und zum Schluss die Flasche. Aber nach zwei Wochen trank meine kleine Tochter schon gut und nach einem Monat auch mein Sohn. Ich bin stolz darauf, dass ich das durchgehalten habe. Es hat sich gelohnt.«

Muttermilch ist besonders wichtig, denn sowohl die Menge als auch die Zusammensetzung verändern sich je nach Bedarf und Wachstum des Neugeborenen. Wenn die Babys zu früh geboren werden, produziert die Mutter Milch, die genau auf ihre Bedürfnisse abgestimmt ist. Muttermilch ist für einen zu früh geborenen Säugling sogar noch wichtiger als für einen voll ausgetragenen, weil sie Abwehrstoffe gegen Infektionen enthält, für die ein Frühchen besonders anfällig ist. Muttermilch erhöht die Überlebenschance des Babys. Außerdem werden Babys, die gestillt werden, schneller aus dem Krankenhaus entlassen.

Wenn Sie nicht selbst stillen können oder wollen, erhält das Kind eine besondere Nahrung für Frühgeborene. Meistens wird es bis zur 34. Woche mit einer Magensonde ernährt. Etwa zu dieser Zeit beginnt das Baby, Saugbewegungen zu machen. Das ist ein guter Zeitpunkt, es an die Brust zu legen. Saugen ist nicht leicht für einen kleinen Säugling, denn es erfordert große körperliche Anstrengung. Wahrscheinlich schläft ihr Baby dabei schnell ein, wodurch es zu wenig Milch bekommt. Darum wird oft erst eine Weile die Flasche gegeben, am liebsten mit abgepumpter Muttermilch. Der Nachteil ist, dass sich das Baby an die Flasche gewöhnen kann und die Brust nicht mehr will. Das Saugen an der Brust ist nämlich anstrengender. Daher sollte man die Flasche nicht zu lange geben.

Möglicherweise trinkt ein Zwilling besser als der andere. Bleiben Sie geduldig, denn es ist bestimmt möglich, beiden Kindern beizubringen, an der Brust zu trinken. Sollten Sie nicht genügend Milch haben, beispielsweise bei Drillingen, geben Sie dem schwächsten Kind ausschließlich die Brust und ergänzen Sie die Milch der anderen mit Flaschennahrung. Geben Sie in diesem Fall immer erst die Brust und dann die Flasche. Dennoch ist es oft so, dass Drillingsmütter ausgezeichnet in der Lage sind, alle drei Kinder ohne Flaschennahrung zu füttern. Die Brüste produzieren schließlich so viel Milch, wie verlangt wird.

Mareike, Mutter von Drillingen:
»Meine Babys wurden in der 29. Woche geboren und wogen 1370, 1260 und 1120 Gramm. Ich begann so schnell wie möglich mit dem Abpumpen. Die Kinder bekamen meine Milch über eine Magensonde und wuchsen gut. Es gab mir einen Kick, dass ich daran mitarbeiten konnte. Das größte der drei legte ich in der 34. Woche an die Brust. Das ging schon bald sehr gut. Nach einer Woche folgte das zweite und zum Schluss war das Kleinste an der Reihe. Es ist nicht immer leicht gewesen, aber ich habe meine Kinder fünfeinhalb Monate gestillt ohne Flaschennahrung! Heute sind alle drei gesunde Dreijährige und ich bin sicher, dass das Stillen dazu beigetragen hat!«

Wann dürfen Frühgeborene das Krankenhaus verlassen?

Wie lange Frühgeborene im Krankenhaus bleiben müssen, ist sehr unterschiedlich. Abgesehen von der Anzahl der Schwangerschaftswochen, hängt vieles vom Wachstum und der Entwicklung der Säuglinge ab.

Früher schickte man Frühgeborene für gewöhnlich nach Hause, sobald sie 2500 Gramm wogen. Heute erlaubt man es manchmal noch eher, vor allem, wenn sich die Eltern schon gut selbst um das Frühchen kümmern können und sich das auch zu Hause zutrauen. Schließlich ist die Eltern-Kind-Beziehung sehr wichtig für das Wachstum des Babys. Ein viel wichtigerer Maßstab für die Entlassung nach Hause ist die körperliche Kondition des Kindes: Kann es gut trinken, hat es keine Apnoe-Anfälle mehr, wächst es stetig und kann es sich bei normaler Zimmertemperatur gut warm halten? Für Säuglinge, die weiterhin Apnoe-Anfälle haben, kann ein Monitor zu Hause eine Lösung bieten. So können sie früher nach Hause. Säuglinge, die an BPD (bronchopulmonale Dysplasie) leiden, können mit Sauerstoffunterstützung nach Hause.

In manchen Krankenhäusern darf man die Babys, bevor man sie mit nach Hause nimmt, 24 Stunden lang selbst betreuen. So kann man noch alle auftretenden Fragen den erfahrenen Pflegekräften stellen.

Für Sie ist es sicherlich ein erhebender Moment, wenn die Zwillinge endlich mit nach Hause dürfen. Manchmal darf man ein Kind früher als das andere mitnehmen. In diesem Fall bricht wahrscheinlich eine nervenzehrende und schwierige Zeit an: Pendeln zwischen zu Hause und dem Krankenhaus. Immer die Sehnsucht nach dem einen Kind, während man bei dem anderen ist. Aber manchmal, wenn die Entfernung nicht so groß ist, hat es auch Vorteile:

Patricia, Mutter von Drillingen:
»Die Mädchen wurden in der 35. Woche mit 2040, 2000 und 1850 Gramm geboren. Sie mussten 5 Tage in den Inkubator und danach noch 6 Tage ins Wärmebettchen. Ich bekam eines nach dem anderen mit nach Hause, nicht so sehr aus medizinischen Gründen, sondern mehr, um mich an die neue Situation zu Hause zu gewöhnen. Ich fand es sehr angenehm so.«

Möglicherweise steht Ihnen auch eine Haushaltshilfe zu, doch die wird meist nur für kurze Zeit gewährt. Auf jeden Fall sollten Sie sich informieren, wenn Sie eine Hilfe in Anspruch nehmen möchten.

Die Beziehung zu den Babys

Wenn die Babys im Brutkasten liegen, ist der Anfang nicht leicht. Viele Eltern erleben eine schwierige Phase. Sie machen sich Sorgen, ob ihre Kinder es schaffen, und fragen sich, ob die Frühgeburt in ihrer späteren Entwicklung zu merken sein wird.

98 % der Babys, die mit einem Gewicht zwischen 1100 und 2500 Gramm geboren werden, überleben. Aber auch wenn die meisten Frühchen überleben, hat ein Teil von ihnen eine Behinderung oder ein körperliches Gebrechen. Manches zeigt sich auch erst später, vor allem, wenn das Kind in die Schule kommt. Probleme wie Hyperaktivität, Konzentrationsstörungen oder andere Lernprobleme können eine Folge der Frühgeburt sein.

Manchmal finden Eltern es schwierig, sich an ihre Kinder zu binden. Aus Angst, sie zu verlieren, gehen sie dem Kontakt aus dem Weg. Dennoch ist es für die Babys und ihre Gesundheit sehr wichtig, dass sich die Eltern so früh wie möglich an ihrer Pflege beteiligen. Früher versuchte man, Eltern von der Frühchenstation fernzuhalten, aber das ist heute dank der Studien der amerikanischen Psychologen Klaus und Kennell absolut nicht mehr der Fall. Die beiden Psychologen zeigten in den Siebzigerjahren, wie wichtig für das Baby der Kontakt zu den Eltern ist. Dieses spürt die Anwesenheit des Elternteils neben dem Brutkasten und erkennt seine Stimme. Es wird ruhig, wenn es die Hände seiner Mutter auf der Haut spürt. Tiffany Field, Direktorin des *Touch Research Institute* der medizinischen Fakultät in Miami, beobachtete 1998 eine Gruppe von 40 Frühgeborenen, die die Säuglingsintensivstation verlassen hatten und auf der Frühchenstation lagen. Die Hälfte der Babys bekam 10 Tage lang dreimal am Tag Massage und 15 Minuten dauernde Babygymnastik. Sie wurden sanft von Kopf bis Fuß massiert und bei den Übungen handelte es sich um

Die Eltern sollten sich so früh wie möglich an der Pflege beteiligen.

leichte Beugungen von Armen und Beinen. Diese Babys nahmen um 47 % mehr Gewicht zu als die anderen, die keine Behandlung bekamen. Beide Gruppen erhielten dabei dieselbe Ernährung. Wahrscheinlich sorgt dieser körperliche Kontakt für eine verbesserte Darm- und Stoffwechselfunktion. Daneben war der Aufenthalt im Krankenhaus für diese Gruppe etwa sechs Tage kürzer. Field hatte als Mutter selbst feststellen können, wie sehr ihre zu früh geborene Tochter Berührungen genoss. Nach dieser persönlichen Erfahrung wurde sie zu einer renommierten Spezialistin auf diesem Gebiet.

Bei einem zu früh geborenen Baby ist das Bedürfnis nach Kontakt weniger sichtbar. Ein zur richtigen Zeit geborener Säugling hält den Finger seiner Eltern kräftig fest oder öffnet die Augen und sieht sie aufmerksam an. Auf diese Signale müssen Eltern von Frühgeborenen verzichten. Ihre Babys brauchen all ihre Energie zum Wachsen. Aber das bedeutet nicht, dass sie keinen Kontakt brauchen! Er ist absolut notwendig für sie. So gut sie auch von Pflegekräften versorgt werden, die Aufmerksamkeit der Eltern ist unvergleichbar. Und im Gegensatz zu dem, was man früher glaubte, sind Ungeborene und Neugeborene extrem empfindsam und intuitiv.

Vorschläge:

→ Besuchen Sie Ihre Babys so oft wie möglich. Auch wenn Sie nicht viel mehr tun können, als sich neben den Brutkasten zu setzen, tut ihnen Ihre Anwesenheit gut.

→ Versuchen Sie, entspannt zu sein. Teilen Sie Ihre Sorgen mit dem Neonatologen, dem Partner oder wem auch immer, damit sie nicht den Kontakt zu Ihrem Baby stören.

→ Es kann sein, dass Ihre Babys erschrecken, wenn Sie sie berühren. Das ist eine logische Reaktion, denn ihre Erfahrungen mit Berührungen sind oft schmerzhaft; Nadeln, Infusionen, Sonde, grelles Licht etc. Sprechen Sie mit ihnen, bevor Sie sie anfassen. Sobald sie Ihre Stimme hören, werden sie sich entspannen.

→ Machen Sie sich keine Sorgen, wenn Sie ein stärkeres Band zu einem Baby empfinden als zum anderen. Die Beziehung zu Ihren Kindern wird immer unterschiedlich sein und wird sich außerdem ständig verändern. Ihre Babys sind von Anfang an unterschiedliche Menschen, und es ist normal, dass das eine andere Gefühle bei Ihnen hervorruft als das andere. Wenn Sie merken, dass es da etwas gibt, was Sie daran hindert, eines von ihnen zu lieben, sprechen Sie mit jemandem darüber.

Die Gefühle der Eltern

Viele Eltern sind traurig und fühlen sich ohnmächtig. Mütter erleben die Ankunft ihrer Babys als Versagen ihrerseits und quälen sich mit Fragen, was sie denn falsch gemacht haben. Eltern können sich auch entfremdet fühlen, als beträfe die Situation nicht sie selbst.

Isabel, Mutter von Drillingen:
»Ich fühlte mich sehr weit weg. Am liebsten hätte ich mich unter der Decke verkrochen und wäre nie wieder zum Vorschein gekommen. Ich wollte die Babys gar nicht als meine Kinder und ging nur aus Pflichtgefühl zu Besuch. Bis mir eines Tages eine Pflegekraft eines der Kinder in den Arm drückte und mich buchstäblich auf einen Stuhl zwang. Als ich den kleinen, zerbrechlichen Körper in den Händen spürte, brach etwas in mir. Ich musste wahnsinnig weinen. Von dem Moment an ging es mir besser.«

Es kommt auch vor, dass Eltern sich aufgewühlt und zerrissen fühlen. Wenn sie mit einem Kind beschäftigt sind, denken sie an das andere. Wenn die Säuglinge in verschiedenen Krankenhäusern liegen oder eines schon zu Hause ist, wird die Situation noch schwieriger. Oder die Eltern sind traurig, weil sie einem älteren Kind kaum Aufmerksamkeit widmen können. Sie haben ständig das Gefühl, an allen Enden zu versagen.

Manchmal treten ambivalente Gefühle gegenüber Ärzten und Pflegepersonal auf.

Claudia, Mutter von Zwillingen:
»Ich wollte selbst für meine Babys sorgen und sie bei mir haben. Ich fand es schrecklich, sie jeden Tag wieder dem Pflegepersonal überlassen zu müssen, obwohl ich andererseits sehr froh war, dass sie so gut für sie sorgten. Es war sehr verwirrend.«

Vorschläge:

→ Sprechen Sie über Ihre Schuldgefühle. Sie sind sehr hinderlich und führen zu nichts. Sehr oft ist nicht klar, was zu der Frühgeburt führte. Wie auch immer – besprechen Sie es mit Ihrem Gynäkologen!

→ Eines können Sie auf jeden Fall für Ihre Babys tun: ihnen Milch geben. Das ist die allerbeste Nahrung für sie. Den meisten Müttern tut es gut, Milch abzupumpen: Sie fühlen sich nützlich und in die Pflege ihrer Kleinen einbezogen.

→ Führen Sie für jedes einzelne Baby ein Tagebuch, in dem Sie Fortschritte und Schwierigkeiten notieren. Damit vermeiden Sie, dass diese Zeit wie im Rausch an Ihnen vorüberzieht, und es wird Ihnen dabei helfen, diese turbulenten Wochen zu verarbeiten.

→ Fragen Sie die Pflegekräfte, ob Sie »känguruen« dürfen, sobald das möglich ist. Solange das noch nicht geht, können Sie Ihre Kinder im Brutkasten zumindest streicheln. Diese Berührungen sind für das Frühgeborene sehr wichtig. Wegen der Infektionsgefahr müssen Sie dabei alle Hygienemaßnahmen beachten.

→ Nehmen Sie zu Hause eine CD auf, auf der Sie zu Ihren Kindern sprechen. Auch die Geräusche von zu Hause, die Stimme des Vaters und der Geschwister, Wiegenlieder und Barockmusik können aufgenommen werden. Bitten Sie die Pflegekräfte, diese CD mehrfach am Tag abzuspielen. Studien haben gezeigt, dass ein Frühgeborenes dank der bekannten häuslichen Geräusche schneller wächst und ruhiger wird. Außerdem erleichtert es den Übergang vom Krankenhaus nach Hause.

→ Nehmen Sie mit Vereinigungen von Eltern mit Brutkastenkindern Kontakt auf. Es wird Ihnen guttun, Erfahrungen mit Leidensgenossen auszutauschen.

→ Informieren Sie sich über Schwierigkeiten und Fortschritte Frühgeborener. Je mehr Sie über das Thema wissen, desto weniger wird Sie die Behandlung erschrecken, die Ihre Babys erhalten. Dadurch können Sie ruhiger mit den Kleinen umgehen. Es gibt gute Literatur, nicht nur über die Frühgeburt, sondern auch über Babymassage, frühe Stimulierung und wie man ein Baby festhält, das sich überstreckt.

Und dann kommen sie nach Hause!

Jetzt kann endlich das Leben beginnen, wie Sie es sich während der Schwangerschaft vorgestellt haben. Die meisten Eltern sind sehr froh, wenn dieser Moment anbricht, aber auch unsicher. Wird alles gut gehen? Schaffen wir es ohne die Pflege erfahrener Kräfte und des Neonatologen?
Frühgeborene sind in vielerlei Hinsicht anders als voll ausgetragene Kinder. Beachten Sie Folgendes:

Tipps:

→ Manche Babys müssen sich erst an die Situation zu Hause gewöhnen. In den ersten Tagen sind sie reizbar und weinerlich. Möglicherweise vermissen sie die lärmende Umgebung. In ihrem Brutkasten hörten sie Tag und Nacht Lärm, etwa das Summen des Monitors. Manchmal hilft es, einen Wecker neben ihr Bett zu stellen oder das Radio einzuschalten. Auch eine Lampe dicht bei ihrer Wiege kann helfen. Ein Schreibaby findet oft Trost, wenn Sie es in einem Tragesack mit sich tragen. Der Haut-an-Haut-Kontakt tut ihm gut.

→ Manche Babys spüren gern einen Rand, an den sie den Kopf legen können. Das ahmt die Situation in der Gebärmutter nach. Sorgen Sie daher dafür, dass sie nicht in einer zu großen Wiege liegen; eine kleine Reisewiege oder ein Korb kann in der ersten Zeit angenehmer für sie sein. Die meisten Zwillinge werden ruhig, wenn sie zueinandergelegt werden. Machen Sie das jedoch nur, wenn sie wach sind: Im Zusammenhang mit den Risiken des plötzlichen Kindstodes ist es besser, wenn die Babys einzeln schlafen. Wenn sich Ihr Baby häufig überstreckt, kann eine kleine Hängematte helfen.

- → Für Frühgeborene ist es oft schwierig, einen Tag-Nacht-Rhythmus zu finden. Im Krankenhaus gab es immer Geräusche und Licht. Es kann daher sein, dass Ihre Kleinen vor allem nachts viel wach sind. Sorgen Sie für eine dämmrige Stimmung während der nächtlichen Fütterungen. So entdecken sie von selbst den Unterschied zwischen Tag und Nacht.
- → Manche Babys sind körperlich sehr angespannt (das nennt man Hypertonie). Wenn man sie hochnimmt, strecken sie sich mit dem Kopf nach hinten. Nehmen Sie Ihr Baby folgendermaßen aus dem Bett: Drehen Sie es halb auf die Seite und schieben Sie einen Arm unter Kopf und Schultern und den anderen zwischen seine Beine. Jetzt können Sie es hochheben und es wird sich nicht überstrecken. Versuchen Sie auch beim Tragen, entgegenzuwirken: Unterstützen Sie den Po gut, dann beugen sich die Beinchen schon ein wenig von selbst, und halten Sie eine Hand hinter das Köpfchen. Auch Massagen und Physiotherapie können ihm guttun.
- → Je näher das ursprüngliche Datum der Geburt rückt, desto mehr wird das Weinen der Babys zunehmen. Solange es nicht mit anderen Symptomen wie Fieber, Durchfall oder Hautausschlag einhergeht, ist das nicht beunruhigend. Im Gegenteil: Es bedeutet, dass die Babys kräftiger werden und sich wie voll ausgetragene Säuglinge verhalten.
- → Frühgeborene haben ein großes Bedürfnis nach körperlichem Kontakt und Liebkosungen. »Känguruen« Sie ruhig weiterhin oder nehmen Sie die Babys ab und zu mit sich ins Bett, zum Beispiel zum Stillen. So holen sie den Verlust des körperlichen Kontakts, den sie so früh verloren haben, schnell wieder auf.

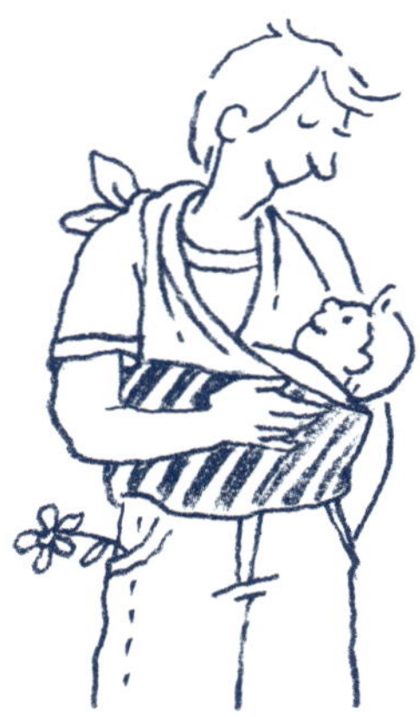

Esther, Mutter von Zwillingen, die mit 28 Wochen geboren wurden und 1160 und 965 Gramm wogen, berichtet über die Zeit, als sie nach Hause kamen: *»Ich dachte, alles würde normal sein, von dem Moment an, an dem sie*

nach Hause kamen. Aber dem war nicht so. Im ersten halben Jahr weinten sie viel; wir fragten uns immer, was wir wohl falsch machten. Wir waren so verunsichert. Die Mädchen waren sehr anfällig und häufig krank: mal erkältet, mal mit Fieber oder Lungenproblemen. Ich hockte ständig beim Kinderarzt und dachte, das würde nie aufhören, aber im zweiten Halbjahr ging es auf einmal viel besser. Sie weinten immer weniger und wurden immer kräftiger und damit auch weniger anfällig. Erst da konnte ich mich entspannen und begann, es wirklich zu genießen.«

Die Entwicklung des zu früh geborenen Säuglings

Der zu früh geborene Säugling wird medizinisch sorgfältig untersucht, um bestimmte Probleme in einem frühen Stadium erkennen zu können. Wurde das Baby mit Sauerstoff beatmet, wird es noch während des Aufenthalts im Krankenhaus augenheilkundig untersucht, was auch noch nach der Entlassung mehrfach erfolgen wird.

Um die Entwicklung der Säuglinge beurteilen zu können, berücksichtigt der Kinderarzt die Frühgeburt. Die Zeit, die das Baby zu früh geboren ist, wird von seinem Kalenderlebensalter abgezogen. Ein 5 Monate altes Baby, das 2 Monate zu früh kam, ist bezüglich seiner Entwicklung drei Monate alt. Diese Alterskorrektur wird bis zum zweiten Lebensjahr angewandt. Dann ist das Nervensystem des Babys ausgewachsen. Babys, die vor der 32. Woche mit einem Gewicht unter 1500 Gramm geboren wurden, werden die ersten zwei Jahre vom Kinderarzt begleitet. Dabei geht es um Kontrolluntersuchungen, die speziell für Frühgeborene und ihre kognitiven und motorischen Fähigkeiten entwickelt wurden. Daneben gibt es noch die üblichen Kontrollen.

Wird ein Problem oder ein Rückstand in seiner Entwicklung entdeckt, wird ein Sozialpädiatrisches Zentrum (SPZ) eingeschaltet, eine ambulante, interdisziplinäre Einrichtung zur frühzeitigen Entdeckung von Entwicklungsstörungen. Ein SPZ bietet ergänzend zu den Praxen niedergelassener Ärzte und Therapeuten und den Frühförderstellen interdisziplinäre Hilfe und Unterstützung für Kinder mit Entwicklungsstörungen und Behinderungen bzw. für von Behinderung bedrohte Kinder an.

Ist es gut, die Babys zu stimulieren?

Manchmal fragen sich Eltern, ob es gut ist, ihre Frühgeborenen zu stimulieren, um so eventuelle Rückstände aufzuholen oder zumindest abzuschwächen. In der ersten Zeit, wenn die Babys gerade zu Hause sind, ist es das Allerwichtigste, die verlorene Zeit aufzuholen und sie sehr viel zu liebkosen. Der körperliche Kontakt ist die beste Anregung für sie. Wenn die Kinder nach einigen Monaten häufiger wach sind, können Sie auch an bestimmte Spiele denken.

Diese Babys waren in der Gebärmutter weniger Reizen ausgesetzt, die ihre Sinnesorgane stimulieren, als ein voll ausgetragenes Kind. Dieses profitiert nämlich in den letzten Schwangerschaftswochen von folgenden Erfahrungen: Die Bewegungen der Mutter regen sein Gleichgewichtsgefühl an; sein Gehör wird durch das Geräusch des Herzschlags der Mutter stimuliert und das Tastgefühl entwickelt sich durch das Fühlen der Gebärmutterwand, des Mutterkuchens und der Nabelschnur. Frühgeborene Zwillinge haben zwar den Körper des Brüderchens oder Schwesterchens gespürt, aber alle anderen Empfindungen verpasst, und deswegen ist es gut, ihnen Spiele anzubieten, die auf diese Empfindungen ausgerichtet sind.

Vorschläge:

→ Für das Tastgefühl: Berühren Sie seine Wangen, Fußsohlen und Arme mit etwas Weichem, wie einer Babyhaarbürste oder einem Flanellläppchen.

→ Für seine Sehkraft und das Gehör: Hängen Sie ein Mobile in seine Wiege und sorgen Sie für Spiele, die Geräusche machen, sich bewegen oder aufleuchten. Eine Lampe, die Abbildungen an die Decke projiziert, wird dem Baby dabei helfen, seinen Blick auf Gegenstände zu richten.

→ Für seine Motorik: Legen Sie es auf eine Decke oder einen Spielteppich. Das stimuliert es, sich umzudrehen oder nach einem Spielzeug zu greifen, das neben ihm liegt. Wechseln Sie auch regelmäßig Bauch- und Rückenlage ab. Wenn Sie es auf den Bauch legen, wird seine Rückenmuskulatur gekräftigt. Studien des Niederländischen Zwillingsregisters der Freien Universität zeigten 2003, dass Säuglinge, die viel auf dem Rücken liegen, sich motorisch langsamer entwickeln.

→ Bei schlaffen Muskeln ist Babygymnastik sehr geeignet. Hier geht es um das Gegenteil von Überstrecken, das Kind ist dann sehr schlaff und hat eine schwache Muskelspannung (Hypotonie). Die Gymnastik besteht aus dem Beugen und Strecken seiner Beine und Arme. Beim Überstrecken ist es gut, ihm ein zusammengerolltes Handtuch unter den Kopf zu legen, wenn es auf dem Rücken liegt. Auch beim Anziehen überstreckt sich ein Kind oft. Ziehen Sie es dann auf Ihrem Schoß sitzend an.

→ Gehen Sie so viel wie möglich auf das ein, was das Kind von sich aus tut. So können Sie sicher sein, dass es Zeit ist für bestimmte Übungen oder Bewegungen. Und achten Sie gut auf Signale, die zeigen, dass es müde ist: den Kopf wegdrehen, gähnen, aufhören zu strampeln oder weinen. In dem Maß, wie das Baby wächst, kann die Gymnastik immer etwas länger dauern.

Aus der Forschung:
Bei eineiigen Zwillingen ist die Möglichkeit einer Frühgeburt immer etwas höher. Das erklärt vielleicht, warum ihr Geburtsgewicht oft geringer ist als bei zweieiigen. Außerdem sind die Unterschiede im Gewicht bei den Eineiigen größer als bei den Zweieiigen. Wahrscheinlich hat das mit der Tatsache zu tun, dass bei eineiigen Zwillingen ein Kind infolge des Zwillingstransfusionssyndroms manchmal besser ernährt wird als das andere. Die durchschnittliche Dauer einer Zwillingsschwangerschaft betrug im Jahr 2000 36,5 Wochen, etwas niedriger als im Jahr 1998, als sie 37 Wochen umfasste.

12 Die Ernährung der Säuglinge

Eine der größten Sorgen einer Mehrlingsmutter ist die Ernährung. Die häufigsten Fragen sind: »Wie füttere ich zwei oder drei Kinder gleichzeitig?« und »Kann ich sie überhaupt stillen?«. Ich werde erst ein paar allgemeine Informationen zu diesem Thema geben und danach ausführlich die Flaschenfütterung und das Stillen besprechen.

Ein Neugeborenes braucht Tag und Nacht etwa alle zwei bis drei Stunden Nahrung. Das Gewicht des Babys bestimmt die Anzahl der Fütterungen: Je kleiner das Kind, desto häufiger wird es gefüttert. Beispiel: Ein Baby von 2250 Gramm muss alle zwei Stunden gefüttert werden. Das bedeutet acht- bis zehnmal am Tag pro Baby. Bei Flaschenfütterung sind das mindestens 16 Fläschchen bei Zwillingen und 24 bei Drillingen. Die Mutter von Zwillingen wird sechs bis acht Stunden mit der Fütterung ihrer Kleinen beschäftigt sein und die Mutter von Drillingen den größten Teil des Tages, sicherlich während der ersten Monate. Anfangs schlafen die Kinder in der Zeit zwischen den Mahlzeiten. Je größer sie werden, desto länger können die Zeiten zwischen den Mahlzeiten dauern. Wenn sie sechs Monate alt sind, »kommen« sie gewöhnlich alle vier Stunden.

Je kleiner das Kind, desto häufiger wird es gefüttert.

In den ersten Tagen verlieren die Säuglinge Gewicht. Das ist normal und kein Grund zur Besorgnis. Dann haben sie auch meistens keinen so großen Hunger: Sie sind noch müde vom Abenteuer der Geburt, und manchmal ist ihnen übel vom Fruchtwasser, das sie während des Geburtsvorgangs geschluckt haben. Der Übergang vom Leben in der Gebärmutter in die Außenwelt ist sehr groß und der Säugling braucht Zeit zur Anpassung. Ab dem dritten oder vierten Tag nach der Geburt steigt das Gewicht. Säuglinge, die gestillt werden, haben ungefähr zwei Wochen nach der Geburt wieder ihr Anfangsgewicht und von diesem Moment an werden sie »dicker«. Unter günstigen Umständen, beispielsweise wenn sie ohne Einschränkungen trinken können, erreichen sie ihr Ursprungsgewicht auch schon früher. Flaschenbabys sind meist schon nach einer Woche wieder auf ihrem Geburtsgewicht.

Viele Mütter fragen sich, ob es praktisch ist, die Kinder gleichzeitig zu füttern, unabhängig von der Frage, ob Brust oder Flasche. Zweifellos spart das Zeit. Dennoch ist es gut, die Babys am Anfang eines nach dem anderen zu füttern: Der Kontakt zu jedem einzelnen Baby ist notwendig, um es kennenzulernen. Außerdem sind sie oft sehr schläfrig während der ersten Tage oder Wochen. Sie werden schon Ihre Aufmerksamkeit beim Füttern brauchen, Sie werden sie wecken müssen, stimulieren etc. Wenn das Füttern gut funktioniert und Sie schon ein wenig Erfahrung damit haben, können Sie es gleichzeitig tun (auf die idealen Haltungen dafür komme ich noch zurück). Das ist auf jeden Fall leichter, vor allem für Drillingsmütter oder wenn noch ein weiteres Kind in der Familie ist. Manche Mütter entscheiden sich dafür, eine Fütterung gemeinsam und die nächste einzeln vorzunehmen. Einem Kind die Brust oder die Flasche zu geben ist schließlich ein wunderbar intimes Geschehen und trägt zum Kontakt mit jedem einzelnen Kind bei.

Zwillingsmütter fragen sich auch, ob es praktischer ist, nach einem Zeitschema zu füttern oder nach Bedarf. Letzteres ist am besten, aber recht schwierig mit zwei oder mehr Babys mit jeweils eigenem Rhythmus. Dadurch bekommt man als Mutter gar keine Ruhe mehr, weil man den ganzen Tag mit Füttern beschäftigt ist. Daher ist es besser, ein mehr oder weniger festes Schema zu haben, das auch flexibel gehandhabt werden kann. Wenn eines der Babys zwischen den Fütterungen weint, kann man ihm eine Extraportion geben. Mit etwa sechs Wochen entwickelt jeder Säugling normalerweise seinen eigenen Rhythmus. Aus meiner Studie ergibt sich, dass 77 % der Zwillinge innerhalb von drei Monaten ein festes Fütterungsmuster entwickeln, etwa 14 % schaffen das in sechs Monaten. Nur 9 % brauchen mehr Zeit. Für Drillinge sind die Prozentsätze 76 %, 20 % und 4 %.

Mit etwa sechs Wochen entwickelt jeder Säugling normalerweise seinen eigenen Rhythmus.

Stillen

Auch Mehrlingsbabys können Muttermilch genießen, genau wie Einlinge! In meiner Forschungsgruppe gaben 47 % der Zwillingsmütter und 48 % der Drillingsmütter ihren Babys die Brust. Sie alle waren sehr froh über diese Entscheidung. Das Krankenhaus schließt sich der Wahl der Mutter – Brust oder Flasche – an. Es ist ganz sicher so, dass das Selbsternähren eine große physische Anstrengung erfordert. Sie müssen dabei auch auf sich selbst achten, so gut wie möglich essen und sich so viel wie möglich ausruhen. Aber die größere Nachfrage nach Milch braucht kein Grund zu sein, vom Stillen abzusehen. Beim Stillen geht es um Nachfrage und Angebot: Wird viel Muttermilch gebraucht, wird auch viel hergestellt. Vielen Müttern, sogar von Drillingen, gelingt es, ihre Babys ausschließlich mit ihrer eigenen Milch zu ernähren. Andere müssen die Muttermilch mit künstlicher Nahrung ergänzen, weil sie selbst nicht genug Muttermilch haben oder zu müde sind. Aber auch wenn nur teilweise gestillt wird, profitieren die Säuglinge von der Milch ihrer Mutter.

Vor- und Nachteile des Stillens

Selbst ernähren hat viele Vorteile und ein paar Nachteile, die auch für einen Einling gelten.

Vorteile:

- Muttermilch ist für den Säugling am nahrhaftesten und enthält das ideale Verhältnis an Proteinen, Fetten, Zuckern, Mineralien und Vitaminen. Da Mehrlingsbabys häufig ein niedrigeres Geburtsgewicht haben als Einlinge, tut ihnen diese Nahrung besonders gut.
- Sie enthält Antistoffe, die die Kinder vor Krankheiten, Infektionen und Allergien schützen. Dieser Schutz ist für Mehrlingsbabys angesichts ihres oft niedrigeren Geburtsgewichts oder wegen einer Frühgeburt besonders wichtig. Gestillte Kinder sind meist seltener krank.
- Stillen ist ein intimer körperlicher Kontakt zwischen Mutter und Kind, was gut für ihre Beziehung ist. Von Geburt an müssen Mehrlingsbabys die Aufmerksamkeit ihrer Mutter teilen. Das Stillen hat den Vorteil, dass jedes Baby die exklusive Aufmerksamkeit der Mutter bekommt (wenn es allein gestillt wird).
- Stillen beugt Krankheiten vor, die man als Erwachsener bekommen kann, wie Fettsucht, hohem Blutdruck und Arterienverkalkung.
- Es fördert die intellektuelle und psychologische Entwicklung, da die Muttermilch im Gegensatz zu anderen Milchsorten wichtige mehrfach ungesättigte Fettsäuren enthält.
- Stillen ist eine Verlängerung des physischen Kontakts, der während der Schwangerschaft zwischen Mutter und Baby bestand. Bei Mehrlingen wird diese Intimität früh unterbrochen. Das Stillen kompensiert diese vorzeitige physische Trennung, und die Mutterbrust wird zur »neuen Nabelschnur«.
- Muttermilch ist die Nahrung, die Säuglinge am besten verdauen können, auch Frühgeborene. Verstopfung, Bauchkrämpfe und Durchfall kommen bei Säuglingen, die gestillt werden, seltener vor. Außerdem beugt es Magen-Darm-Entzündungen vor.

- Muttermilch ist immer vorhanden und immer richtig temperiert. Sie brauchen sie nicht zuzubereiten, und sie ist sehr preiswert: Flaschennahrung für mehr als ein Baby ist ein gewaltiger Kostenfaktor.
- Das Trinken an der Brust fördert die Kaumuskulatur und die Entwicklung des Gebisses, weil das Baby mehr Kraft aufwenden muss als beim Trinken aus einer Flasche.

Faktoren, die einen Grund darstellen können, vom Stillen abzusehen:

- Es ist ein wenig schwieriger, den richtigen Anfang zu finden, wenn Sie gerade geboren haben, denn schließlich besteht eine größere Möglichkeit eines Kaiserschnitts, einer Frühgeburt und einer Narkose.
- Es erfordert immer die Anwesenheit der Mutter.
- Wenn die Mutter nicht ausreichend Milch hat, ist das Baby nicht zufrieden und weinerlich. Es ist auch schwieriger, die Milchmenge pro Fütterung festzustellen.
- Falls die Mutter krank ist (Tuberkulose, Aids), kann dieser Faktor das Stillen ausschließen, ebenso wie auch die Einnahme bestimmter Medikamente.
- Dennoch sind diese Argumente nicht ganz überzeugend. Für die meisten gibt es Lösungen, wie ich im Folgenden zeigen werde.

Eine persönliche Entscheidung

Treffen Sie eine Entscheidung, die sich für Sie gut anfühlt und zu Ihren Möglichkeiten passt. Wenn die Vorstellung des Stillens Sie anspricht, zögern Sie nicht. Es ist ohne Zweifel eine wunderbare Erfahrung und auch für Sie möglich. Sogar Müttern von Drei- und Vierlingen ist es gelungen, wie wir in ihren Berichten lesen können. Wenn Sie denken, dass es sehr schwierig werden wird, wenden Sie sich schon während der Schwangerschaft an eine Laktationsberaterin oder eine Selbsthilfegruppe auf diesem Gebiet. Sehr wahrscheinlich wird es Ihnen mit dieser Unterstützung durchaus gelingen, zu stillen. Fast alle Frauen können es. Wenn Ihnen die Vorstellung jedoch widerstrebt und die Informationen Sie nicht überzeugen, ist es logisch, dass Sie sich für die Flaschenernährung entscheiden. Fühlen Sie sich wegen dieser Entscheidung nicht schuldig, denn nur Sie selbst können die Situation einschätzen und Ihre Grenzen bestimmen.

Einige Mütter zweifeln. Wenn das bei Ihnen auch der Fall ist, fangen Sie einfach mal mit dem Stilen an, denn es ist nun mal die beste Nahrung für Ihre Babys. Vielleicht ist es ja gar nicht so schwer, wie Sie zuerst dachten. Sie können immer noch zur Flasche übergehen. Der umgekehrte Weg geht leider nicht! Wenn Sie nicht sicher sind, weil Sie schon bald wieder zur Arbeit müssen, bedenken Sie, dass es dennoch möglich ist, zu stillen und zu arbeiten. Es ist bestimmt keine unmögliche Kombination, wie Sie in den Erfahrungsberichten der Mütter lesen können. Aber wenn es doch nicht möglich zu sein scheint, nutzen Sie zumindest die Monate Ihres Mutterschutzes und geben Sie Ihren Babys die Brust, damit sie die Antistoffe gegen Krankheiten bekommen. Und das ist für sie, die mit einem geringeren Gewicht zur Welt kamen als Einlinge, ein großer Vorteil!

Sabrina, Mutter von Drillingen (zwei Mädchen und einem Jungen), berichtet:
»Es gelang mir, sie zu stillen, und darauf bin ich sehr stolz. Ich hatte mir vorgenommen, mich nicht darüber aufzuregen: Besser eine ruhige Mutter, die ihnen die Flasche gibt, als eine hysterische, die versucht zu stillen. Im Krankenhaus bekamen die Babys die Flasche, und so wussten wir, wie viel sie tranken; sie waren sehr klein. Die Fläschchen enthielten meine Milch mit einer Ergänzung durch Flaschennahrung. Ich hatte sofort viel Milch. Sie bekamen etwa 70% Muttermilch. Als sie drei Wochen alt waren, legte ich sie an die Brust. Der Junge klammerte sich sofort fest, die Mädchen kostete es etwas mehr Mühe, aber dank meines Durchhaltevermögens und Vertrauens lernten sie es auch. Ich hatte in der Küche ein Stillschema aufgehängt; bei jeder Fütterung gab ich einem der Babys die Brust. Die anderen bekamen dann ein Fläschchen mit meiner Milch oder mit künstlicher Milch. Mit diesem System konnte ich mich immer einem Kind ganz widmen, während mein Mann oder meine Mutter die beiden anderen fütterte. Nachts gaben wir Fläschchen, weil das weniger Zeit in Anspruch nahm: drei Viertel etwa. Ich habe sie gefüttert, bis sie sechs Monate alt waren.«

Rosemarie, Mutter von Zwillingen:
»Ich wollte sie selbst ernähren und informierte mich während der Schwangerschaft bei der Vereinigung ›Stillen natürlich‹, die mir eine gewaltige Hilfe war. Im Krankenhaus tranken die Babys wegen der fehlenden Privatsphäre sehr wenig. Als ich sie zu Hause jedoch in die Arme nehmen konnte, tranken sie wie wahre Weltmeister. Anfangs gab ich ihnen alle zwei Stunden jeweils 20 Minuten die Brust und sie schliefen insgesamt 4 bis 5 Stunden am Tag. Die schwierigste Zeit war, als sie mit etwa sechs Wochen sehr zu wachsen begannen und jede Stunde kamen. Das war erschöpfend, aber ich stellte mich mit einem Gedanken darauf ein, den ich auch in den letzten Wochen der Schwangerschaft hatte: Nächstes Jahr um diese Zeit laufen

sie hier herum und ich habe diesen Tag vergessen. Meine Brüste schmerzten, aber ich benutzte eine Salbe und legte das hungrigste Baby an die Brust, die am wenigsten schmerzte. Ich erholte mich schnell. Schon mit drei Monaten fütterte ich sie regelmäßig alle drei Stunden und mit sechs Monaten nur noch alle vier Stunden. Jetzt sind sie zwölf Monate alt und ich gebe ihnen nur noch vor dem Schlafengehen die Brust. Manchmal nehme ich sie gleichzeitig und manchmal einzeln. Ich habe sehr positive Erfahrungen gemacht und bin davon überzeugt, dass es eine Frage des Selbstvertrauens und guter Information ist.«

Emma, Mutter von zwei eineiigen Zwillingspaaren:
»Schon bevor ich Kinder bekam, wusste ich, dass ich sie stillen wollte, und ich hatte auch keinerlei Zweifel, als nicht ein, sondern gleich zwei Babys auf einmal kamen, und noch weniger, als wir zum zweiten Mal Eltern von Zwillingen wurden! Meine ersten Zwillinge, zwei Jungen, waren beide sehr klein wegen eines Wachstumsrückstands. Daher wurden sie gleich in die Neonatologie verlegt.

Meiner Meinung nach wurde zu spät mit dem Stillen begonnen (ich begann jedoch gleich mit dem Abpumpen). Trotzdem akzeptierten die Kleinen die Brust relativ leicht. Der erste Junge nahm 36 Stunden nach der Geburt zum ersten Mal die Brust, der andere sehr viel später, denn ich durfte ihn wegen eines eventuellen Wärmeverlusts nicht aus dem Brutkasten nehmen. Ich hätte die Känguru-Methode angewendet, wenn ich sie damals gekannt hätte. Er bekam meine Milch mit einem Fläschchen, bis er acht Tage später direkt an die Brust konnte. Trotz der Verwirrung wegen Sauger und Brustwarze gelang es mir, aber leicht war es nicht. Er musste noch drei Wochen länger im Krankenhaus bleiben, während ich mit seinem Brüderchen zu Hause war. Deswegen nahm er öfter Flaschen mit meiner Milch als sein Brüderchen. Das Saugen an einem Sauger oder an der Brustwarze war verwirrend für ihn, was ich nicht wusste. Als sie drei Monate alt waren, gab ich ihnen abends als Ergänzung ein Fläschchen, weil ich ein wenig naiv dachte, sie würden dann etwas länger schlafen. Schließlich bereitete eine Brustentzündung dem Stillen ein Ende, und auch die Verunsicherung wegen Sauger und Brustwarze spielte dabei eine Rolle. Ich nahm nachträglich Kontakt auf mit einer Vereinigung, die das Stillen unterstützte, denn es waren noch viele Fragen offen geblieben. Von ihnen lernte ich sehr viel! Ich begann mich noch mehr für das Stillen zu interessieren, und dafür, anderen Zwillingsmüttern Tipps zu geben, um ihnen, falls möglich, unnötige Schwierigkeiten zu ersparen und das Stillen zu verbessern. Ich wusste ja aus eigener Erfahrung, wie wichtig das ist!

Zu meinem großen Erstaunen wurde ich wieder mit eineiigen Jungenzwillingen schwanger! Ich konnte das Ganze noch einmal miterleben und es besser machen. Meine zweiten Zwillinge, geboren mit einem geplanten Kaiserschnitt, bekamen schon vier Stunden nach der Geburt die erste Milch. Die Babys hatten ein prima Gewicht, 2900 und 3100 Gramm. Ich gab ihnen sehr oft die Brust, sowohl am Tag als auch nachts, und obwohl sie viel wach waren, erreichten wir, dass sie schon ab dem dritten Tag wieder zunahmen!

Einer der Jungen wurde gelb (Ikterus, Neugeborenengelbsucht) und bekam deswegen ›Fototherapie‹. Als ich ihn mit nach Hause nehmen durfte, bekam der andere es. Während der Lichttherapie bekamen sie auch einige Muttermilchfütterungen mit der Flasche. Aber das dauerte nur einige Tage und störte das Stillen nicht. Jetzt, mit 13 Monaten, genießen sie es noch immer und strotzen vor Gesundheit. Das habe ich auch der Unterstützung durch meinen Mann und meine Mutter zu verdanken. Sie kümmerten sich um die älteren Kinder, wenn die Kleinen mich brauchten oder ich ruhen musste.«

Das Stillen anregen

Am besten fangen Sie gleich nach der Geburt mit dem Stillen an. Dann ist nämlich der Saugreflex des Säuglings sehr stark, was das Anlegen erleichtert. Außerdem produziert Ihr Körper Oxytocin, wenn der Säugling an Ihrer Brust trinkt. Dieses Hormon hat zwei Funktionen: Einerseits sorgt es dafür, dass sich die Gebärmutter zusammenzieht. Dieses Zusammenziehen spürt man während des Stillens. Für Mehrlingsmütter ist das lebenswichtig, denn das Zusammenziehen beugt Blutungen der Gebärmutter vor. Bei Mehrlingsgeburten ist das Blutungsrisiko ein wenig höher. Außerdem fördert Oxytocin die Produktion von Kolostrum, einer Flüssigkeit, die reich ist an schützenden Antistoffen und die der eigentlichen Milchproduktion vorausgeht, und es stimuliert die Funktion der Milchdrüsen, von denen diese Fütterung schließlich kommen soll. In dem Moment, in dem Sie Ihr Baby an die Brust legen, wird als Reaktion auf das Saugen das Hormon Prolactin aktiviert, was die Milchproduktion in Gang setzt. Die »Zusammenarbeit« dieser beiden Hormone Oxytocin und Prolactin führt dazu, dass die Milchproduktion innerhalb weniger Tage in Schwung kommt.

Am besten fangen Sie gleich nach der Geburt mit dem Stillen an.

Daher ist es ausgesprochen wichtig, dass Mutter und Kind gleich nach der Geburt zusammen sind. Neben der Tatsache, dass sich die Mutter während der langen Monate der Schwangerschaft genau danach sehnte, hilft es also, Blutungen zu vermeiden und erleichtert das Stillen. Es ist nicht immer möglich, dass Neugeborene gleich bei der Mutter sind. Manchmal müssen sie in den Brutkasten oder die Mutter ist nach einem Kaiserschnitt und der Narkose noch nicht ganz wieder bei sich. Wenn nur eines der Babys in den Brutkasten muss, kann das andere auf die Brust der Mutter gelegt werden, um so von diesen ersten wichtigen Momenten zu profitieren. Wie dem auch sei – es ist wichtig, mit dem Stillen zu beginnen, sobald Sie Ihre Babys bei sich haben, auch wenn es erst am Tag nach der Geburt ist. Wenn die Kinder zu früh geboren wurden und auch noch keinen Saugreflex haben, muss das Stillen durch Abpumpen in Gang gebracht werden (Informationen dazu weiter unten).

In den ersten Tagen wird nur Kolostrum produziert, eine sehr nahrhafte Substanz. Sie besteht aus Wasser, Kohlenhydraten, Eiweißen, Mineralien und Antistoffen der Mutter. Kolostrum, gelblich in der Farbe und von cremiger Struktur, ist sehr wichtig und gesund für die Kleinen. Es laxiert und regt die erste Verdauung der Säuglinge an (Meconium). Nicht umsonst nennt man es »die erste Impfung« der Babys. Es wird nicht sehr viel davon produziert, aber für das Baby reicht es, bis es mehr Milch gibt. Diese fließt ab dem dritten oder fünften Tag: Die Brüste beginnen zu schmerzen und spannen vielleicht unangenehm. Dieser Schmerz wird gelindert, wenn Sie die Säuglinge oft anlegen. Nach einigen Tagen wird das unangenehme Gefühl verschwinden und etwa um den siebten Tag werden sich die Brüste nicht mehr so prall anfühlen. Das soll nicht heißen, dass dann nicht mehr genügend Milch da ist, sondern dass sich die Brüste auf ihre Aufgabe eingestellt haben.

Vorschläge:

→ Achten Sie gut auf die Signale, mit denen der Säugling angibt, dass er trinken möchte: Er macht kleine Saugbewegungen mit dem Mund, saugt an seiner Faust oder an den Fingern, leckt sich die Lippen und beginnt kurz darauf zu sabbern. Diese Signale gehen dem Schreien vor Hunger voraus. Neueste Studien haben gezeigt, dass ein Neugeborenes in der Lage ist, die Brust der Mutter zu finden, wenn es ihr auf den Bauch gelegt wird. Es ist der Geruch des Fruchtwassers, der ihn zur Brustwarze lenkt. Diese enthält eine ölige Flüssigkeit, die genauso riecht. Mit kleinen Bewegungen arbeitet sich das Baby voran und »kriecht« hoch, bis es den Warzenhof gefunden hat.

→ Wählen Sie eine bequeme Haltung. Sehr angenehm ist ein geräumiger Sessel oder ein Schaukelstuhl mit Armlehnen. Unterstützen Sie eventuell die Unterarme mit Kissen. Wenn Sie sehr müde sind, füttern Sie die Babys auf der Seite liegend im Bett, unterstützt von Kissen, und legen Sie das Baby auch auf ein Kissen. Eine Kissenrolle unter Ihren Knien kann ebenfalls sehr bequem sein.

- → Schmerzen in den Brüsten infolge einer Stauung können Sie lindern, indem Sie warme Tücher auflegen. Auch eine sanfte Massage zwischen den Fütterungen ist empfehlenswert, ebenso wie häufiges Anlegen der Babys. Eine warme Dusche hilft ebenfalls, wobei Sie einen warmen Wasserstrahl auf Ihre Brüste mit einem kalten abwechseln sollten. Beides, warmes und kaltes Wasser, sorgt für Erleichterung.
- → Bauen Sie die Zeit, die Ihre Babys an der Brust liegen, langsam auf: am ersten Tag 5 Minuten, am zweiten 10, am dritten 15. Und im Durchschnitt sind 20 Minuten empfehlenswert. Aber es gibt schnellere und etwas langsamere Babys. Ist die Milchproduktion erst einmal richtig in Gang gekommen, trinkt das Baby in den ersten 5 Minuten fast alles, was es braucht. Die restliche Zeit dient dazu, sein Saugbedürfnis zu befriedigen. In den Tagen, in denen die Milchproduktion anläuft, sind die Brüste sehr gespannt, und dann wird das Baby Mühe haben, die Brustwarze richtig zu fassen. Sie können den Druck senken, wenn Sie erst mit der Hand ein wenig Milch herausdrücken und dann das Baby anlegen.
- → Anfangs sollten Sie jedes Baby einzeln füttern. Sie werden sehen, dass sie ihre jeweils eigene Art zu saugen haben, und auf diese Weise lernen Sie sie kennen. Während der ersten Fütterungen werden sie auch oft einschlafen und Sie werden all Ihre Aufmerksamkeit beim Füttern brauchen. Wenn Ihr Baby schläft, streicheln Sie ihm sanft über die Wange: Das stimuliert das Saugen. Die ersten Tage sind zum »Üben«. Sie und das Baby müssen die Kunst des Fütterns noch lernen. Wenn das andere Baby wach ist, setzen Sie sich neben es und sprechen Sie mit ihm, während es wartet, bis es an der Reihe ist. Nehmen Sie erst das Kind, das am lautesten seinen Hunger kundtut. Sie können auch versuchen, sie manchmal zu zweit zu füttern, zumindest wenn Ihnen das angenehm ist und es nicht zu schwer wird. Das wird sicherlich die Milchproduktion anregen, weil mehr abgenommen wird. Wenn Sie Drillinge haben, lesen Sie die speziellen Empfehlungen dazu auf den folgenden Seiten.
- → Um schmerzenden Brüsten und Rissen vorzubeugen, ist es sehr wichtig, dass das Baby die Brustwarze gut zu fassen bekommt. Streicheln Sie seine Lippen mit Ihrer Brustwarze, und Sie werden sehen, wie es seinen Mund in Richtung Warze bewegt. Das Baby ist richtig angelegt, wenn es den Mund weit öffnet, bevor es sich festsaugt. Überprüfen Sie, ob der Mund fast den ganzen Warzenhof umfasst, ohne dass seine Nase von der Brust platt gedrückt wird. Sein Kinn darf die Brust gerade so berühren. Das Baby saugt so, dass ein Vakuum entsteht. Wenn Sie es von der Brust nehmen wollen, können Sie dieses Vakuum brechen, indem Sie ihm den Zeigefinger sanft in den Mundwinkel schieben. Machen Sie das langsam, damit es nicht plötzlich loslässt. So vermeiden Sie eine Reizung der Brüste.
- → Es ist am leichtesten, wenn jedes Baby nur an einer Brust gefüttert wird. Wenn Sie dem einen etwas mehr geben müssen, geben Sie ihm wieder dieselbe Seite. So sind Sie sicher, dass es auch das letzte bisschen Milch bekommt, das fettreich ist und sehr gut für sein Wachstum. Sie können den Babys abwechselnd die eine oder die andere

Brust geben oder jedem seine »eigene«. Wenn Sie abwechseln, legen Sie jedes Baby bei jeder folgenden Fütterung an eine andere Brust als beim letzten Mal. Sie können auch pro Tag abwechseln. So werden die Brüste auf unterschiedliche Weise angeregt, weil jedes Baby auf seine Art trinkt. Dennoch ist es leichter, jedem seine eigene Brust zu geben. So gibt es weniger Verwirrung: Wenn eine Brust leer ist und die andere voll, wissen Sie genau, wer schon getrunken hat und wer noch nicht. Es hat auch noch andere Vorteile: Hat ein Baby Mundsoor (eine Hefepilzinfektion der Mundschleimhaut), wird das andere nicht damit angesteckt. Wenn die Babys sehr unterschiedliche Bedürfnisse haben, können die Brüste jedoch sehr verschieden groß werden. Dem beugen Sie vor, indem Sie doch abwechseln.

→ Sorgen Sie dafür, dass Ihre Brüste gut leer getrunken werden. Sie können dabei helfen, indem Sie während der letzten Augenblicke, in denen die Babys trinken, mit der Hand in Richtung Brustwarze auf Ihre Brust drücken. Das verhindert, dass sich Milch in den Milchkanälen ansammelt.

ZWEI

Trinken sie auch genug?

Viele Mütter fragen sich, ob ihre Babys auch genug trinken. Lassen Sie sich von folgenden Signalen leiten:

- Die Babys sind zufrieden und schreien nicht übermäßig viel. Wenn sie schreien, sind sie leicht zu beruhigen.
- Die Kleinen trinken alle 2 bis 3 Stunden und saugen kräftig.
- Sie brauchen 6- bis 8-mal pro Tag eine frische Windel.
- Die Babys nehmen regelmäßig jede Woche zu.

Ist das so, brauchen Sie sich über die Ernährung keine Sorgen zu machen.

Die nächtlichen Fütterungen

Zwillinge verlangen ohne Ausnahme eine Nachtfütterung. Wegen ihres etwas niedrigeren Geburtsgewichts brauchen sie diese auch über längere Zeit. Sie sollten warten, bis sich das erste meldet. Wenn dieses gefüttert ist, wecken Sie das andere, falls es noch nicht von selbst wach geworden ist. Wenn Sie das nicht tun, kann es gut sein, dass Sie gerade wieder eingeschlafen sind, wenn es kommt! Nach einiger Zeit können Sie versuchen, ob es vielleicht doch durchschläft, was durchaus möglich ist. Schließlich sind die Bedürfnisse der Säuglinge nicht genau gleich, obwohl eineiige Zwillinge sich hierin viel ähnlicher sind als zweieiige.

Vorschlag:

→ Nachtfütterungen sind ermüdend. Wechseln Sie sich daher alle paar Nächte mit Ihrem Partner ab, etwa am Wochenende. Er kann ihnen ein Fläschchen mit Flaschen- oder Muttermilch geben, die Sie abgepumpt haben, damit Sie einmal durchschlafen können. Manche Familien mit Mehrlingen beschäftigen für die Nacht eine Pflegerin, damit sie ihre Nachtruhe bekommen. Die Erfahrungen damit sind sehr positiv, weil es der physischen Erschöpfung der Eltern vorbeugt oder sie vermindert.

Haltungen zur gleichzeitigen Fütterung der Säuglinge

Wenn die Säuglinge gut trinken und Sie die notwendige Erfahrung mit dem Stillen haben, ist es möglich, ihnen gleichzeitig die Brust zu geben. Das verkürzt die Fütterungszeit und ist auch eine gute Lösung, wenn beide vor Hunger schreien! Im Allgemeinen ist es leichter, Eineiige gleichzeitig zu füttern, weil deren Rhythmus meistens übereinstimmt. Wenn eines vor Hunger wach wird, wird es nicht lange dauern, bis sich auch das andere meldet. Bei Zweieiigen kommt das weniger oft vor. Daher entscheiden sich manche Mütter dafür, das andere Baby zu wecken, um sie gleichzeitig füttern zu können.

Gängige Haltungen:

- Für die Allerkleinsten: Setzen Sie sich gemütlich ins Bett, aufs Sofa oder in den Schaukelstuhl. Legen Sie sich ein Kissen unter jeden Arm und zwei auf die Oberschenkel. Legen Sie die Babys auf die Kissen und stützen Sie ihren Kopf mit den Händen. Ihre Füße stecken Sie sich unter die Arme in Richtung Ihres Rückens. Dies nennt man die »Rugby-Haltung«. Nach einem Kaiserschnitt ist sie sehr empfehlenswert.

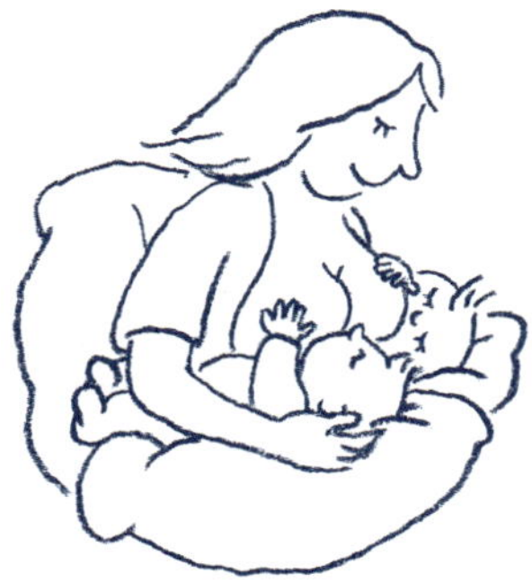

- Für die etwas Älteren, die schon ohne Probleme trinken: Setzen Sie sich gemütlich ins Bett, aufs Sofa oder in den Schaukelstuhl. Legen Sie sich ein Kissen unter Ihre Unterarme und zwei auf den Schoß. Die Babys liegen jeweils in einer Armbeuge, den Po in Ihrer Hand und die Beine der Länge nach ausgestreckt über Ihre Schenkel. Das ist auch eine sehr gute Lage, wenn sie gern gewiegt werden, daher auch der Name »Wiegehaltung«.

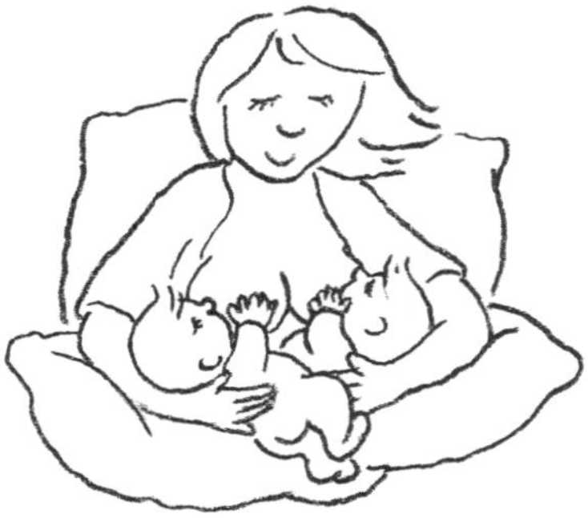

- Eine dritte Möglichkeit ist eine Kombination aus beiden: Legen Sie sich zwei Kissen auf den Schoß und geben Sie einem der Kinder in der üblichen Position die Brust, wie im vorigen Beispiel. Legen Sie das andere, wie im ersten Beispiel beschrieben, hin, stützen Sie seinen Kopf mit der Hand, sein Körper liegt unter Ihrem Unterarm mit den Beinen in Richtung Ihres Rückens. Mit Ihrem Unterarm stützen Sie seinen Rücken. Der Kopf des zweiten Kindes befindet sich in Bauchnähe des ersten.

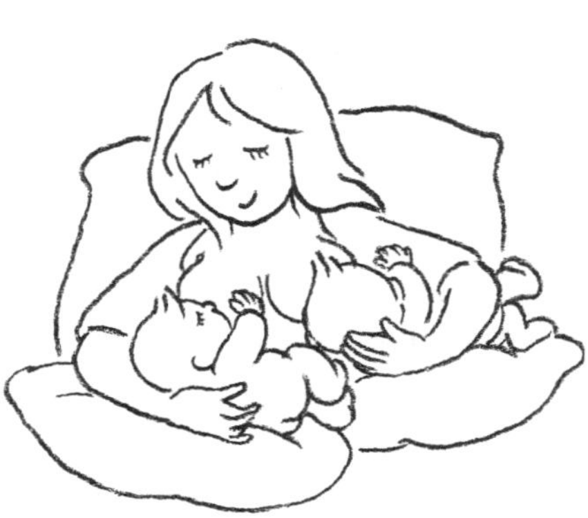

Drillinge stillen

Logischerweise ist es anstrengender, drei Kinder mit Muttermilch zu versorgen, aber es ist nicht unmöglich. Wie ich schon sagte: Die Nachfrage bestimmt das Angebot. In der von mir studierten Gruppe gelang es verschiedenen Müttern, die Kinder mit ihrer Milch zu füttern. Die meisten taten dies vor allem in den ersten Monaten, aber es war auch eine Mutter dabei, die bis zum achten Monat stillte und eine sogar bis zum vierzehnten! Andere Mütter ergänzten die Muttermilch mit Flaschennahrung, indem sie beispielsweise bei jedem Füttern zwei Babys mit ihrer eigenen Milch und eines mit der Flasche fütterten. Auf diese Weise bekamen die Kinder doch die Brust mit allen Vorteilen des Stillens.

Es gibt jedoch ein Problem: Weil diese Babys meist zu früh geboren wurden und/oder mit einem zu niedrigen Gewicht, muss die Mutter die Milchproduktion selbst anregen, indem sie abpumpt. Manche Krankenhäuser nutzen diese Milch und geben sie den Babys mithilfe einer Sonde oder eines Fläschchens. Wenn es sehr kleine Kinder sind oder sehr unreife, werden der Muttermilch noch andere Nährstoffe hinzugefügt. Sobald es geht, nimmt die Mutter das stärkste Baby an die Brust.

Anja, Mutter von Drillingen:
»In den ersten Wochen pumpte ich Milch ab, die man ihnen mit einer Sonde gab. Nach drei Wochen fing ich an, sie zu stillen, denn dann wogen sie genug, um davon nicht zu müde zu werden. Im Krankenhaus boten sie mir Medikamente an, um die Milchproduktion zu bremsen, aber ich war fest entschlossen, zu stillen. Ich hatte mich sehr gut informiert. Tatsächlich konnte ich den Pflegekräften der Neonatologie noch so einiges über die Fütterung von Drillingen erzählen. Sie waren sehr interessiert und offensichtlich wenig informiert.«

Für die Kombination von Muttermilch- und Flaschenfütterung können Sie aus folgenden Schemata wählen:

- Pro Tag sechsmal an der Brust stillen – oder neunmal, je nach Bedarf und Möglichkeit – bedeutet, dass jedes Baby zwei- oder dreimal die Brust bekommt.
- Bei einzelnen Fütterungen, beispielsweise der ersten am Tag, zwei Babys gleichzeitig die Brust geben. Bei der nächsten Fütterung nur ein Kind nehmen, danach wieder zwei zusammen und so fährt man nacheinander fort. Um Verwirrung zu vermeiden, ist es praktisch, sich Notizen zu machen (siehe Stillschema). Und die Mutigsten unter Ihnen

können versuchen, bei jedem Füttern zwei gleichzeitig an die Brust zu nehmen, während das dritte die Flasche bekommt.
- Einem Baby einen ganzen Tag und eine Nacht nur die Brust geben, am nächsten Tag ist ein Bruder oder eine Schwester dran. So bekommt jedes Baby alle drei Tage die Brust. Sie können sich auch dazu entscheiden, dies mit jeweils zwei Kindern zu machen.

Es versteht sich von selbst, dass Drillingsmütter in dieser Zeit Hilfe brauchen.

Der Nutzen des Abpumpens beim Stillen

Wenn es nicht möglich ist, gleich nach der Geburt mit dem Stillen anzufangen, müssen Sie die Milch abpumpen. Bei einem zu früh geborenen Mehrling ist der Saugreflex möglicherweise noch nicht ausreichend entwickelt. Das Abpumpen ist eine künstliche, aber effektive Möglichkeit, die Milchproduktion dennoch in Gang zu bringen.

Es empfiehlt sich, so schnell wie möglich nach der Geburt mit dem Abpumpen des Kolostrums zu beginnen. Jedes Krankenhaus verfügt über eine elektrische Pumpe, und das Pflegepersonal wird Ihnen erläutern, wie Sie abpumpen und die Milch aufbewahren müssen. Eine elektrische Pumpe ist einer Handpumpe vorzuziehen. Oft hat das Krankenhaus auch eine doppelte Pumpe, sehr praktisch für Zwillingsmütter. Die so erhaltene Milch kann den Babys gegeben werden, sogar den zu früh geborenen mithilfe einer Sonde oder Flasche. Es ist die beste Nahrung, weil sie von den Nieren und der Leber am besten aufgenommen wird und ihnen hilft, ihre Abwehr aufzubauen, was für diese leichtgewichtigen Kinder dringend notwendig ist.

Empfehlungen:

→ Pumpen Sie in den ersten Tagen nicht länger als etwa drei Minuten pro Brust. Bauen Sie das langsam auf bis zu 10 Minuten pro Brust. Wenn die Milchproduktion erst einmal angelaufen ist, pumpen Sie so lange, bis die Milchflut abnimmt. Alles in allem dauert das nicht länger als 20 bis 30 Minuten. Wenn Sie über eine doppelte Pumpe verfügen, verkürzt dies die Zeit. Außerdem erlangen Sie auf diese Weise schon eine gewisse Geschicklichkeit für das Füttern zweier Babys gleichzeitig. Zudem wird nicht nur die Zeit verkürzt, sondern auch die Milchproduktion erhöht.

→ Über die Empfehlungen zur Stimulation der Milchzufuhr haben wir bereits gesprochen (siehe oben). Es ist wichtig, dass Sie so schnell wie möglich damit anfangen. Das Abpumpen reizt die Brüste, und der dadurch entstehende Schmerz ist intensiver, als wenn der Säugling trinkt. Seien Sie daher geduldig und lassen Sie sich nicht entmutigen! Lesen Sie dazu auch Anjas Bericht weiter unten.

→ Sie müssen die Pumpe so oft benutzen, wie Sie die Babys füttern würden, und die Abpumpdauer allmählich erhöhen, also etwa acht- bis zehnmal pro Tag. Es ist vollkommen in Ordnung, wenn Sie nachts eine Pause einlegen, aber nicht länger als fünf Stunden, um zu verhindern, dass die Milchmenge abnimmt.

→ Ihre Milch ist sehr wichtig für die Kinder. Drängen Sie deswegen darauf, dass Ihre Kleinen sie auch bekommen. Es ist möglich, dass die Muttermilch mit Flaschennahrung gemischt wird, wie bei einer speziellen Ernährung für noch unausgereifte Säuglinge.

→ Auch wenn der Säugling noch im Brutkasten bleiben muss, ist es sehr wichtig, ihn so bald wie möglich an die Brust zu nehmen. Die Milchproduktion wird durch das Saugen des Babys viel besser angeregt als durch eine Pumpe und außerdem ist das Stillen für Sie und Ihr Kind sehr befriedigend. Dennoch sind in meiner Forschungsgruppe einige Frauen, die monatelang ihre Milch abgepumpt und sie ihren Babys mit der Flasche gegeben haben, weil diese nie gelernt haben, richtig zu saugen.

→ Frisch abgepumpte Muttermilch können Sie im Kühlschrank 24 bis 48 Stunden aufbewahren und in der Tiefkühltruhe drei bis sechs Monate, je nach Kühltruhe. Achten Sie gut auf die Verpackung. Die sterilisierten Töpfchen, die Ihnen das Pflegepersonal im Krankenhaus geben kann, sind sehr praktisch. Und beachten Sie, dass aufgewärmte oder aufgetaute Milch nicht erneut verwendet werden darf. Was übrig bleibt, müssen Sie wegschütten.

→ Sorgen Sie dafür, dass Sie eine Pumpe im Haus haben, sobald Sie aus dem Krankenhaus entlassen werden. Es ist sehr praktisch, wenn Ihr Partner dies schon in den ersten Tagen nach der Geburt organisiert. Milchpumpen kann man auch mieten, etwa bei Apotheken. Ihre Hebamme oder das Krankenhaus kann Sie darüber informieren.

Noch einmal Anja, Mutter von Drillingen:
»Schon während der Schwangerschaft hatte ich mir fest vorgenommen, zu stillen und negative Kommentare meiner Umgebung zu ignorieren. An dem Tag, als die Kinder geboren wurden, gab mir eine Pflegerin beim Abendessen eine Schmerztablette und eine andere Pille. Zum Glück fragte ich, wofür diese sei. ›Um die Milch zu stoppen‹, antwortete sie. ›Aber ich will stillen‹, sagte ich. ›Oh entschuldigen Sie, aber weil es drei sind und sie noch im Brutkasten liegen, dachte ich …‹ Drei Babys und auch noch im Brutkasten – als wären das nicht die Hauptmotive, es trotzdem mit dem Stillen zu versuchen! Mein Mann, der zum Glück gerade auf der Neonatologie war, um unsere Kleinen ein wenig zu liebkosen, brachte mir eine ermutigende Nachricht: ›Die Oberschwester hier sagt, du sollst zum Abpumpen ins Still-

zimmer kommen, sobald du dich ein wenig bewegen kannst, denn die Babys sollen so schnell wie möglich Muttermilch bekommen!‹ Das munterte mich auf, sodass ich sofort, nachdem sie die Infusion entfernt hatten, nach oben ging, um die Kinder zu sehen. Sie wirkten so klein und hilflos in ihren Brutkästen, und zugleich so lebendig und wunderbar, dass es meinen Entschluss zu stillen nur bestärkte.

Und so lernte ich Medela kennen, eine häufig verwendete Marke bei Milchpumpen. Ehrlich gesagt, tat das Abpumpen ganz schön weh. Nach und nach tröpfelte etwas Kolostrum in die Flasche. Es waren noch keine 10 ml, aber ich war sehr stolz darauf! Am nächsten Tag kam ein bisschen mehr und so ging es weiter. Alle drei Stunden notierte ich die ›Produktion‹: 30 ml, 50 ml … Die Babys konnten immer noch nicht saugen, und als ich sah, wie die weiße Flüssigkeit, die gerade noch in meinen Brüsten gewesen war, über eine Sonde in ihre Mägen gelangte, fühlte ich mich ganz merkwürdig. Es war eine Mischung aus Kummer und Stolz, dem Verlangen, sie an meiner Brust zu spüren, und der Befriedigung, dass ich sie doch selbst ernährte!

Nach der zweiten Woche bekamen sie nur noch meine Milch. Diese Situation zog sich vier lange Wochen hin, aber sie nahmen schnell an Gewicht zu. Bevor wir das Krankenhaus vier Wochen nach der Geburt verließen, waren sie an der Brust. Was für ein Unterschied! Ihre warmen, nassen Münder sind so zart – kein Vergleich zum Ziehen der Milchpumpe!

Zu Hause holte uns die Realität ein: Ich merkte, dass es unmöglich war, ihnen allen drei gleichzeitig meine Milch zu geben. Die Zusammensetzung der Muttermilch ist zu Beginn des Stillvorgangs anders als gegen Ende. Der erste Teil ist wässrig und dient zum Durstlöschen, dann kommt etwas eiweißreichere Flüssigkeit, und der letzte Teil ist am fettesten. Bei Drillingen gibt es immer einen, der das Letzte aus zwei Brüsten bekommt, und so werden sie nicht ausgeglichen ernährt. Ich hätte mich für eine künstliche Ergänzung entscheiden können, aber das wollte ich lieber nicht. So beschloss ich, Medela wieder einzuschalten, aber jetzt eine elektrische Version, die viel praktischer war als die des Krankenhauses. Nach jedem Stillen kam Medela zum Einsatz. 20 oder 30 Minuten lang pumpte sie die Milch für die nächste Fütterung der drei ab. Die bekamen sie dann im Fläschchen. Ich fand es herrlich, ihnen die Brust zu geben, und damit wir nicht darauf verzichten mussten, machten wir das mit dem Fläschchen nur mittags und abends. Und immer nur ein Baby allein, damit sie es alle genießen konnten.

Doch dann entstand ein neues Problem: Weil sie nur einmal am Tag direkt an der Brust saugten, gewöhnten sie sich so sehr an die Bequemlich-

keit des Fläschchens, dass sie anfingen zu schreien, sobald sie angelegt wurden. So war nach drei Monaten Medela die Einzige, die noch an der Brust war. Aber die Kleinen bekamen ausschließlich Muttermilch und ich produzierte 1800 bis 1900 ml pro Tag. Wer sagt, eine Frau könne nicht genügend Milch für drei Babys haben?

Als sie sieben Monate alt waren, bekamen sie immer noch Fläschchen mit meiner Milch, eines morgens und eines abends. Jetzt konnte ich alle vier Stunden Milch abpumpen. Was für eine Erleichterung! Als sie neun Monate alt waren, ging ich wieder zur Arbeit. Ich beschloss, ihnen meine Milch trotzdem nicht vorzuenthalten, denn in einer Kindertagesstätte muss man ja auch mit gewissen Risiken rechnen, wie Viren und Erkältungen. Aber für das Abendessen entschied ich mich doch für Flaschennahrung. So brauchte ich nur zweimal am Tag abzupumpen, was ich dann zu Hause tun konnte und nicht im Büro. Ich machte es morgens in aller Frühe, wenn ich noch im Bett lag, und abends gegen zehn Uhr. Meine Mann war mir dabei eine große Hilfe: Wenn der Wecker ging, brachte er mir die Milchpumpe, und abends stellte er die Milch in den Kühlschrank. Damit trug er auch Verantwortung. Mit ein wenig Geduld bekam ich bei diesen beiden Malen die 750 ml für ein Frühstück für drei Personen zusammen.

Der Trick ist, dass man jeden Tag etwas mehr Milch abpumpt und auch weitermacht, wenn man meint, es käme nichts mehr. So habe ich durchgehalten, bis meine Drillinge 14 Monate alt waren. Sie sind jetzt vier und strotzen vor Gesundheit. Sie wissen noch nicht einmal, was eine Erkältung ist. Zweifelsohne ist das komplett dem Stillen zu verdanken.«

Die Bedeutung einer guten Ernährung

Als Mutter müssen Sie gut und viel essen, damit Sie in der Lage sind, Ihre Babys zu ernähren. Es wird empfohlen, fünf Mahlzeiten pro Tag zu sich zu nehmen, zwei mehr als sonst, gut über den Tag verteilt. Das ist besser als drei überreichliche Mahlzeiten. Sie brauchen 3300 Kalorien pro Tag und drei Liter Flüssigkeit. Es ist gut, viele Frucht- und Gemüsesäfte, Milch und Trinkjoghurt auf den Speiseplan zu setzen. Trinken Sie nicht zu viel Kaffee, das hält die Babys vom Schlafen ab.

Vollkornprodukte, Obst, Gemüse und Nüsse enthalten viele Vitamine und Eisen. Es ist empfehlenswert, bei jeder Mahlzeit ein Nahrungsmittel zu nehmen, das viel Vitamin C enthält, weil das die Aufnahme von Eisen fördert. Das kann Obst sein, Gemüse oder Orangensaft. Die Milchproduktion wird zum Beispiel durch den Verzehr von Erdnüssen gefördert oder durch Kräutertees auf Basis von Anis, Fenchel und Kümmel (in Reformläden erhältlich). Außerdem brauchen Sie Nahrungsergänzungsmittel für Vitamin D und Bierhefe, die viel Vitamin B enthält.

Stillende Frauen nehmen leichter ab als Frauen, die ihren Babys die Flasche geben. Sie brauchen sich über Ihre Figur also keine Sorgen zu machen! Es ist sehr wahrscheinlich, dass Sie wegen des Stillens ständig Hunger und Durst haben. Ernähren Sie sich gut. Vermeiden Sie jedoch Nahrungsmittel mit vielen Kalorien ohne Nährstoffe, wie Chips, Erfrischungsgetränke und Ähnliches.

Stillende Frauen nehmen leichter ab als Frauen, die ihren Babys die Flasche geben.

Probleme beim Stillen

Nicht genug Milch

Mütter machen sich oft Sorgen, sie hätten nicht genug Milch für die Säuglinge. Laut einer Studie von Elisabeth Damato von der Case Western Reserve University, Cleveland aus dem Jahr 2005, neigen Zwillingsmütter schneller als Einlingsmütter dazu, zu denken, sie hätten nicht genügend Milch. In meiner Forschungsgruppe hatten 31 % der Zwillingsmütter nicht genug Milch, was kein so hoher Prozentsatz ist. Alle konnten ihre eigene Milch gut mit Flaschennahrung kombinieren.

Es lohnt sich, erst ein paar einfache Tricks auszuprobieren, um die Milchproduktion zu steigern, bevor Sie zu Flaschennahrung übergehen:

- Erhöhen Sie die Zahl der Fütterungen: Wenn Sie Ihr Baby häufiger an die Brust legen, wird die Produktion angeregt. Trinken Sie selbst sehr viel. Innerhalb von 48 Stunden haben Sie wieder ausreichend Milch.
- Legen Sie eine Wärmflasche auf die Brüste; die Wärme wirkt anregend auf die Produktion.
- Es kann helfen, abzupumpen, nachdem die Babys getrunken haben. Wenn sie beispielsweise noch nicht kräftig genug saugen können, werden die Brüste nicht ausreichend stimuliert, was die Milchproduktion senkt. Wenn Sie nach den Fütterungen abpumpen, produzieren die Brüste mehr Milch. Dabei müssen Sie daran denken, konstant mindestens eine Woche lang abzupumpen. Das Ergebnis lässt nämlich manchmal ein wenig auf sich warten.
- Essen Sie anregende Lebensmittel wie Erdnüsse. Machen Sie es sich zur Gewohnheit, während des Stillens oder gleich danach etwas zu trinken. Auch Kräutertee auf der Basis von Anis, Fenchel und Kümmel

wirkt anregend. In manchen Fällen wird ein Medikament empfohlen. Sorgen Sie auch für ausreichend Ruhe. Zu wenig Schlaf verringert nämlich die Milchproduktion. Da es nicht leicht sein wird, ausreichend Schlaf zu bekommen, bitten Sie Ihren Partner um Hilfe.

- Mehrlinge haben wie andere Säuglinge Phasen, in denen sie viel wachsen und dann mehr Milch brauchen. Das passiert so um den zehnten Tag, die sechste Woche und bei etwa drei Monaten. Sie wachsen nicht stetig, sondern sprunghaft. Das verursacht eine Störung im Stillschema und einige sehr hektische Tage in puncto Stillen! Es ist dann besser, sie öfter zu stillen. Die Brüste werden gut auf die erhöhte Nachfrage reagieren und mehr Milch liefern. Die Kinder werden schon bald wieder zu einem festen Rhythmus zurückkehren.

Wenn die Muttermilch nicht ausreicht oder Sie sehr müde sind, kombinieren Sie sie mit Flaschennahrung. Dabei gibt es folgende Möglichkeiten:

- Wechseln Sie Brust und Flasche ab: Das Baby, das bei der letzten Fütterung die Brust bekommen hat, bekommt bei der nächsten die Flasche usw. Sie sollten sich Notizen machen, damit keine Verwirrung entsteht. Weil Milch aus der Brust schneller verdaut wird als Flaschennahrung, müssen Sie erst das Baby füttern, das für die Flasche dran ist. Seien Sie sich jedoch der Tatsache bewusst, dass jetzt nur Milch für ein Baby produziert wird.
- Geben Sie während eines ganzen Tages einem die Brust und dem anderen die Flasche. Wechseln Sie am nächsten Tag.
- Geben Sie erst beiden die Brust und dann die Flasche. Das ist die schlechteste der drei Möglichkeiten, denn sie nimmt viel Zeit in Anspruch. Wenn Sie sich hierfür entscheiden, achten Sie darauf, die Reihenfolge nicht umzudrehen. Geben Sie erst die Flasche und dann die Brust; stillen die Kinder nämlich ihren Hunger mit der Flasche und weil es sie mehr Kraft kostet, Milch aus der Brust zu saugen, werden sie müde und bekommen zu wenig davon. Das wiederum verursacht dann wieder, dass die Brüste nicht gut angeregt werden und immer weniger Milch kommt.

Manche Babys können schlecht von der Flasche auf die Brust umschalten, denn die Milch fließt leichter aus einem Sauger als aus der Brust und das kostet weniger Kraft.

Manche Babys können schlecht von der Flasche auf die Brust umschalten, denn die Milch fließt leichter aus einem Sauger als aus der Brust und das kostet weniger Kraft. (Medela vertreibt eine Flasche, die den Milchdurchlass so reguliert, dass die benötigte Saugkraft vergleichbar ist mit der für die Brust.) Im Allgemeinen gelingt es den Müttern mit der notwendigen Geduld, ihre Kleinen an beide Arten zu gewöhnen.

In manchen Fällen funktioniert das jedoch nicht. Drei Mütter aus meiner Zwillingsforschungsgruppe gaben dann weiterhin dem Kind die Brust, das sie gern nahm, während sie dem anderen Kind, das sie nicht wollte, die Flasche gaben. Andere Drillingsmütter fütterten mit ihrer eigenen Milch in der Flasche. Ihre Babys lernten nicht, die Brust gut zu fassen.

Aus diesem Grund wird davon abgeraten, Babys, die noch an der Brust das Saugen lernen, einen Schnuller zu geben. Das kann den Lernprozess erschweren. Wenn sie es einmal können, gibt es keine Einwände. Bei zu früh geborenen Säuglingen ist das allerdings anders: Sie bekommen einen speziell für sie entwickelten Schnuller, der ihnen hilft, einen Saugreflex zu entwickeln, und der es ihnen später ermöglicht, an der Brust zu saugen.

Risse und Schrunden an den Brustwarzen

Mütter, die mehr als einen Säugling füttern, haben in den ersten Stillwochen häufiger Risse und Schrunden. Die Risse sind klein, aber sie führen dazu, dass das Saugen der Babys sehr schmerzhaft ist.

Empfehlungen:

→ Bitten Sie jemanden, bei den ersten Stillvorgängen zu überprüfen, ob die Säuglinge die Brustwarze richtig fassen. So können Sie der Entstehung kleiner Wunden und Schrunden vorbeugen. Ein korrektes Anlegen ist ausgesprochen wichtig: Der Säugling muss den Mund gut um Brustwarze und Warzenhof schließen.

→ Trocknen Sie die Brustwarzen nach jedem Stillen gut ab. Sie dürfen nicht feucht bleiben.

→ Es gibt verschiedene Cremes zur Heilung der Schrunden, u. a. unparfümierte Lanolincreme. Ein weiteres Heilmittel für Ihre schmerzenden Brustwarzen ist Ihre eigene Muttermilch.

→ Legen Sie vor jedem Stillvorgang einen Waschlappen mit Eiswürfeln auf die schmerzende Brustwarze. Die Kälte betäubt den Schmerz.

→ Legen Sie das Baby, das am wenigsten Hunger hat, an die empfindlichste Brust: Während Sie dieses Baby stillen, sondert die andere Brust bereits Milch ab, und so tut es weniger weh, wenn das andere Baby angelegt wird.

Diese kleinen Beschwerden sind selten ein Grund, das Stillen einzustellen. Wenn die Babys richtig trinken, werden Sie eine große Erleichterung verspüren. Sollten die Rissen und Schrunden sehr hinderlich sein, können Sie Silikon-Stillhütchen verwenden, damit Ihre schmerzende Brustwarze ab und zu geschont wird. Sie werden in Apotheken verkauft.

Brustentzündung

Eine Brustentzündung (Fachbegriff Mastitis) entsteht, wenn die Milchkanäle verstopft sind. Die Milch sammelt sich an und/oder Krankheitskeime dringen ein. Sie sehen eine Beule oder einen roten Fleck auf der Brust. Daher ist es sehr wichtig, dass die Brüste bei jedem Stillen leer getrunken werden und keine Reste in den Kanälen zurückbleiben. Sie können dies vermeiden, indem Sie beim Stillen sanft mit der Hand in Richtung Brustwarze auf die Brust drücken.

Die Entzündung geht mit Fieber und Schmerzen in der Brust einher und Sie fühlen sich krank. Es ist wichtig, mit dem Stillen fortzufahren, weil die Schmerzen sonst schlimmer werden. Sie können den Schmerz lindern, indem Sie einen Waschlappen mit Eiswürfeln oder eine Wärmflasche auf die Brüste legen, da sowohl Wärme als auch Kälte den Schmerz lindern. Auch eine Massage des Bereichs um die Brustwarze kann Erleichterung bieten. Am besten massieren Sie unter einer warmen Dusche, möglichst kurz vor einem Stillvorgang. Manche Frauen können ihre Schmerzen lindern, indem sie ihre Brüste in einer Schüssel mit warmem Wasser baden.

Eine Brustentzündung ist sehr unangenehm. Sie fühlen sich körperlich schlecht und das Stillen wird sehr schwer. Sie werden um Hilfe bitten und einige Tage im Bett bleiben müssen. Solche Entzündungen treten vor allem in den ersten Monaten auf. Es gibt Frauen, die nie damit zu tun bekommen, während andere viel empfänglicher dafür sind. Das hat u. a. mit der Größe der Milchkanäle zu tun.

Milchallergie

Manche Babys, die gegen Kuhmilch allergisch sind, bekommen Probleme, wenn die Mutter Milchprodukte zu sich nimmt, wie Käse, Joghurt oder Milch. Merkmale sind Bauchkrämpfe und Durchfall. Wenn diese Art Milchallergie in der Familie vorkommt, kann das Baby sie auch haben. In solchen Fällen muss die Mutter Kuhmilchprodukte meiden und sie zum Beispiel durch Sojamilch und Sojadesserts ersetzen. Es ist nicht notwendig, mit dem Stillen aufzuhören, denn das beugt ja im Allgemeinen Allergien gerade vor. Gewöhnlich verschwindet die Allergie nach etwa einem Jahr. Es empfiehlt sich, dem Kind nach und nach einige Milchprodukte zu geben, um zu sehen, wie es darauf reagiert. Übrigens ist es bei eineiigen Zwillingen sehr wahrscheinlich, dass beide allergisch sind.

Stillen nach einem Kaiserschnitt

Die Milchproduktion kommt nach einem Kaiserschnitt mühsamer in Gang als nach einer vaginalen Geburt. Weil die Frau weniger Wehen hatte, ist die Konzentration des Hormons Oxytocin niedriger. Dieses Hormon regt nicht nur die Wehen an, sondern auch die Milchproduktion. In diesem Fall müssen Sie ein wenig Geduld haben. Aber es gibt keinen Grund, die Säuglinge nach einem Kaiserschnitt nicht zu stillen. Es gelang 40 % der Zwillingsmütter aus meiner Forschungsgruppe, die einen Kaiserschnitt hatten. Und 48 % der Drillingsmütter, die nur mit Kaiserschnitt geboren hatten, konnten ihren Babys die Brust geben.

Empfehlungen:

→ Fragen Sie den Anästhesisten, wann Sie mit dem Stillen anfangen dürfen, denn die Stoffe der Narkose gelangen in die Muttermilch, was die Babys ein wenig benommen machen kann und das Saugen erschwert. Bei Betäubung mit einer Periduralanästhesie (PDA) können Sie jedoch gleich nach der Geburt mit dem Stillen beginnen.

→ Wählen Sie eine bequeme Haltung, bei der die Operationswunde nicht schmerzt, wie bei der Rugbyhaltung mit einigen Kissen, oder legen Sie sich auf die Seite, ein paar Kissen im Rücken, zwischen den Knien und unter dem Kopf. Auch spezielle Stillkissen, die in Baby-Spezialgeschäften erhältlich sind, eignen sich gut. Wenn der Säugling noch sehr klein ist, legen Sie ihm auch auf seine Seite ein Kissen.

Vierlinge stillen

Eine Vierlingsmutter aus meiner Forschungsgruppe fütterte ihre Neugeborenen in den ersten beiden Monaten ausschließlich mit eigener Milch. Das ist eine absolut bewundernswerte Leistung! Ab dem dritten Monat nahm sie Flaschennahrung als Ergänzung. Erst gab sie jedem Baby die Brust und dann die Flasche. Hierbei hatte sie selbstverständlich Hilfe. Während sie stillte, gaben ihr Mann, ihre Mutter und ihre Schwiegermutter den Kleinen ein Fläschchen, die schon an der Brust getrunken hatten. Diese Reihenfolge ist wichtig, weil dann die Brüste stimuliert bleiben und die Milchproduktion nicht abnimmt.

Andere Mütter entschieden sich dafür, bei jedem Füttern einem oder zwei Säuglingen die Brust zu geben, während die anderen mit der Flasche gefüttert wurden. Am wichtigsten dabei ist, dass die Mütter nicht von vornherein annehmen, es sei ihnen nicht möglich, ihre Kinder selbst zu ernähren! Es gibt viele Arten, dies zu tun, es ist keine Frage von alles oder nichts.

Abstillen

Den Daten meiner Studie zufolge war es für die meisten Mütter ein natürlicher Prozess, das Stillen einzustellen, und zwar ohne Probleme. Manche ergänzten das Stillen mit Flaschennahrung, weil die Kinder größer wurden und mehr brauchten. Die Milchproduktion ging in solchen Fällen aufgrund der verminderten Nachfrage allmählich zurück. Manche Mütter gaben nur noch einem Kind weiterhin die Brust, weil das andere nicht mehr wollte. So geht das Abstillen nicht anders als bei anderen Müttern.

27 % der Zwillingsmütter aus meiner Gruppe stillten weniger als drei Monate, 49 % während der ersten vier Monate und 24 % länger. Bei den Zwillings- oder Drillingsmüttern, die ausschließlich mit eigener Milch fütterten, bis die Kinder Obst und Gemüse bekamen, ging das Abstillen nicht leicht: Die Brüste spannten schmerzhaft durch die verringerte Zahl der Fütterungen. Es ist logisch, dass der Druck größer ist, wenn man mehr als ein Kind ernährt.

Hier folgen einige Empfehlungen speziell für diese Situation:

→ Der Abbau muss nach und nach erfolgen, viel langsamer als bei nur einem Kind. Es kann einige Monate dauern, bevor dieser Prozess ganz abgeschlossen ist. Anfangs streichen Sie die Mahlzeit, bei der die Kinder das geringste Interesse zeigen, etwa die von 12 Uhr mittags. Die Spannung auf den Brüsten kann sehr hinderlich sein. Es wird Ihnen etwas Erleichterung bringen, wenn Sie mit der Hand oder der Pumpe ein wenig Milch abnehmen. Auch wenn Sie etwas weniger oder Salbeitee trinken, zeigt das Wirkung.

→ Anfangs, wenn Sie eine Zwischenmahlzeit ausfallen lassen, sollten Sie die Zeit zwischen der letzten und der nächsten Mahlzeit ein wenig kürzen. Wenn sich die Brüste an die verminderte Nachfrage gewöhnen, können Sie die Zeit zwischen zwei Mahlzeiten wieder verlängern.

→ Nachdem Sie eine Mahlzeit haben ausfallen lassen, müssen Sie ein paar Wochen warten, bevor Sie die nächste überspringen. So fahren Sie fort, bis nur noch zwei übrig sind. Meist sind das die Mahlzeiten am Morgen und am Abend. Jetzt geben Sie immer nur noch einem Kind die Brust: Eines bekommt sie morgens, das andere abends. Dann lassen Sie die Abendmahlzeit weg. Schließlich streichen Sie auch noch die am Morgen. Das wird nicht schwierig sein, da die Brüste jetzt deutlich weniger Milch geben. Sie können sich auch dafür entscheiden, diese eine Mahlzeit noch ein Weilchen beizubehalten, damit Sie diese intimen Augenblicke noch ein wenig genießen können. Das morgendliche Füttern eignet sich dazu am besten, weil die Milch dann eine höhere Fettkonzentration hat als abends. Dadurch ist sie auch dicker. Die Babys können sich diese Milch täglich teilen, oder jedes bekommt ein um den anderen Tag die Brust.

Fatima, Mutter von Drillingen:
»Ich habe sie bis zum achten Monat ausschließlich gestillt. In den ersten Monaten kostete mich das manchmal 17 Stunden pro Tag! Später tranken die Kinder besser und ich war schneller fertig. Ich hatte keine Probleme mit dem Abstillen, ich machte es langsam, innerhalb von vier Wochen.«

Flaschenfütterung

Meine Studie zeigt, dass fast die Hälfte der Zwillings- und Drillingsmütter sich für die Flasche entscheidet. Anfangs sollten Sie jedes Kind individuell füttern. Sie müssen die Art des Saugens jedes Kindes kennenlernen und auch seine Eigenarten. Das gelingt am besten, wenn man sie nacheinander füttert. Einer der Vorteile beim Füttern mit der Flasche ist, dass Ihnen andere dabei helfen können. Dennoch ist es am besten, wenn dies nach Möglichkeit immer dieselben Personen sind. Auf diese Weise ist der Kontakt mit den Babys intimer. Es geht nicht nur um das Füttern, sondern auch um Liebe und Wärme. Die Kinder genießen es, in den Armen ihrer Eltern zu liegen, sie spüren ihren Herzschlag, nehmen ihren Geruch auf und hören ihre Stimme.

Die Kinder genießen es, in den Armen ihrer Eltern zu liegen, sie spüren ihren Herzschlag, nehmen ihren Geruch auf und hören ihre Stimme.

Weil es unmöglich scheint, die Kleinen nach Bedarf zu füttern, entscheiden sich die meisten Eltern für ein mehr oder weniger festes Schema. Das Baby, das schon wach ist, kommt zuerst an die Reihe. Wenn das andere aufwacht, kann ein Schnuller helfen, bis es an der Reihe ist. Es gibt andere Mütter, die es nach den ersten Wochen allein schaffen, andere sorgen dafür, dass sie zumindest in den ersten sechs Monaten eine Hilfe haben. Drillingsmütter brauchen immer Hilfe.

Weil Mehrlingsbabys ein geringeres Geburtsgewicht haben, werden sie häufiger gefüttert: Alle zwei oder drei Stunden und nachts zweimal. Wenn sie die Flasche gut akzeptieren, ist es möglich, sie gleichzeitig zu füttern. Manche Mütter füttern sie, wenn tagsüber viel los ist oder wenn sie großen Hunger haben, gemeinsam. Manche lassen die Kleinen selbst trinken, während sie, von einem Kissen gestützt, mit einer Flasche vor ihnen liegen. So konnte eine Drillingsmutter ihre Kinder allein füttern, wenn sie keine Hilfe hatte.

Wenn sie ein wenig größer sind, können Sie die Kinder in ihre Wippe setzen, jedes mit einer eigenen Flasche. Eine weitere Möglichkeit ist, eines auf den Schoß zu nehmen, während Sie dem anderen helfen, das Ihnen gegenüber in seinem Stühlchen sitzt und selbst trinkt. Beim nächsten Füttern machen Sie es umgekehrt und nehmen das andere Kind auf Ihren Schoß. Der intime Kontakt mit Ihnen ist wichtig für das Baby. Das Füttern ist ein wichtiger Bestandteil des Bindungsprozesses, der seinerseits wiederum die soziale und emotionale Entwicklung beeinflusst. Nehmen Sie sich daher, wenn die Kinder selbst trinken, nach der Mahlzeit die Zeit, sie zu liebkosen.

Die üblichsten Haltungen:

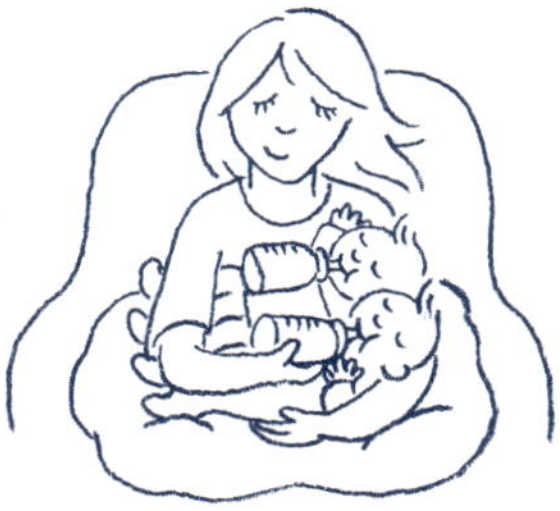

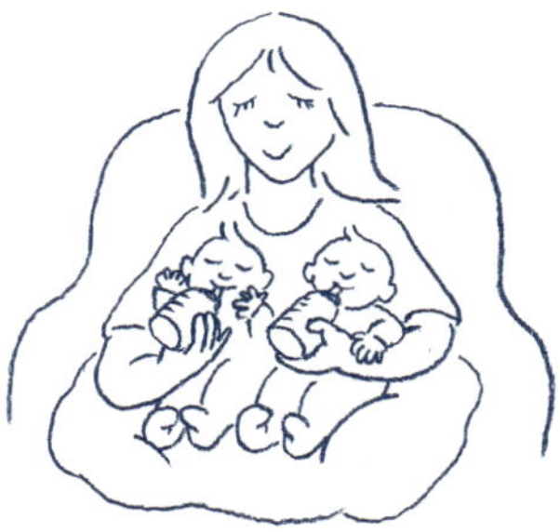

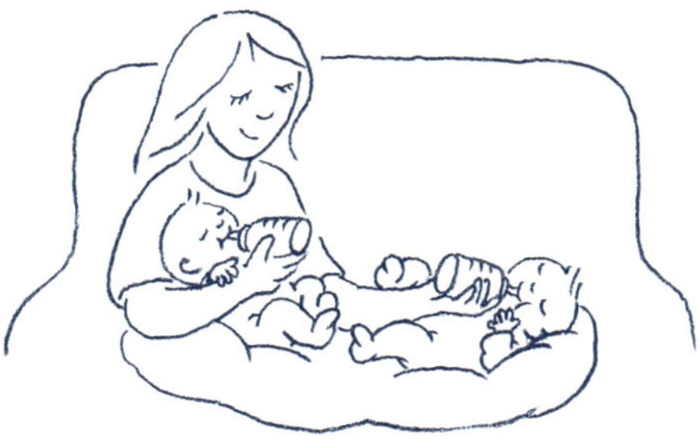

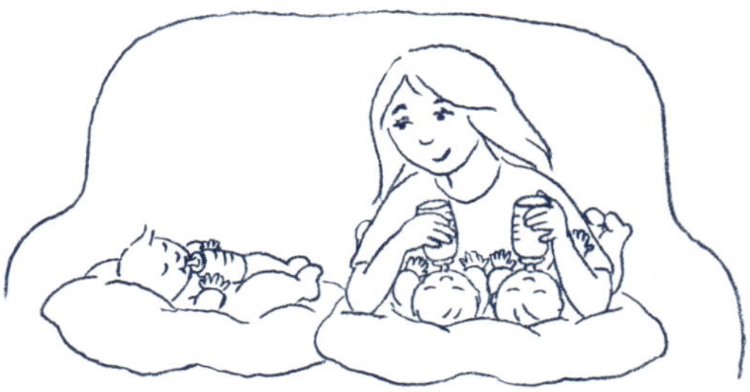

Vorschläge:

- → Notieren Sie die Fütterungen von jedem Kind einzeln, um Verwirrung zu vermeiden, oder nutzen Sie das nachfolgende Schema.
- → Bereiten Sie die Mahlzeiten morgens für den ganzen Tag vor und bewahren Sie diese im Kühlschrank. So stehen sie immer zur Verfügung. Ein Nachteil kann sein, dass Sie nicht alles aufbrauchen. Manche Mütter wärmen daher nur das Wasser auf und halten es in einer Thermosflasche warm. Es ist auch praktisch, die Nachtmahlzeiten im Vorhinein fertig zu machen und alles, was Sie sonst noch brauchen könnten, bereit zu legen.
- → Geben Sie jedem Baby sein eigenes Fläschchen. Sie können Flaschen unterschiedlicher Farben kaufen oder sie mit einem Aufkleber unterscheiden. In den ersten Monaten müssen Sie die Flaschen und Sauger nach jeder Nutzung sterilisieren. Der Mikrowellensterilisator ist dafür sehr praktisch. Nach den ersten Monaten reicht es, wenn Sie Flaschen und Sauger einmal pro Woche sterilisieren. Hinweis: Verwenden Sie die Mikrowelle nicht zum Aufwärmen der Fläschchen! In einer Mikrowelle verteilt sich die Hitze unregelmäßig, und die Babys könnten sich an der Milch verbrennen.
- → Geben Sie gleichzeitig die Flasche, wenn sie in den Wippen sitzen. Die Kinder können selbst trinken, wenn Sie die Flaschen mit einem aufgerollten Handtuch stützen oder wenn sie schon etwas größer sind. Aber lassen Sie sie dabei nie allein! Sie könnten sich verschlucken.
- → Nachtfütterungen sind belastend. Wenn Sie diese mit jemandem abwechseln können, können Sie auch mal durchschlafen. Ihr Partner kann diese Aufgabe zum Beispiel am Wochenende übernehmen. Profitieren Sie von den Mittagsschläfchen der Kleinen und gönnen Sie sich selbst ein wenig Ruhe.
- → Vergleichen Sie die Babys nicht miteinander. Jedes hat seinen eigenen Rhythmus und seine eigenen Bedürfnisse. Was das eine trinkt, ist keine Norm für (das) andere.

Stillschema

Auf der folgenden Seite finden Sie das Schema einer Mutter, die ihren Drillingen hauptsächlich die Brust gab. Sie ergänzte die Brustfütterung jedoch um zwei Flaschenfütterungen: eine reine Flaschenfütterung nachts, die ihr Mann gab, und eine andere in Kombination mit der Brustfütterung um die Mittagszeit, wenn sie mit der Hilfe ihrer Mutter rechnen konnte.

Dieses Schema ist genau so praktisch für Zwillingsmütter und natürlich auch für diejenigen, die nur die Brust oder die Flasche geben.

Woche von … bis …

TAG	NAME	0 H	3 H	6 H	9 H	12 H	15 H	18 H	21 H	ANM.
Mo	David	B	90cc F	B N	B	B + 60	B	B W	B	
	Laura	B	80cc F	B N	B	B + 60	B	B	B	
	Emma	B	90cc F	B	B W	B + 45 N	B	B	B	
Di										
Mi										
Do										
Fr										
Sa										
So										

Fütterung: F = Flasche, B = Brust W = Wasser

Stuhlgang: N = Normal; D= Dünn

Anmerkungen: Vitamine, Medikamente etc.

Aus der Forschung:
Auch die fürsorglichsten Eltern können sich mal irren! So bekommt zum Beispiel ein Baby zweimal hintereinander die Flasche und das andere keinmal.

13 Wieder zu Hause!

ZWEI

Niemand kann vorhersagen, wie es tatsächlich mit zwei oder mehr Babys sein wird, bis Sie es wirklich erleben. Und es ist immer anders, als Sie dachten!

Die meisten Mütter erleben eine turbulente Zeit, wenn sie wieder zu Hause sind. Zum ersten Mal wird ihnen bewusst, dass sich ihr Leben drastisch verändert hat und dass es nie mehr so sein wird wie zuvor. Jede neue Mutter erfährt das in den ersten Monaten der Mutterschaft, aber die Tragweite ist bei Müttern von Mehrlingen größer. Es erfordert Zeit, sich der neuen Situation anzupassen und vom alten Leben mit weniger Verantwortung Abschied zu nehmen. Für manche dauert dieser Prozess das ganze erste Jahr. Bei unerfahrenen Müttern sind diese Gefühle stärker als bei Müttern, die schon ein Kind hatten und wissen, dass es schöne und weniger schöne Seiten der Mutterschaft gibt. Bei ihnen tritt dieser erste Schock nicht so oft ein. Im Allgemeinen haben sie mehr Vertrauen in sich selbst und ihre Fähigkeiten als Mutter. Für die Neulinge ist die Veränderung gewaltig: Es geht nicht nur um zwei- oder dreimal so viel Arbeit, sondern sie kommen auch mit vielen Aspekten in Berührung, die ihnen unbekannt oder mit Zweifeln behaftet sind. Eine Drillingsmutter beschrieb es so: »Man springt ins tiefe Wasser, ohne schwimmen zu können.« Oder wie ein Vater sagte: »Es ist entzückend schwierig.«

Den Stress vermindern

Nachfolgend einige Richtlinien, die Ihnen helfen können, mit dem Stress in dieser Zeit besser umzugehen:

- Akzeptieren Sie Ihre wechselnden Gefühle. Es ist normal, dass Sie im einen Augenblick vor lauter Glück überwältigt sind und im nächsten vollkommen fassungslos angesichts der großen Verantwortung. Das sind zwei Aspekte der Elternschaft, die alle Mütter und Väter erfahren. Es kann sehr gut helfen, wenn Sie diese Gefühle äußern.

- Die hormonellen Veränderungen und eine nicht zu leugnende Müdigkeit beeinflussen Ihren Gemütszustand. Ihr Körper ist noch damit beschäftigt, sich von der enormen Anstrengung der Mehrlingsgeburt zu erholen. Es ist logisch, dass Sie sich sowohl körperlich als auch seelisch noch sehr labil fühlen. Essen Sie gut, rauchen Sie nicht und trinken Sie keinen Alkohol. Es wird schwierig werden, nachts mehr als drei Stunden am Stück zu schlafen. Versuchen Sie Schlaf aufzuholen, wenn die Babys im Laufe des Tages schlafen. Und lassen Sie sich von den Menschen um Sie herum ruhig ein wenig verwöhnen!
- Setzen Sie Prioritäten. Im Augenblick ist das Wichtigste, dass Sie gut für die Säuglinge und Ihre eigene Gesundheit sorgen. Der Rest kann warten. Ideal ist es, wenn sich die Mutter »nur« mit den Kleinen zu beschäftigen braucht und es für den Rest Hilfe gibt. Mütter, die das so organisieren können, überstehen diese Zeit laut meiner Studie am besten.
- Akzeptieren und nutzen Sie bei Aufgaben im Haushalt Hilfe von Familie und Freunden. Für die Säuglinge ist es besser, wenn sie von den eigenen Eltern versorgt werden. So werden die gegenseitigen Beziehungen gefestigt.
- Organisieren Sie Ihr Zuhause so praktisch wie möglich. Wenn Sie die notwendigsten Dinge wie Windeln, Tücher und Schnuller bei der Hand haben, vermeiden Sie zum Beispiel, dass ständiges Treppensteigen Sie ermüdet. Manche Mütter richten sich zwei Orte ein, an denen sie die Säuglinge versorgen können. Das ist sehr empfehlenswert, wenn sie sich tagsüber an einer anderen Stelle im Haus aufhalten als nachts.
- Planen Sie einen Tag nach dem anderen. Das ist realistischer, als tagelang im Voraus zu planen, da die Tage mit Neugeborenen nicht vorhersagbar sind.
- Notieren Sie außer den Fütterungen auch die Besonderheiten jedes einzelnen Kindes: Fieber, Erkältung, Krämpfe, Weinen … Das hilft sowohl Ihnen als auch denjenigen, die Ihnen helfen.
- Es ist nicht notwendig, die Kinder jeden Tag zu baden. Sie können sie auch an einem Tag mit einem Waschlappen waschen und am nächsten baden. Eine Mutter von Drillingen, die ihre Kinder stillte, organisierte es folgendermaßen: Jeweils ein Baby bekam während eines ganzen Tages die Brust und wurde auch gebadet. So kam jedes Baby alle drei Tage an die Brust und ins Bad.
- Wenn eines der Babys das andere (oder die anderen) mit seinem Schreien weckt, legen Sie es in ein anderes Zimmer. Das kommt der Ruhe der ganzen Familie zugute. Es gibt Babys, die besser schlafen, wenn sie

zusammen sind, manchmal sogar in derselben Wiege, weil sie dann schneller einschlafen. Dennoch raten viele Kinderärzte wegen der Gefahr des plötzlichen Kindstodes davon ab.

- Manchmal nehmen die Besuche von Familie und Freunden überhand. Bitten Sie sie, ihren Besuch anzukündigen und dabei den Mittagsschlaf zu berücksichtigen. Sie können sich auch dazu entschließen, ein Fest zu geben, wenn die Babys beispielsweise einen Monat alt sind. So beugen Sie der wochenlangen Reihe von Besuchern vor! Manche Mütter bitten ihren Besuch, ihnen ein wenig zur Hand zu gehen: Wäsche zusammenlegen, Bügeln, Einkaufen oder sonstige kleine Erledigungen.
- Ein Anrufbeantworter ist sehr praktisch. Als Hintergrundgeräusch können Sie Babygeschrei aufnehmen! Viele Mütter schalten ihn ein, wenn sie mit Füttern und Ähnlichem beschäftigt sind. Das Telefon ist für jede Mutter ein wichtiges Mittel, um den Kontakt zur Außenwelt aufrechtzuerhalten, es darf aber nicht zur Last werden.
- Sorgen Sie dafür, dass Sie sich nicht ins Haus zurückziehen. Eltern von Mehrlingen verlieren schnell den Kontakt zu Freunden, weil sich ihr Leben im Augenblick nur um die Kinder dreht. Aber der Kontakt zu anderen Erwachsenen, darunter auch andere Eltern von Mehrlingen, bleibt wichtig und notwendig.
- Gönnen Sie sich täglich eine Viertelstunde nur für sich. Das scheint Ihnen vielleicht unmöglich, aber knapsen Sie die Zeit irgendwo ab. Die Arbeit ist nie fertig, aber Sie bekommen neue Energie, wenn Sie etwas lesen, Musik hören, meditieren oder kurz mit einer anderen Mutter plaudern. Auch Visualisierung kann helfen: Stellen Sie sich Ihre Babys als Kleinkinder vor, die einträchtig zusammen spielen.

Eine Beziehung zu jedem der Babys entwickeln

Jedes Kind muss sich an seine Eltern binden. Babys verfügen über verschiedene Mechanismen, um sich dieser Bindung zu versichern. So sind zum Beispiel ihre Pupillen sehr groß, was sie unwiderstehlich macht für ihre Eltern. Weinen und Lachen sind weitere starke Waffen, mit denen sie die Eltern anziehen. Jedes Baby verwendet diese Mechanismen auf seine Art, je nach seinem Charakter. Seine Eltern fangen diese Signale auf und reagieren darauf: Sie nehmen es zu sich, wenn es weint und wenn es lacht, sprechen mit ihm oder lachen es ebenfalls an. Diese Aufmerksamkeit vermittelt dem Baby eine Vertrauensbasis, die eine enge Bindung sichert. Und diese ihrerseits ist die Grundlage für seine zukünftigen Beziehungen außerhalb der Familie.

Bei Zwillingen (und Drillingen) verläuft dieser Prozess ganz genauso, mit dem Unterschied, dass die Eltern weniger verfügbar sind. Sie müssen ihre Aufmerksamkeit schließlich auf zwei oder drei Kinder verteilen. Das hindert sie übrigens nicht daran, eine innige Bindung zu jedem Kind aufzubauen. Es ist sehr wichtig, dass sie mit jedem Kind einzeln eine starke und einzigartige Beziehung haben und ihre Kinder nicht als Einheit sehen. In diesem Fall besteht nämlich die Gefahr, dass dem kindlichen Bedürfnis nach persönlicher Aufmerksamkeit nicht entsprochen wird und dass sie sich untereinander sehr stark binden: Sie suchen dann beieinander, was sie bei den Eltern nicht finden.

Die Eltern sollten mit jedem Kind einzeln eine starke und einzigartige Beziehung haben.

Ein dreizehnjähriges Zwillingsmädchen erzählte mir, ihr Vater würde sie immer mit ihrer Zwillingsschwester verwechseln. Wenn sie ihn darauf aufmerksam machte, dass sie Laura sei und nicht Susanna, sagte er: »Aber was macht das schon? Ihr seid doch gleich!« Diese Bemerkung traf sie sehr, denn es bedeutete für sie, dass ihr Vater keine besondere Bindung nur zu ihr hatte. Zweifelsohne behandelte dieser Vater seine eineiigen Kinder von frühster Kindheit an als eine Person und beteiligte sich auch nicht aktiv an der Pflege der Kleinen, wodurch das zu vermeiden gewesen wäre.

Eltern erwarten, dass sie problemlos zwei oder mehr Babys gleichzeitig lieben können. Aber das erweist sich in der Praxis als nicht immer so einfach. Ähnliches geschieht auch manchmal bei der Geburt nur eines Kindes: Die Eltern (oder einer von beiden) brauchen Zeit, um das Baby zu lieben. Die Situation mit zwei oder drei Babys ist noch komplizierter.

Vielleicht empfindet die Mutter oder der Vater eine Vorliebe für das kleinste Baby, das ihren Mutter- bzw. Vaterinstinkt mehr anspricht. Oder für das stärkste, mit dem es leichter ist, eine Beziehung zu knüpfen. Oder vielleicht scheint ihnen eines hübscher oder hat etwas Besonderes, wodurch die Charaktere von Baby und Eltern besser harmonieren. Es gibt viele Faktoren, sogar bis hin zur Haarfarbe, die eine Beziehung zwischen Eltern und Baby beeinflussen.

Gewöhnlich äußern Eltern diese Gefühle nicht. Sie fühlen sich verpflichtet, alle Kinder gleich stark zu lieben. Daher ist es ihnen peinlich und sie schämen sich, wenn ihnen bewusst wird, dass dem nicht so ist. Manchmal verbergen sie ihre Gefühle und widmen absichtlich dem Baby mehr Aufmerksamkeit, das sie eigentlich weniger anzieht.

Vergessen Sie nicht, dass dies wirkliche Gefühle sind. Es ist natürlich, dass es Unterschiede gibt zwischen dem, was man für den einen oder den anderen empfindet, da sie als unterschiedliche Persönlichkeiten auch unterschiedliche Reaktionen hervorrufen. Das passiert auch Eltern mit Kindern verschiedenen Alters. Eltern von Kindern desselben Alters neigen mehr dazu, sie untereinander zu vergleichen. Da genau liegt auch das Problem! Fühlen Sie sich also nicht schuldig und quälen Sie sich nicht mit unnötigen Vergleichen. Im Laufe der Wochen entdecken Sie in jedem von ihnen eine eigene Persönlichkeit. Das wird es Ihnen erleichtern, alle zwei (oder drei) zu lieben und mit jedem von ihnen eine besondere Bindung zu entwickeln. Die Beziehung wird zu jedem Kind anders sein. Das beinhaltet nicht, dass Sie nicht jedes gleich viel lieben, sondern dass die Beziehung mit jedem einzelnen Kind speziell und einzigartig ist. Das ist eine wichtige Tatsache.

Hilfe im Haus und fehlende Privatsphäre

Fast alle Familien mit Mehrlingen erhalten Hilfe von der Familie oder bezahlten Kräften. Es geht eigentlich nicht anders, obwohl manche Mütter dennoch alles allein machen.

Esther, Mutter von siebenjährigen Zwillingen:
»Ich wollte mit meinen Babys allein sein und das war ich ab der dritten Woche. Die Mädchen verlangten selten zur gleichen Zeit die Flasche, sodass ich erst eines und dann das andere fütterte. Aber einmal verschluckte sich eines der Mädchen. Ich erschrak sehr und rief meinen Mann an. Er arbeitete ganz in der Nähe und war sofort da. Zum Glück ging es gut aus. Ich war einfach am liebsten mit ihnen allein.«

Karina, Mutter von sechsjährigen Zwillingen:
»In den ersten beiden Monaten schaffte ich es allein und bat nicht um Hilfe, ich weiß auch nicht, warum. Vielleicht war es eine gewisse Arglosigkeit, dass ich dachte, alles allein fertig zu kriegen. Es schlauchte total! Ich gab ihnen alle drei Stunden die Brust und das kostete mich fast zwei Stunden. Ich schlief nicht mehr als drei Stunden pro Nacht und das nicht einmal am Stück. Nach zwei Monaten war ich ein echter Zombie, nicht mehr in der Lage, auch nur einen Satz zu bilden: Nach zwei Worten wusste ich schon nicht mehr, was ich sagen wollte. Ich kann das niemandem empfehlen. Dann nahm ich eine Pflegerin an. Sie war von acht Uhr morgens bis 5 Uhr nachmittags bei uns. Danach war mein Mann zu Hause. Mit dieser Planung funktionierte es hervorragend.«

Hilfe zu haben ist zweifelsohne wichtig. Aus Studien geht hervor, dass dies den Stress der Eltern mindert. Es hat jedoch auch einen negativen Effekt, nämlich die fehlende Privatsphäre: Ständig ist die Mutter, die Schwiegermutter oder eine andere Person mit im Haus. Das ist ein heikles Thema, denn einerseits ist die Hilfe willkommen, vor allem im ersten Jahr und insbesondere bei drei oder mehr Kindern. Aber auf der anderen Seite ist es lästig. Etwa 45 % der Mütter aus meiner Studie erlebten den Verlust ihrer Privatsphäre als Belastung – sie wären lieber öfter allein oder mit ihrem Partner gewesen. Ein Faktor, der großen Einfluss hat auf Gelingen oder Misslingen der Hilfe, ist die Beziehung zu dem Hilfeleistenden. Ist diese gut, scheint es leichter zu sein, über Reibungen zu reden, die sich unweigerlich ergeben. Das macht die Situation viel erträglicher. Ist die Beziehung jedoch sowieso schon angespannt, gibt es kein Vertrauen in den Dialog und der Ärger häuft sich an.

Wie man die Hilfe auch regelt: Sie sind diejenige, die die Zügel in der Hand haben muss.

Manche Mütter organisierten den Alltag mit ihren Babys also allein oder suchten absichtlich jemanden außerhalb der Familie, um sie zu unterstützen, wie ein Kindermädchen oder ein Au-pair. Wie man die Hilfe auch regelt: Sie sind diejenige, die die Zügel in der Hand haben muss. Die Mütter, die es so halten, sind zufriedener mit der Unterstützung, die sie erhalten, weil die Arbeiten im Haushalt und die Versorgungsaufgaben so erfüllt werden, wie sie es wollen.

Postnatale Depression

Wie schon erwähnt, ist es für eine Wöchnerin ganz normal, eine ganze Flut von Emotionen zu erleben und die eigenen Gefühle manchmal kaum unter Kontrolle zu haben.

Das gilt noch stärker nach der Geburt von Mehrlingen. Fast alle neuen Mütter erleben kurz nach der Geburt einige Tage mit »Wöchnerinnentränen«. Wegen der gewaltigen hormonellen Veränderungen weinen sie schnell und machen sich über alles Sorgen. Hierbei handelt es sich um ein ganz normales Phänomen, das nach einigen Tagen oder Wochen vorüber ist. Aber es gibt Mütter, die von einer postnatalen Depression betroffen sind. Aufgrund der schwereren körperlichen und seelischen Belastung sind Mehrlingsmütter dafür empfänglicher. Sie leiden nämlich verstärkt unter Müdigkeit, Angst und Panik. Und Mütter, die eines der Babys verloren haben, sind noch anfälliger (siehe Kapitel 25).

Es ist sehr wichtig, die Symptome einer postnatalen Depression zu erkennen. Mit adäquater Behandlung kann das Leiden erleichtert werden. Es geht wirklich nicht vorüber, indem Sie es still ertragen!

Die Symptome:

- schnell in Tränen ausbrechen;
- extreme Müdigkeit;
- sich schuldig fühlen;
- mangelnder Appetit oder übermäßiges Essen;
- fehlende Libido;
- nicht einschlafen können, auch nicht, wenn die Babys schlafen;
- an nichts Freude erleben, auch die Kleinen nicht genießen können.

Wenn Sie die Mehrzahl dieser Symptome wiedererkennen, sollten Sie alarmiert sein. Es ist jedoch nicht schlimm, wenn Sie eines oder zwei dieser Symptome gelegentlich haben. Manche Frauen haben eine leichte Depression, während andere so davon beeinträchtigt werden, dass sie ihr normales Leben nicht weiterführen können. Sie fühlen sich nicht in der Lage, für die Säuglinge zu sorgen und manche fürchten ihre eigenen Reaktionen, wie den Wunsch, ihnen etwas anzutun. Nehmen Sie diese Symptome ernst, denn sie klingen nicht von selbst ab und können zu Eheproblemen oder zur Misshandlung der Kinder führen.

Die Ursachen sind sowohl physischer als auch psychischer Natur.

Man geht davon aus, dass eine der körperlichen Ursachen in der Veränderung der Hormone bei der Geburt liegt. Die Konzentration von Progesteron, das einen antidepressiven Effekt hat, sinkt nach der Geburt erheblich, während es im Laufe der Schwangerschaft im Überfluss vorhanden und sehr wichtig war. Frauen, die für Hormonschwankungen empfänglich sind und jeden Monat sehr unter dem prämenstruellen Syndrom (PMS) leiden, sind auch anfälliger für eine postnatale Depression.

Es gibt auch andere Faktoren: ein Mangel an Vitaminen, Mineralien und ungesättigten Fetten in Kombination mit körperlicher Erschöpfung und Schlafmangel.

Auf der anderen Seite spielen psychische Ursachen eine wichtige Rolle, wie die Veränderung des täglichen Daseins, die Übernahme der neuen, großen Verantwortung und der dazugehörigen Aufgaben oder Probleme mit der Akzeptanz der Mutterschaft.

Möglicherweise liegt eine wichtige Ursache des depressiven Zustands an mangelnder sozialer Unterstützung der Mutter, wenn sie das Krankenhaus verlässt und nach Hause kommt. Familienhilfe ist unentbehrlich, und wenn der Vater wieder zur Arbeit geht, ist die Mutter plötzlich für Haushalt und Kinder allein verantwortlich, obwohl sie gerade erst aus dem Krankenhaus gekommen ist. Das ist vermutlich in vielen Fällen der Anfang einer Depression.

Lorena, Mutter von Zwillingen:
»Ich fühlte mich von der Arbeit überrollt. Ich war nicht in der Lage, meine Babys zu genießen und dadurch war ich mit mir selbst unzufrieden. Ich gab ihnen gleichzeitig die Flasche, um schneller fertig zu sein, wodurch ich auch das Füttern nie genießen konnte. Schließlich rief ich weinend meine Mutter an und sagte ihr, ich sei keine gute Mutter, ich würde sie nicht gut aufziehen können. Meine Mutter verstand die Signale und kam sofort. Sie nahm eines der Babys mit zu sich nach Hause. So entdeckte ich, dass ich es sehr wohl genießen konnte, für nur ein Kind zu sorgen, und auf diese Weise wurde eine Depression vermieden. Meine Mutter sorgte eine Woche lang für das Kind und danach ging alles besser.«

Anna, Mutter von Drillingen:
»Im Monat nach der Geburt meiner Drillinge war ich zu Tode erschöpft und war außerdem ein wenig niedergeschlagen. Es fiel mir schwer, einen neuen Tag zu beginnen. Eines Nachmittags rief ich meine beste Freundin an und sagte ihr, sie müsse unbedingt kommen und solle dabei nicht auf das Chaos achten. Sie kam sofort, und als sie den vollen Korb mit Wäsche sah, die zusammengelegt werden musste, und die Spüle, auf der sich der Abwasch stapelte, legte sie augenblicklich los. Innerhalb einer Stunde sah alles ganz anders aus und wir hatten sogar noch etwas Zeit zum Quatschen. Am nächsten Tag kam sie unaufgefordert wieder und das hielt sie drei Monate durch. Dann fühlte ich mich viel stärker und war bereit. Sie war mein Schutzengel, und ich bin ihr dafür unendlich dankbar.«

In Ländern, in denen nach der Geburt für eine effiziente Hilfe im Haus gesorgt wird, treten postnatale Depressionen viel seltener auf. Es beugt gesundheitlichen Problemen in der Zukunft vor, sowohl der Frau als auch der Säuglinge, und zeigt wiederum die große Bedeutung guter Unterstützung in den ersten Wochen nach der Geburt.

Manche Maßnahmen helfen sicherlich dabei, eine postnatale Depression zu vermeiden oder zumindest abzuschwächen:

- → Achten Sie auf Ihre Gesundheit: gute Ernährung, Vitamine, Ruhe und Übungen für die Zeit nach der Geburt heben die Stimmung. Da die Babys von Ihnen als Mutter so enorm abhängig sind, müssen Sie gut für sich selbst sorgen, damit Sie dieser Aufgabe gewachsen sind.
- → Sorgen Sie für ausreichende Hilfe während der ersten Monate, des ersten Jahres oder der ersten Jahre. Alle Mütter von Mehrlingen sind sich darüber einig, dass Hilfe von anderen unerlässlich ist. Manche schaffen es allein, weil sie es selbst so möch-

ten, aber sie sind in der Minderheit und es ist außerdem nicht immer eine positive Erfahrung. Auch für diese Mütter bleibt es wichtig, dass sie Hilfe für die Tage organisieren, an denen sie vor Erschöpfung nicht mehr können. Es ist niemandem geholfen, wenn Sie die Heldin spielen!

→ Machen Sie Entspannungs- oder Yogaübungen, wenn Sie gestresst sind, nehmen Sie ein Bad, hören Sie Musik oder setzen Sie sich einmal zu den Babys, einfach, um sie anzuschauen. So können Sie Spannungen vermindern.

→ Haben Sie keine Angst vor Ihren Gefühlen. Sie erleben nun eine vollkommen neue Situation und auch Ihre Gefühle sind neu. Es ist ganz normal, sehr intensive Emotionen zu haben, die manchmal widersprüchlich sind. Sie brauchen Zeit, um sie zu erkennen. Mit den Babys wurde auch eine Mutter geboren!

→ Möglicherweise ist aber auch Ihr Partner niedergeschlagen. Es kann nämlich auch Väter treffen, obwohl die Depression bei ihnen in der Regel weniger ausgeprägt ist, da sie weniger intensiv mit den Babys verbunden sind. Es ist positiv, wenn er seine Gefühle auch akzeptieren kann, sie äußert und mit Ihnen teilt. So werden sie normal und nicht zum Problem. Väter und Familienmitglieder, die den gesamten Prozess der Geburt und der ersten Tage gemeinsam mit der Mutter erlebt haben, verstehen den emotionalen Sturm besser, denn auch sie haben ihren Teil dieser Gefühle abbekommen.

→ Gehen Sie gleich zum Arzt, wenn Sie sich sehr deprimiert fühlen und nicht wissen, wie Sie täglich für die Babys sorgen sollen. Es ist kein Zeichen von Schwäche, sondern der erste Schritt auf dem Weg zu einer Lösung. Heutzutage gibt es gute Möglichkeiten, eine Depression zu behandeln. Eventuell verschreibt Ihnen der Arzt Vitamine (B6), Antidepressiva oder ein Hormonpräparat für Progesteron. Neben der medizinischen Behandlung ist die bedingungslose Hilfe Ihres Partners, Ihrer Mutter oder einer guten Freundin sehr wichtig. Manchen Müttern hilft auch ein Gespräch mit dem Psychologen oder das Schreiben eines Tagebuchs.

Aus der Forschung:
Nicht alle Eltern sind ab dem ersten Tag in der Lage, ihre Kinder auseinanderzuhalten. Daher ist es praktisch, das Armband, das sie im Krankenhaus bekommen haben, noch einige Tage am Arm zu lassen.

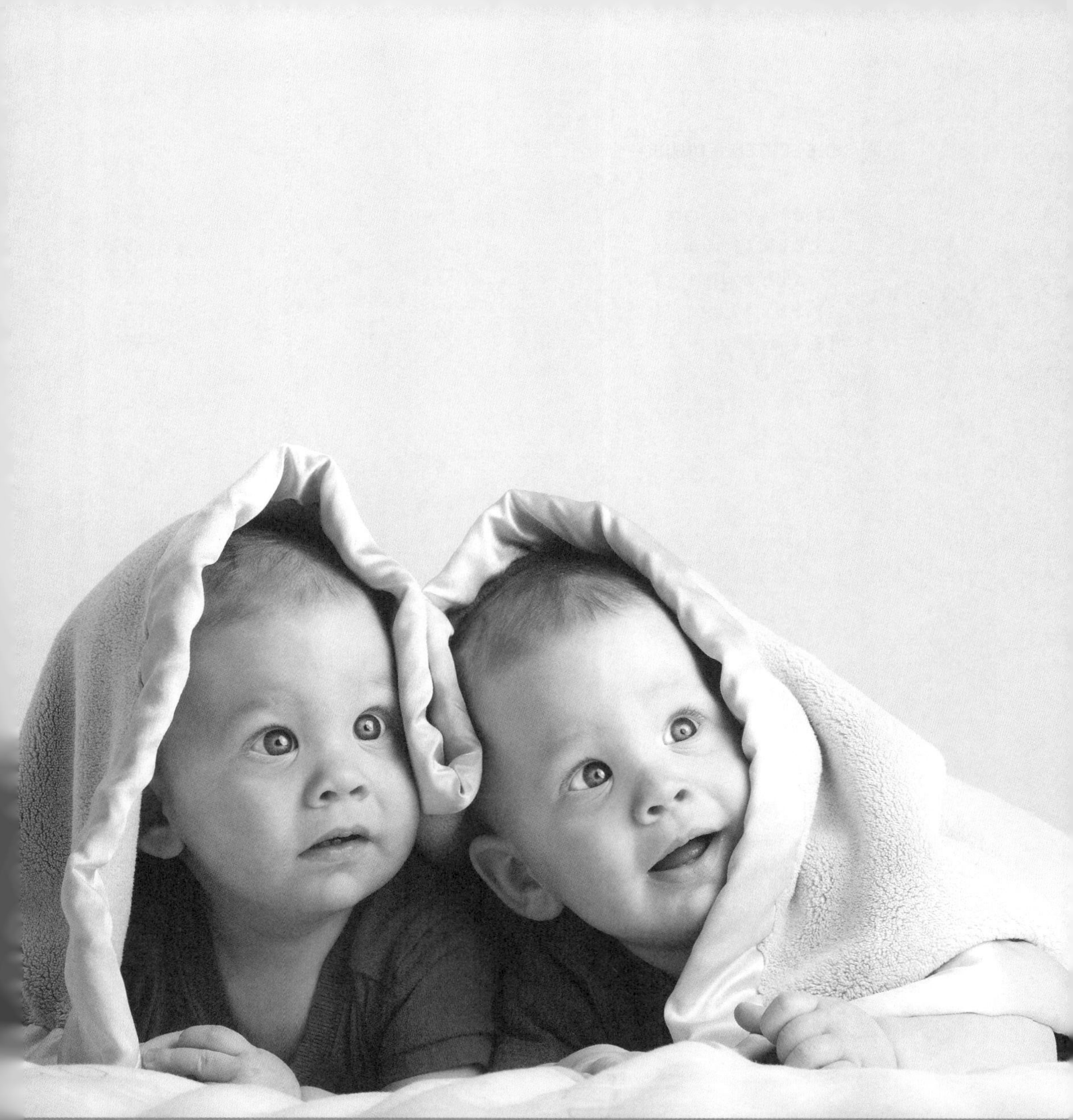

DREI

DIE ERSTEN 6 JAHRE

DREI DIE ERSTEN 6 JAHRE

14 0 bis 6 Monate

Die ersten drei Monate verbringen die Babys hauptsächlich schlafend. Schlaf, Essen und die Anwesenheit ihrer Eltern und Zwillingsgeschwister sind für die Babys das Allerwichtigste. Stück für Stück bekommen sie einen Blick für ihre Umgebung: Sie drehen den Kopf, um alles gut anschauen zu können, und schenken Ihnen um die sechste Woche herum ihr erstes Lächeln. Das ist zweifellos ein ganz besonderer und beruhigender Moment, denn er bedeutet, dass es den Babys gut geht und sie zufrieden sind. Ungefähr zur selben Zeit fangen sie an, sich gegenseitig anzulachen, auch etwas ganz Besonderes, das nur Eltern von Mehrlingen vergönnt ist.

Jetzt fangen die Babys an, sich gegenseitig anzulachen, etwas ganz Besonderes, das nur Eltern von Mehrlingen vergönnt ist.

Ein Säugling lernt mithilfe seiner Sinnesorgane: Er schaut, fühlt, schmeckt, riecht und hört. Während des ersten Jahres lernt er zu lachen, wenn jemand mit ihm spricht, einem Gesicht oder einem Gegenstand mit dem Blick zu folgen – auch dem Zwillingsbruder oder der Schwester –, den Kopf gerade zu halten, einen Gegenstand zu greifen und in den Mund zu stecken, und er lernt, sich umzudrehen. Und das alles in sehr kurzer Zeit; seine Entwicklung ist erstaunlich.

Julia, Mutter von sechs Monate alten Zwillingen:
»Mit einer Hand wedeln sie in der Luft herum und mit der anderen halten sie sich gegenseitig fest. Wenn ich sie so in ihren Wippen sitzen sehe, quillt mein Herz über vor Rührung. Wenn ich das Zimmer aufräume und von einer Seite zur anderen gehe, sehe ich ihre Köpfe in dieselbe Richtung gehen; beide folgen meinen Bewegungen. Dann überkommt mich wieder so ein Gefühl der Rührung. Was für ein großer Schatz, denke ich dann bei mir.«

Der Schlaf

Die Babys haben schon während der Schwangerschaft einen eigenen Schlaf-wach-Rhythmus, auf den die Gewohnheiten der Mutter einen gewissen Einfluss haben. Mütter, die Morgenmenschen sind, haben meist Babys mit einem frühen Morgenrhythmus, und Abendmütter haben ihrerseits wiederum Babys, die abends lang aktiv sind. Einige Mütter erzählten mir, dass ihre Babys einen Schlaf-wach-Rhythmus annahmen, den sie während der letzten Phase ihrer Schwangerschaft befolgten.

Dennoch haben viele Säuglinge Schwierigkeiten, einen festen Rhythmus aufzubauen; manche schlafen tagsüber viel und sind nachts wach. Sie haben einen umgekehrten Tag-Nacht-Rhythmus. Und es gibt Zwillinge, die einen jeweils unterschiedlichen Rhythmus haben: Ein Zwilling ist ein echter Frühaufsteher und der andere eine typische Nachteule.

Empfehlungen:

→ Wenn Ihre Babys einen umgekehrten Tag-Nacht-Rhythmus haben, verwenden Sie mehr Zeit für die Fütterungen am Tag und sorgen Sie dafür, dass die Abend- oder Nachtmahlzeiten in einer abgedunkelten und ruhigen Umgebung stattfinden. So lernen Ihre Babys, dass die Nacht zum Schlafen da ist. Anfangs ist es am besten, sich dem Rhythmus der Babys anzupassen und vorsichtig zu versuchen, sie an ein mehr oder weniger festes Schema zu gewöhnen. Verlängern Sie dabei die Phase zwischen der letzten und der ersten Mahlzeit immer ein klein wenig mehr.

→ Wenn Ihre Babys sehr unterschiedliche Rhythmen haben, was bei zweieiigen Zwillingen sehr oft vorkommt, füttern Sie am besten zuerst das Kind, das als Erstes wach ist. Danach ist das andere an der Reihe. Manche Mütter sind froh um die verschiedenen Rhythmen ihrer Babys, denn das gibt ihnen die Zeit, jedem Kind einzeln Aufmerksamkeit zu widmen. Andere Mütter versuchen dagegen, die Rhythmen ihrer Babys möglichst in Übereinstimmung zu bringen, und wecken das Baby, das länger schläft.

→ Legen Sie die Babys wach in ihre Bettchen. Das geht nach den ersten Wochen, denn dann schlafen sie nicht mehr sofort nach dem Füttern ein. Auf diese Weise gewöhnen sie sich daran, allein einzuschlafen, was Vorteile hat, wenn sie mitten in der Nacht wach werden. Babys, die immer gewiegt werden, bis sie einschlafen, haben später oft Mühe mit dem Einschlafen. Legen Sie erst das Baby ins Bett, das am leichtesten einschläft.

→ Ein fester Rhythmus beim Essen und Schlafen tut den Babys gut. Aus einer Studie des Wilhelmina-Kinderkrankenhauses in Utrecht, die von 2001 bis 2003 durchgeführt wurde, geht hervor, dass Schreibabys weniger schreien, wenn man ihnen einen festen Rhythmus anbietet. Eine Routine beim Schlafengehen wie Baden, Füttern, danach ein Liedchen usw. hilft ihnen, einen Rhythmus zu finden. Meiner Studie zufolge haben 77% der Zwillinge und 76% der Drillinge nach drei Monaten einen festen Rhythmus und 14% bzw. 20% nach sechs Monaten.

→ Reizbaren und nervösen Babys fällt es schwer, einen festen Rhythmus zu finden. Wenn dies bei Ihnen der Fall ist, notieren Sie drei Tage lang den Rhythmus. Daraus können Sie ablesen, zu welchem Zeitpunkt des Tages das Baby immer nach Nahrung verlangt. Vielleicht ist zum Beispiel der einzige unveränderliche Moment eines oder beider Babys die Mahlzeit von sechs Uhr morgens. Nehmen Sie das dann als Ausgangspunkt und berechnen Sie die nächsten Mahlzeiten immer drei Stunden später (oder zweieinhalb, je nach Bedarf). So helfen Sie Ihrem reizbaren Baby, einen Rhythmus zu finden.

→ Es gibt Babys, die wirklich an jedem Ort schlafen können. Andere dagegen werden leicht von lauten oder unbekannten Geräuschen geweckt. Letzteren ist am meisten gedient, wenn sie so viel wie möglich in ihrer eigenen, ruhigen Umgebung schlafen.

Es gibt muntere Babys und Schlafmützen. Ab der vierten Woche werden Sie die Bedürfnisse Ihrer Babys erkennen und ihre verschiedenen Rhythmen unterscheiden lernen. Bei eineiigen Zwillingen stimmen diese im Gegensatz zu zweieiigen weitgehend überein. Die Babys schlafen zwischen 16 und 23 Stunden, aber es gibt große Unterschiede. Wenn sie gut essen und zufrieden sind, schlafen sie genug.

Dieses Schema zeigt die große Variation in der Anzahl der Schlafstunden:

ALTER	ANZAHL SCHLAFSTUNDEN
0–6 Monate	18–20
6–12 Monate	13–18
1–2 Jahre	12–17
2–3 Jahre	11–15
3–4 Jahre	11–13

Eltern von Mehrlingen fehlt selbst oft viel Schlaf. Das ist einer der Stressfaktoren für sie während der ersten Zeit mit ihren Kindern. Hier kommen nun einige Eltern zu Wort und wie sie versuchten, die Situation zu lösen:

Daniel, Vater von Drillingsmädchen:
»Ich übernahm die Nächte. Um drei Uhr nachts gab ich ihnen die Flasche. Das klappte gut: ich gab zweien von ihnen gleichzeitig die Flasche und

danach dem dritten Mädchen. Meine Frau schlief dann durch. Morgens früh war sie an der Reihe, wodurch ich etwas länger schlafen konnte.«

Rosanna, Mutter von Drillingen und zwei älteren Kindern:
»In den ersten Wochen kümmerten wir uns gemeinsam um unsere Babys. Mein Mann hatte Urlaub genommen. Aber wir merkten, dass das keine geschickte Regelung war: Wir waren beide zu Tode erschöpft. Wir beschlossen, uns jede Nacht abzuwechseln. Auf diese Weise konnten wir immer eine Nacht gut schlafen und hielten besser durch. Als mein Mann wieder zur Arbeit musste, übernahm ich die Nächte. Aber wenn er von der Arbeit kam, schlief ich ein wenig, und am Wochenende übernahm er auch immer eine der Nächte.«

Mareike, ebenfalls Drillingsmutter:
»Wir baten die Familie, statt Kleidung und Spielzeug zu schenken, uns dabei zu helfen, eine Nachtschwester zu bezahlen. Sie war die ersten beiden Monate bei uns und übernahm die Nachtmahlzeiten. So konnten wir nachts wieder zu Kräften kommen.«

Laura, eine Zwillingsmutter:
»Meine Babys, ein Junge und ein Mädchen, haben sehr unterschiedliche Rhythmen. Mein Mädchen schläft meist erst gegen zwölf Uhr richtig ein, und dann beginnt ihr Bruder, der bis dahin wie ein Murmeltier schlief. Ich schlafe also kaum.«

Zusammen in einem Zimmer oder lieber nicht?

Obwohl Zwillinge doppelt so viel Platz brauchen wie ein Einling, schlafen die meisten Zwillinge in der ersten Zeit bei ihren Eltern im Zimmer. Die meisten Eltern finden es angenehm, die Babys in ihrer Nähe zu haben, und es ist auch leichter mit dem Füttern. Manche Eltern entscheiden sich, ihre Babys zusammen in eine Wiege zu legen, weil sie merken, dass sie dann besser schlafen. Das ist nicht erstaunlich, denn die Babys sind es schließlich gewöhnt, einander zu spüren und gemeinsam einzuschlafen. 3 % der eineiigen Zwillinge waren sogar gemeinsam in der inneren Eihaut. Dennoch ist es, neusten Untersuchen zufolge, nicht zu empfehlen, denn es erhöht möglicherweise die Gefahr des plötzlichen Kindstodes. Damit sie doch zusammen sein können, ist es vernünftig, sie zusammenzulegen, wenn sie wach sind, zum Beispiel in einem Laufställchen oder auf einem Spielteppich auf dem Boden.

Die meisten Zwillinge schlafen in den ersten Jahren gemeinsam in einem Zimmer. Und auch wenn sie jeder in einem eigenen Zimmer schlafen würden, ist es für die ersten Jahre gut, dass sie zusammen sind – es vereinfacht den Übergang vom Leben in der Gebärmutter ins Leben draußen. Im Allgemeinen haben Zwillinge weniger Schlafprobleme, wahrscheinlich weil sie zusammen sind und sich weniger einsam fühlen als Einlinge. Wenn jedoch eines der Babys viel weint und damit sein Geschwisterchen weckt, ist es besser, sie getrennt zu legen. Interessanterweise kommt das selten vor. Die meisten Zwillinge und auch Drillinge teilen ohne Probleme ein Zimmer.

Im Allgemeinen haben Zwillinge weniger Schlafprobleme als Einlinge.

Wenn es außer den Zwillingen noch ein älteres Kind gibt, fragen sich die Eltern, ob es gut ist, auch dieses Kind bei den Zwillingen schlafen zu lassen. Manchmal bittet das Kind selbst darum. Es kann eine gute Idee sein, die sogar die Eifersucht auf Abstand hält, aber es hängt vom Alter des Kindes ab. Ein Zweijähriges hat noch kein Bewusstsein für Gefahr und kann den Zwillingen wehtun, wenn es sie aus der Wiege nimmt, oder ihnen ein gefährliches Spielzeug gibt. Ein vierjähriges Kind dagegen kann schon ein guter »Babysitter« sein, ein echter großer Bruder oder eine große Schwester!

Bei Drillingen und einem älteren Kind entscheiden sich die Eltern manchmal, eines der Drillinge bei dem älteren Kind schlafen zu lassen, nicht nur aus praktischen Gründen wie dem verfügbaren Platz, sondern auch, damit es sich nicht ausgeschlossen fühlt.

Der Rhythmus der Säuglinge

Langsam finden die Säuglinge einen Rhythmus und es kommt eine gewisse Regelmäßigkeit in ihre Mahlzeiten. In den ersten Monaten werden sie auch nachts noch eine Mahlzeit brauchen. Am besten folgt man weitestgehend ihren Bedürfnissen und versucht nicht, sie zu einem bestimmten Rhythmus zu zwingen. Es kann sein, dass nur einer der Säuglinge nachts eine Mahlzeit verlangt. In diesem Fall ist es nicht notwendig, auch den anderen zu füttern. Möglicherweise schläft er durch und hält es auch ohne Nachtmahlzeit aus. Sollte er jedoch sehr früh morgens nach seiner Mahlzeit verlangen, ist es sinnvoll, ihn gleichzeitig mit dem Brüderchen oder Schwesterchen zu füttern, damit beide morgens etwas länger schlafen können.

Es wird Tage geben, an denen die Babys mehr Mahlzeiten brauchen, das sind die sogenannten »Regeltage«, ein normales Symptom im ersten Jahr. Die Babys wachsen nämlich nicht in einem steten Rhythmus, sondern mit Sprüngen. Zu bestimmten Zeiträumen im ersten Jahr, so um den zehnten Tag, die sechste Woche und den dritten Monat, hat das Baby mehr Hunger und will häufiger an die Brust oder Flasche. Diese zusätzlichen Mahlzeiten helfen beim Stillen und erhöhen die Milchproduktion. Es geht um ein perfektes Gleichgewicht von Nachfrage und Angebot.

Plötzlicher Kindstod

Ein plötzlicher und unerklärlicher Tod des Babys heißt plötzlicher Säuglingstod oder plötzlicher Kindstod. Bei Säuglingen einer Mehrlingsgeburt kommt er etwas häufiger vor, wahrscheinlich aufgrund der Frühgeburt und des geringeren Gewichts. Die genauen Gründe für den plötzlichen Kindstod sind nicht bekannt. Wahrscheinlich hat er mit verschiedenen Faktoren zu tun, u. a. mit der Unreife des Atemsystems. 86 % der Fälle kommen in den ersten sechs Monaten vor, hauptsächlich zwischen der vierten und sechzehnten Woche.

Zum Glück kennen wir dank vieler Untersuchungen einige vorbeugende Maßnahmen, die das Risiko stark verringern.

Empfehlungen:

→ Legen Sie die Babys zum Schlafen auf den Rücken. Seit diese Haltung empfohlen wird, ist die Zahl der Todesfälle durch plötzlichen Kindstod stark gesunken. Die Gefahr, dass ein gesundes Baby, das auf dem Rücken liegt, erstickt, ist deutlich geringer. Sie können das Baby auch auf die Seite legen, aber nach einigen Monaten lernt es, sich umzudrehen. Das können Sie verhindern, wenn Sie das Baby in ein Handtuch wickeln oder ihm ein aufgerolltes Handtuch an die Seite legen. Ab dem fünften oder sechsten Monat ist es normal, dass sich ein Baby selbst dreht und Sie sollten dem nicht entgegenwirken. Das Risiko für einen plötzlichen Kindstod ist in diesem Alter viel geringer. Dennoch bleibt es sinnvoll, das Kind auf den Rücken zu legen. Ein Säugling, der sich ohne Schwierigkeiten drehen kann, wird das vermutlich auch bei Atemproblemen tun können.

→ Verzichten Sie beide nach der Geburt der Babys auf das Rauchen, denn es erhöht das Risiko auf einen plötzlichen Kindstod. Auch Besucher sollten nicht rauchen, damit Haus oder Wohnung rauchfrei bleiben.

→ Vermeiden Sie sowohl Kälte als auch Wärme. Beides sind Risikofaktoren. Um die Körpertemperatur eines Säuglings zu prüfen, müssen Sie ihm die Hand in den Nacken legen. Ist dieser verschwitzt, bedeutet es, dass er zu dick zugedeckt ist. Sind die Füße warm, geht es ihm gut und es ist ihm nicht zu kalt. Ein Baby darf keiner direkten Sonneneinstrahlung ausgesetzt sein und nicht zu dicht an einer Heizung schlafen. Eine Temperatur von 18 °C in seinem Zimmer ist ausreichend. Verwenden Sie keine Oberbetten und keine Kissen. Eine Decke oder ein Babyschlafsack sind am besten.

- → Falls irgendwie möglich, stillen Sie Ihre Babys! Die neusten Untersuchungen zeigen, dass Stillen einen Schutzfaktor bietet, sofern die Mutter keine müde machenden Mittel einnimmt. Auch ein Schnuller ist empfehlenswert. Beginnen Sie damit, sobald die Babys gut trinken können.
- → Gemeinsam mit den Babys in einem Bett schlafen ist während der ersten sechs Monate nicht anzuraten. Die Körperwärme der Eltern erhöht die der Babys, und auch Kissen und Oberbetten sind Risikofaktoren. Dagegen dient es der Sicherheit, wenn die Babys in Ihrem Zimmer schlafen, da Sie so ihre Atmung hören und im Falle eines Problems sofort hinzueilen können.
- → Wenn Sie Pausen in der Atmung des oder der Babys bemerken, besprechen Sie dies sofort mit Ihrem Arzt. Für Säuglinge mit einem erhöhten Kindstodrisiko stellt das Krankenhaus einen Monitor zur Verfügung, der den Herzschlag und die Atmung registriert. Dieser lässt ein Signal ertönen, wenn eines von beiden ausfällt.

Das Schreien der Säuglinge

Nichts verursacht so viel Stress bei Eltern wie das Schreien ihres Babys, oder, wie bei Ihnen, mehrerer Babys. Babygeschrei macht fast alle Eltern nervös.

Dennoch ist es normal, dass ein Säugling schreit. Es ist seine Art, sich zu äußern. Ein Säugling schreit während der ersten Wochen durchschnittlich etwa anderthalb bis zwei Stunden pro Tag. Um die sechste Woche nimmt dies zu bis auf zweieinhalb Stunden und ab drei Monaten wird es weniger.

Zahlreiche Studien zu diesem Thema zeigen deutlich, dass es gut ist, ein schreiendes Baby auf den Arm zu nehmen und es zu trösten. Auf diese Weise lernt es, dass es sich auf seine Eltern verlassen kann, und schon diese Sicherheit vermindert allmählich das Schreien. Das Baby erlebt die Welt als sicheren Ort. Die Studien belegen, dass Säuglinge, die jedes Mal, wenn sie weinen, hochgenommen oder auf andere Weise getröstet werden, nach einem Jahr weniger schreien als Säuglinge, die nicht die gleiche Aufmerksamkeit bekamen: Bei Letzteren nimmt das Weinen sogar zu und dauert auch während des zweiten Jahres an.

Es ist normal, dass ein Säugling schreit. Es ist seine Art, sich zu äußern.

Schreien zwei (oder mehr) Säuglinge, ist es sicherlich nicht leicht, sie jedes Mal auf den Arm zu nehmen. Es ist daher auch sehr wichtig, den Grund für das Schreien herauszufinden. Dabei kann die folgende Auflistung hilfreich sein.

Mögliche Gründe für das Schreien:

- **Das Schreien der ersten Tage kann mit dem ungewohnten Leben außerhalb der Gebärmutter zu tun haben.** Dem Säugling fehlt der physische Schutz der Gebärmutterwände. Daher kann es helfen, ihn in ein Tuch zu wickeln oder einzumummeln. Das gibt ihm das sichere Gebärmuttergefühl zurück. Außerdem beugt das auch unkontrollierten Bewegungen vor, die ein Säugling oft mit Armen oder Beinen macht und die ihn aufschrecken lassen. Legen Sie ihn auch so oft wie möglich neben sein Brüderchen oder Schwesterchen, aber nur, wenn Sie bei ihnen sind oder wenn die Kinder wach sind (wegen des Kindstodrisikos).
- **Das Baby hat Hunger.** Während der ersten Wochen, wenn das Baby noch keinen festen Rhythmus hat, ist es gut, mit dem Füttern flexibel zu sein. Vielleicht will das Baby auch nur saugen. Das ist eines seiner Grundbedürfnisse. Wenn dem so ist, wird es sich auch mit einem Schnuller zufrieden geben.
- **Das Baby hat Durst.** Vor allem in den Sommermonaten ist es möglich, dass es trinken muss. Geben Sie ihm sterilisiertes Wasser.
- **Das Baby hat Krämpfe.** Das Verdauungssystem ist noch nicht ganz ausgereift und viele Babys leiden daher unter Krämpfen. In dem Fall zieht es die Beine an und bewegt sich unruhig, wobei es jämmerlich schreit, manchmal während einer Mahlzeit oder kurz danach. Sanft über den Bauch streichen lindert den Schmerz. Auch ein Schnuller kann helfen, an dem es heftig saugt, oder Sie nehmen es eine Weile in ein Tragetuch. Bei manchen Babys scheint Einwickeln zu helfen. Sie können dem Baby auch ein wenig Fencheltee zu trinken geben. Ein wirklich erlösendes Mittel gibt es nicht, aber die Krämpfe gehen meist nach etwa drei Monaten vorüber. Bei manchen Babys werden die Krämpfe von einer Milchallergie verursacht (siehe Kapitel 12).
- **Das Baby hat Schmerzen.** Sein Schreien ist anders, es klingt alarmierend und schrill. Irgendetwas verursacht ihm Schmerzen, oder es wird krank. Wenn es seine Ohren anfasst, tut es ihm wahrscheinlich dort weh und Sie müssen zum Arzt.
- **Es langweilt sich.** Ein aktives Baby, das wenig schläft, braucht Reize, denn es langweilt sich in seiner Wiege. Legen Sie es ins Laufställchen oder in die Wippe mit viel Spielzeug in der Nähe.
- **Es will Gesellschaft.** Das Kleine wird still, sobald Sie es aufnehmen, und fängt wieder an zu weinen, sobald Sie es wieder hinlegen. Es ist eine gute Idee, wenn Sie es bei sich behalten, zum Beispiel in einem Tragetuch. Möglicherweise vermisst es auch sein Brüderchen oder Schwesterchen. Legen Sie in diesem Fall die Babys zueinander.

→ **Das Baby mag keine lauten Geräusche und grelles Licht.** Manche sind gleich durcheinander und leicht reizbar. Reden Sie mit Ihrem Baby, bevor Sie es hochheben, so vermeiden Sie, dass es erschreckt. Es ist auch sehr wichtig, für eine ruhige Umgebung mit möglichst wenig Reizen zu sorgen. Ein fester Rhythmus bei seinen Mahlzeiten und beim Schlafen tut ihm gut.

→ **Das Baby ist müde.** Manche Babys drehen leicht auf und schlafen erst ein, wenn sie ein Weilchen geschrien haben. In diesem Fall ist es gut, wenn Sie Ihr Kind eine Weile schreien lassen, denn das hilft ihm, sich zu entspannen und einzuschlafen.

→ **Das Baby leidet am KISS-Syndrom** (Kopfgelenk-induzierte Symmetrie-Störungen). Während der Schwangerschaft oder der Geburt hat der Druck auf den Nacken des Babys dazu geführt, dass die beiden oberen Wirbel leicht verrenkt sind. Die Gliedmaßen sind daher nicht symmetrisch. Das verursacht Unzufriedenheit beim Baby, weswegen es viel schreit. Wenn es hochgenommen wird, überstreckt es sich. Das Baby hat Schwierigkeiten beim Saugen und Schlucken, Refluxprobleme (aus dem Magen fließt Nahrung zurück) und seine Füße und Hände sind meistens kalt. Seine motorische Entwicklung ist um einiges im Rückstand und das Baby bevorzugt eine bestimmte Haltung. Wenn Sie vermuten, dass Ihr Baby an diesem Syndrom leidet, müssen Sie mit einem Kinderarzt Kontakt aufnehmen. Manchmal bieten manuelle Therapie oder Physiotherapie Hilfe. Auch eine schwere Geburt kann dazu führen, dass das Baby in den ersten Wochen viel schreit. Das ist seine Art, diese schmerzhafte Erfahrung zu verarbeiten.

Im Allgemeinen wird das Schreien nach den ersten drei Monaten weniger. Ein oder zwei Schreibabys zu haben ist für die Eltern eine harte Prüfung.

Monika, Mutter von zweieiigen Zwillingen (2 Monate):
»Eines meiner Babys weint viel. Wie wir es auch zu trösten versuchen, es scheint, als würde nichts wirklich helfen. Es bewegt sich weiterhin unruhig und weint und keine Haltung bringt Erleichterung. Mit dem Kinderwagen spazieren gehen ist das Einzige, was hilft. Da schläft es gleich für Stunden ein. Aber sobald ich nach Hause komme, fängt das Geschrei von vorn an. Das ist wirklich sehr entmutigend.«

Vorschläge:

→ Bei zwei Schreibabys ist es unmöglich, sie immer zu trösten. Überlegen Sie, dass ihr Zusammensein auch Trost bietet. Verlangen Sie nichts Unmögliches von sich selbst.

- → Viele Mütter fragen sich, was sie falsch machen. Aber es gibt nun einmal Babys, die mehr weinen als andere und meistens hat das nichts mit dem Verhalten der Mutter zu tun. Versuchen Sie, kreativ zu sein und überlegen Sie sich Lösungen für diese Situation, ohne sich selbst als Schuldige zu betrachten. Am besten wählen Sie eine Strategie und wenden diese immer wieder an. Die Taktik immer wieder zu ändern verwirrt die Babys und erhöht ihr Unbehagen, während die immer gleiche Reaktion Ihrerseits und ein fester Rhythmus sie beruhigen.
- → Notieren Sie den Rhythmus Ihrer Babys: die Mahlzeiten, ihre Schläfchen und die Schreizeiten. Vielleicht entdecken Sie ein bestimmtes Muster in ihrem Verhalten, sodass Sie leichter die Ursache erkennen. Notieren Sie auch, wie lange die Babys schreien. Ihnen wird es endlos vorkommen, während das in Wirklichkeit vermutlich nicht so ist.
- → Sorgen Sie dafür, dass Sie Hilfe haben, damit Sie ab und zu nichts mit der Versorgung der Kinder zu tun haben. Es ist gut, ab und zu das Haus zu verlassen und kein Babygeschrei mehr zu hören. Auf diese Weise »vergessen« Sie die schwierige Situation. Wenn Sie wieder nach Hause kommen, werden Sie entspannter sein, was einen positiven Effekt auf die Babys hat. Babys spüren die Gemütslage ihrer Eltern genau, was ihr Schreien verschlimmern kann. Versuchen Sie, so entspannt und optimistisch wie möglich zu sein.
- → Vertrauen Sie auf Ihre Intuition. Sie werden viele gut gemeinte Ratschläge bekommen, und alle werden sich unterscheiden. Sie als Mutter wissen am besten, was für die Babys und für Sie selbst gut ist.

Je mehr die Babys wachsen, desto weniger werden sie schreien und schließlich wird es ganz aufhören, manchmal, ohne dass Sie die Ursache herausbekommen haben. Das ist kein leichter Anfang. Eltern mit einem oder mehreren Schreibabys haben es zweifellos sehr schwer, aber sie können sich mit dem Gedanken trösten, dass aus diesen Babys späterhin auch keine schwierigeren Kinder werden als andere. Aus Studien wird deutlich, dass sie irgendwann weniger weinen und nette Kleinkinder werden. Sie unterscheiden sich dann in nichts von anderen Kindern.

Allmählich werden Sie das Schreien unterscheiden lernen (Hunger, Schmerz, Einsamkeit usw.). Damit wird es leichter, zu wissen, was Sie tun müssen. Das Baby hochnehmen und trösten, wenn es geht, ist immer eine Möglichkeit. Bis ein Baby ein Jahr alt ist, können Sie es gar nicht zu sehr verwöhnen, denn bis dahin erkennt es keinen Zusammenhang zwischen seinem Verhalten (schreien) und Ihrer Reaktion (Aufmerksamkeit schenken). Ab dieser Zeit (bei manchen Kindern schon ab etwa neun Monaten) ist es gut, ein wenig »strenger« zu sein, denn nun hat das Baby verstanden, wie es funktioniert.

Jan, Vater von zweieiigen Zwillingen (elf Monate)
»Einer der Jungen war hingefallen und schrie herzzerreißend. Ich hob ihn auf und tröstete ihn. Er beruhigte sich schnell. Als ich ihn wieder auf den Boden setzte, setzte sein Bruder, der die ganze Zeit neben mir gestanden hatte, ebenfalls zu herzzerreißendem Geschrei an. Er fand, es sei an der Zeit, dass er auf den Arm genommen wurde!«

Wen trösten Sie zuerst?

Wenn beide Babys weinen oder gleichzeitig Nahrung brauchen, befindet sich die Mutter in einer schwierigen Situation. Am liebsten würde sie beide gleichzeitig trösten oder füttern, aber das ist fast unmöglich. Viele Mütter macht das unglücklich, sie haben das Gefühl, nie nachzukommen. So manche Mutter erzählte mir, dass es für sie ein Problem sei, ihren Kindern nicht mehr Zeit widmen zu können. Diese vermeintliche Unzulänglichkeit gibt ihnen das Gefühl ständigen Gehetztseins. Und nicht nur ihr, sondern auch dem Vater.

Empfehlungen:

→ Da die Babys unterschiedliche Charaktere haben, gibt es immer eines, das ungeduldiger ist als das andere. Trösten Sie erst das Baby, das am heftigsten schreit. Auf diese Weise kehrt schneller Ruhe ein. Sprechen Sie in der Zwischenzeit mit dem anderen Baby; so fühlt es sich auch gehört. Wenn es um eine Mahlzeit geht, können Sie dem Kind, das noch warten muss, einen Schnuller geben und es in seiner Wippe neben sich stellen. Ihre Anwesenheit tröstet es auch. Im Allgemeinen lernen Zwillinge schon früh zu warten, bis sie dran sind. Vielleicht machen Sie sich Sorgen, weil immer dasselbe Kind als Erstes Ihre Aufmerksamkeit bekommt. Doch das ist nicht relevant. Es geht darum, dass jedes Kind das bekommt, was es braucht. Außerdem ist es durchaus möglich, dass sich die Situation im Laufe der ersten Jahre ändert, weil sich die Babys selbst verändern und damit auch ihre Bedürfnisse.

→ Wenn beide Babys Hunger haben, ist es sinnvoll, sie gleichzeitig zu füttern. Sie können sie dann zu einem anderen Zeitpunkt des Tages getrennt füttern. Dasselbe gilt, wenn sie beide gewiegt werden wollen, was häufig vorkommt, wenn sie müde oder krank sind. Suchen Sie eine Haltung, in der Sie beide zugleich wiegen können. Häufig wird dazu die »Wiegehaltung« genutzt, bei der jedes Baby auf einem Ihrer Ellenbogen ruht, der Po wird von Ihren Händen gestützt und die Beine liegen quer über Ihren Oberschenkeln.
Für Drillingsmütter gibt es eine Haltung, in denen die Babys gleichzeitig gefüttert werden können, obwohl das, ehrlich gesagt, nicht ganz leicht ist (siehe Kapitel 12).

Das RS-Virus

Das RS-Virus (*Respiratory Syncytial Virus*) verursacht eine akute Infektion der Atemwege, wodurch sich das Kind beklommen fühlt. Es ähnelt sehr einer Erkältung. Ihr Baby hat eine verstopfte Nase und Schleim auf den Lungen. Beim Atmen kann es piepsende Geräusche von sich geben. Außerdem kann es unter Hustenanfällen leiden, bei denen es Schleim spuckt. Manchmal ist das Husten so heftig, dass das Kind davon brechen muss. Meist trinkt es schlecht, weswegen die Gefahr des Austrocknens besteht.

Bei Säuglingen unter 6 Monaten besteht eine hohe Wahrscheinlichkeit, dass sie dieses Virus bekommen. Bei Kleinkindern besteht sogar das Risiko, dass diese Infektion einen schweren Verlauf nimmt. Bei älteren Kindern verläuft sie oft als normale Infektion der oberen Atemwege. Zu früh geborene Kinder mit einem Lungendefekt und Kinder mit einem angeborenen Herzfehler bilden eine Risikogruppe für einen schwereren Verlauf. Das Virus tritt vor allem im Herbst und Winter auf und wird über die Luft und durch Berührung übertragen. Daher ist es auch wichtig, Säuglinge, die zu der genannten Risikogruppe gehören, von möglichen Infektionsquellen wie Kindertagesstätten, verrauchten Räumen oder erkälteten Besuchern fernzuhalten.

In schweren Fällen wird das Kind ins Krankenhaus aufgenommen und per Monitor überwacht. Manchmal wird es zusätzlichen Sauerstoff bekommen oder eventuell beatmet werden müssen. Falls nötig, erfolgt die Ernährung über eine Sonde oder Infusion.

Es ist einfach, das Virus festzustellen: Anhand der Untersuchung des Nasenschleims kann binnen anderthalb Stunden ermittelt werden, ob sich das Virus in den Zellen befindet.

Ihre Babys können bislang nicht gegen dieses Virus geimpft werden, doch die Forschung ist bereits intensiv mit der Entwicklung eines Impfstoffes beschäftigt.

Mit den Babys nach draußen

Der Kinderarzt kann Ihnen sagen, wann Sie mit den Kindern zum ersten Mal nach draußen können. Das ist immer ein besonderer Moment!

Sie können sich für einen Kombizwillingswagen entscheiden, der erst dazu dient, die Babys liegend zu transportieren, und später als Buggy Dienst tut. Auf das Untergestell passen zwei einzelne Sitze. Es gibt jedoch auch eine andere Möglichkeit: Sie können sich dafür entscheiden, in der ersten Zeit einen Einlingskinderwagen zu benutzen in Kombination mit einem Tragetuch. Vor allem für ein Schreibaby ist ein Tragetuch ideal, denn meistens schläft es dann zufrieden ein. Wenn die Babys etwa fünf Monate alt sind, können Sie auf einen Zwillingswagen mit verstellbaren Rückenlehnen übergehen. So vermeiden Sie die Anschaffung eines Kinderwagens, den Sie schließlich nur für kurze Zeit brauchen.

Bei den Mehrsitzern können Sie aus zwei unterschiedlichen Ausführungen wählen: ein Tandem (die Kinder sitzen hintereinander oder sich gegenüber) oder zwei Sitze nebeneinander. Die erste Variante hat den Vorteil, nicht breiter zu sein als ein normaler Kindersportwagen, aber er wiegt mehr als die zweite Ausführung. Der Vorteil zweier Sitze nebeneinander ist, dass beide Kinder freie Sicht haben.

Die Auswahl ist riesengroß. Lassen Sie sich gut informieren und sprechen Sie mit anderen Zwillingseltern. Beachten Sie dabei, dass Sie einen Kindersportwagen oder Kinderbuggy wirklich längere Zeit brauchen werden. Entscheiden Sie sich daher für ein stabiles und solides Modell. Falls möglich, üben Sie vorher mit unterschiedlichen Modellen, beispielsweise, indem Sie einmal die Wagen anderer Eltern schieben.

Achten Sie bei der Anschaffung des Kinderwagens auf folgende Punkte:

- → Die Breite des Wagens. Er muss durch Ihre Haustür und eventuell in den Fahrstuhl passen.
- → Wählen Sie ein Modell, das nicht zu schwer ist. Schließlich werden die Babys schnell an Gewicht zunehmen, sodass das Gesamtgewicht schon bald sehr hoch ist.
- → Das Modell muss so zusammenklappbar sein, dass es leicht in den Kofferraum Ihres Wagens passt.
- → Ziehen Sie eventuell ein Modell in Erwägung, bei dem die Sitze auch als Kindersitze im Auto verwendet werden können. Das vermeidet zusätzliche Kosten.
- → Überlegen Sie, ob Sie den Wagen vor allem für die Stadt brauchen oder auf grobem Untergrund im Park, im Wald oder auf Feldwegen, denn dafür brauchen Sie andere Räder und somit einen anderen Wagentyp.
- → Entscheiden Sie sich immer für ein stabiles Modell. Die Erfahrung lehrt, dass Zwillingseltern den Wagen länger nutzen als Einlingseltern.
- → Achten Sie auf die Höhe der Schiebestange: Wenn Sie selbst groß sind, brauchen Sie einen Wagen mit einer hohen Stange.

Kinder- und Sportwagen werden häufig gebraucht gekauft. Wenn sie in gutem Zustand sind, ist das sicherlich empfehlenswert. Schauen Sie in Anzeigenblättern oder im Internet danach.

Für Drillingseltern gibt es weniger Auswahl. Sie haben folgende Möglichkeiten: Es gibt ein Modell des Herstellers Urban Jungle mit einem Fahrgestell für drei Sitze, die komplett verstellbar sind und auf die drei Reisewiegen passen, den sogenannten »Urban Jungle Triple«. Die Sitze befinden sich nebeneinander, was das Modell sehr breit macht. Er kann benutzt werden, bis die Kinder etwa drei Jahre alt sind. Der große Vorteil ist, dass dieser Kinderwagen gleich von Anfang nutzbar ist, auch für das Auto. Daneben gibt es noch ein weiteres Modell der Marke Inglesina, auch mit drei Sitzen, wobei jedoch nur ein Sitz ganz verstellbar ist, den sogenannten »Inglesina Domino Trio Drillingswagen«. Er hat nur für zwei Reisewiegen Platz. Dieses Modell ist also erst zu verwenden, wenn die Babys schon sitzen können, ab dem sechsten Monat ungefähr. Der Vorteil ist jedoch, dass dieser Wagen weniger breit ist, da sich die Sitze hintereinander befinden. Außerdem kann dieser Wagen länger verwendet werden. Schließlich gibt es noch den »Peg-Pérego Triplette SW Drillingswagen«. Auch hierbei handelt es sich um drei Sitze hintereinander, bei denen zwei Reisewiegen verwendet werden können.

Drillingseltern sind manchmal unsicher, ob sie sich für einen Drillingswagen oder einen Zwillingswagen in Kombination mit einem Einlingswagen entscheiden sollen. Der Vorteil eines Drillingswagens ist, dass man ohne Hilfe Dritter mit den Babys nach draußen kann. Das ist für viele Frauen sehr wichtig. Spazieren gehen mit den Babys ist entspannend, sowohl für die Kinder als auch für Sie, und es vermeidet, dass Sie sich von der Außenwelt ausgeschlossen fühlen. Es kann sogar einer Depression vorbeugen.

Drillinge im Auto zu transportieren stellt Sie wieder vor andere Schwierigkeiten. Für Zwillinge ist das kein Problem, auch wenn sie die gesamte Rückbank einnehmen; aber um drei Kindersitze zu verwenden, brauchen Sie unter Umständen einen speziellen Autotyp, weil nicht alle ausreichend Platz für drei bieten! Achten Sie auch darauf, ob es auf dem Rücksitz drei Gurte gibt. Bei einem Fünftürer kann man die Kinder leichter in ihre Sitze setzen. Und der Kofferraum muss tief genug sein für den Drillingswagen.

Eine Drillingsmutter löste ihre Probleme folgendermaßen: In der Babyphase benutzte sie drei Kindersitze vom Typ »Maxi-Cosi«, die auch im Haus als Wippen dienten. Sie stellte sie entgegengesetzt zur Fahrtrichtung auf die Rückbank. Als die Babys den Maxi-Cosis entwuchsen, kaufte sie drei Kinderautositze. Mit ihren jetzt fünf Jahren sitzen die Drillinge auf erhöhten Kindersitzen.

Vierlingseltern entscheiden sich meistens für zwei Zwillingswagen. Um ihre Kinder im Auto zu transportieren, brauchen sie fast schon einen Kleintransporter.

Mehrlingswagen sind in Spezialgeschäften zu kaufen und müssen meist eine längere Zeit im Voraus bestellt werden.

Wie erleben Eltern diese Zeit?

Ganz sicher ist diese Zeit mit zwei (oder mehr) Babys erschöpfend für die Eltern. Die Babys müssen fast ununterbrochen gefüttert werden, und es gibt keine Zeit zum Ausruhen oder um etwas zu tun, was nichts mit den Kleinen zu tun hat. Das Leben der Eltern dreht sich ausschließlich um sie. Meiner Studie zufolge kamen 48 % der Zwillingsmütter mit dieser Zeit gut klar (41 % der Drillingsmütter); 30 % fanden es schwer (41 % der Drillingsmütter) und 22 % (18 %) hatten einen schlechten Start.

Mangelnder Schlaf wegen der nächtlichen Mahlzeiten beeinflusst den Gemütszustand der Eltern. Übermüdung ist ein ständiger Begleiter. Eine weitere Schwierigkeit für die Mütter ist der fehlende Kontakt zur Außenwelt, da sie durch ihre nie abreißende Arbeit kaum mehr aus dem Haus kommen. Außerdem ist es nicht immer leicht, mit zwei oder drei Kindern überhaupt aus dem Haus zu gehen, sicherlich nicht für Mütter in Mietshäusern. Sie hassen den Aufwand, mit einem Aufzug fahren oder Treppen laufen zu müssen, und verzichten deswegen lieber auf einen Spaziergang an der frischen Luft, die für sie und die Babys gerade so positiv sein kann.

Manche Mütter leben im ersten Jahr wie eingesperrt in ihrem Haus und werden depressiv. Das ist nicht verwunderlich angesichts ihrer Situation. Eine britische Studie unter Drillingseltern zeigt, dass eine große Zahl der Mütter während des ersten Jahres mit gesundheitlichen Problemen kämpft, ebenso einige Väter.

Die Erfahrungen sind sehr unterschiedlich, wie diese Erzählungen zeigen:

Rosi, Mutter von neun Monate alten Drillingen und zwei älteren Kindern von neun und sieben Jahren:
»Mein Mann und ich waren von Anfang an froh über die Schwangerschaft. Es ist dieselbe Freude, als würden Sie ein Kind erwarten, aber dann dreifach. Während der Schwangerschaft machte ich mir schon auch Sorgen, ob ich die Situation, die mir bevorstand, würde meistern können, aber es kam weniger schlimm als erwartet. Natürlich ist viel zu tun, aber es ist mir keine Last. Ich mache alles gern. Auch wenn es nicht viel ist, habe ich doch ein bisschen Zeit für mich, wenn die Babys schlafen. Ich habe jetzt fünf fantastische Kinder, was ohne Drillinge nie passiert wäre!«

Karina, ebenfalls Drillingsmutter, berichtet von ihrer Erfahrung:
»Die erste Phase ist ein richtiger Rundumschlag in Sachen Erschöpfung. Eigentlich merkt man das erst im Rückblick. Es ist erstaunlich, über wie viel Energie man verfügt, um es doch zu schaffen, aber es ist absolut notwendig, im ersten Jahr Hilfe zu haben. Wenn Sie zwei oder mehr Babys haben, begeben Sie sich in einen Tunnel, dessen Ende Sie nicht erkennen können.«

Manche Mehrlingsmütter erzählten mir, sie hätten ihre Arbeit wieder aufgenommen, weil ihr Bedürfnis nach Sozialkontakten so groß war. Jede Mutter sucht die Lösung, die am besten zu ihr passt.

Manche Mütter haben ein Problem damit, dass sie zwei oder drei Babys gleichzeitig bekommen haben. Sie hätten lieber nur ein Kind gehabt und fühlen sich von der riesigen Verantwortung überrumpelt. Nur wenige Frauen wünschen sich schließlich, Mehrlinge zu bekommen. Auch Väter können mit diesen Gefühlen kämpfen. Oder sie verspüren große Eifersucht, wenn sie sehen, mit welcher Hingabe sich ihre Partnerin den Babys widmet. Es ist wichtig, diese Gefühle auszusprechen. Das erleichtert nicht nur, sondern verringert auch das Schuldgefühl, und es hilft, die Situation zu akzeptieren.

Viele Mütter aus meiner Forschungsgruppe erzählten mir, die Verletzlichkeit ihrer Babys mache ihnen große Sorgen. »Wenn mir etwas passiert, was soll dann mit den Babys geschehen?«, ist ein Gedanke, der sie ab und zu quält. Auch diese Sorge muss ausgesprochen werden. Manche Mütter beschlossen, Familienmitglieder oder Freunde als Vormund anzugeben, für den Fall, dass ihnen etwas passieren würde, denn nur so fühlten sie sich beruhigt.

Empfehlungen:

→ Nehmen Sie sich Zeit, um mit Ihrem Partner allein zu sein. Auch Ihre Beziehung braucht Aufmerksamkeit! Gemeinsam essen gehen und Gefühle austauschen ist ein ausgezeichnetes Mittel gegen Entfremdung und mangelndes Verständnis, das immer nach einem ersten Kind droht. Daher ist dies auch die Phase mit der höchsten Scheidungsrate. Ein Wochenende weg ohne die Kleinen kommt Ihnen vielleicht unmöglich oder sogar grausam vor, aber es ist gut für Sie beide und damit für Ihre Kinder.

→ Für Mütter, die nicht außer Haus arbeiten, ist es wichtig, Kontakt mit der Außenwelt zu halten. Treffen Sie sich mit anderen Müttern oder gehen Sie einem Hobby nach. Als Mehrlingsmutter müssen Sie gut auf sich achtgeben und Ihre eigenen Interessen nicht ganz zurückstellen, denn nur so können Sie gut für Ihre Kinder sorgen. Mit anderen Zwillingseltern zu reden und Erfahrungen und Tricks auszutauschen kann Sie auf andere Gedanken und neue Ideen bringen.

- → Nutzen Sie die Augenblicke, in denen die Babys schlafen, um selbst auszuruhen. Diese erste Phase ist sehr erschöpfend, und es ist gut, jede sich bietende Chance zu ergreifen, um Schlaf nachzuholen. Sorgen Sie eventuell für Hilfe, um selbst schlafen zu können, wie etwa einen Babysitter, der auf die Kinder aufpasst, damit Sie ruhig schlafen können.
- → Setzen Sie Prioritäten. Mit mehr als einem Baby ist es unmöglich, das Haus in Ordnung zu halten. Die meisten Zwillingseltern passen ihre Ideale an und stellen das Wohl ihrer Kinder über alles. Lassen Sie sich nicht von der Unordnung deprimieren, sondern setzen Sie sich aufs Sofa und schauen Sie Ihren Babys zu: Sind sie nicht das Schönste auf der Welt?

Die körperliche Erholung der Mutter

Jede Mutter, die gerade geboren hat, braucht Zeit, sich in ihrem Körper wieder heimisch zu fühlen und ihre Kräfte wiederzufinden. Für Sie gilt das ganz besonders, denn die physische Belastung für Ihren Körper war sehr schwer. Außerdem besteht bei Ihnen ein größeres Risiko auf Nachblutungen, Müdigkeit und Schmerzen nach einem Kaiserschnitt. Rechnen Sie also damit, dass Sie Zeit brauchen, um sich wieder wie früher zu fühlen. Haben Sie Geduld und denken Sie positiv.

Es empfiehlt sich, Beckenbodenübungen zu machen. Viele Mehrlingsmütter verlieren nämlich aufgrund der Erschlaffung der Beckenmuskeln ein wenig Urin, wenn sie husten, lachen oder gähnen. Dem können Sie entgegenwirken, wenn Sie die Muskeln des Perineums trainieren, die sich rund um Scheide und After befinden. Spannen Sie diese ein paarmal pro Tag an, beispielsweise während des Wasserlassens. Auf diese Weise kräftigen Sie die Muskeln wieder.

Manche Mütter meiner Forschungsgruppe, sowohl von Zwillingen als auch von Drillingen, waren mit ihrem Körper unzufrieden. Wegen der Dehnung ihrer Bauchmuskeln behielten sie einen großen Bauch zurück, sogar Frauen, die ihr ursprüngliches Gewicht wieder erreichten. Außerdem haben die Bauchmuskeln auch einen Teil ihrer Stützkapazität verloren, wodurch der Rücken zu stark belastet wird. Das verursacht Rückenschmerzen. Aufgrund dieser Beschwerden entschieden sich manche Mütter zu einer Operation, die von einem plastischen Chirurgen durchgeführt wird. Im Allgemeinen bereuten sie diese Entscheidung nicht, obwohl sie zugaben, dass sie ihre frühere Figur durch den Eingriff auch nicht zurückbekamen. Außerdem mussten sie für die Zeit nach der Operation für Hilfe zu Hause sorgen, weil sie nicht heben und keine schweren körperlichen Tätigkeiten verrichten durften. So waren sie eine Zeit lang auf die Hilfe Dritter angewiesen, um ihre Babys zu versorgen.

Vor einem chirurgischen Eingriff sollten Sie sich sehr gut informieren. Außerdem sollten Sie bis ein Jahr nach der Geburt warten, denn manchmal erholt sich der Körper doch spontan.

Aus der Forschung:
Die motorische Entwicklung von Zwillingen unterscheidet sich nicht von der von Einlingen, wie eine Studie der Freien Universität Amsterdam aus dem Jahr 2007 zeigt. Die motorischen Meilensteine wie Rollen, Sitzen, Krabbeln und Stehen werden von beiden Gruppen zu vergleichbaren Momenten erreicht.

15 6 bis 12 Monate

Die Entwicklung der zweiten Hälfte des ersten Jahres ist ganz anders als die der ersten sechs Monate. Die Säuglinge lernen sitzen, erst noch mit Hilfe, später allein. Sie können nun auch allmählich Gesichter unterscheiden; sie begrüßen ihre Eltern mit einem breiten Lächeln, erschrecken jedoch, wenn sie Fremde sehen. Mit ungefähr acht Monaten nehmen sie mit Daumen und Zeigefinger kleine Gegenstände auf und fangen an zu krabbeln. Über den Boden rutschend machen sie sich nun nicht nur auf die Suche nach ihrer Mutter, sondern suchen sich auch gegenseitig. Mit neun Monaten stellen sie sich auf, indem sie sich an einem Stuhl oder einem anderen Möbelstück hochziehen, und um ihren ersten Geburtstag sagen sie ihr erstes Wort. Ihre Entwicklung ist nicht anders als die anderer Kinder, außer in Bezug auf ihre sozialen Fortschritte: Sie sind von Beginn der Empfängnis an mit dem Brüderchen oder Schwesterchen zusammen. Für die Eltern ist es ein Privileg, zu sehen, wie sie miteinander umgehen und sich kennenlernen.

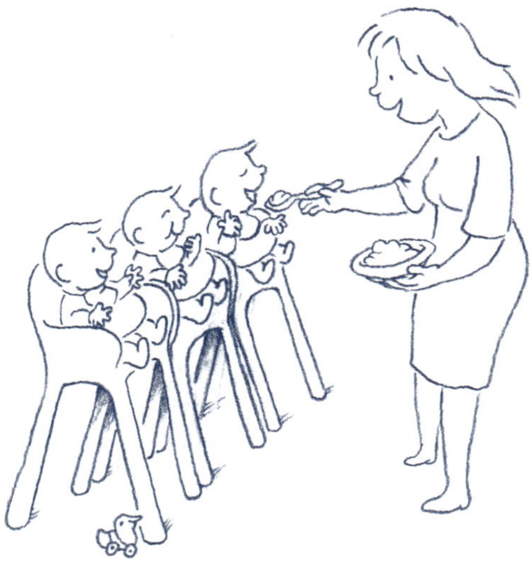

Die Ernährung

In dieser Zeit ändert sich ihre Ernährung: Neben Milch nehmen die Kinder nun die ersten Obst- und Gemüsehäppchen zu sich.

Anfangs sollten sie einzeln gefüttert werden; sie müssen sich schließlich noch an das Essen mit einem Löffel und an die neuen Geschmäcker gewöhnen. Wenn sie damit vertraut sind, können Sie gleichzeitig füttern. Sie geben dann den Kleinen in ihren Wippen abwechselnd einen Löffel Brei. Jetzt sind Teller mit zwei Fächern praktisch, denn so kontrollieren Sie, wie viel jedes Baby isst. Es ist kein Problem, die Kinder mit demselben Löffel zu füttern, denn durch ihren engen Kontakt tauschen sie sowieso immer Bakterien aus.

Wenn sie gut sitzen können, etwa mit neun Monaten, sind Kinderstühle eine praktische Hilfe. Die Kleinen sollten dann angeschnallt werden, denn es ist nicht leicht, ständig mehrere Babys im Auge zu behalten. Sie fassen jetzt auch schon gern selbst das Essen an. Mit zehn Monaten können sie schon kleine Stückchen Brot selbst essen. Das ist gut für ihre motorische Entwicklung, besonders im Zusammenhang mit der Auge-Mund-Koordination. Kleckern lässt sich dabei nicht vermeiden und große Lätzchen sind sicher kein Luxus!

Empfehlungen:

→ Die Kinder können sehr unterschiedliche Geschmäcker haben: Ein Kind gewöhnt sich gleich an alles, das andere ist wählerisch. Oder eines ist ein guter Esser, das andere nicht. Am besten respektieren Sie ihre unterschiedlichen Vorlieben und nehmen kein Kind als Vorbild für das andere. Das sorgt nur für Rivalitäten.

→ Möglicherweise beeinflussen sie sich auch positiv: Was das eine genussvoll isst, probiert das andere auch! Aber es kann auch genau umgekehrt kommen: Wenn eines einen Bissen verweigert, macht das andere es ihm nach. In diesem Fall ist es sinnvoll, sie getrennt zu füttern.

Krabbeln und die Sicherheit im Haus

Das Krabbeln geht dem Laufen voraus. Um den achten Monat beginnt das Baby zu krabbeln, aber es gibt große Unterschiede zwischen den Kindern, was auch bei Zwillingen zu beobachten ist. Es kann sein, dass ein Kind bereits mit sechs Monaten krabbelt, während das andere erst mit zehn Monaten anfängt. Es gibt auch Kinder, die die Krabbelphase überspringen und gleich vom Sitzen zum Laufen übergehen.

Im Allgemeinen ist der Unterschied in der Entwicklung von Zwillingen und anderen Mehrlingen kein Grund zur Beunruhigung: Wie das Schema in

Kapitel 16 (Seite 211) zeigt, können sich große Unterschiede zwischen den Kindern ergeben. Das kommt vor allem bei zweieiigen Zwillingen vor. Die Unterschiede bei Eineiigen sind viel kleiner und manchmal praktisch gleich null.

Vor oder während der Krabbelphase muss das Haus oder die Wohnung unbedingt den Bedürfnissen der Kinder angepasst werden, und zwar noch rigoroser als bei nur einem Kind. Einerseits, weil es schwieriger ist, zwei Babys im Auge zu behalten, andererseits, weil das Unfallrisiko bei Mehrlingen höher liegt, da sie sich gegenseitig zu Unsinn anstiften. Sie helfen sich zum Beispiel gegenseitig, aus dem Bett oder dem Ställchen zu klettern, auf den Tisch zu krabbeln, Schränke zu öffnen oder eine Tür nach draußen … Sie haben schließlich doppelt so viel Lust, die Welt zu erkunden!

Vorschläge:

→ Schirmen Sie Treppen, Fenster, Steckdosen und den Balkon ab. Verstecken Sie Stromkabel. Achten Sie auch auf kipplige Stühle, die umfallen können, wenn die Kinder allein oder zusammen hinaufklettern.

→ Solange die Kinder nicht krabbeln, ist ein weicher, dicker Teppich auf dem Boden sehr praktisch. Nebeneinanderliegend berühren sie einander, fassen sich an den Händen und verfolgen gegenseitig ihre Bewegungen. Es gibt spezielle Babyteppiche zu kaufen, die manchmal auch mit Musik, Geräuschen und Spielsachen versehen sind. Es empfiehlt sich, die Kinder oft auf den Bauch zu legen, denn diese Haltung stärkt ihre Rückenmuskulatur. Das ist besonders wichtig, weil heutige Babys viel Zeit in Babysitzen und Maxi-Cosis verbringen und auf dem Rücken schlafen. Eine Studie der Freien Universität Amsterdam 2007 zeigt nämlich, dass die motorische Entwicklung der Kinder im Vergleich zu früheren Generationen in einen Rückstand geraten ist.

→ Ein Laufställchen ist sehr empfehlenswert. Es gibt größere Ställchen, die sich gut für Zwillinge eignen. Ein Spiegel, der hinter dem Ställchen angebracht wird, macht es noch attraktiver: Die Babys schauen sich im Spiegel und gegenseitig an. Statt für ein großes Laufställchen können Sie sich auch für zwei normale entscheiden. Das ist praktisch, wenn die Babys ein wenig größer sind und sich gegenseitig im Weg sitzen. Stellen Sie die Ställchen dicht nebeneinander, sodass sie miteinander kommunizieren können, aber weit weg von Vorhängen, Pflanzen und Steckdosen. Für Drillingseltern sind zwei Ställchen oft eine gute Option, denn drei nehmen zu viel Platz ein.

→ Ein Laufställchen garantiert die Sicherheit der Kinder nicht vollständig. Es ist möglich, dass eines das andere als Treppe benutzt und über seinen Rücken hinausklettert. Lassen Sie die Kinder also nie unbeaufsichtigt!

→ Die Zwillinge können sich auch gegenseitig im Weg sitzen oder sich wehtun, wenn sie das Spielzeug dazu benutzen, sich zu schlagen. Das ist keine Absicht; in diesem Alter sind sie sich weder des »Ich« noch des »Anderen« bewusst. Eine Lösung ist, ihnen nur weiches Spielzeug zu geben, wenn sie zusammen sind, und hartes Spielzeug, wenn sie getrennt sind, beispielsweise ein Kind im Laufställchen und eines im Kinderstuhl.

→ Anstelle eines Laufställchens lässt sich auch ein Teil des Wohnraums mit einem kleinen Gitter abtrennen – es gibt sehr praktische Modelle, die auch verstellbar sind. Auf diese Weise haben die Kinder mehr Platz zur Verfügung. Viele Drillingseltern entscheiden sich für diese Lösung. Innerhalb dieses »Laufställchens« müssen dann die spitzen Kanten bedeckt werden. Es darf nichts geben, das eine Gefahrenquelle für die Babys bedeuten könnte.

Anne, Mutter von Zwillingen:
»Ich habe das größte Laufställchen gekauft, das ich finden konnte. Anfangs war das ideal für beide Babys. Beim Spielen schliefen sie oft auch dort ein. Als sie größer wurden, stritten sie viel und zogen sich an den Haaren. Ich benutzte das Ställchen damals immer für ein Kind und auch das war praktisch.«

Mareike, Mutter von Drillingen:
»Ich entschied mich für ein sehr großes Modell, eines, das man mit herausnehmbaren Teilen kleiner oder größer machen kann. Es war ein Sechseck ohne Boden, aber sehr solide. Darin lernten sie, sich hochzuziehen. Eine Zeit lang leistete es uns gute Dienste.«

Karina, Mutter von Drillingen:
»Unser Wohnraum war komplett für die Kinder eingerichtet. Alle Ecken und scharfen Kanten hatte ich mit einer Lage Schaumgummi und einem hübschen Stoffbezug bedeckt. Den niedrigen Wohnzimmertisch habe ich vorübergehend weggeräumt. Es gab wirklich keine einzige Gefahrenquelle mehr. Das beruhigte mich sehr, weil ich dann nicht den ganzen Tag ›Nein‹ rufen musste. Das Zimmer sah allerdings aus wie ein Kindergartenraum, aber es war schließlich auch der Raum, in dem sie die meiste Zeit verbrachten und auch der Raum mit dem meisten Licht. All ihr Spielzeug befand sich dort und sogar die Wickelkommode. Das fand ich sehr praktisch, weil ich die Kinder nicht allein lassen musste, wenn ich einem von ihnen die Windel wechselte.«

Tom, Vater von Drillingen, zwei Jungen und einem Mädchen (30 Monate):
»Wir kauften zwei Ställchen und damit sind wir sehr zufrieden. Als die Kinder kleiner waren, lernten sie, sich daran hochzuziehen. Und jetzt dienen die Ställchen für die schwierigen Momente, zum Beispiel, wenn wir

kochen müssen oder telefonieren. Wie wir die Kinder dann verteilen, ist eine Frage der Diplomatie: Wenn sich die Jungen streiten, hole ich sie auseinander und setze das Mädchen zu einem von ihnen. Und manchmal, wenn eines der drei ein wenig mehr Ruhe haben will und die anderen stören es dabei, tut das Ställchen gute Dienste. Dort kann in Ruhe gespielt werden, ohne dass sich die beiden anderen einmischen. Manchmal bitten sie sogar selbst darum.«

Die Sprachentwicklung

Im Allgemeinen unterscheidet sich die Entwicklung von Zwillingen nicht von der Entwicklung anderer Kinder. Sie lernen etwa im selben Alter Sitzen, Krabbeln, Stehen etc. Aber bei der Sprache ist ihre Entwicklung tatsächlich anders: Zwillinge fangen später an zu sprechen.

Dies sind die auffälligsten Sprachunterschiede:

- → Die Plapperphase dauert länger.
- → Ihr erstes Wort kommt später.
- → Beide oder alle drei machen dieselben Fehler, und es ist schwieriger, sie zu korrigieren, denn sie korrigieren einander.
- → Ihre Sätze sind kürzer.
- → Die Konstruktion ihrer Sätze ist einfacher.
- → Ihr Wortschatz ist eingeschränkter.
- → Die Verwendung persönlicher Fürwörter erfolgt später; sie fangen mit »wir« an und lernen erst später die Begriffe »ich« und »du«.
- → Sie benutzen eine Art Telegrammstil, wenn sie zusammen sind.

Nicht-Zwillinge haben bei der Sprachentwicklung gegenüber Zwillingen etwa ein halbes Jahr Vorsprung. Dabei handelt es sich aber nur um einen vorübergehenden Rückstand und kein strukturelles Problem. Ihre Kapazität, Sprache zu erlernen und zu verstehen, unterscheidet sich nicht von den Fähigkeiten anderer Kinder. Drillinge durchlaufen eine ähnliche Entwicklung, doch es gibt bisher dazu nur wenige Studien.

Was verursacht diesen Rückstand?

Der wichtigste Faktor ist, dass die Mutter weniger Zeit hat, jedem Kind gesondert Aufmerksamkeit zu widmen. Der größte Teil ihrer Konversation richtet sich an zwei oder drei Babys gleichzeitig. Und diese verfügen ihrerseits wieder über weniger Möglichkeiten, in aller Ruhe ein Gespräch mit ihr allein zu führen. Immer ist ein Geschwisterchen in der Nähe, das die Aufmerksamkeit von ihm ablenkt. Zwillinge kämpfen ständig darum, wer von ihnen die Aufmerksamkeit der Mutter länger festhalten kann.

Nach einer Studie des Psychologen P. Mittler aus dem Jahr 1972 stehen Zwillinge bezüglich der Schnelligkeit von Reaktionen ganz vorn an: Sie haben große Erfahrung darin, sich in ein Gespräch zu mischen, und siegen daher oft über andere Kinder.

Es spielt aber noch etwas mit, das die Sprachentwicklung erschwert. Den größten Teil ihrer Zeit führt die Mutter mehr als eine Aktivität gleichzeitig aus: Sie füttert ein Kind oder wechselt ihm die Windel, während sie mit dem Kind, das wartet, bis es an der Reihe ist, zur Beschäftigung redet. Das bedeutet aber, dass ihre Worte nicht mit ihren Handlungen übereinstimmen und dass der Blickkontakt nur kurz und diffus ist. Das jedoch sind zwei wichtige Bedingungen für das Erlernen neuer Wörter.

Der Sprachrückstand tritt bei Jungen häufiger auf als bei Mädchen und auch öfter bei Eineiigen als bei Zweieiigen. René Zazzo, ein französischer Psychologe und Zwillingsfachmann (1910–1995), beschreibt einen interessanten Fall russischer Jungenzwillinge, die bis zu ihrem dritten Lebensjahr eine eigene Sprache verwendeten. Sie sprachen kaum mit anderen Personen. Mit Zustimmung der Eltern beschlossen die um Rat gefragten Fachleute, die Kinder vorübergehend zu trennen, damit sie die Sprache erlernten. Eines der Kinder bekam Sprachunterricht. Beide machten schnell Fortschritte, aber nicht nur in Bezug auf die Sprache, sondern auch in anderer Hinsicht: Während sie davor kaum mit Klötzchen spielten, begannen beide nach der Trennung damit, sehr kreative Bauwerke zu errichten. Zazzo folgerte daraus, dass der Erwerb der Sprache eine wichtige Unterstützung für die intellektuelle Entwicklung darstellt. Dies könnte den im Durchschnitt etwas niedrigeren IQ von Zwillingen erklären.

Aber Sprachrückstand kommt nicht bei allen Zwillingen vor. In meiner Forschungsgruppe habe ich ein Junge-Mädchen-Zwillingspaar kennengelernt, das mit zwanzig Monaten ausgezeichnet sprach, sogar besser als manch anderes Kind dieses Alters. Ihre gute Sprachentwicklung verdankten sie zweifelsohne der Tatsache, dass sie die Vormittage mit ihrem Vater verbrachten, einem Sprachlehrer, und nachmittags mit ihrer Mutter, die mit großer Leidenschaft Geschichten erzählte. Ich kenne auch ein Drillingspaar mit einer sehr hohen Sprachkompetenz. Ihre Mutter arbeitet in Teilzeit bei einem Kinderbuchverlag, was sicherlich einen positiven Einfluss auf die Kinder hat. Die Schlussfolgerung ist klar: Je mehr Zeit man Zwillingen oder Drillingen widmet, desto besser wird ihre Sprachentwicklung sein.

Doch nicht alle Eltern haben die Möglichkeit, Teilzeitarbeit zu verrichten oder sich abwechselnd um ihre Kinder zu kümmern. Im Allgemeinen ist gerade der Zeitfaktor ein schwieriger Punkt für die Eltern, vor allem die verfügbare Zeit für jedes einzelne Kind. Eine Mutter erzählte mir, dass sie zwar Zeit mit einem der Zwillinge allein verbringt, aber gerade diese Momente mit ihrem anderen sehr vermisst. Das kommt, weil ein Kind mehr schläft als das andere. Regelmäßig etwas mit jedem Kind einzeln zu unternehmen ist von Anfang an wichtig: Das stimuliert ihre Sprache und ihre Individualität (auf Letzteres werde ich in den folgenden Kapiteln ausführlich zurückkommen). Außerdem genießen die meisten Eltern den individuellen Kontakt mit jedem Kind. Er macht die Beziehung befriedigender.

Vorschläge:

→ Kleine Unterschiede in der Entwicklung von Sprache sind normal. Es kommt oft vor, dass ein Kind früher spricht als das andere. Bei einem Junge-Mädchen-Zwillingspaar spricht meist das Mädchen als Erste und entwickelt sich in puncto Sprache schneller.

→ Jedem Kind einzeln vor dem Schlafengehen eine Geschichte vorzulesen ist eine gute Gewohnheit: ein Kind mit Papa und eines mit Mama. Beiden Kindern tagsüber vorzulesen ist ebenfalls empfehlenswert. Das regt nicht nur die Sprachentwicklung an, sondern sorgt auch für Momente der Ruhe und Entspannung. Auch bei Drillingen ist das individuelle Vorlesen ratsam, auch wenn die Organisation sicherlich noch schwieriger ist.

→ Versuchen Sie, dafür zu sorgen, dass bei Aktivitäten wie Baden und Windelnwechseln Ihre Worte und Gesten übereinstimmen und stellen Sie Blickkontakt her. Das hilft Kindern bei der Entwicklung der Sprache.

Die Sprachentwicklung in einem Schema:

0–6 MONATE	Plappern, Töne. Mit drei Monaten fangen Zwillinge an, miteinander zu »sprechen«
6–12 MONATE	Erste Wörter (Mama, Papa, Wauwau ...)
12–18 MONATE	Wortschatz umfasst 25 Wörter, davon werden 8 richtig ausgesprochen.
18–24 MONATE	Wortschatz umfasst 200–300 Wörter, Sätze aus 2 Wörtern, Verwendung von »ich« und »mir«
2–3 JAHRE	Sätze aus drei oder mehr Wörtern, mit Verben und Präpositionen
3–4 JAHRE	Ganze Geschichten mit unterschiedlichen Zeitformen (Gegenwart, Vergangenheit, Zukunft)

Mir stehen keine Daten aus Studien zur Sprachentwicklung von Drillingen zur Verfügung. Auffällig ist jedoch, dass einige Kinder aus meiner Drillingsgruppe über eine gewisse Zeit hinweg zur Logopädie gingen, häufiger als Zwillinge. In den meisten Fällen handelte es sich nicht um gravierende Probleme, und die Schwierigkeiten wurden fast immer überwunden, wie etwa die Aussprache mancher Buchstaben oder Klänge.

Junge-Mädchen-Zwillingspaare

Die Hälfte der zweieiigen Zwillinge ist unterschiedlichen Geschlechts; bei jeweils einem Viertel handelt es sich um zwei Jungen oder zwei Mädchen. Eltern eines Junge-Mädchen-Zwillingspaares können wie keine anderen den Unterschied im Verhalten beobachten, der durch das Geschlecht und nicht durch unterschiedliche Erziehung verursacht wird. Dank der Forschung wissen wir mittlerweile immer mehr über die Unterschiede zwischen Jungen und Mädchen, die nicht von der Gesellschaft geprägt sind, sondern durch den Geschlechtsunterschied. In erster Linie sind die Gehirne unterschiedlich. Das Hormon Testosteron führt nicht nur zum männlichen Geschlechtsorgan, sondern auch zu einer männlichen Gehirnstruktur, die anders ist als die bei Mädchen. Dies geschieht gegen Ende des zweiten Schwangerschaftsmonats. Östrogen, das weibliche Hormon, sorgt seinerseits dafür, dass sich das Gehirn von Mädchen schneller entwickelt, und auch dafür, dass die beiden Teile des Gehirns, die linke und die rechte Seite, besser miteinander verbunden sind. Das gibt dem Mädchen einen Vorsprung beim Lesen, Sprechen und der Lösung von Problemen mithilfe von Introspektion (Selbstbeobachtung). Für den Jungen ist es schwieriger, diese Fähigkeiten zu erwerben. Dagegen entwickelt sich bei ihm mehr die rechte Hirnhälfte, was ihm einen Vorsprung bei Fähigkeiten wie Mathematik und Orientierungsvermögen verschafft.

Während des ersten Jahres können die Eltern schon gewisse Unterschiede feststellen, auch bei Drillingen unterschiedlichen Geschlechts. Zum Beispiel: Das Mädchen nimmt Gesichter besser in sich auf und unterscheidet diese früher, was an ihrer Reaktion zu merken ist. Der Junge dagegen ist körperlich aktiver. Physisch ist er stärker, weil er mehr Muskelmasse hat, aber emotional ist er verletzlicher und hat größere Probleme, wenn er von der Mutter getrennt ist. Er mag unbekanntes Spielzeug, während das bei ihr gerade umgekehrt ist. Mit zwei Jahren mag sie Geschichten und Lieder und hört länger zu, während ihr Bruder aufsteht und spielen geht.

Wir können schlussfolgern, dass der Junge und das Mädchen jeweils unterschiedliche Lernmethoden haben, wie folgendes Schema zeigt:

SIE	ER
Sitzt am liebsten auf dem Schoß, das Gesicht einem anderen zugewandt, um Kontakt zu suchen.	Sitzt am liebsten auf dem Schoß, mit dem Rücken zur Mama, um die Umgebung anschauen zu können.
Nimmt lieber bekanntes Spielzeug als unbekanntes.	Nimmt lieber unbekanntes Spielzeug als bekanntes.
Lernt schneller sprechen.	Hat eine bessere räumliche Orientierung.
Ist früher trocken und beherrscht sich schneller, hat weniger Wutausbrüche.	Es kostet ihn mehr Mühe, seine Impulse zu beherrschen und Gefühle wie Wut und Affekt zu erklären.
Entwickelt sich feinmotorisch schneller (schneiden, zeichnen).	Entwickelt sich grobmotorisch schneller (rennen, springen).
Lernt früher, in einer Gruppe zusammenzuarbeiten und zu spielen.	Neigt mehr dazu, die Umgebung auszukundschaften. Ist gleich stark an Personen wie an Gegenständen interessiert.
Neigt eher dazu, Lösungen anzuwenden, die man ihr beigebracht hat.	Neigt schneller dazu, selbst überlegte Lösungen zu suchen.

Lina, Mutter vierjähriger Junge-Mädchen-Zwillinge:
»An Nikolaus, als sie 15 Monate alt waren, bekamen beide eine Puppe. Unsere Tochter nahm sie sofort in die Arme und begann sie zu wiegen. Ihr Bruder schleifte die Puppe an den Füßen mit sich in die Spielecke und benutzte sie manchmal, um mit ihr zu schlagen. Die Reaktion der beiden auf dasselbe Spielzeug war also vollkommen unterschiedlich.«

Der Arztbesuch

Die Besuche beim Kinderarzt sind ein wichtiger Teil Ihres Lebens mit den Babys. Es ist angenehm, Ihre Fragen und Zweifel äußern zu können und außerdem zu wissen, ob es den Kleinen gut geht. Sie sollten immer jemanden bitten, Sie zu begleiten. Die Babys an- und auskleiden, sie nach einer Spritze beruhigen und den Empfehlungen des Arztes zuhören ist nicht gut allein zu schaffen.

Empfehlungen:

→ Vereinbaren Sie den Termin zu einem Zeitpunkt, der gut in Ihren Fütterungszeitplan passt.

→ Wenn die Säuglinge gleichzeitig geimpft werden, kann das bedeuten, dass sie auch gleichzeitig krank werden bzw. Nebenwirkungen von der Impfung bekommen. Manche Mütter entscheiden sich deswegen, die Kinder an unterschiedlichen Tagen impfen zu lassen.

Karina, Mutter von Drillingen, erzählt:
»Ich ging, als sie klein waren, immer nur mit einem Kind zum Arzt. Irgendwie dachte ich mir, sie bräuchten diese individuelle Aufmerksamkeit. Das habe ich bis zu ihrem vierten Lebensjahr so gehalten. Zu Hause passte dann jemand auf die anderen Kinder auf. Ich nutzte den Termin immer zu einem netten kleinen Ausflug; wir gingen zum Beispiel nach dem Arztbesuch kurz in den Park oder ein Eis essen. So bekam der Arztbesuch für sie und für mich eine schöne Seite. Außerdem genoss ich den Kontakt mit jedem Kind einzeln.«

Fremdeln

Fast alle Babys erleben eine Phase, in der sie Angst vor Fremden haben. Man nennt dies auch die »Achtmonatsangst«, weil sie um diesen Monat herum beginnt. Das Baby, das bisher immer zum Lachen aufgelegt und mit jedermann gut Freund war, beginnt nun Vorlieben zu zeigen: Es strahlt, wenn es seine Eltern sieht und weint erschrocken, wenn eine fremde Person auf es zukommt. Das können sogar Familienmitglieder sein, wenn es diese nicht häufig sieht.

Woher kommt diese Angst? Etwa um den achten Monat kennt das Baby die Gesichter der Menschen aus seiner direkten Umgebung und unterscheidet diese von weniger bekannten Personen. Daher erschrickt es bei einer fremden Person. Diese Reaktion ist ein Zeichen neurologischer und emotionaler Reife und daher positiv. Es bedeutet, dass sich die Beziehung zu Ihnen vertieft hat. Allerdings entstehen nun eine stärkere Abhängigkeit und eine neue Angst: die der Trennung.

Das Baby weint, sobald die Mutter auch nur kurz außer Sicht ist. Es weiß noch nicht, dass sie ganz in der Nähe ist, denn was es nicht mehr sieht, existiert nicht. Es fühlt sich verlassen. Wenn eines der Babys zu weinen beginnt, ist die Wahrscheinlichkeit groß, dass auch das andere anfängt, denn ein Zwilling entwickelt schon früh empathische Fähigkeiten und spürt den Kummer des anderen wie seinen eigenen. Viele Mütter fühlen sich in dieser Zeit häufig gehetzt. Sie können nicht aus dem Zimmer gehen, ohne dass gleich eines der Babys schreit.

Vorschläge:

- → Halten Sie die Türen offen (und bringen Sie eventuell Kindersicherungen bzw. Gitter an). So können die Kinder Sie weiterhin sehen, auch wenn Sie sich nicht im selben Raum aufhalten. Indem sie Ihre Stimme hören, verstehen die Babys, dass Sie noch da sind.
- → Spielen Sie mit den Kleinen »Kuckuck«: Legen Sie sich zum Beispiel ein Geschirrtuch über das Gesicht, und ermuntern Sie die Kinder, Sie zu suchen. So lernen sie verstehen, dass etwas, das nicht sichtbar ist, doch noch existiert.
- → Indem Sie seine Angst berücksichtigen und Verständnis dafür zeigen, helfen Sie Ihrem Kind, diese Angst zu überwinden. Es lernt, dass es sich auf Sie verlassen kann und überwindet diese Phase Stück für Stück. Es wird allmählich unabhängiger und lernt, sich an Menschen außerhalb der Familie zu binden.

DREI

Hannah, Mutter von zweieiigen Zwillingen (11 Monate)
»Einer der Zwillinge ist ziemlich selbstständig, aber sein Brüderchen scheint jedes Mal, wenn wir kurz aus dem Zimmer gehen, zu denken, dass wir ihn zurücklassen. Dann hält er uns an den Beinen fest. Manchmal spielt er und klammert sich gleichzeitig an uns fest, nur um sicher zu sein, dass wir nicht weglaufen.«

Es gibt auch Zwillinge, die kaum Trennungsängste zeigen. Wahrscheinlich spielt hierbei die Anwesenheit des Zwillingsbrüderchens oder -schwesterchens eine Rolle. Ein Zwilling ist schließlich selten allein.

Das Schlafen

Die Babys schlafen jetzt durch und brauchen nachts keine Mahlzeit mehr. Tagsüber schlafen sie ein- oder zweimal. Im Allgemeinen schlafen die Babys zwischen 13 und 19 Stunden, je nach ihren Bedürfnissen.

Sollten sie immer noch bei Ihnen schlafen, ist jetzt ein guter Moment, sie in ein eigenes Zimmer zu legen. Viele Zwillinge plappern eine Weile und beschäftigen sich damit, sich gegenseitig anzuschauen, wenn sie wach werden. Erst später werden sie nach Ihnen rufen. Das heißt, dass sich Ihre Nachtruhe ein weniger verlängert. Die meisten Eltern lassen die Babys zusammen in einem Zimmer schlafen, sogar Drillingseltern entscheiden sich dafür, denn das Zusammensein hilft den Kindern beim Einschlafen. Laut Studien der Freien Universität Amsterdam aus dem Jahr 1993 treten Schlafprobleme eher bei Familien mit Kindern unterschiedlichen Alters auf als bei Familien mit Zwillingen. Es geht dabei um Nicht-ins-Bett-Wollen, Nachts-wach-Werden oder

Angstträume. Wahrscheinlich hilft das Schlafen in einem Raum gegen Ängste und Einsamkeit.

Dennoch können einige Probleme auftreten:

- Die Babys haben sehr unterschiedliche Rhythmen und wecken sich gegenseitig; in diesem Fall sollten sie lieber getrennt schlafen.
- Die Babys werden weinend wach. Wenn dies aus Hunger geschieht, bedeutet es, dass sie tagsüber mehr feste Nahrung brauchen. Das kann bei Babys der Fall sein, die noch gestillt werden.
- Die Babys wachen auf und weinen, weil sie zahnen. Der erste Zahn kommt um den sechsten Monat. Es kann sein, dass ein Baby mehr darunter leidet als das andere. Ein Beißring kann eine Lösung sein, oder Sie massieren das Zahnfleisch mit Ihrem Finger.

Eine gute Nachtruhe ist für Mehrlingseltern wichtig, denn ihre Tage sind ausgefüllt und anstrengend. In diesem Alter können sich leicht falsche Gewohnheiten einschleichen.

Vorschläge:

→ Wenn nichts Besonderes ist (das Baby ist nicht krank und hat weder Hunger noch Durst), versuchen Sie, es zu trösten, ohne es aus dem Bett zu holen. Streichen Sie ihm kurz über den Kopf und sprechen Sie leise mit ihm, das kann schon reichen. Es ist auf jeden Fall gut, zu ihm zu gehen, wenn es weint, und zu versuchen, es zu beruhigen. Ein Baby unter einem Jahr benutzt das Schreien noch nicht als Mittel, um die Aufmerksamkeit auf sich zu ziehen. Es schreit, weil es sich nicht wohlfühlt. Babys, die getröstet werden, weinen nach einem Jahr weniger als Kinder, die dann keine Aufmerksamkeit bekommen. Sie weinen sogar nach einem Jahr mehr, wie Studien zu diesem Thema zeigen. Erst wenn ein Baby ein Jahr alt ist und vielleicht ein wenig früher bei sehr aufgeweckten Kindern, entdeckt es allmählich, dass es mit Schreien Aufmerksamkeit bekommen kann. Ab dem Moment ist es sinnvoll, »strenger« zu sein.

→ Wenn Ihr Baby schlecht einschläft, überlegen Sie sich eine bestimmte Taktik, die Sie dann immer anwenden, wie etwa kurz zu ihm gehen und nachschauen. Das funktioniert besser, als jeden Tag eine neue Methode auszuprobieren. Sie sollten außerdem einen festen Tagesrhythmus befolgen, denn das beruhigt Babys und sie schlafen besser durch.

Anne erzählt:

»Meine elf Monate alten zweieiigen Zwillinge schliefen immer sofort ein. Aber plötzlich dauerte es länger, bevor sie einschliefen. Sie stellten sich immer wieder in ihren Bettchen auf. Wenn eines dann endlich schlief, machte das andere es wieder wach. So ging das immer weiter. Darum be-

schlossen wir, sie in getrennte Zimmer zu legen. Zu unserem Erstaunen protestierten sie kaum. Jetzt schlafen sie beide wieder schnell ein. Wenn sie älter sind, kommen sie wahrscheinlich wieder in ein Zimmer.«

Wie beugen Sie Erschöpfung vor?

Fast alle Mehrlingseltern erreichen einen Punkt, an dem sie sich wegen der unablässigen Pflege für die Kinder überfordert fühlen. Ein Gefühl totaler Mutlosigkeit breitet sich aus. Für einige Eltern kommt dieser Zeitpunkt in den ersten Monaten aufgrund der nächtlichen Fütterungen und der Darmkrämpfe; für andere bricht der Moment während des zweiten Jahres an, wenn die Kinder die Welt entdecken und die Eltern sie keinen Moment aus den Augen verlieren dürfen. Dieses Erschöpfungsgefühl trifft Mütter wie Väter, wie wir in den folgenden Briefen, die mich über meine Website erreichten, lesen können:

Jan, Vater von Junge-Mädchen-Zwillingen (5 Monate):
»Ich bin durch die ständige Sorge für zwei Babys und die schlechten Nächte total am Boden, sowohl physisch als auch psychisch. Zusammen mit meinem Arbeitstag von 8 bis 10 Stunden führt dies zu schnell wachsenden Spannungen zwischen mir und meiner Frau. Jeder Tipp ist willkommen!«

Andrea, Mutter von 15 Monate alten Zwillingen:
»Bislang habe ich es gut ausgehalten, aber seit etwa einem Monat komme ich nicht mehr gegen meine Müdigkeit an. Ich fühle mich physisch und mental erschöpft und bin weniger glücklich als anfangs. Ich weine schneller, und ich sehne mich häufiger danach, dass die Babys endlich im Bett liegen. Das finde ich anschließend dann wieder sehr gemein von mir. Ich kann sie nicht mehr so genießen.«

Vorschläge:

→ Manchmal ist es gut, eine drastische Entscheidung zu treffen. Bitten Sie zum Beispiel die Großeltern, ein paar Tage zu kommen, damit Sie ausschlafen können. Ein Elternpaar vertraute seine Zwillinge seinen besten Freunden an und zog in ein Hotel, wo sie die meiste Zeit schlafend verbrachten. Am Montag kamen sie ausgeruht nach Hause und fühlten sich in der Lage, sich wieder um ihre Kinder zu kümmern.

→ Diese Situation scheint endlos zu dauern, aber das stimmt nicht! Versuchen Sie, die Dinge in der richtigen Perspektive zu sehen. Dennoch ist es notwendig, Maßnahmen zu ergreifen.

→ Versuchen Sie, eine totale Erschöpfung zu vermeiden. Sorgen Sie gut für sich und bitten Sie rechtzeitig um Hilfe. Gehen Sie dagegen an, sobald Sie die ersten Erschöpfungssignale bei sich oder Ihrem Partner entdecken. Schaffen Sie sich Freiräume für sich und für Sie als Paar, widmen Sie sich einem Hobby oder treiben Sie Sport. Ein gewisses Maß an »Egoismus« ist hin und wieder gesund.

Es sind öfter die Frauen, die unter dieser Situation leiden, da sie sich auch am meisten um die Babys kümmern. Manche sind weniger von der doppelten oder dreifachen Arbeit gestresst als von der Tatsache, dass sie ihr Leben nicht mehr wie gewohnt unter Kontrolle haben. Denken Sie daran, dass es keine Supermütter gibt und ganz sicher nicht in einer Mehrlingsfamilie. Versuchen Sie, Ihre Erwartungen zurückzuschrauben, und akzeptieren Sie, dass Sie nicht alles perfekt machen können. Die Erziehung von Mehrlingen geht immer mit chaotischen Situationen einher, ganz sicher in den ersten Jahren.

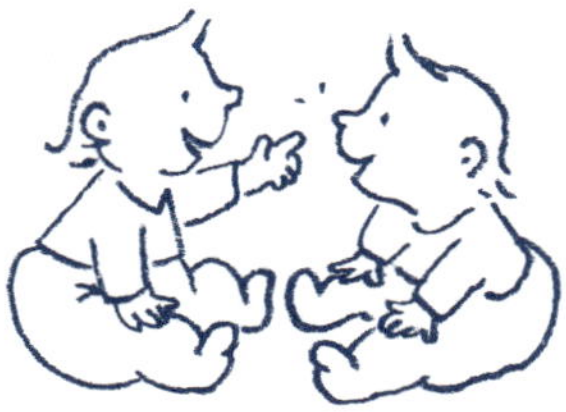

Die Beziehung zwischen den Zwillingen

Die Säuglinge lernen einander kennen. Im Alter von etwa sechs Wochen lachten sie sich an, und jetzt, um den sechsten Monat, beginnen sie, miteinander zu plappern. Auf ihre Weise »reden« sie miteinander, sie berühren sich, nuckeln gegenseitig an den Daumen und folgen sich mit Blicken oder verfolgen sich schon krabbelnd. Das interessanteste Spielzeug ist ihr Zwillingsbrüderchen oder -schwesterchen.

Das interessanteste Spielzeug ist ihr Zwillingsbrüderchen oder -schwesterchen.

Manchmal entsteht der Kontakt zwischen ihnen erst spät: Helena und Suse, eineiige Zwillinge, entdeckten einander erst mit acht Monaten. Zum großen Erstaunen und mit einer gewissen Besorgnis ihrer Eltern scherten sie sich bis dahin nicht um die jeweils andere. Erst mit acht Monaten änderte sich das und sie wurden schnell gute Freundinnen. Wie die Säuglinge Kontakt knüpfen, sowohl mit den Eltern als auch untereinander, wird zu 20 bis 40 % genetisch bestimmt, für den Rest sind früh gemachte Erfahrungen zuständig.

Die Beziehung zwischen Mehrlingen ist eine ganz besondere und anders als die zwischen normalen Geschwistern, was mit ihrer gemeinsamen Erfahrung in der Gebärmutter zusammenhängt. Die Geschichten von Zwillingen, die ihre Zwillingshälfte während der Schwangerschaft oder kurz danach verlieren, lassen die Tragweite ihres gemeinsamen Lebens in der Gebärmutter erahnen (siehe Kapitel 25). Als Säuglinge gemeinsam in einem Kinderwagen drehen sie sich zueinander und schlafen zusammengekuschelt ein. Zu früh geborene Zwillinge wachsen besser in einem gemeinsamen Brutkasten. Sie können ihre Temperatur besser halten und ihre Atmung wird ruhiger. Wenn sie zu krabbeln beginnen, folgt ein Zwilling dem anderen und das Gleiche gilt beim Laufen lernen. Wo der eine ist, ist auch der andere. Und wenn jemand einem Zwilling ein Bonbon gibt, bittet er um ein zweites für den Bruder oder die Schwester!

In der zweiten Hälfte des ersten Jahres binden sich Säuglinge gern an einen speziellen Gegenstand, wie einen Bären oder ein Stück Stoff. Dieses Kuscheltier hilft dem Kind bei der Trennung von der Mutter: Es projiziert alle Liebe, die es von der Mutter bekommt, auf diesen Gegenstand. Wenn sie nicht da ist, ersetzt es sie mit ihm. Das Kuscheltier ist ein Trostobjekt, das ihm in schwierigen Momenten hilft: dem Einschlafen, der Kita, einem Sturz usw.

Auch Zwillinge können sich an ein Kuscheltier binden. Dann handelt es sich oft um einen Gegenstand, der von Anfang an dicht bei ihnen war, wie eine Puppe in der Wiege. Dennoch haben Zwillinge im Allgemeinen seltener ein Kuscheltier als Nicht-Zwillinge. Der Grund ist leicht zu erraten: Sie können immer darauf zählen, dass die andere Zwillingshälfte da ist, und das ist für sie eine große Stütze. Studien zeigen, dass Zwillinge unter einem Jahr schon in der Lage sind, einander zu trösten, wenn die Mutter nicht anwesend ist. Im Alter von etwa 10 Monaten gibt es auch schon eine gewisse Solidarität: Wenn es einem der beiden nicht gut geht, gibt ihm seine Zwillingshälfte ein Spielzeug oder stößt einen Schrei aus, damit jemand zu Hilfe kommt. Zwischen den beiden können auch große Unterschiede herrschen, so ist sich z. B. einer der Zwillinge viel mehr der Anwesenheit und der Gefühle des anderen bewusst und steht ihm zur Seite, während der andere keinen Mucks von sich gibt, wenn die Situation umkehrt ist.

Wenn sie 11 Monate alt sind, entwickelt sich das Geplapper zu einem richtigen Gespräch: Ein Kind »spricht« und das andere »antwortet«. Diese Dialoge dauern ein paar Minuten und werden den ganzen Tag über wiederholt. Bei Nicht-Zwillingen sieht man diese Interaktion erst mit rund 18 Monaten.

Während dieser Periode treten die ersten Zeichen von Eifersucht auf: Wenn die Mutter mit einem Kind schmust, will das andere dieselbe Aufmerksamkeit. Die ersten Eifersüchteleien entstehen, weil jedes der beiden die Aufmerksamkeit der Eltern für sich will. Mehrlingseltern lernen sehr schnell, zwei Babys in den Armen zu halten oder ein Liedchen für alle drei zu singen. Und sie entdecken, dass das Kind, das warten muss, wenn sie sich nicht um beide gleichzeitig kümmern können, sich mit Blickkontakt oder ein paar Worten zufrieden gibt. So fühlt es sich nicht ausgeschlossen.

Ihre Beziehung als Paar

Die Geburt von Mehrlingen stellt hohe Ansprüche an die Beziehung zwischen den Eltern. Zwillinge oder Drillinge aufziehen ist alles andere als leicht, und das Risiko, dass die Eltern dabei in der Pflege ihrer Kinder aufgehen und einander »vergessen«, ist sehr hoch.

In der Mehrzahl der Fälle kümmert sich die Mutter am meisten um die Kleinen und den Haushalt, vielleicht auch noch neben ihrer erwerbstätigen Arbeit außer Haus. Auch der Vater hat eine doppelte Tagesaufgabe. Wenn er von der Arbeit kommt, warten schon andere Pflichten auf ihn: Auch er kümmert sich um die Babys. Es ist nicht unwahrscheinlich, dass ihn der Mut verlässt, sobald er nach Hause kommt; die Mutter ist nach einem langen Tag mit ihren Kindern erschöpft, und die Babys haben am späten Nachmittag oft ihre Schreistunde.

Die meisten Eltern leiden an chronischem Schlafmangel. Manche Familien haben außerdem noch finanzielle Sorgen. Auf sonntägliche Ausflüge, die gute Entspannungsmöglichkeiten bieten, wird wegen der Fütterungen und Mittagsschläfchen der Kleinen verzichtet. Manchmal fehlt es den Eltern auch an Energie, um einen Ausflug vorzubereiten und die benötigten Dinge einzupacken. Außerdem wird es schwieriger, den Kontakt zu Freunden aufrechtzuhalten.

All diese Faktoren führen möglicherweise dazu, dass die Eltern in sozialer Hinsicht isoliert werden, was ihrer Beziehung als Paar nicht guttut. Die Eltern sprechen wenig miteinander, erzählen sich nur noch Dinge, die mit den Babys zu tun haben, und fallen erschöpft ins Bett, in der Hoffnung, ein paar Stunden ungestört schlafen zu können. Diese Situation schlägt sich auf ihre sexuelle Beziehung nieder, die für viele Paare unbefriedigend ist. Das ist nicht verwunderlich – wenn Sie wenig Zeit füreinander haben, gibt es auch keinen Raum für körperliche Intimität. Sie werden an Ihrer Beziehung arbeiten müssen, damit auch die Lust auf Sex wieder erwacht.

Vorschläge:

→ Alle Eltern erleben Augenblicke, in denen sie am liebsten alle Verantwortung vergessen und aus dem Haus rennen wollen. Mehrlingseltern haben diese Momente öfter. Tun Sie nicht so, als gäbe es sie nicht. Sprechen Sie darüber und suchen Sie nach Möglichkeiten, ab und zu dem Alltag zu entfliehen, etwa indem Sie ins Kino gehen oder in die Sauna usw.

→ Seien Sie ehrlich zueinander und reden Sie über Ihre Gefühle, Enttäuschungen, Zweifel, Ängste usw. Es ist wichtig, dass Sie ein Team bilden, und dafür brauchen Sie das gemeinsame Gespräch. Vergessen Sie nicht, dass die Mehrlingselternschaft Ihr ganzes Leben verändert, daher ist es wichtig, dass Sie beide über Ihre Erfahrungen sprechen.

Ein Drillingsvater erzählt:
»Ich wusste gar nicht, ob ich Kinder wollte, und auf einmal hatte ich drei. Es hat mich große Mühe gekostet, mich dieser Realität anzupassen, und es dauerte ungefähr ein Jahr, bis ich die Kinder endlich genießen konnte.«

→ Bedenken Sie, dass Sexualität für jeden von Ihnen eine andere Bedeutung hat; die Frau braucht erst Intimität, etwa ein Gespräch über ihre Gefühle oder eine Aussprache über Verstimmungen, während der Mann Sex zur Herstellung von Kontakt möchte. Wenn diese Unterschiede nicht klar sind, kann es zu Entfremdung kommen. Ein weiteres Problem ist, dass die Kleinen Ihre nächtliche Intimität stören können. Manche Paare planen daher einen ruhigen Moment am Tag ein. Es kommt auch oft vor, dass einer der beiden keine Lust hat auf Sex; Müdigkeit und das Gefühl, nicht attraktiv genug zu sein, spielen bei der Frau hierbei häufig eine Rolle. Dieses Problem ist meist vorübergehender Art.

→ Sorgen Sie für eine gute Verhütung. Viele Frauen können den Sex nicht genießen, weil sie Angst vor einer erneuten Schwangerschaft haben. Das ist nicht unbegründet: Mütter zweieiiger Zwillinge sind besonders fruchtbar. Und es gibt Familien mit zwei Zwillingspaaren! Entscheiden Sie sich für eine Methode, der Sie beide voll vertrauen.

→ Organisieren Sie eine gemeinsame Aktion, wie essen gehen oder einen langen Spaziergang machen. Machen Sie das mindestens einmal im Monat, lieber öfter. Ungestört miteinander reden können hält Ihre Beziehung lebendig und erhöht Ihr gegenseitiges Verständnis. Es wird Ihnen auch neue Energie geben, damit Sie Ihren Alltag meistern können.

→ Es ist eine gute Idee, die Babys gleich von Anfang an mit einem Babysitter vertraut zu machen. Sorgen Sie jedoch für eine Person mit Erfahrung. Ein sehr junges Mädchen oder ein unerfahrener junger Mann ist in Ihrem Fall keine große Hilfe. Manche Mütter entscheiden sich für zwei Babysitter.

- → Organisieren Sie ein Essen mit Freunden bei sich zu Hause und bitten Sie jeden, einen Teil des Essens vorzubereiten.
- → Wenn sich Ihr Mann um die Babys kümmert, kritisieren Sie ihn nicht, und nehmen Sie ihm keine Dinge aus der Hand. Jeder von Ihnen macht seine Sachen auf seine Weise. Das Wichtigste ist, dass sie mit Liebe gemacht werden, das Wie ist nicht entscheidend.
- → Wenn Sie nach einem langen Arbeitstag nach Hause kommen, vergessen Sie nicht, dass der Elternteil, der sich um die Babys gekümmert hat, auch einen Arbeitstag hinter sich hat. Er oder sie hat wahrscheinlich niemanden gesehen oder gesprochen. Nehmen Sie dem anderen Arbeit ab oder übernehmen Sie diese, damit Ihr Partner mal kurz nach draußen kann oder Zeit hat für ein Nickerchen. Nehmen Sie sich auch die Zeit, sich gegenseitig von Ihrem Tag zu erzählen.
- → Für den Elternteil, der am meisten mit den Kindern zusammen ist: Sorgen Sie dafür, dass Sie jede Woche einmal etwas für sich tun können, während Ihr Partner oder ein Babysitter auf die Kinder aufpasst. Diese freie Zeit sollten Sie nutzen, um mit Freunden zu plaudern, zum Friseur zu gehen, Kleidung zu kaufen, usw.
- → Suchen Sie Kontakt zu anderen Eltern mit Mehrlingen. Wenn Sie schlecht aus dem Haus kommen, können Sie sich auch in einem Chat oder einem Forum mit ihnen austauschen.
- → Wenn die Probleme sehr groß sind und Sie keine Lösung finden, zögern Sie nicht und nehmen Sie mit einem Psychologen Kontakt auf. Schon ein paar Sitzungen können Ihnen helfen, sich gegenseitig besser zu verstehen und Ihren Alltag mit neuer Energie anzugehen. Es gibt mehr Verbindendes als Trennendes zwischen Ihnen!

Aus der Forschung:
Im Rückblick auf das erste Jahr geben 38 % der Zwillingsmütter an, ihre Kinder nicht ausreichend genossen zu haben. Sie wurden viel zu sehr von der täglichen Pflege ihrer Babys vereinnahmt. Wenn sie es noch einmal machen könnten, würden sie es weniger schwer nehmen wollen und mehr genießen.

16 1 bis 2 Jahre

Jetzt bricht eine schwierige Zeit an: Die Babys, die vor einem Jahr noch einen großen Teil des Tages verschliefen, sind richtige kleine Entdecker geworden und krabbeln und rennen überall durch Haus oder Wohnung. Etwa 65 % der Mütter berichten, dass diese Periode anstrengender ist als das erste Jahr, denn die Kinder müssen jetzt ständig beaufsichtigt werden.

In diesem Alter wollen sie die Welt entdecken und eine Aktion des einen Kindes spornt das andere an, es diesem nachzutun oder zumindest dessen Erforschungen ganz aus der Nähe und mit großem Interesse zu beobachten!

Die motorische Entwicklung

Das Auffälligste in dieser Phase ist die Entwicklung der Motorik, insbesondere des Laufenlernens. Nach der Krabbelphase versucht das Kind zu stehen, dann läuft es, während es sich festhält, und schließlich läuft es ganz allein! Stehend sieht es die Welt aus einer ganz anderen Perspektive. Das findet es fantastisch. Nichts ist jetzt schöner als Aufstehen, Laufen, Rennen, Klettern usw. Auch die Auge-Hand-Koordination macht Fortschritte, ebenso die Feinmotorik der Finger. Das Kind ist jetzt in der Lage, kleine Gegenstände zu greifen. Sein Lieblingsspiel wird daher auch sein, Dinge aus einer Schachtel zu nehmen und sie wieder hineinzulegen. Immer wieder. Wenn es etwa zwanzig Monate alt ist, lernt es, aus Bauklötzchen einen Turm zu bauen, und interessiert sich für Konstruktionsspiele, mit denen es selbst gesetzte Ziele erreicht.

Mit etwa achtzehn Monaten entwickeln Kinder eine Vorliebe für die rechte oder die linke Hand, wenn sie nach Spielzeug greifen oder wenn man ihnen einen Löffel gibt. Es ist nicht ungewöhnlich, wenn bei eineiigen Zwillingen einer Rechts- und der andere Linkshänder ist. Das geschieht im Fall einer späten Teilung der Eizelle (der sogenannte Spiegeleffekt).

Der Verlauf der motorischen Entwicklung hängt mit der Reife des Nervensystems zusammen. Es ist nicht gut, ein Kind übermäßig zu stimulieren, und es bringt auch nichts, da die Entwicklung jedes einzelnen Kindes ihr eigenes Tempo hat.

Eine Studie des amerikanischen Psychologen Arnold Gesell (1880–1961) zeigte dies ganz deutlich: Eine Hälfte eines Zwillingspaares wurde einem speziellen Programm zur Stimulierung der Motorik unterzogen. Dieses Kind kletterte, stand und lief früher als sein Zwillingsbrüderchen, das nicht an dem Programm teilnahm. Aber nach einigen Wochen waren ihre Niveaus wieder ausgeglichen. Der einzige Unterschied zwischen den beiden Kindern bestand jetzt darin, dass das Kind, das nicht zusätzlich angeregt worden war, fröhlicher und entspannter war. Es hatte im passenden Moment die jeweiligen Fähigkeiten entwickeln können, also als es physisch dazu bereit war!

Empfehlungen:

- → Genießen Sie die Leistungen eines der Babys, ohne sich darüber zu sorgen, was das andere kann. Es ist sehr gut möglich, dass Ihre Kinder einen sehr unterschiedlichen Rhythmus haben und dass eine Zwillingshälfte zum Beispiel etwas früher läuft als die andere. Die Unterschiede bei zweieiigen Zwillingen sind meistens groß, während eineiige einen vergleichbaren Entwicklungsprozess durchmachen (siehe untenstehendes Schema).
- → Es ist auffällig, dass eineiige Zwillinge meist dieselben Unfälle und Missgeschicke kurz hintereinander haben: Fällt ein Kind von der Treppe, wird das andere wenig später dasselbe heikle Abenteuer erleben!

Eine Mutter erzählte mir von ihren 16 Monate alten Zwillingen:
»Es ist schwierig, diese Geschichte zu glauben, aber sie stimmt wirklich! Einer meiner Söhne fiel hin und spaltete sich dabei einen Zahn. In der Kita mussten sie darüber lachen, denn zum ersten Mal konnten die Erzieherinnen meine Söhne auseinanderhalten. Aber als ich die Kinder am nächsten Tag aus den Betten holte, sah ich, dass sein Brüderchen ebenfalls einen gespaltenen Zahn hatte! Wir wissen nicht, wie und wann es passierte. Wir haben ihn nicht weinen hören. Es ist ein großes Rätsel, das mich noch immer fasziniert.«

Folgendes Schema zeigt die motorische Entwicklung von zwei- und eineiigen Zwillingen:

ZWEIEIIG	DAVID	RUBEN
Geburtsgewicht	2750 Gramm	2490 Gramm
Größe bei Geburt	48,4 cm	46,8 cm
Anzahl Schwangerschaftswochen	39	
Sitzen	7 Monate	6 Monate
Krabbeln	8 Monate	11 Monate
Aufstehen mit Festhalten	6 Monate	8 Monate
Aufstehen ohne Hilfe	12 Monate	13 Monate
Frei laufen	12 Monate	13 Monate
Mit den Händen essen	12 Monate	12 Monate

EINEIIG	AMANDA	SARA
Geburtsgewicht	2490 Gramm	2400 Gramm
Größe bei Geburt	49 cm	47 cm
Anzahl Schwangerschaftswochen	38	
Sitzen	7,5 Monate	7 Monate
Krabbeln	7 Monate	6,5 Monate
Aufstehen mit Festhalten	6 Monate	6 Monate
Aufstehen ohne Hilfe	11 Monate	11 Monate
Frei laufen	12 Monate	11,5 Monate
Mit den Händen essen	10 Monate	10 Monate

Die Sprachentwicklung

Die Entwicklung der Sprache macht jetzt große Fortschritte: Der Wortschatz nimmt gewaltig zu und am Ende des zweiten Jahres kennt das Kind schon 200 Wörter! Außerdem bildet es Sätze mit zwei Wörtern, wie »Mama … nein?« oder »Ich … Wasser«.

Für gewöhnlich verläuft die Sprachentwicklung von Zwillingen langsamer als die von Einlingen, wie ich bereits im vorigen Kapitel ausgeführt habe. Die Ursache ist klar: Die Mutter kann nicht jedem Kind einzeln so viel Aufmerksamkeit widmen. Ihre Kommunikation verläuft in einer Dreiecksbeziehung: Die Mutter spricht zu zwei (oder mehreren) gleichzeitig. Es ist nicht erstaunlich, dass die linguistische Entwicklung langsamer verläuft, wenn man dazu auch noch bedenkt, dass diese Mehrlingsbabys zu früh geboren wurden. Frühgeburt an sich verursacht in den ersten drei Lebensjahren einen Rückstand hinsichtlich der körperlichen und seelischen Entwicklung.

Aus Studien wird deutlich, dass Zwillinge den Rückstand beim Spracherwerb später wieder aufholen, etwa um das vierte Lebensjahr. Über Drillinge ist in dieser Hinsicht wenig bekannt, weil sie bis heute seltener Gegenstand von Studien waren.

Zwillinge und Drillinge verstehen einander perfekt und »sprechen« miteinander, während ihre Eltern kein Wort davon verstehen. Sie plappern auch gegenseitig ihre falschen Wörter nach. Dieses Phänomen nennt man mittlerweile die »Geheimsprache« der Mehrlinge. Eigentlich ist dieser Begriff nicht korrekt, denn es liegt nicht in ihrer Absicht, dass Papa und Mama sie nicht verstehen. Manchmal werden sie sogar wütend, wenn man nicht weiß, was sie sagen wollen. Die Bezeichnung »autonome Sprache« ist besser für diese nicht perfekte Version der Sprache der Erwachsenen mit Wörtern, die nicht korrekt sind, aber für sie vollkommen logisch. Schätzungsweise 40 % der Zwillinge verwenden diese Form der Sprache. Machen Sie sich keine Sorgen darüber, aber sorgen Sie dafür, dass es die normale Sprachentwicklung nicht beeinträchtigt. Wenn die Kinder dennoch immer neue Wörter lernen und zeigen, dass sie verstehen, was Sie zu ihnen sagen, gibt es keinen Grund zur Beunruhigung, denn das bedeutet, dass ihr Spracherwerb Fortschritte macht.

Aus Studien wird deutlich, dass Zwillinge den Rückstand beim Spracherwerb später wieder aufholen.

Bei Mehrlingskindern kann es große Unterschiede in der Sprachentwicklung geben: Jan bildete Sätze, als er 30 Monate alt war, während sein Bruder Paul immer noch nur einzelne Wörter verwendete. Es ist übrigens ganz normal, dass das bei Kindern desselben Alters variiert. Vor allem bei Junge-Mädchen-Zwillingen können diese Unterschiede ziemlich groß sein, denn Mädchen erwerben Sprache schneller als Jungen. Das wird von der Gehirnstruktur beeinflusst, die bei Mädchen anders ist als bei Jungen.

Vorschläge:

→ Lesen Sie viel vor, am liebsten jedem Kind einzeln. Zusammen mit dem Kind Bilder anschauen und ihm die Namen der Gegenstände beibringen, die darauf zu sehen sind, ist eine hervorragende Methode, eventuelle Rückstände aufzuholen.

→ Stimulieren Sie dadurch, dass Sie Fragen und Handlungen benennen und auf eine Geste des Kindes nicht wortlos reagieren. Wenn das Kind beispielsweise auf eine Flasche zeigt, ist vollkommen klar, dass es mehr Milch möchte. Aber statt sie ihm ohne Weiteres zu reichen, kann man seine Gebärde übersetzen: »Möchtest du mehr Milch?« Das fördert das Sprechen.

→ Versuchen Sie, jedes Kind für sich sprechen zu lassen: Manchmal »übersetzt« das gesprächigere Kind die Worte des anderen, wenn die Eltern es nicht verstehen. Sorgen Sie dafür, dass Sie einen direkten Dialog mit dem weniger gesprächigen Kind führen, und vermeiden Sie, dass es Bruder oder Schwester als Dolmetscher benutzt.

→ Rufen Sie jedes Kind bei seinem Namen, statt »ihr« zu verwenden. So wissen sie, an wen Sie sich richten. Machen Sie das auch, wenn Sie sie etwas fragen. Wenn die Frage für alle beide oder alle drei gemeint ist, versuchen Sie, jeden getrennt antworten zu lassen.

→ Vergleichen Sie die Fortschritte der Kinder nicht so sehr untereinander, sondern lieber mit Gleichaltrigen. So wird sich schnell herausstellen, ob es sich um einen großen, aber normalen Unterschied untereinander handelt oder um einen bedeutenden Rückstand. In letzterem Fall müssen Sie einen Logopäden aufsuchen.

Tom, Vater von Drillingen, erzählt:
»Das Thema Geheimsprache beschäftigte mich, aber glücklicherweise bemerkte ich bei meinem Trio nichts davon. Alle drei reden wie Radiosprecher, die ständig auf Sendung sind. Alles, was sie tun, wird untereinander benannt: ›Lisa ... Musik‹, ›Jan ... Auto‹ und ›Lucas ... Zug, ja?‹ Ich zweifele nicht daran, dass sie gegenseitig ihre falschen Bezeichnungen verstehen. Lisa sagte einmal ›Kaku‹ zu Traktor, und seitdem ist das Ding ein Kaku, egal, was wir dagegen vorbringen! Sie sagen auch etwas nach, was Jan zum ersten Mal verwendete, als er keine Lust mehr hatte auf sein Essen: ›Nicht mehr.‹ Jetzt sagen sie das bei allem, auf das sie keine Lust haben. Ihr Sprachgebrauch ist faszinierend und jeden Tag lernen sie Wörter dazu. Darüber mache ich mir wirklich keine Sorgen mehr!«

Die Entdeckung des eigenen »Ich«

In dieser Phase, mit etwa anderthalb Jahren, nehmen Kinder sich selbst wahr. Sie entdecken, dass sie selbst und ohne Hilfe Dinge tun können: selbst essen, selbst das Lätzchen abnehmen, selbst Schuhe ausziehen und Schalter bedienen, zum Beispiel für das Licht oder das Fernsehgerät. All diese Fortschritte vermitteln ihnen ein »Ich-Gefühl«. Mithilfe dieser Experimente lernen sie, dass sie kein Teil von Mama oder ihrem Zwillingsgeschwister sind, sondern ein unabhängiger, autonomer kleiner Mensch. Das ist ein ungeheuer wichtiger Schritt in ihrer Entwicklung. Zwillinge brauchen dafür gewöhnlich etwas länger, denn für sie ist es schwieriger: Ein Einling braucht nur zu lernen, sich unabhängig von der Mutter zu sehen, Zwillingskinder müssen sich selbst als Individuum kennenlernen, frei von der Mutter *und* ihrer Zwillingshälfte. Sie le-

Zwillingskinder müssen sich selbst als Individuum kennenlernen.

ben jeden Tag mit einem anderen menschlichen Wesen zusammen, das ihnen möglicherweise auch zum Verwechseln ähnlich sieht und mit dem sie sehr viele Erfahrungen teilen. Bei eineiigen Zwillingen ist die Entwicklung der eigenen Identität besonders schwierig, weil sie sich in Charakter und Aussehen viel mehr ähneln als zweieiige. Kinder unterschiedlichen Geschlechts haben es von allen Mehrlingskindern noch am leichtesten.

Zwillinge entwickeln zuerst ein »Wir-Gefühl«. Fragt man sie nach ihrem Namen, geben manche den Namen von beiden an: »Jan-Martin« oder »Anne-Sophie«. Andere verwechseln sie sogar und nennen den Bruder oder die Schwester bei ihrem eigenen Namen und verwenden so einen Namen für beide. Das geschah auch bei den Mädchen Monika und Henriette. Weil Letztere ihren Namen nicht aussprechen konnte, nannte sie sich selbst auch »Mon«.

Hierbei handelt es sich um normale Irrtümer. Im Allgemeinen brauchen sie länger, um ihren eigenen Namen zu lernen und sich im Spiegel zu erkennen. Ein Einlingskind lernt mit etwa zwei Jahren, dass der Spiegel es selbst reflektiert und nicht ein anderes Kind. Bei Zwillingen dauert das ungefähr ein halbes Jahr länger. Michael und Tom, eineiig, glauben im Spiegel und auf Fotos das Bild ihres Bruders zu erkennen, und verstehen nicht, dass sie es selbst sind.

Empfehlungen:

→ Geben Sie jedem Kind eine eigene Wiege, eine Spieldose, eine Decke usw. Wenn Sie diese Gewohnheit durchhalten, wird das Kind bestimmte Gegenstände als seine und andere als die des Geschwisterchens erkennen. Das verstärkt das »Ich-Gefühl«. Eine Mutter erzählte mir, dass sie für jedes ihrer Drillingskinder ein anderes Schlaflied sang. Später baten die Kinder sie, ihnen das »eigene« Lied zu singen und nicht das der anderen.

→ Geben Sie ihnen deutlich unterscheidbare Namen: Tobias und Fred, Frank und Sara oder Melanie und Nadine. Namen, die sich ähneln, wie Tim und Tom oder Carla und Carola, erschweren die Ausbildung der eigenen Identität. Namen mit gleichen Anfangsbuchstaben können später Probleme geben: auf Namenlisten, in Schriftstücken o. Ä. Suchen Sie Namen, die gut klingen, wenn Sie sie gemeinsam aussprechen. Ein zusätzliches Problem ergab sich bei einem Vater, der gern einem seiner beiden Söhne seinen eigenen Namen geben wollte. Er fragte sich jedoch, ob sich der andere dann nicht zurückgesetzt fühlen würde. Schließlich entschied er sich dafür, ihnen den Namen der beiden Großväter zu geben, bei dem einer mit seinem eigenen übereinstimmte. Ein Vater mit zwei Vornamen kann jedem der Jungen einen davon geben.

→ Nennen Sie Ihre Kinder immer beim Namen, und vermeiden Sie es, sie als »Zwillinge« oder »Drillinge« etc. zu rufen. Es wird notwendig sein, auch bei Familienmitgliedern und Freunden darauf zu bestehen.

- → Sprechen Sie in Ihrem Umfeld immer über die Unterschiede zwischen den Kindern, die Übereinstimmungen sind schließlich nicht zu übersehen!
- → Kleiden Sie die Kinder unterschiedlich. Sie können auch die gleichen Sachen kaufen, aber in anderen Farben oder umgekehrt, unterschiedliche Sachen in den gleichen Farben. So betonen Sie sowohl den Zwillingsaspekt als auch ihre Individualität. Eine weitere hervorragende Möglichkeit ist, sie nur an besonderen Tagen wie ihrem Geburtstag oder einem anderen Fest gleich zu kleiden. Meistens akzeptieren zweieiige Kinder die Entscheidung ihrer Eltern. Wenn Sie sie unterschiedlich kleiden, halten sie das für normal. Eineiige dagegen protestieren hin und wieder, wenn sie unterschiedliche Sachen anziehen sollen. Sie haben die gleichen Vorlieben und deshalb finden sie es schön, das Gleiche zu tragen, in jedem Fall bis zu ihrer Adoleszenz. Seien Sie nicht zu streng, wenn es in Ihrer Familie so ist. Manch eine Mutter erzählte mir, dass auch das andere Kind umgezogen werden wollte, wenn sich eines bekleckert hatte.
- → Sobald sie in die Kita oder den Kindergarten gehen, ist es wichtig, dass Erzieher sie auseinanderhalten können. Es hilft, wenn irgendwo auf der Kleidung ihre Namen eingestickt sind oder wenn sie unterschiedlich angezogen sind. Sie müssen wirklich dafür sorgen, dass die Erzieher wissen, wen sie vor sich haben. Wenn sie es nicht wissen, erschwert es ihnen nämlich eine persönliche Beziehung zu jedem Kind.
- → Stellen Sie für jedes Kind ein eigenes Buch mit seinen eigenen Fotos und Zeichnungen zusammen. Später werden Sie voller Stolz sein, wenn sie sich selbst sehen, und sie werden sich leichter selbst erkennen, wenn sie etwas älter sind. Es empfiehlt sich, ihre Namen sofort auf die Rückseite der Fotos zu schreiben. Eine ganze Menge Eltern haben später Probleme, ihre Kinder auf Kinder- und Jugendfotos zu erkennen.
- → Der entscheidende und allerwichtigste Faktor im Prozess der Identitätsentwicklung ist die Art und Weise, wie die Eltern mit den Kindern umgehen – und das ist mehr als unterschiedliche Kleidung, getrennte Klassen und Ähnliches. Das Geheimnis ist, jedem Kind das zu geben, was es braucht, und das zu dem Zeitpunkt, zu dem es dies braucht. So wird jedes Kind das Gefühl haben, als einzigartiger und besonderer Mensch behandelt zu werden.

Teilen lernen

Zwillinge spielen schon in einem früheren Stadium sozialer miteinander als Nicht-Zwillinge. Während Letztere noch nebeneinander und fast ohne Interaktion im sogenannten Parallelspiel zugange sind, beschäftigen sich Zwillinge miteinander und ahmen einander nach. Wenn sie etwa vierzehn Monate alt sind, sieht man bei ihnen Imitationsverhalten: Ein Kind entdeckt, dass man ein interessantes Geräusch hört, wenn man einen Löffel auf den Boden wirft, und das andere wird nicht lange zögern, dasselbe zu machen.

Auch Mehrlinge müssen jedoch lernen, zu teilen. Manchmal denkt man, sie kommen mit einer natürlichen und selbstverständlichen Gabe des Teilenkönnens auf die Welt, aber das stimmt nicht! Teilen ist eine Kunst, die sie, wie sprechen und allein essen, lernen müssen. Sicher ist nur, dass sie nach ihrer Erfahrung des geteilten Mutterschoßes nach der Geburt die fast magische Eigenschaft haben, friedlich gemeinsam zu schlafen, wobei sie auf die Körpersprache des anderen eingehen und ihre Schlafhaltung einander anpassen.

Wie lernen Kinder teilen?

Bevor sie in der Lage sind, Personen oder Dinge zu teilen, müssen alle Kinder, Zwillinge oder nicht, das »Ich-Gefühl« entwickelt haben. Erst durchleben sie eine Phase, in der alles »ihnen« gehört, auch das Spielzeug von Bruder oder Schwester. Spielzeug und anderer Besitz haben eine besondere Bedeutung für das Kind. Sie helfen ihm dabei, das »Ich« zu entwickeln. Darum protestiert das Kind, wenn es dem anderen Spielzeug geben soll, denn es ist ein Teil seiner selbst. In dieser Periode sollten Sie nicht zu sehr auf das Teilen drängen, sondern dafür sorgen, dass jedes Kind sein eigenes Spielzeug hat, und Sie sollten ihre jeweiligen Sachen mit etwas Persönlichem kennzeichnen wie einem Aufkleber in einer eigenen Form oder Farbe. Wenn sie »von mir« gelernt haben, folgen die »Von uns«- und die »Von dir«-Phase. Sie werden sehen, dass die Kinder jetzt immer mehr zum Teilen bereit sind. Aber bevor es so weit ist, werden sie schon so manchen Streit ausgestanden haben!

Vorschläge:

→ Akzeptieren Sie, dass Teilenlernen ein langwieriger Prozess ist und dass alle Phasen, die Ihre Kinder durchleben, von Schwierigkeiten begleitet sind. Heute kämpfen sie um ein Spielzeug, später um den Computer oder darum, wann sie mit dem Duschen an der Reihe sind. Manchmal wird Ihnen dieser Prozess vorkommen wie zwei Schritte vor und drei zurück!

→ Vermitteln Sie ihnen klare Richtlinien. Zum Beispiel, dass sie abwechselnd mit dem gewünschten Spielzeug spielen müssen. Dabei kann ein Kochwecker praktisch sein: Wenn er klingelt, ist der andere an der Reihe. Wenn sie noch klein sind, müssen Sie die Spielzeiten auf einige Minuten begrenzen. Später werden die Kinder den Wecker selbst benutzen und die Wartezeiten verlängern.

→ Nutzen Sie Ihre Fantasie: Wenn eines Ihrer Kinder beim Nachtisch »hilft« und das andere hat auf einmal die gleiche Idee, lassen Sie dieses Kind dann die Servietten mit seinen Klebebildchen verzieren.

→ Achten Sie darauf, wie die Kinder gemeinsam ihre kleinen Probleme lösen, indem sie selbst Regeln erstellen. Sie brauchen nicht immer dazwischenzugehen, denn sie lernen schon schnell, miteinander zu verhandeln.

→ Verzweifeln Sie nicht! Nach einiger Zeit lernen Mehrlinge auch das Teilen und sogar früher und erfolgreicher als Einlinge.

Küsschengeben und Beißen

Mehrlingskinder fangen an, sich gegenseitig ihre Zuneigung zu zeigen: Sie küssen, streicheln und umarmen einander. Ein bevorzugtes Spiel bei Zwillingen ist, sich anzufassen, während eine Gardine zwischen ihnen hängt. Jedes von ihnen befindet sich auf einer Seite einer Gardine und sie vergnügen sich damit, die Silhouette des anderen anzufassen, die sich im Stoff abzeichnet. Dafür gibt es eine logische Erklärung: In der Gebärmutter berühren sie sich, während sie durch dünne Eihäute voneinander getrennt sind. Das Gardinenspiel ist eine reine Imitation dieser Situation. Eine Mutter zweijähriger Drillinge berichtete, wie ihre Kinder um den Wohnzimmertisch »Fangen« spielten; es erinnerte sie an ihre Schwangerschaft, als sich die Babys auf diese Weise in ihrem Bauch bewegten.

Im Allgemeinen vertragen sie sich gut: Wenn ein Kind fällt, tröstet es das andere oder macht sich auf die Suche nach der Mutter. Sie helfen sich gegenseitig, Pullover oder Schuhe auszuziehen, ein Puzzleteil zu suchen usw. Es ist ein wahrer Genuss für Eltern, die Kinder zu beobachten und zu sehen, wie sie einander helfen und sich gemeinsam vergnügen.

Jetzt merken die Kinder auch, wenn einer von ihnen kurz weg ist. Schon nach einer Trennung von nur einer halben Stunde empfangen sie den Abwesenden oder die Abwesende mit Zeichen von großer Freude und Glück. Das sind ganz besondere Momente, ein Privileg für Mehrlingseltern!

Aber auch Streitereien und Raufereien untereinander gehören dazu: Sie wollen dasselbe Spielzeug zur gleichen Zeit oder sie ziehen sich an den Haaren. Beißen kommt unter Mehrlingen sehr oft vor, häufiger als bei Kindern verschiedenen Alters. Das kann sehr unterschiedliche Ursachen haben, etwa, dass sie zahnen. Wenn die Zähne durchkommen, beißen die Kinder gern in einen Arm oder ein Bein von Bruder oder Schwester. Da die Kinder meist sehr nah beieinander sind, ist das gar nicht so seltsam. Sie lösen dieses Problem, indem Sie den Kindern einen Beißring geben und ihnen in Ruhe erklären, dass sie darauf beißen sollen und nicht in die Arme und Beine ihres Geschwisterchens.

Häufig beißen Kinder, wenn sie frustriert oder wütend sind. Ein Kind möchte das Spielzeug des anderen, und wenn das nicht gelingt, beißt es. Sie verkehren noch im vorverbalen Stadium und können ihre Wünsche noch nicht mit Worten äußern. Das Opfer beginnt zu weinen, aber es ist sehr gut möglich, dass auch der »Angreifer« wegen des Effekts, den er ausgelöst hat, in Tränen ausbricht. Bedenken Sie, dass dieses heftige Verhalten dem anderen gegenüber auf sehr unschuldige Weise beginnt und nichts mit tatsächlicher Aggression oder Wut zu tun hat, sondern hauptsächlich entsteht, weil sie ständig zusammen und in einem Alter sind, in dem sie »ich« und »du« noch nicht auseinanderhalten können.

Vorschläge:

→ Kümmern Sie sich erst um das Opfer. Für den Übeltäter ist es schmerzlich, zusehen zu müssen, wie dieses im Mittelpunkt der Aufmerksamkeit steht. Gleich danach trösten Sie auch ihn.

→ Zeigen Sie dem Übeltäter deutlich Ihre Missbilligung und Empörung. Ihr böses Gesicht und ein überzeugendes »Nein« sind eine klare Sprache. Im Laufe der Zeit wird er mit dieser Reaktion rechnen. Wenn das Beißen oft vorkommt, ist eine Auszeit eine gute Strategie: Setzen Sie den Frechdachs zum Beispiel für kurze Zeit zu sich ins Zimmer oder auf den Flur. Kein Kind findet es angenehm, wenn es allein sitzen muss.

→ Bringen Sie ihm bei, »Jetzt ich?« oder »Nein« zu sagen, statt zu beißen.

→ Um Problemen vorzubeugen, können Sie die Kinder auch physisch trennen, zum Beispiel beim Vorlesen: Nehmen Sie die Kinder auf den Schoß und legen Sie ein Kissen zwischen sie, oder setzten Sie sie rechts und links von sich oder jedes in seinen eigenen Kinderstuhl.

Peter, Vater zweijähriger Drillinge, berichtet von seinen Erfahrungen:
»Thilo hat die schlechte Angewohnheit, seine Schwestern zu beißen, wenn er aufdreht. Er ist dann sehr gereizt und will alles haben. Jedes Mal, wenn das passiert, setzen wir ihn ins Laufställchen. Er scheint das dann nicht als echte Strafe zu erfahren, denn er bittet uns jetzt manchmal selbst darum, reinzudürfen. Dann stellt er sich vor das Ställchen und hebt die Arme in die Luft. Wir machen das dann auch, weil es offensichtlich ist, dass ihm das gefällt, und sicher auch, weil es ihn beruhigt. Seit wir das eingeführt haben, beißt er bedeutend weniger.«

Das Problem des Beißens geht mit der Zeit vorüber. Wenn Kinder über mehr Wörter verfügen und sich besser äußern können, verschwindet es. Im Allgemeinen sind ihre Raufereien meist heftiger als die zwischen Geschwistern unterschiedlichen Alters. Dabei spielt sicherlich mit, dass sie gleichaltrig und auch gleich groß sind. Sie nehmen keine Rücksicht, wie das andere Geschwister machen, bei denen sich das ältere Kind gegenüber dem jüngeren zurückhält. Außerdem können sie sich noch nicht gut voneinander unterscheiden: Sie haben noch keine klare Vorstellung davon, was ihr eigener

Körper ist, und fühlen sich als Teil voneinander. Deswegen bekommen sie sich üblicherweise heftig in die Haare, und Sie sollten besser in der Nähe bleiben, damit sie sich nicht wehtun. Es wird mehr als einmal notwendig sein einzugreifen.

Wilhelmina, Oma von Zwillingen, erzählt Folgendes:
»Ich habe zwei Söhne aufgezogen, die altersmäßig auch nur wenig auseinanderlagen. Natürlich rauften sie miteinander, aber das war nichts im Vergleich zu meinen Zwillingsenkeln! Sie kämpfen manchmal wirklich schrecklich hart. So heftig habe ich das noch nie innerhalb einer Familie erlebt. Ich erschrecke häufig darüber. Auf der anderen Seite sind sie unzertrennlich. Sie suchen immer wieder die Nähe des anderen.«

DREI

Die Geschichte spiegelt die Eigenarten einer Zwillingsbeziehung sehr gut wider: Sie bekämpfen sich mit großer Leidenschaft, aber genauso lieben sie sich auch! Dabei spielen auch die Charaktere der Kinder eine Rolle. Eine Mutter zweieiiger Zwillinge erzählte mir, sie könne sie keinen Moment allein lassen, weil die Mädchen bei der geringsten Kleinigkeit zu kratzen und kneifen anfingen. Eine andere Mutter, auch von zweieiigen Zwillingen dieses Alters, kannte diese Probleme nicht. Ihre Söhne spielten friedlich miteinander, während sie sich um die Wäsche kümmerte oder telefonierte.

Wutanfälle

In dieser Phase treten allmählich auch die ersten Wutanfälle auf. Sie sind eine Folge der Frustration, etwas nicht zu können. In den ersten Jahren eines Kinderlebens, etwa bis zum 5. oder 6. Lebensjahr, sind sie normal, weil die Kinder ihre Gefühle noch nicht unter Kontrolle haben. In den meisten Fällen dauern sie nur einige Minuten, aber manchmal durchaus auch bis zu einer Stunde!

Der Wutanfall beginnt mit Geschrei und Schluchzen, begleitet von einem Protest wie »Ich will nicht!« und einer Wutäußerung wie Treten, Kreischen oder Mit-Türen-Schlagen. Auf dem Höhepunkt wirft sich das Kind auf den Boden, manchmal schlägt es mit dem Kopf gegen die Wand. Es kann sein, dass eines der Kinder täglich solche Anfälle bekommt, während das andere ein viel ruhigeres Verhalten an den Tag legt. Dann sind Ihre Zwillinge sicherlich zweieiig. Eineiige ähneln sich auch in dieser Hinsicht viel mehr.

Je älter das Kind wird, desto besser lernt es, seine Gefühle zu beherrschen, zu sagen, was es will, statt zu treten oder zu schreien, und zu warten, etwa, bis es an der Reihe ist, oder auf eine Belohnung. Die Wutanfälle werden dann auch seltener. Aus Studien hat sich ergeben, dass sie bei Zwillingen, vor allem bei Jungenzwillingen, länger anhalten als bei Einlingen. Wahrscheinlich ist dies dem täglichen Zusammensein zuzuschreiben, das komplizierter ist und das es schwieriger macht, die eigene Identität zu finden.

Lösungen:

→ Machen Sie sich bewusst, dass diese Wutanfälle keine Äußerungen emotionaler Instabilität sind, sondern Ausdruck der Ohnmacht, seine Gefühle nicht beherrschen zu können. Jedes kleine Kind »spricht« Körpersprache, wie Treten, wenn etwas nicht klappt. Diese Ausbrüche gehen von allein vorbei und haben einen positiven Effekt, denn sie helfen dem Kind, Spannungen abzubauen.

→ Greifen Sie bei einem solchen Anfall nicht ein und lassen Sie zu, dass sich das Kind abreagiert. Sorgen Sie aber dafür, dass es sich nicht verletzen kann. Wenn das Kind beispielsweise den Kopf gegen die Wand schlägt, legen Sie ein Kissen dazwischen. Wenn es vorüber ist, tun Sie so, als wäre nichts geschehen. Weil sich niemand dafür interessiert, wird das Kind verstehen, dass es mit dieser Art von Verhalten nichts erreicht.

→ Ein Wutanfall kann beängstigende Ausmaße annehmen, etwa wenn das Kind den Atem anhält (dieses Phänomen heißt Affektkrampf). Dann läuft es vielleicht blau an und verliert möglicherweise sogar für einige Sekunden das Bewusstsein – es ist buchstäblich außer sich. Dennoch brauchen Sie nichts zu tun, das Kind wird sich schnell erholen. Auf keinen Fall sollten Sie den Launen Ihres Kindes nachgeben, denn sonst nehmen die Anfälle zu: Es merkt schließlich, dass sie Wirkung zeigen.

→ Machen Sie nicht zu viel Aufhebens um unwichtige Dinge: was sie anziehen, aus welchem Becher sie trinken usw. In diesem Alter treffen sie gern selbst Entscheidungen. Es ist übrigens auch angenehm für Sie, wenn Sie diesem Bedürfnis entgegenkommen!

→ Vermeiden Sie Situationen, die Wutanfälle provozieren können. Nehmen Sie die Kinder zum Beispiel nicht mit zum Einkaufen, wenn sie hungrig oder müde sind. Es gibt auch Zeitpunkte am Tag, zu denen solche Wutanfälle leichter vorkommen, so zum Beispiel am späten Nachmittag. Wenn Sie Ihre tägliche Routine ein wenig ändern, können Sie die Zahl der Anfälle verringern. Sie könnten die Essens-, Bade- oder Schlafenszeiten ein wenig anpassen. Auch Überreizung kann solche Anfälle hervorrufen, etwa wenn die Kinder ständig von einem Ort zu einem anderen mitgenommen werden. Das Kind kann dann die Flut der Eindrücke nicht verarbeiten.

→ Bei manchen Kindern hilft es, wenn Sie sie umarmen oder ganz festhalten, vor allem, wenn sie gewalttätig oder zerstörerisch sind. Verbieten Sie dem Kind jedoch nicht, zu schreien, denn das ist das Ventil für seine Spannungen.

→ Seien Sie ein gutes Vorbild und verlieren Sie nicht die Selbstbeherrschung! Kinder ahmen ihre Eltern nach, und wenn Sie schreien oder laut sprechen, werden sie dieselbe Gewohnheit annehmen.

Manchmal übernehmen Kinder auch schlechte Gewohnheiten voneinander, wie diese Mutter erzählt:

»Meine Zwillingssöhne von vierzehn Monaten, Henry und Gerd, sind verspielt und lieb, aber in letzter Zeit entwickeln sie ein beunruhigendes Verhalten: Wenn ein Spielzeug kaputt ist oder wenn wir nicht tun, was sie wollen, zum Beispiel eine Tür öffnen, werden sie fuchsteufelswild und schlagen mit der Stirn auf den Boden oder gegen etwas, das sie in der Hand halten. Ich bin dabei, ihnen andere Methoden beizubringen, um ihre Wut zu äußern: in ein Kissen boxen, mit einem Hammer auf eine Werkbank schlagen oder so etwas. Wenn sie doch wieder mit dem Kopf gegen die Wand schlagen, halte ich schnell ein Kissen dazwischen.«

Sicherheit zu Hause

Von jetzt an müssen Sie noch besser auf sie aufpassen. Zwillinge sind erfinderischer als Einlinge. Außerdem helfen sie sich gegenseitig, auf Tische zu klettern, Türen zu öffnen, sich aus dem Fenster zu lehnen und noch vieles mehr … Die meisten Eltern passen sich der Situation an und stellen alle wertvollen Gegenstände außerhalb der Reichweite der Kinder, verbarrikadieren die Treppe oder empfindliche Gegenstände wie die Stereoanlage und den Computer, machen gefährliche Orte unzugänglich und das Zimmer geräumiger, indem sie Möbel an einen anderen Ort stellen. Das ist gut, denn Kinder brauchen Platz, sie müssen sich ständig bewegen und alles entdecken. Ideal ist es, wenn das ganze Haus auf die Mehrlinge eingestellt ist. Das ist etwas ganz anderes als die Situation in einer Familie mit einem Kind. Sie müssen wirklich auf alles vorbereitet sein, wenn Sie Mehrlinge haben!

Sie müssen wirklich auf alles vorbereitet sein, wenn Sie Mehrlinge haben!

Katja, Mutter von anderthalbjährigen eineiigen Zwillingen, berichtet uns von ihren Erfahrungen:

»Ich sehnte mich danach, dass sie laufen können, aber das erwies sich als viel mühsamer, als ich erwartet hatte: Nun konnte ich sie keine Sekunde mehr aus den Augen lassen. Während einer die Zuckerdose inspizierte, indem er sie auf dem Tisch auskippte, untersuchte sein Bruder den Inhalt des Katzenklos. Auch während ich das Zimmer aufräumte, waren sie damit beschäftigt, irgendwo einen Schrank auszuräumen. Gemeinsam machen sie Sachen, die einem Kind allein nicht einfallen würden. Sie benutzen auch alles als Hammer: eine Gabel, die Autos, Bücher … Um zu vermeiden, dass ich wütend werde, haben sie beide ein Laufställchen. Mor-

gens und mittags setze ich beide etwa eine Dreiviertelstunde dort hinein, nicht länger. So kann ich zumindest ein paar Dinge im Haushalt erledigen und sie können ruhig spielen, ohne sich gegenseitig im Weg zu hocken. Das verschafft mir ein wenig Luft.«

Vorschläge:

→ Versuchen Sie, der Entwicklung Ihrer Kinder vorauszubleiben. Und die geht schnell! Was sie heute noch nicht können, machen sie morgen schon. Die meisten Unfälle passieren, weil Eltern nicht rechtzeitig erkannt haben, wozu die Kinder schon in der Lage sind. Zum Beispiel: Schon bevor sie die Treppe erklimmen, müssen Sie dafür sorgen, dass ein Gitter angebracht wird. Denken Sie daran, dass Ihre Kinder, weil sie zu zweit oder zu mehreren sind, nicht nur mehr Unsinn anstellen, sondern auch viel früher, als Sie erwarten!

→ Es empfiehlt sich, zwei Laufställchen aufzustellen. Eines reicht nicht, weil beide Platz brauchen, um sich zu bewegen. Eltern, die zwei Laufställchen aufgestellt haben, berichten, dass sich dies als sehr gut für die Kinder erwies, weil es ihnen Ruhemomente gab. Sie sollten dann dicht beieinander aufgestellt werden und natürlich weit weg von Steckdosen, Kabeln, Pflanzen und Vorhängen!

→ Auch ein Spielzimmer ist eine gute Lösung. Bei einem Kind funktioniert das nicht, weil es lieber in der Nähe der Mutter bleibt. Zwillinge und Drillinge dagegen werden es ausgiebig genießen, denn sie können immer auf die Gesellschaft des oder der anderen zählen. Dennoch brauchen auch sie Zeit, die sie mit den Eltern verbringen. Wenn sie also nicht in ihrem Spielzimmer bleiben möchten, sollten Sie sie auf keinen Fall dazu zwingen!

→ Legen Sie Medikamente, die im Kühlschrank aufbewahrt werden müssen, in eine Plastikdose, die Sie hermetisch abschließen können.

→ Sichern Sie auch tagsüber Ihre Haustür, indem Sie sie abschließen.

→ Lassen Sie die Kinder beim Baden niemals aus den Augen, nicht eine Sekunde! Auch nicht, um die Tür zu öffnen, wenn es klingelt, oder um ans Telefon zu gehen. Schalten Sie lieber den Anrufbeantworter ein.

Ein weiterer wichtiger Sicherheitspunkt ist der Transport im Auto. Von Anfang an müssen die Kleinen in einen Kindersitz, der zu ihrer Größe und ihrem Gewicht passt. In den Momenten, in denen Sie die Kinder ins Auto setzen oder sie herausholen, müssen Sie besonders gut aufpassen. Wenn Sie mit dem Auto wegfahren wollen, sollten Sie es so einrichten, dass Sie die Kinder eines nach dem anderen ins Auto setzen können. Das andere Kind oder die Kinder müssen dann so lange im Laufställchen warten. Wenn sie größer sind und schon gut laufen können, müssen Sie ihnen beibringen, auf dem Bürgersteig zu warten, bis sie an der Reihe sind. Wenn Sie sie aus ihren Sitzen holen, wiederholen Sie diesen Vorgang: Eines nach dem anderen herausnehmen, die anderen müssen auf dem Bürgersteig warten und dürfen nicht weglaufen, und vor allem auch nicht hinter dem Auto stehen, weil sie von anderen Autofahrern wegen ihrer kleinen Gestalt nicht gesehen werden. Sagen Sie ihnen das sehr nachdrücklich und mit großem Ernst, dann werden sie die Bedeutung sofort verstehen.

Auch der Kinderwagen kann für andere Verkehrsteilnehmer schlecht oder nicht sichtbar sein. Es ist daher sicherer, auch diesen auch auf den Bürgersteig zu stellen.

Beginnendes Regelbewusstsein

Jetzt können Sie damit anfangen, den Kindern auch ein paar Regeln beizubringen. Für ihr eigenes Wohlbefinden und die Harmonie innerhalb der Familie müssen sie lernen, dass sie manche Dinge nicht anfassen oder nicht in ihre Nähe kommen dürfen. Am wirkungsvollsten ist es, ihnen die Hand wegzuziehen, wenn sie einen verbotenen Gegenstand berühren, begleitet von einem deutlichen »Nein«. Wenn sie es noch einmal versuchen, wiederholen Sie das »Nein«. In diesem Alter ist es sehr leicht, sie mit einem Spielzeug abzulenken. Die Schlüsselbegriffe hier lauten: Geduld und Durchhaltevermögen!

Ihr »Nein« muss auch in allen folgenden Situationen ein »Nein« sein. Auf diese Weise können es sich Ihre Kinder leichter merken. Sie eignen es sich an und werden es innerlich wiederholen, wenn sie vor dem verbotenen Gegenstand stehen.

Erwarten Sie jedoch anfangs keine Wunder. Sie werden sich an das »Nein« erinnern, wenn Sie in der Nähe sind, denn Sie sind ihr Gewissen, aber kurze Zeit später haben sie es vergessen.

Zwillinge erinnern sich manchmal gegenseitig an die Regeln: Während ein Zwilling etwas anfassen will, sagt der andere »Nein«. Es ist jedoch genauso gut möglich, dass sie es beide vergessen und vergnügt beide auf Entdeckung gehen! Nummer eins beginnt, Nummer zwei imitiert, oder ein Kind geht auf die Keksdose zu, während das andere einen Stuhl herbeischleppt, um die begehrten Süßigkeiten zu erreichen.

Obwohl es sehr gut ist, jetzt damit anzufangen, ihnen Regeln beizubringen, dürfen Sie noch nicht von ungehorsamen Kindern sprechen, wenn sie zwei bis zweieinhalb sind. In dieser Lebensphase ist das Vergnügen an und die Lust auf Entdeckungen gewaltig, denn alles um sie herum ist faszinierend! Die Kleinen müssen dieser inneren Stimme folgen, die sie dazu antreibt, immer wieder allerlei Dinge anzufassen und keine Minute damit aufzuhören.

Vorschläge:

- → Versuchen Sie zu vermeiden, dass »Nein« zum meistgesagten Wort des Tages wird. Das erzeugt eine negative und angespannte Stimmung. Vielleicht können Sie Ihr Zuhause noch besser an diese spezielle Lebensphase der Kinder anpassen. Je weniger gefährliche Situationen es gibt und je sicherer die Umgebung ist, desto mehr Platz haben sie, um sich zu bewegen und zu lernen. So werden alle mehr Spaß haben.
- → Je seltener Ihre Kinder »Nein« hören, desto weniger Grund zum Widerstand haben sie. Sie können »Nein« auch durch sympathischere Wörter, wie »Stopp«, »Halt«, oder »Schau mal« ersetzen.
- → Manche Momente des Tages sind in Bezug auf das Verhalten anstrengender als andere. Meist ist das am späten Nachmittag der Fall, wenn die Kinder allmählich müde werden. Vielleicht ist das dann ein geeigneter Zeitpunkt für ein entspannendes Bad oder eine Kinder-DVD.

Dasselbe Spielzeug oder lieber nicht?

Viele Eltern fragen sich, ob sie den Kindern dasselbe Spielzeug kaufen sollen oder lieber nicht. Sie wollen sie gleich behandeln und haben außerdem miterlebt, dass sie oft um ein bestimmtes Spielzeug kämpfen. Diese Zankereien werden Sie jedoch kaum vermeiden können. Ein kleines Kind grapscht seinen Geschwistern das Spielzeug nicht wegen des Gegenstands selbst aus den Händen, sondern weil es sich dafür interessiert, was der andere damit macht. Ein Kind unter zwei Jahren hat noch keine Vorstellung von persönlichem Besitz, und es sieht den Bruder oder die Schwester nicht als eine von ihm unabhängige Persönlichkeit, die ein Spielzeug hat. Es sieht nur dieses Objekt und will es haben. Wenn Sie ihm nun dasselbe Spielzeug anbieten, könnte es sehr gut sein, dass es diesen Gegenstand nicht haben möchte.

Im Hinblick auf die Individualität sollte man den Kindern lieber nicht immer dasselbe geben. Es sind unterschiedliche Kinder mit jeweils eigenen Vorlieben. Eines mag vielleicht Bücher und das andere Autos. Bei Jungen-Mädchen-Zwillingen ist es leichter, weil sie schon allein aufgrund ihres Geschlechts unterschiedliche Interessen haben. Auch bei zweieiigen desselben Geschlechts liegen die Vorlieben meist anders. Eineiige Zwillinge ähneln sich auch in dieser Hinsicht mehr. Wahrscheinlich hängt ihr Herz an demselben Spielzeug. Studien der Freien Universität Amsterdam von 1996 zeigen, dass die Gene bei der Vorliebe für bestimmtes Spielzeug eine große Rolle spielen, was erklärt, weshalb eineiige Zwillinge von denselben Dingen angezogen werden. In diesem Fall sollten Sie also einige gleiche Spielsachen neben unterschiedlichen kaufen.

Eine weitere Lösung könnte sein, für beide Kinder Dinge in derselben Größe zu kaufen, aber in unterschiedlichen Farben: Laufwagen, Puppenwagen, Fahrräder usw. Ihr Spielvergnügen steigt, wenn sie mehr Auswahl haben. Außerdem lernen sie so auch, zu teilen.

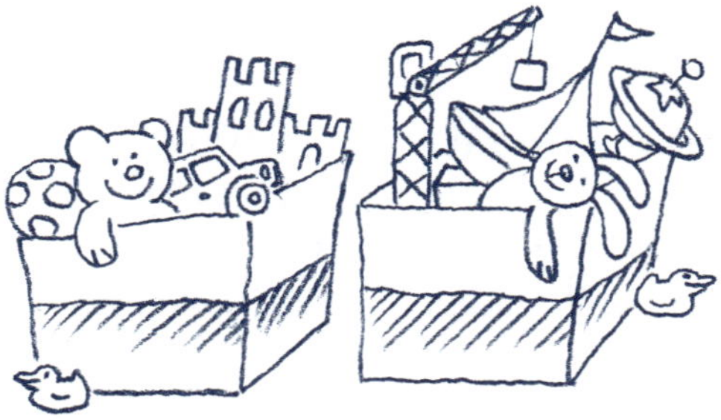

Marina, Mutter eineiiger Zwillinge:
»Meine beiden zweijährigen Töchter streiten sich sehr, wenn sie zwei unterschiedliche Geschenke bekommen. Als wäre das der anderen immer schöner, aber sie wollen auch nicht tauschen! Momentan entscheiden wir uns immer dafür, das Gleiche zu kaufen, obwohl ich hoffe, dass wir ihnen später andere Dinge geben können.«

Vorschläge:

→ Spielzeug muss stabil sein. Mehrlinge machen es schneller kaputt, weil sie erfinderischer und geschickter sind.

→ Markieren Sie gleiches Spielzeug mit Namen- oder Farbstickern, um es auseinanderhalten zu können. Sehr oft ist eines der Kinder viel vorsichtiger mit seinen Spielsachen als das andere. Wenn Sie wissen, welches Spielzeug von wem ist, vermeiden Sie Probleme, wenn etwas kaputtgeht. Eine Mutter wählte für jeden ihrer Drillinge ein Symbol: einen Stern, einen Mond und eine Sonne. Auch die Kleidung wurde auf diese Weise markiert.

→ Wenn Sie zweifeln, welches Spielzeug Sie anschaffen sollen, sollten Sie einmal in einen Spielzeugverleih gehen. Hier dürfen die Kinder verschiedene Spielsachen ausleihen, und Sie entdecken, was jedem Ihrer Kinder gefällt.

Die Bedeutung von Regelmäßigkeit

In diesem und auch im nächsten Jahr genießen Kinder tägliche Gewohnheiten: Das Vorlesen vor dem Schlafengehen, das Bad zu einem festen Zeitpunkt, an der Tür auf Papa oder Mama warten sind Ereignisse, die sich Tag für Tag wiederholen. Sie fühlen sich dabei wohl und sicher: Sie wissen, was passieren wird und was dann folgt. Das ist auch der Grund, weshalb sie in dieser Phase beim Schlafengehen immer dieselbe Geschichte hören und dieselben Streicheleinheiten haben wollen.

Lesen Sie, was Markus über seine Zwillinge erzählt:
»Jeden Tag warten meine Söhne auf mich, wenn ich von der Arbeit komme. In letzter Zeit aber streiten sie um alles: Angefangen damit, wer mir als Erster einen Kuss geben darf, bis dahin, wer als Erster das Auto hört. Bislang war das ein Höhepunkt des Tages, aber mittlerweile ist er in heftige Zankereien ausgeartet, und ich bin mir nicht sicher, wie ich damit umgehen soll.«

Das ist typisch für diese Periode, in der Eifersüchteleien sehr leicht auftreten. Am besten ist es, sie beide in die Arme zu nehmen und gleichzeitig zufriedenzustellen, was bei Drillingen natürlich schon schwieriger wird. Wenn sie etwa drei Jahre alt sind, wird das seltener vorkommen. Und wenn es doch vorkommt, dann wird es weniger heftig sein, denn das Kind wird dann wissen, wer »ich« ist und dass es gleich an der Reihe ist. Sie können jetzt auch schon ein »Jeder einen Tag«-System einführen. An einem Tag, zum Beispiel Montag, darf das eine Kind Papa zuerst einen Kuss geben, aber Dienstag das andere. Das lässt sich erweitern, wenn die Kinder um Dinge streiten, wie wer im Auto am Fenster sitzen, den Fernseher einschalten, Mama »helfen« darf usw. Ein solches System funktioniert bei Mehrlingen sehr gut, denn so bekommen sie die Chance, ab und zu die Hauptrolle zu spielen.

Essen

Manche Kinder sind in diesem Alter gute Esser, andere scheinen nicht viel Appetit zu haben.

Für mangelnde Lust am Essen gibt es eine Erklärung: Während erstens die Kinder im ersten Lebensjahr gewaltig wachsen – dieser Sprung ist der größte ihres ganzen Lebens – und sie ihr Gewicht verdreifachen sowie 20 bis 25 cm größer werden, nimmt im zweiten Jahr bis zur Pubertät das Wachstumstempo erheblich ab. Jetzt legen sie nur 2 bis 2,5 Kilo an Gewicht und etwa 6 bis 8 cm an Länge zu und haben dadurch einen geringeren Bedarf an Nahrung. Zweitens sind die Kinder jetzt leidenschaftlich damit beschäftigt, die Welt zu entdecken und zu erforschen. Dieses Grundbedürfnis ist größer als der Wunsch nach Nahrung.

Außerdem befindet sich das Kind nun in der Phase, in der es sein »Ich« entdeckt. Es sagt nun gern »Nein«, denn damit bestätigt es seine Persönlichkeit. Die Mahlzeit ist eine wunderbare Gelegenheit, seinen eigenen kleinen Willen zu zeigen!

Es gibt wirklich keinen Grund zur Besorgnis, wenn die Kinder unerwartet den Appetit verlieren. Das ist in dieser Phase normal. Danach wird es wieder besser.

Empfehlungen:

→ Drängen Sie kein Essen auf. Die Essensverweigerung ist eine der Möglichkeiten, das »Ich« zu fühlen. Wenn Sie darauf bestehen, dass das Kind isst, beginnt ein Machtkampf, der sowohl für Sie als auch für das Kind schlecht ausgeht. Nehmen Sie einfach den Teller weg und warten Sie auf die nächste Mahlzeit.

→ Ein kleiner Esser schafft mehrere kleine Häppchen am Tag besser als drei große Mahlzeiten. Darum sollten Sie neben dem, was die Kinder während der normalen Mahlzeiten essen, ein- bis zweimal täglich noch eine nahrhafte Zwischenmahlzeit geben, etwa ein Stück Käse, Apfel oder ein gekochtes Ei, eine Scheibe Brot oder ein Brötchen zum Knabbern.

→ Wenn sich die Kinder gegenseitig negativ beeinflussen – eines will nicht essen und das andere macht es ihm nach –, ist es besser, sie getrennt essen zu lassen.

→ Wenn Sie befürchten, dass sie zu wenig essen, notieren Sie alles, was sie essen, auch die Zwischenmahlzeiten. Sie werden merken, dass es mehr ist, als Sie dachten.

→ Manche Kinder essen besser, wenn sie es selbst tun dürfen oder gemeinsam mit Ihnen. Sie finden es ganz toll, wenn sie selbst einen Teller mit leicht zu greifenden Häppchen leer essen können, denn sie wollen die Lebensmittel auch anfassen, um sie kennenzulernen und dann zu probieren.

→ Vergleichen Sie auch hier die Kinder nicht untereinander und machen Sie nicht eines von ihnen zum Vorbild für das oder die andere(n). Bei zweieiigen Zwillingen ist es normal, dass sie unterschiedlichen Appetit haben, jedes Kind isst das, was seine Konstitution braucht. Bei eineiigen Zwillingen kommt es häufiger vor, dass sie den gleichen Appetit haben.

→ Die empfohlene Tagesration Milch oder Milchprodukte ab dem ersten Jahr beträgt einen halben Liter. Wenn das Kind kein großer Esser ist, sollten Sie diese Menge nicht überschreiten, sonst stillt es seinen Hunger nur damit und isst nichts anderes mehr.

→ Haben Sie Vertrauen in das Kind. Es spürt selbst, was es braucht. Das zeigen auch Studien des amerikanischen Arztes Davis in den Vierzigerjahren. Man ließ Kinder zwischen ein und vier Jahren selbst wählen, was sie essen wollten. Obwohl manche von ihnen an einigen Tagen nur Gemüse aßen oder nur Nachtisch, holten sie das an anderen Tagen mit Fleisch und Hülsenfrüchten wieder auf. Über einige Wochen betrachtet erwies sich ihre Ernährung als gesund und ausgewogen!

Manchmal erscheinen die Gründe, warum Kinder Essen zurückweisen, merkwürdig, sind aber bei Mehrlingen oft erklärbar. Eine Mutter erzählt: *»Eine meiner Zwillingstöchter von zwei Jahren und sieben Monaten aß seit zwei Wochen fast nichts. Dieser Moment fiel mit dem zusammen, ab dem ihre Schwester auf einmal sehr gut zu sprechen begann. Meiner Ansicht nach war hier Neid im Spiel. Oder vielleicht ein Gefühl der Unzufriedenheit, dass die Dynamik zwischen ihnen unterbrochen war. Bis dahin hatte sie den Takt angegeben, aber mit diesem Fortschritt beim Sprechen hatte ihre Schwester unsere Aufmerksamkeit erobert. So hörte sie auf, feste Nahrung zu essen, und nahm nur morgens und abends eine Flasche. Ich drängte sie nicht. Zu den Mahlzeiten gab ich ihr immer etwas Flüssiges, wie Suppe oder Joghurt. Verrückterweise begann sie nach etwa 12 Tagen zu sprechen. Und damit war das Problem gelöst, sie aß wieder alles.«*

Kranksein

Sehr häufig werden Mehrlinge fast gleichzeitig krank. Erst bekommt eines von ihnen eine Grippe, und wenn es ihm allmählich besser geht, wird das andere Kind mit Fieber wach. Die Viren wandern vom einen zum anderen. Eineiige Zwillinge machen im Allgemeinen die gleichen Krankheiten durch. Wenn eine Hälfte an einem Leistenbruch operiert werden muss, ist zu erwarten, dass sich auch die andere einer solchen Operation unterziehen muss. Ich kenne Zwillinge, bei der die eine Hepatitis bekam und die andere innerhalb von fünf Monaten dieselbe Krankheit hatte.

Es kann vorkommen, dass eines der Kinder schwächer ist und häufiger krank wird. Wenn beide gleichzeitig krank sind, ist das für die Eltern über einen längeren Zeitraum oft eine schwere Belastung.

Empfehlungen:

→ Bitten Sie um Hilfe, wenn die Kinder krank sind. Auch wenn nur eines von ihnen krank ist, verlangt das andere zusätzliche Aufmerksamkeit und ist eifersüchtig auf das kranke Kind. Sie wollen jetzt auch beide auf Ihren Schoß! Wenn sie schon in die Krippe oder Kita gehen, gibt es keinen Grund, sie beide zu Hause zu behalten. In ihrer Spielgruppe ist es viel netter, als zu Hause zuzuschauen, wie die Mama das Brüderchen oder Schwesterchen pflegt!

→ Setzen Sie Prioritäten: Die Kinder sind Nummer eins, der Rest kann warten. Bleiben Sie ruhig und denken Sie daran, dass diese Situation nicht ewig dauern wird. Schon bald werden sie wieder miteinander spielen können und Sie werden sie fröhlich lachen und plappern hören.

- Manchmal werden Kinder krank, wenn sie in den Kindergarten gehen und sich dort anstecken. Wenn sie dadurch häufig Behandlungen mit Antibiotika brauchen, sollten Sie vorübergehend nach einer anderen Lösung suchen, etwa einen Babysitter anheuern, der sich zu Hause um die Kinder kümmert. Je älter die Kinder werden, desto höher wird ihre Widerstandskraft gegen Viren.
- Mehrlinge, die zu früh geboren wurden, sind empfänglicher für Krankheiten wie Asthma, Bronchitis, Hals- und Ohrenprobleme. Sobald sie ihren Wachstumsrückstand aufgeholt haben, werden sie seltener krank.
- Wenn ein Kind schwächer ist als das andere, leidet die Mutter häufig unter Schuldgefühlen gegenüber dem gesünderen Kind, denn es ist natürlich nicht zu vermeiden, dass sie sich mehr um das kranke Kind kümmert. Sie sollten mit jemandem über diese Gefühle sprechen. Diese Situation verursacht oft Eifersucht bei dem anderen Kind. Deshalb ist es eine gute Idee, mit dem gesunden Kind dann einmal gesondert etwas zu unternehmen.

Krankheit oder Abwesenheit eines der Kinder führt logischerweise bei dem anderen Kind oder den anderen Kindern zu unangenehmen Gefühlen.

Laura hat zweieiige Zwillinge und sie erzählt uns:
»Eines der Mädchen musste ins Krankenhaus. Zum Glück war es nichts Ernstes. Ihre Schwester, die mit dem Papa zu Hause geblieben war, war sehr traurig. Sie suchte das ganze Haus nach ihrer Schwester ab und schaute mehrfach am Tag im Bettchen nach und fragte nach ihr. Es tat weh, zu sehen, wie sehr sie ihre Schwester vermisste.«

Rashida, die Hälfte eineiiger Zwillinge, 28 Jahre:
»Als kleines Kind hatte ich einen Unfall: Ich wurde von einem Auto angefahren und brach mir ein Bein. Es war ein komplizierter Bruch und der operierende Chirurg war besorgt. Ich weinte Tag und Nacht, bis der Arzt vorschlug, auch meine Schwester aufzunehmen. Von dem Moment an begann meine Genesung. Es war absolut die richtige Entscheidung, denn ihre Gesellschaft war lebenswichtig für mich. Wir waren erst drei und bis dahin kaum getrennt gewesen.«

Eine eigene Annäherung für jedes Kind

Je älter die Kinder werden, desto besser lernen die Eltern den Charakter jedes einzelnen kennen und sie nehmen die Unterschiede wahr. Manchmal leiden sie darunter, dass es ihnen nicht gelingt, alle Kinder gleich zu behandeln und ihnen gleich viel Aufmerksamkeit zu schenken. Das ist jedoch nicht machbar und auch gar nicht notwendig: Sie brauchen sich überhaupt keine Gedanken zu machen, ob sie allen das Gleiche geben. Zu jedem Kind haben sie eine andere Beziehung, genau wie in Familien mit Kindern unterschiedlichen Alters. Versuchen Sie zu akzeptieren, dass Sie jedes Kind einzeln auf eine besondere Art und Weise lieben. Es gibt keinen Unterschied in der »Menge an Liebe«, sondern in den Gefühlen und Erfahrungen mit jedem Kind und dessen Bedürfnissen.

Ich kenne Mütter, die alles so korrekt wie möglich machen wollen. Beim Anziehen zum Beispiel: Wenn heute Vincent als Erster dran ist, muss morgen sein Bruder dieses »Privileg« haben. Aber es ist wirklich nicht nötig und auch nicht sinnvoll, es so zu tun. Die Kinder lernen auf diese Weise nämlich, die Menge an Aufmerksamkeit zu »messen«, die ihnen zuteilwird. Mehrlingskinder lernen schon sehr früh, dass sie warten müssen, bis sie an der Reihe sind, früher als andere Kinder.

Weil sie sich in ihrem Charakter und ihren Bedürfnissen unterscheiden – auch eineiige –, müssen Sie sich ihnen auch persönlich nähern und Regeln beherzigen, die dazu passen. Natürlich wird das für jeden anders sein und möglicherweise können dadurch Probleme entstehen.

Lesen Sie über das eineiige Zwillingspaar von André:
»Meine zweijährigen Töchter sind sehr verschieden. Irene ist selbstständiger, während Birthe viel mehr von ihrer Mutter verlangt. Diese Situation hat dazu geführt, dass wir als Eltern uns jeweils mit einer der beiden beschäftigen: meine Frau mit Birthe und ich mit Irene. Das gefällt uns nicht, aber wenn wir Birthe zwingen, ihre Mutter mit Irene zu teilen, haben wir vollständig außer Kontrolle geratene Szenen mit einem jammernden Kind. Also behalten wir diese Rollenverteilung noch ein Weilchen bei.«

Vollkommen richtig, diese Lösung zu wählen, denn sie ist in diesem Moment die beste. Mit der Zeit, wenn Birthe ihr Ich-Bewusstsein entwickelt hat, wird das Mädchen lernen, weniger von der Mutter abhängig zu sein.

Die Großeltern

Es steht außer Frage, dass Großeltern im Leben einer Familie mit Mehrlingen eine wichtige Rolle spielen. Oft genug sind sie die helfende Hand in den ersten Monaten und stehen für Notfälle immer zur Verfügung. Auch für sie ist es eine einzigartige Erfahrung, Großeltern von Mehrlingen geworden zu sein.

Gerald, Opa vierjähriger Drillingsschwestern, erzählt Folgendes:
»Es ist beeindruckend. Ich bin Witwer und ab und zu lässt meine Tochter die Kinder für einige Stunden bei mir. Zu Hause habe ich noch Spielzeug aus der Zeit, als meine Enkelinnen kleiner waren. Dafür hatten sie bei sich zu Hause keinen Platz mehr, und sie finden es toll, die alten Sachen wieder hervorzukramen. Sie fangen sofort an, damit zu spielen, und offensichtlich sind sie sich auch einig, was sie spielen wollen. Ich sehe dann, wie sie ihren Spielbereich verlagern und alle Puppen aus dem Wohnzimmer ins Badezimmer bringen. Ich genieße es, sie plappern zu hören, obwohl ich oft überhaupt nichts verstehe. Aber sie schon! Sie sind sehr aktiv, und wenn eine von ihnen meine Aufmerksamkeit will, stehen sie binnen kürzester Zeit alle drei bei mir.«

Vorschläge für Großeltern:

- → Sie sollten sich für jedes Kind gesondert Zeit nehmen. Mit einem Kind einzeln etwas zu unternehmen bedeutet für sie exklusivere Aufmerksamkeit, was sie im Alltag nicht oft erleben. Für viele Großeltern ist ein Besuch von zwei oder drei noch sehr kleinen Enkelkindern gleichzeitig sehr anstrengend. Das ist ein weiterer Grund, die Kinder abwechselnd kommen zu lassen.
- → Manchmal haben Sie vielleicht eine gewisse Vorliebe für eines der Enkelkinder. Vielleicht, weil es spontaner ist oder Ihrem eigenen Kind mehr ähnelt. In einem solchen Fall ist es gut, wenn Sie dem oder den anderen etwas zusätzliche Zeit widmen, damit die Beziehung mit der Zeit enger wird.
- → Akzeptieren Sie die Regeln, die die Eltern handhaben. Das beugt Irritationen vor.
- → Denken Sie daran, dass Ihre Anwesenheit für die Enkel wichtig ist. Sie haben sicherlich mehr Zeit als ihre Eltern und außerdem sind Sie die Verbindung zwischen Vergangenheit und Zukunft.

Maria:
»Meine fünfjährigen eineiigen Zwillingstöchter haben beide eine ganz besondere Beziehung zu ihren Großeltern. Eine geht lieber zur Oma mütterlicherseits und die andere zu der väterlicherseits. Das ist schon seit einigen Jahren so. Ich finde das prima, denn so lernen sie auch, eine Zeit lang voneinander getrennt zu sein. Es ist auch gut für unsere Beziehung als Paar. Wir nutzen dann die Gelegenheit und unternehmen gemeinsam etwas Schönes.«

Aus der Forschung:
Studien der Freien Universität Amsterdam von 1998 haben gezeigt, dass junge Zwillinge im Alter von zwei oder drei Jahren nicht mehr Verhaltensprobleme aufweisen als Einlinge. Hinsichtlich ihrer sozialen Entwicklung haben sie sogar einen Vorsprung, weil sie schon jung teilen lernen und sehr früh Empathie entwickeln.

17 2 bis 4 Jahre

Mittlerweile haben Sie schon richtige Kleinkinder: Sie laufen, rennen, sagen ihren eigenen Namen und den ihres Zwillingsbruders oder ihrer Zwillingsschwester, sie zanken und vertragen sich wieder. Sie sind neugierig, und den ganzen Tag über hören Sie Fragen wie »Was ist das?« und »Warum?«. Sie sind oft rührend und witzig. Sie werden allmählich unabhängiger: Sie essen selbst, sie ziehen sich aus, versuchen, sich anzuziehen, und lernen, auf den Topf zu gehen. Sie haben eine grenzenlose Energie und finden alles interessant, was sie sehen oder hören. Ihre »Erkundungen« bereiten auch den Eltern Freude. Gleichzeitig lernen sie ihr eigenes »Ich« kennen, was sie manchmal ein wenig dickköpfig werden lässt und was zur einen oder anderen Konfliktsituation führt. Das erfordert viel Geduld und immer wieder neue Energie vonseiten der Eltern. Jede Phase kennt ihre eigenen spezifischen Probleme und Unannehmlichkeiten, aber eben auch köstliche, herzerfrischende und fröhliche Momente.

DREI

Die Nein-Phase

Zwischen seinem zweiten und dritten Lebensjahr macht jedes Kind die »Nein-Phase« durch. Das ist eine Periode, in der es sich gegen seine Eltern wehrt und auf so ungefähr alle Fragen und Bitten mit »Nein!« antwortet. Warum ist das eigentlich so?

Das Kind entdeckt in dieser Periode sein »Ich«. Ihm wird bewusst, dass es kein Teil von Mama oder seines Brüderchens oder Schwesterchens ist, sondern ein autonomer und unabhängiger Mensch. Das ist ein großer Schritt in seiner Entwicklung, denn so beginnt die Bildung seiner Identität. Das Kind braucht die Rebellion, den Aufstand, um seine Persönlichkeit zu verankern, um zu entdecken, wer es eigentlich ist. »Nein« hat jetzt etwas Magisches für das Kind: Wenn es dieses Wort benutzt, misst es seinen Willen mit dem anderer, und das ist zweifellos ein neues und gutes Gefühl.

Aber dieselbe rebellische Haltung schafft ihm auch Probleme! Einerseits ist es herrlich, »Nein« zu sagen, andererseits braucht es noch immer die Liebe seiner Eltern, die jetzt regelmäßig wegen seines Verhaltens mit ihm schimpfen. Das steckt hinter seinen plötzlichen Stimmungsschwankungen. Von einer Minute zur anderen kann es von lieb und anschmiegsam zu aufmüpfig und schwierig wechseln. Solch extremes Verhalten ist normal und kommt in diesem Alter häufig vor. Es spiegelt seinen inneren Konflikt wider: seinen Drang zur Selbstständigkeit gegenüber seinem gleichzeitigen Bedürfnis nach elterlicher Liebe. Die Spannungen, die tagsüber bei ihm aufgebaut werden, reagiert das Kind nachts in einem unruhigen Schlaf und in Albträumen ab.

Das Kind braucht die Rebellion, den Aufstand, um seine Persönlichkeit zu verankern, um zu entdecken, wer es eigentlich ist.

Regen Sie sich nicht auf über Ihre Nein sagenden Kinder. Das geht vorbei! Wenn sie erst einmal vier sind, werden sie öfter »Ja« als »Nein« sagen. Dann haben sie ein deutliches Bild von sich selbst und brauchen sich nicht mehr so dringend zu wehren. Es ist aber schon wichtig, dass Sie wissen, wie Sie damit umgehen sollen. Je diplomatischer Sie sich geben, desto besser überstehen Sie diese Phase.

Vorschläge:

- → Vergessen Sie nicht, dass das »Nein« Ihrer Kinder keine persönliche Konfrontation ist. Sie wollen Papa und Mama das Leben nicht schwerer machen, aber sie müssen sich wehren, um sich als Individuum zu fühlen, als Mensch mit eigener Stimme und eigenen Wünschen. So entdecken sie ihre Persönlichkeit.
- → Temperamentvolle Kinder erleben diese Phase intensiver als Kinder mit einem ruhigen Charakter. Dass jedes der Kinder eine eigene Persönlichkeit hat, stellen wir nun wiederum fest, wenn wir sehen, wie verschieden sie diese Phase erleben. Ein Kind arbeitet mehr mit als das andere. Behandeln Sie sie ihrem Charakter entsprechend.
- → Ignorieren Sie negatives Verhalten. Wenn es möglich ist, lassen Sie sie ihre eigenen Entscheidungen treffen: was sie anziehen, womit sie spielen, aus welchem Glas sie trinken, usw. Seien Sie aber in anderen Situationen durchaus bestimmend: Sie müssen Ihnen die Hand geben, wenn Sie die Straße überqueren, Sie bestimmen, wann sie schlafen gehen, etc.
- → Vermeiden Sie Fragen, auf die sie mit »Nein« antworten können. Statt zu sagen: »Wollen wir ein Brötchen kaufen?«, sagen Sie einfach, dass es jetzt Zeit ist, einzukaufen: »Komm, wir kaufen jetzt Brot.« Auch wenn Sie es so machen, ist es natürlich möglich, dass sie nicht sofort nachgeben, so vertieft, wie sie in ihr Spiel sein können. Dann ist es schwierig, sie auf eine andere Aktivität umzupolen. In diesem Alter sind Kinder manchmal wenig flexibel. Geben Sie ihnen ein wenig Zeit und bereiten Sie schon einmal alles für Ihren Aufbruch vor: Nehmen Sie ihre Jacken, Schuhe etc. Wenn

Sie so tun, als hätten Sie ihre Weigerung nicht bemerkt, hopsen sie schließlich mit Ihnen mit.

→ Es ist sehr wahrscheinlich, dass sich die Kinder gegenseitig beeinflussen. Wenn eines Lust hat, »Nein« zu sagen, wird das andere es auch tun. Je weniger Sie darauf achten, desto früher ist das Spielchen vorbei!

Die motorische Entwicklung

Mit zwei Jahren laufen Kinder gut und ziemlich selbstsicher. Außerdem können sie klettern. In dieser Zeit lernen sie auch, Treppen zu steigen, allerdings immer mit demselben Fuß eine Stufe höher, nicht abwechselnd. Sie können nun auch gegen einen Ball treten, gut rennen, Dreirad fahren und sich umdrehen, ohne zu fallen.

Die Feinmotorik entwickelt sich. Wenn sie zwei Jahre alt sind, können sie Buchseiten umblättern, Türme mit sechs Stockwerken bauen, ihre Schuhe ausziehen und grobe Reißverschlüsse aufmachen. Sie lernen, aus einem Glas zu trinken und selbst mit einem Löffel zu essen. Sie fabrizieren ihre ersten »Zeichnungen«, künstlerische Kreationen mit runden und geraden Linien.

Wahrscheinlich verläuft die Entwicklung Ihrer zweieiigen Zwillinge nicht parallel. Eineiige Zwillinge dagegen haben einen ähnlicheren Rhythmus.

Wahrscheinlich verläuft die Entwicklung Ihrer zweieiigen Zwillinge nicht parallel. Jedes Kind entwickelt sich in seinem eigenen Tempo. Auch wenn in einer willkürlichen Gruppe von Kindern alle dasselbe Alter haben, können die Unterschiede in der Entwicklung gewaltig sein. So ist das auch bei Ihren Kindern, also ganz normal. Eineiige Zwillinge dagegen haben einen ähnlicheren Rhythmus.

- Vermeiden Sie, Dinge zu sagen wie: »*Kannst du den Ball denn immer noch nicht wegtreten? Dein Bruder kann das schon!*« Das kann bei einem etwas langsameren Kind viele Spannungen erzeugen. Obwohl Eltern im Allgemeinen gut mit diesen Unterschieden umgehen, neigen Familienmitglieder dazu, diese Art von Kommentar vorzubringen. Parieren Sie solche Bemerkungen etwa so: »*Wir haben keine Eile. Das lernt er schon, wenn er so weit ist.*«
- Bei manchen eineiigen Zwillingen sieht man, dass ein Kind rechtshändig und -füßig ist, während das andere alles mit links macht. Eines ist dann sicherlich Rechtshänder und das andere Linkshänder, was vor allem dann auftritt, wenn die befruchtete Eizelle sich in einem späten Stadium geteilt hat; der sogenannte gespiegelte Zwilling.
- Bei Jungen-Mädchen-Zwillingen sieht man einen Unterschied im Entwicklungstempo: Mädchen sprechen früher, sind früher trocken, zie-

hen sich früher selbst an und sind besser in der Feinmotorik wie Zeichnen und Ausschneiden. Jungen dagegen haben früher eine Raumvorstellung und entwickeln erst die Grobmotorik wie Rennen und Klettern. Das ist normal aufgrund der Unterschiede der Gehirnstruktur, die vom Geschlecht bestimmt wird.

Die Identität jedes Kindes

Eine Mutter bat mich bei Folgendem um Rat. Einer ihrer dreijährigen eineiigen Zwillinge hatte ihre Familie gezeichnet: Papa, Mama, Schwesterchen und noch jemanden. Sie hatte ihren Sohn gefragt, wer diese letzte Figur sei, und er hatte geantwortet: »Wir zwei«, womit er seinen Zwillingsbruder und sich selbst meinte. »Bedeutet das, dass er seine eigene Identität nicht entwickelt?«, fragte sie mich.

Die Zeichnung gab sehr gut wieder, wie Zwillinge ihre Beziehung erfahren. Sie beginnen ihr Leben als eine Einheit und lernen im Laufe ihrer ersten Lebensjahre, dass jeder von ihnen ein autonomer Mensch ist, das sogenannte »Ich-Bewusstsein«.

Wie ich schon im vorigen Kapitel anmerkte, kostet es Zwillinge mehr Zeit, ihr Ich zu finden, als andere Kinder. Dieses Kind hier erlebte seine Identität noch als Teil der Zwei-Einheit. Das ist in diesem Alter nicht alarmierend, denn es befindet sich noch in der Phase der Identitätsentwicklung. Wahrscheinlich wird es sich ein halbes Jahr später losgelöst von seinem Zwillingsbruder abbilden.

Dennoch ist es ratsam, schon in dieser Phase ab und zu mit jedem Kind einzeln etwas zu unternehmen. Kurz allein weg mit Papa, um etwas einzukaufen, während das andere bei Mama bleibt, oder umgekehrt, sind Erfahrungen, die den Prozess der Ich-Findung unterstützen. Im Alltag ist es nicht immer leicht, dafür Zeit frei zu machen, Sie müssen sie daher auch regelrecht einplanen.

Manchmal überlegen sich die Kinder selbst etwas, wie sich in diesem Beispiel einer Mutter zeigt:
»Ich habe Zwillinge von zweieinhalb. Mark kommt immer an mein Bett, bevor ich aufstehe, um zur Arbeit zu gehen. Ich gehe um sieben Uhr aus dem Haus, er wird also schon früh wach und leistet mir Gesellschaft, während ich frühstücke. Danach lege ich ihn wieder ins Bett und verlasse das Haus. Er schläft dann auch wieder ein, denn er ist noch müde. Manchmal wacht er zu spät auf, und dann rennt er zu mir, kurz bevor ich aus der Tür

gehe. Er bittet mich dann, noch kurz bei ihm zu bleiben. Das mache ich und dann ist er zufrieden. Ich glaube, dass er die Momente mit mir allein braucht und sozusagen seine innere Uhr darauf abstimmt, rechtzeitig wach zu werden.

Im täglichen Leben gelingt es mir nicht so gut, mir für jeden einzeln Zeit zu nehmen, denn mein Mann und ich kümmern uns abwechselnd um die Kinder. Aber er hat für sich eine Möglichkeit gefunden, mich kurz für sich zu haben.«

Empathie

Studien zeigen, dass Mehrlingskinder früher als andere Empathie entwickeln. Wenn eines von ihnen traurig ist und weint, wird das andere wahrscheinlich auch in Tränen ausbrechen.

In einer Studie musste eine Zwillingsmutter den Raum verlassen und eines der Kinder mitnehmen, während das andere allein zurückblieb. Das zurückgelassene Kind begann zu weinen. Als die Mutter zurückkam, rannte es auf sie zu. Das andere Kind, das keinen Moment unter der Trennung gelitten hatte, wurde auch unruhig, als es seinen Bruder so traurig sah, und beide suchten Trost bei der Mutter.

Die nächste Geschichte über vierjährige eineiige Zwillinge, zeigt das hohe Maß an Empathie, die zwischen Zwillingen bestehen kann:
»Wir waren am Strand, mein Mann, ich und die beiden Mädchen. Irgendwann brach er zu einem Spaziergang mit einem der Mädchen auf. Ihre Schwester blieb bei mir. Sie spielte ganz ruhig neben mir, bis sie auf einmal schrecklich zu weinen begann. Ich verstand nicht, was los war. Da kehrte mein Mann mit der anderen, auch schluchzenden Zwillingshälfte zurück. Sie hatte sich an einer Qualle verbrannt und ihr Fuß tat weh. Das hatte ihre Schwester gespürt und deswegen war sie in Tränen ausgebrochen. Das hat uns wirklich stark beeindruckt.«

Diese »Zufälle« gibt es ständig bei eineiigen Zwillingen und Drillingen. Aufgrund ihrer innigen Beziehung haben sie eine ganz spezielle Verbindung untereinander.

Diese Zufälle kann es auch zwischen Paaren geben, die schon viele Jahre glücklich zusammenleben, aber zwischen Mehrlingen sind sie viel stärker ausgeprägt und passieren häufiger. Es ist auch verblüffend, dass es schon in so zartem Alter vorkommt.

Regeln beibringen

Es ist bewiesen, dass es schwieriger ist, Mehrlingen Regeln beizubringen, als Kindern, die allein geboren wurden. Dafür gibt es eine Erklärung: Der wichtigste Grund dafür, dass ein Kind beschließt, »lieb« zu sein, ist, dass es die Liebe und Unterstützung der Eltern haben will. Dieses Bedürfnis, das es gehorchen lässt, ist bei Mehrlingskindern weniger stark ausgeprägt, denn sie stützen sich zum großen Teil gegenseitig. Daneben animieren sich Mehrlinge auch gegenseitig zu Unsinn und Streichen. Außerdem stellen sie sich ihren Eltern gegenüber wie *ein* Mann auf, sogar so, dass diese den Eindruck haben, dass ihre Worte gar nicht durchdringen.

Mehrlinge stellen sich ihren Eltern gegenüber wie ein Mann auf.

Der folgende Hilfeschrei einer Mutter zeigt das:
»Unsere dreieinhalb Jahre alten Zwillinge hören nicht, auch im Kindergarten nicht. Wenn wir ihnen eine Predigt halten, verstecken sie sich hintereinander und scheinen sich ganz sicher zu fühlen. Wir erreichen nichts, weder mit Strafen noch mit Belohnungen. Bitte geben Sie uns Tipps, wie wir speziell mit Zwillingen umgehen müssen!«

Empfehlungen:

→ Reden Sie mit jedem Kind einzeln und nicht zusammen, wenn sie etwas ausgefressen haben. Das ist effektiver. Wenn eines die Schuld trifft, halten Sie ihm eine Standpauke und nicht beiden oder allen dreien. Sagen Sie im Kindergarten Bescheid, dass sie es dort genauso halten sollen.

→ Versuchen Sie, in Bezug auf Regeln konsequent und beharrlich zu sein: »Nein« heißt »Nein«, unter allen Umständen. Das ist noch wichtiger als bei Einlingen. Vermeiden Sie unbestimmte Aussagen.

→ Manchmal müssen Sie die Kinder auch strafen, etwa sie auf den Flur schicken oder in ihr Zimmer. Wenn nur eines von ihnen bestraft wurde, gestatten Sie nicht, dass ihm das andere Gesellschaft leistet. Wenn beide etwas ausgefressen haben, kann es nützlich sein, sie jeweils an einen anderen Ort zu schicken. Wenn Sie das nicht tun, wird die Strafe für sie zum Vergnügen und sie werden sie weniger als Strafe empfinden.

→ Zwei Kinder zu haben bedeutet, dass da immer zwei Stimmchen sind, die gleichzeitig versuchen, Sie zu etwas zu überreden! Wenn die Kinder hartnäckig bleiben und Sie nicht wissen, was Sie ihnen entgegensetzen sollen, sagen Sie ihnen, dass Sie kurz darüber nachdenken wollen, bevor Sie etwas beschließen.

→ Jedes Kind hat seinen eigenen Charakter und muss dementsprechend behandelt werden. Das eine hat vielleicht mehr Verantwortungsgefühl, ist ordentlicher, gewitzter oder frecher als das andere. Daher müssen Sie Regeln aufstellen, die zum jeweiligen Kind passen. Es ist nicht möglich und auch nicht wünschenswert, sie gleich zu behandeln. Besser ist es, die erzieherischen Maßnahmen den jeweiligen Kindern anzupassen.

→ Wenn Sie etwas sagen wie »Wenn du nicht aufhörst, deinen Bruder zu ärgern, schicke ich dich in dein Zimmer«, dann muss das auch geschehen, und zwar sofort. Wenn zu viel Zeit zwischen der Übertretung und der Strafe verstreicht, nützt sie nichts mehr, weil das Kind dann schon vergessen hat, warum es bestraft wurde.

→ Unternehmen Sie regelmäßig individuelle Aktivitäten mit den Kindern. Das stärkt Ihre Beziehung und wird bei den Kindern wieder verstärken, »lieb« sein zu wollen und auf Sie zu hören. Wenn es eine starke und enge Beziehung zwischen Ihnen gibt, gehorchen sie leichter, obwohl es logischerweise auch Momente des Widerstands geben wird, die zu dieser Phase gehören.

→ Machen Sie sich keine Vorwürfe wegen des Bestrafens, solange es sich um den Typ »Auszeit« oder die Streichung von Privilegien etc. handelt und nicht um körperliche Strafen. Strafen gehört zur Elternschaft. Kinder müssen Grenzen gesetzt bekommen. Es hilft ihnen, ruhig zu werden, und sie wissen, woran sie sich zu halten haben. Sehr oft ist das Kind auch eine ganze Zeit viel ruhiger, nachdem es eine Strafe bekommen hat, und auch viel kommunikativer, was ein unzweifelhaftes Zeichen dafür ist, dass ihm die Strafe gutgetan hat. Strafen helfen Kindern, Selbstkontrolle zu entwickeln. Mit der Zeit werden sie sich die elterlichen Anweisungen aneignen, was die Grundlage für ihr Gewissen bildet.

Im Allgemeinen müssen Eltern von Zwillingen eine straffere Disziplin handhaben als Eltern von Einlingen. Dazu kommt, dass Kinder, die gleichzeitig geboren sind, gemeinsam mehr Lärm, Unordnung und mehr Arbeit machen als Kinder unterschiedlichen Alters. Für das Wohlbefinden der Eltern ist es schon allein deswegen unentbehrlich, an guten Regeln festzuhalten.

Meistens gelingt das den Müttern und Vätern: Bei Zusammenkünften von Mehrlingen und deren Eltern fällt auf, wie gut sich die Kinder benehmen. Es gibt keine Probleme, mit ihnen ein Restaurant zu besuchen oder eine Versammlung, weil sie sich so gut zu benehmen wissen. Hut ab vor den Eltern!

Liebe und Streit im gemeinsamen Leben

Wie schon erwähnt, haben Mehrlinge eine ganz besondere Beziehung. Zweifelsohne kennen sie unzählige Momente wunderbarer Zusammenarbeit und Freundschaft, in denen sie sich gegenseitig stützen und helfen.

Lesen Sie in diesem Zusammenhang ein Beispiel, das von einer Schwimmlehrerin erzählt wird:

»Ich hatte in meiner Gruppe dreijährige Zwillinge, Johann und Lars. Johann konnte schon bald schwimmen, aber Lars kostete es viel Mühe. Eines Tages erteilte ich der Gruppe den Auftrag, von einer Seite zur anderen zu schwimmen. Johann kam als einer der Ersten an. Als er auf der anderen Seite war, drehte er sich um und suchte den Blick seines Bruders. Der war noch am Start. Er weinte und traute sich nicht, loszuschwimmen. Johann überlegte keinen Moment, drehte blitzschnell um und schwamm zu Lars. Er schob ihn buchstäblich auf die andere Seite, während er unablässig auf ihn einredete. Das rührte mich sehr.«

Schon wenn Zwillinge ein oder zwei Jahre alt sind, zeigen sie eine verblüffende Empathie.

Dianne Thomas, eine amerikanische Pädagogin, schlussfolgerte 1990 nach jahrelanger Arbeit mit Einlingen und Zwillingen, dass sich Letztere in sozialer Hinsicht schneller entwickeln. Dadurch reagieren sie, wenn ihre andere Hälfte die Fassung verliert, kommen ihr zu Hilfe und bieten Unterstützung. Das machen sie aber auch, wenn ein anderes Kind traurig ist oder ihre Hilfe braucht. Während Einlinge weiterspielen und den Kummer des anderen nicht einmal bemerken, zeigen sich Zwillinge solidarisch und eilen dem Kind zu Hilfe, das in der Patsche sitzt. Schon wenn sie ein oder zwei Jahre alt sind, zeigen sie eine verblüffende Empathie.

Aber auch Streitereien gehören zum gemeinsamen Leben von Zwillingen und Mehrlingen.

Gewöhnlich haben Zwillinge auch manchmal Streit – an manchen Tagen sogar durchgängig –, weil sie ständig zusammen und so stark miteinander verbunden sind. Außerdem sind ihre Streitereien oft heftiger als bei nicht gleichaltrigen Geschwistern.

Ein zweijähriges Kind ist sich noch nicht deutlich im Klaren darüber, dass es dem anderen wehtun kann. Wenn das andere Kind etwas in der Hand hält, das es haben will, reißt es ihm den Gegenstand ohne Weiteres grob weg. Es sieht in dem Moment nur das Spielzeug. So zieht es auch das andere Kind einfach vom Dreirad, wenn es selbst daraufwill. Es ist sich dieses Verhaltens nicht bewusst.

Studien mit Kindern, die an ADHS leiden (Aufmerksamkeitsdefizit-Hyperaktivitäts-Störung) haben deutlich gemacht, dass die Impulsivität eines kleinen Kindes eine biologische Ursache hat: Das Gehirn eines Zweijährigen ist noch nicht so entwickelt, dass es diese Neigung beherrschen kann. Mit vier Jahren ist die Reife viel weiter fortgeschritten und das Kind kann seine Impulse und anderen Gefühle besser unter Kontrolle halten.

Eine Mutter suchte bei mir Rat wegen des Verhaltens ihrer zweijährigen eineiigen Zwillinge:
»Beide schlagen sich gegenseitig und andere Kinder mit allem, was sie in den Händen halten. Es ist wirklich schrecklich, ich traue mich kaum mehr, sie in den Park mitzunehmen. Neulich waren wir auf einem Treffen unseres Mehrlingsvereins. Dort waren viele Eltern mit ihren Kindern. Ich musste vorzeitig aufbrechen, weil die Jungen ständig andere Kinder schlugen oder bissen.«

Wie kann man in einem solchen Fall reagieren?
In erster Linie: Machen Sie sich klar, dass die Kinder das nicht aus Böswilligkeit heraus tun. Sie kennen kaum das Gefühl von »Ich« und »der Andere«. Man kann sagen, dass ihr Umgang mit anderen ziemlich grob und unerwünscht ist, aber mehr auch nicht. Vielleicht waren sie auch ein wenig ausgelassen wegen der Anwesenheit so vieler Kinder und Erwachsener. Wenn sie älter werden, lernen sie, mit Gleichaltrigen auf andere Weise umzugehen. In dieser Situation war die Entscheidung, nur kurz zu bleiben, richtig. Bestimmt kann die Mutter beim nächsten Treffen in sechs Monaten länger bleiben. Sozialisation muss Schritt für Schritt gelernt werden!

Die Raufereien machen den Alltag für Eltern von Mehrlingen schwierig. Vielleicht tröstet es Sie ein wenig, zu wissen, dass diese Raufereien einem Ziel dienen: Die Kinder müssen lernen, für sich selbst einzutreten und zu verteidigen, was ihnen gehört. Der Kreis der Familie ist ein wunderbares Gebiet, diese Fähigkeiten auszutesten. Eigentlich sind diese Raufereien eine Vorbereitung auf das Leben außerhalb der Familie. Durch die Anwesenheit von Geschwistern lernt das Kind, sich mit anderen zu messen, sein Eigentum zu schützen und zu teilen. Aber natürlich nicht ohne Zank und Rauferei.

Vorschläge bei Streitigkeiten:

→ Bringen Sie Ihren Kindern schon früh ein Wort für Schmerz bei, zum Beispiel »au«. Benutzen Sie es immer, wenn sich jemand wehtut, und auch, wenn einer dem anderen wehtut. So lernen sie, sich in andere einzuleben. Bringen Sie ihnen auch bei, dem anderen einen Kuss auf die schmerzende Stelle zu geben.

→ Wenn der Streit heftig ist und lange andauert, sagen Sie ihnen, dass jetzt Schluss sein muss mit den »Spielchen«. Wenn Sie ihnen verbieten, gemeinsam weiterzuspielen, macht das großen Eindruck. Die Strafe ist effektiv und die kurzzeitige Trennung führt außerdem dazu, dass sich die Kinder etwas beruhigen.

→ Wenn eines der Kinder zu viel schlägt, geben Sie ihm eine Werkbank aus Holz, eine Trommel oder ein anderes Spielzeug, auf dem es seine Aggressionen loswerden kann. Wenn das Kind viel beißt, kann es nützlich sein, ihm etwas zu geben, auf das

es beißen kann, wie eine Rassel oder ein weiches Plüschtier. Beißen kann auf ein orales Bedürfnis hinweisen. Beschränken Sie daher die Verwendung der Saugflasche oder eines Schnullers noch nicht. Jedes Mal, wenn das Kind seinem Bruder oder seiner Schwester wehtut, erklären Sie ihm, wie sich das Geschwisterchen jetzt fühlt und dass das nicht gut ist. Wenn das Kind, das dem anderen wehgetan hat, Ihre Missbilligung sieht, lernt es auch das Konzept von Gut und Böse.
Da die Kinder noch nicht über einen ausreichenden Wortschatz verfügen, um ihre Gefühle zu äußern, machen sie das mithilfe von Körpersprache: stoßen, schubsen, an den Haaren ziehen, schreien oder beißen. Aus Studien wissen wir, dass das gegenseitige Beißen eine Angewohnheit ist, die unter Mehrlingen häufiger vorkommt als bei anderen Kindern. Das ist durchaus logisch, denn sie leben viel enger zusammen. Außer ihnen zu sagen, dass das wehtut und dass man so etwas nicht tun darf, gibt es noch einen effektiven Trick: Trösten Sie das Kind, das gebissen wurde, und verbannen Sie den »Angreifer« auf den Flur. Allein schon die Tatsache, dass der Gebissene alle Aufmerksamkeit der Mutter bekommt, ist ein gutes Motiv, das Beißen sein zu lassen.

→ Achten Sie auf Ihr eigenes Verhalten. Die beste Art, Kindern beizubringen, keine Gewalt anzuwenden, ist, als gutes Beispiel voranzugehen und sich selbst zu beherrschen. Wenn Sie Ihren Ärger kontrolliert zeigen, ohne Schreien oder Schlagen, werden Ihre Kinder Ihrem Beispiel folgen.

→ Trennen Sie die Kinder, wenn eines über das andere bestimmen will oder wenn sie sich gegenseitig verletzen. Wenn sie sich wieder beruhigt haben, fragen Sie sie, wo das Problem lag. Oft geht es nur um ein Spielzeug, das sie beide haben wollen. Bieten Sie Ihnen Lösungsvorschläge an, zum Beispiel, abwechselnd damit zu spielen. Manche Mütter greifen zum Trick mit dem Kochwecker. Sie stellen ihn auf fünf Minuten, und wenn er klingelt, müssen die Kinder tauschen. Nach weiteren fünf Minuten wiederum. Wenn das nicht funktioniert, legen Sie das Spielzeug in den Schrank, bis sie wieder in Ruhe zusammen damit spielen können.

→ Oft wissen Sie nicht, wer angefangen hat – und damit auch nicht, wer die Strafe verdient hat. Die Kinder beschuldigen sich gegenseitig. Manchmal bilden sie einen Block gegen die Mutter und schweigen. In einem solchen Fall können Sie sie in ihr Zimmer schicken mit der Mitteilung, sie müssten darüber reden, was jeder von ihnen getan habe. Ganz oft bricht der Schuldige schon ein, bevor er sein Zimmer erreicht hat! Es kann auch helfen, wenn Sie sie gemeinsam in ihr Zimmer schicken, mit dem Versprechen, dass sie zurückkommen dürfen, wenn sie Frieden geschlossen haben.

→ Ergreifen Sie keine Partei. Am besten bleiben Sie neutral. Schließlich sind beide schuld. Manchmal kommt es vor, dass immer einer den Streit beginnt, der andere jedoch irgendwie und nicht sofort erkennbar dieses Verhalten provoziert. Sehr oft reicht es für ein friedliches Weiterspielen schon aus, dass beide erzählen dürfen, was der jeweils andere getan hat. Bis zum nächsten Krach!

- → Es kann auch sein, dass es oft Streit gibt, weil die Kinder zu viel Zeit zusammen verbringen. Unternehmen Sie etwas mit einem von ihnen, während das andere Kind bei dem anderen Elternteil oder einem anderen Familienmitglied bleibt. Oder organisieren Sie, dass eines der Kinder zu einem Freund spielen geht.
- → In manchen Fällen entsteht Streit, weil einem der beiden etwas in den Knochen steckt und vielleicht eine Grippe im Anmarsch ist. Es fühlt sich nicht gut und »lässt es den Bruder oder die Schwester büßen«. Dann können sie nicht gut miteinander spielen und zanken um alles. Nehmen Sie sie mit auf den Spielplatz und lassen Sie sie rennen und klettern. Ein kleiner Ausflug ins Freie ist immer eine gute Möglichkeit, schwierige Momente zu überstehen.
- → Spielzeug verursacht viel Streit. Praktisch ist es, einige größere Spielsachen doppelt zu haben, beispielsweise für jeden einen eigenen Bobby-Car oder ein Dreirad. Andere Dinge können unterschiedlich sein, wie ein Lastwagen für das eine Kind und ein Traktor für das andere und ein Flugzeug für das dritte. So lernen sie auch teilen.

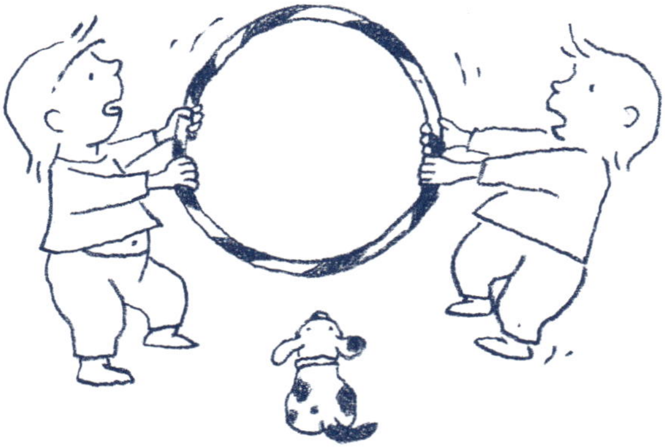

Das ist meins!

Jedes Kind muss erst das »Ich-Gefühl« lernen, bevor es teilen kann. Während dieser Phase ist es sehr besitzhaberisch. Alles ist »meins« und so festigt es sein Persönlichkeitsgefühl. Für das Kind ist Spielzeug Teil seines erwachenden »Ich«, und daher ist es schwierig, zu teilen. Anders gesagt: Spielzeug hilft ihm, sein »Ich« zu erwerben.

Sie hören jetzt bestimmt in allen Tonarten, dass sie rufen: »Ist meins!«, »Ich auch!«, »Ich erst!« oder: »Jetzt ich!« Das ist ein Zeichen dafür, dass die Kinder die Bedeutung von »Ich« lernen. Es ist kein leichter Lernprozess für sie, denn der andere verteidigt natürlich auch ständig *sein* Gebiet. Deswegen haben sie viel Streit. Dennoch lernen Mehrlinge dank ihrer täglichen Übung früher als andere Kinder, zusammenzuarbeiten und darauf zu warten, bis sie an der Reihe sind, wie sich aus verschiedenen Studien ergeben hat. Diese haben auch gezeigt, dass beispielsweise die Zusammenarbeit von Eineiigen besser ist als die von Zweieiigen. Nancy Segal, Psychologin und Zwillingsspezialistin von der California State University in Fullerton, untersuchte 1991 die Zusammenarbeit in beiden Gruppen, während sie ein Puzzle legen sollten. Sie nahm den Versuch auf Video auf. Die Zweieiigen verteilten die Puzzlestücke in zwei Häufchen und jeder kümmerte sich um seins. Die Eineiigen legten die Teile zusammen und arbeiteten im Team, um die Puzzlestücke an die richtige Stelle zu legen. Die Ersteren mussten mehr diskutieren, weil sie zwei getrennte Haufen hatten, und die anderen arbeiteten harmonischer zusammen.

Sich die Aufmerksamkeit der Eltern zu teilen ist auch schwierig für die Kinder. Jeder will sie für sich allein, oft ohne Rücksicht auf den anderen nehmen zu wollen.

Lesen Sie die folgenden Erfahrungen:

»Max und Levi, eineiige Zwillinge von 24 Monaten, können es nicht leiden, wenn ich mit dem anderen schmuse. Sie werden meistens schrecklich böse und werfen sich auf ihr Brüderchen. Sie ziehen sich an den Haaren und beißen. Sie sind auch sehr eifersüchtig, wenn mein Mann und ich uns umarmen. Sie werfen sich sofort zwischen uns.«

»Eine meiner Töchter – zweieiige Zwillinge – ist extrem eifersüchtig auf ihre Schwester. Wenn ich sie in die Arme nehme, kommt sie sofort zu uns und schlägt auf uns ein. Ich finde es sehr schwierig, damit umzugehen, also umarme ich die eine nur, wenn die andere es nicht sieht. Es sieht aber fast so aus, als hätte sie eine Antenne dafür!«

»Ich finde es herrlich, meinen Zwillingstöchtern vorzulesen, während sie gemütlich auf meinem Schoß sitzen. Aber es ist fast unmöglich: Sie sind nie zufrieden mit ihrem Platz und schubsen und schieben sich ständig weg. Ich kümmere mich nicht darum und sofort herrscht Frieden! Das Verrückte ist, dass sie bei Papa in Ruhe auf dem Schoß sitzen können, während er vorliest.«

Vorschläge:

→ Vergessen Sie nicht, dass die Situation für Ihre Söhne und Töchter schwieriger ist als für Kinder, die allein geboren werden. Sie machen gleichzeitig dieselben Phasen mit ungefähr denselben emotionalen Bedürfnissen durch. Ein älteres Kind kann verstehen, dass ein kleines Kind zusätzliche Aufmerksamkeit braucht, aber gleichaltrige Kinder können das nicht. Sie erleben diese »besitzhaberische« Phase zusammen. Wenn Sie hierfür Verständnis haben, wird die Situation erträglicher sein.

→ Diese Art von Eifersucht geht im Allgemeinen vorüber. Wenn sie älter werden, verstehen die Kinder, dass sie beide die Aufmerksamkeit ihrer Eltern verdienen und genügend Liebe für beide da ist.

Anja hat Drillinge. Sie erzählt:
»Jetzt, da meine Drillinge vier sind, ist es kein Problem mehr, wenn ich einen von ihnen umarme. Wenn sie sehen, wie ich einen der drei küsse, müssen sie lachen. Ich glaube, sie finden es schön für ihren Bruder oder ihre Schwester. Das war davor undenkbar. Wenn einer von mir einen Kuss bekam, wollten die anderen auch sofort einen.«

Schnuller und andere Trostobjekte

Saugen ist ein Urinstinkt, mit dem jedes menschliche Wesen geboren wird. Sobald er geboren ist, sucht ein Säugling die Brustwarze der Mutter und überlebt dank dieses Instinkts. Im ersten Lebensjahr ist dieses Bedürfnis sehr groß. Über den Mund fühlt sich das Baby wohl und gut. Er ist die Quelle seiner Nahrung und bildet auch den Kontakt zu einem anderen menschlichen Wesen, vor allem seiner Mutter. Das Saugen bekommt für es eine emotionale Bedeutung, es beruhigt es und stillt seinen Hunger.

Der Schnuller vermittelt ihm dasselbe Gefühl, auch in Momenten der Einsamkeit oder Verzweiflung. Das Baby assoziiert das Saugen mit der Mutterbrust oder mit der Flasche als Nahrungsquelle und menschlichem Kontakt. Deswegen hat der Schnuller eine beruhigende Wirkung, nicht nur, wenn das Baby Hunger hat, sondern auch, wenn es sich unwohl fühlt oder von Schmerzen oder Krämpfen geplagt wird. Nicht alle Babys mögen Schnuller, manche wollen lieber einen Finger oder ein Schmusetuch. Aber all diese Dinge haben dieselbe Funktion: Sie trösten.

Bis wann sind sie erlaubt?

Sehr viele Fragen von Eltern auf der Mehrlings-Website drehen sich um den Schnuller und vor allem darum, wie lange er gestattet sein sollte. Im Allgemeinen tendieren westliche Länder dazu, von Kindern schon früh Selbstständigkeit zu erwarten: Vom Babyalter an sollen sie allein schlafen, sie müssen

»rechtzeitig« abgestillt werden, der Schnuller muss weg usw. Empfehlungen in diese Richtung stützen sich auf die Auffassung, eine frühe Reifung sei sehr positiv. Damit wird jedoch eine wichtige Bedingung ignoriert, nämlich, dass das Kind erst eine Phase der Abhängigkeit erfahren muss, bevor es unabhängig werden kann. Ein Kind hat viele Bedürfnisse, die befriedigt werden müssen, bevor es für andere bereit ist. Es war der amerikanische Psychologe Maslow, der im vergangenen Jahrhundert die Skala der Bedürfnisse aufstellte, die jedes menschliche Wesen in sich trägt, vom grundlegendsten physischen bis zum Bedürfnis nach Selbstentfaltung, das auf dem höchsten Niveau zu finden ist. Wenn Sie das auf das tägliche Leben Ihrer Kinder übertragen, bedeutet es, dass sie zu einer anderen Phase übergehen, wenn sie das Saugstadium hinter sich haben. Das bedeutet auch, dass ein Kind ganz allein von Schnullern und anderen Trostobjekten ablassen wird.

Es ist vollkommen normal, dass ein Kind in seinen ersten Lebensjahren einen Schnuller braucht. Es wird ihn im Laufe der Zeit immer seltener benutzen. In den ersten Jahren bittet ein Baby jedes Mal darum, wenn es weinen muss oder wenn etwas Unangenehmes passiert. Wenn es jedoch zwei oder drei Jahre alt ist, kennt es auch andere Methoden: auf Ihren Schoß krabbeln, böse werden, protestieren, bis hin zu (kurz) warten. Möglicherweise interessieren sich Ihre Kinder länger für den Schnuller als andere. Darauf haben folgende Faktoren Einfluss:

- Ihre Kinder haben nicht so viel Gelegenheit gehabt, ihr Saugbedürfnis zu befriedigen, wie ein Einling. Vom ersten Tag an haben sie Ihre Aufmerksamkeit teilen müssen. Bei zwei oder mehr Babys gibt es weniger verfügbare Zeit für das Füttern und anderen Kontakt. Logisch also, dass Ihre Kinder den tröstenden Schnuller oder andere ähnliche Objekte erst etwas später liegen lassen.
- Mehrlingsbabys werden früher geboren als andere Babys. Im Durchschnitt etwa drei Wochen früher, manchmal sogar noch mehr. Auch die Frühgeburt trägt dazu bei, dass sie diese Gewohnheiten länger beibehalten.

Vorschläge:

→ Drängen Sie nicht darauf, den Schnuller beiseitezulegen. Meist machen die Kinder das von allein, wenn sie älter werden und andere Methoden gefunden haben, getröstet zu werden, die besser zu ihrem Alter passen. Das Kind sollte diesen Schritt lieber selbst machen, als dass die Eltern es vorschreiben. Sein Bedürfnis nach diesem trostreichen Objekt verschwindet nämlich nicht, nur das Ding an sich, und es besteht eine große Chance, dass es sich etwas anderes zum Trost sucht, wie Daumenlutschen oder an den Haaren herumspielen. Am besten geben Sie Ihren Kindern die Zeit, die sie brauchen, und gehen flexibel damit um.

→ Ab drei Jahren ist es jedoch vernünftig, den Schnuller nur in bestimmten Momenten zu verwenden: wenn das Kind schlafen geht, wenn es krank ist usw. Wenn Ihre Kinder den Schnuller nun noch immer den ganzen Tag im Mund haben, sollten Sie dies nach und nach einschränken. Beginnen Sie damit, ihn zu entfernen, wenn das Kind am Spielen ist, denn in einem solchen Moment braucht es ihn nicht wirklich, er ist mehr zur Gewohnheit geworden. Wenn es danach fragt, erklären Sie ihm, dass es ihn gleich wieder zurückkriegt, aber dass es jetzt gut ohne auskommt. Eine Erklärung wie »Du bist doch schon so groß« wirkt meistens ausgezeichnet. Geben Sie ihm den Schnuller nach einiger Zeit wieder und verlängern Sie die Zeit dazwischen immer mehr. Schließlich wird es den Schnuller nur noch zu bestimmten Momenten verwenden, wenn es müde ist, sich wehgetan hat etc. Es ist auch normal, dass ein Kind darum bittet, wenn es fast einschläft. Achten Sie darauf, dass es ihn loslässt, sobald es eingeschlafen ist. Das geht meist von selbst, aber wenn das nicht der Fall ist, ziehen Sie ihn dem Kind aus dem Mund, denn es ist nicht gut für die Entwicklung des Gebisses. Loben Sie Ihr Kind ausgiebig für seinen Fortschritt und führen Sie das in einer ruhigen Phase durch, wenn Sie genügend Zeit haben. Ihr Kind könnte nämlich während dieses Prozesses mehr Aufmerksamkeit von Ihnen haben wollen. Versuchen Sie, dafür zu sorgen, dass er nicht mit anderen Veränderungen in Ihrem Leben zusammentrifft, wie einem Umzug, einem neuen Baby, Reinlichkeitstraining usw. Jede Lernphase erzeugt eine gewisse Spannung, weswegen Sie sie gut verteilen sollten.

→ Wenn die Kinder weinen, brauchen Sie ihnen nicht immer den Schnuller zu geben, denn damit belohnen Sie sie. Weinen an sich ist nicht negativ, sondern entspannend. Außerdem können sie ihrem Kummer besser Luft machen, wenn sie den Mund leer haben. Ein kräftiger Weinkrampf hilft den Kindern, das Unvermeidliche zu akzeptieren und sich zu beruhigen.

Zusammenfassend können wir sagen, dass Trostobjekte wie Schnuller, Finger, Decken oder Spielzeuge wichtig sind, weil sich die Kinder damit selbst trösten können. Werden sie benutzt, heißt das nicht, dass die Kinder zu wenig Liebe bekommen, denn viele suchen hierin ihre Zuflucht. Es bewirkt das Gegenteil, wenn Sie dazu drängen, diese Objekte wegzulegen, und es kann dazu führen, dass sie andere Formen finden, sich selbst zu trösten: Nägel kauen, Haare drehen und Ähnliches. Die meisten Kinder hören von allein damit auf. Nur selten entwickelt sich eine übertriebene Abhängigkeit vom Schnuller. In einem solchen Fall müssen Sie eingreifen, aber immer mit Verständnis, Geduld und Schritt für Schritt. Und Sie können als Ausgangspunkt nehmen: Vor dem dritten Geburtstag gibt es in dieser Hinsicht keinerlei Grund zur Beunruhigung!

Die Kindertagesstätte

Irgendwann zwischen dem zweiten und dritten Lebensjahr bietet es sich an, mit anderen Kindern zu spielen. Wenn Ihre Kinder sehr klein sind, reicht ihnen die gegenseitige Gesellschaft. Aber jetzt, in dieser Phase, kommt auch für Mehrlingskinder der Moment, den Horizont zu erweitern. Manchmal bitten sie sogar selbst darum: »*Wir langweilen uns, wir haben niemanden, mit dem wir spielen können*«, sagten Johann und Lars oft, dreijährige Zwillinge.

Es ist nicht nur angenehm für die Kinder, sondern auch für die Mutter, wenn sie diejenige ist, die sich hauptsächlich um die Kinder kümmert. Wahrscheinlich wird es eine Erleichterung für sie sein, die Verantwortung mit anderen teilen zu können und über ein wenig Zeit für sich zu verfügen. Ideal ist es, die Zeit, die die Kinder außer Haus verbringen, langsam zu steigern, und mit wenigen Stunden anzufangen, damit sie sich daran gewöhnen. Für viele Kinder ist es schließlich das erste Mal, dass sie von ihrer Mutter getrennt werden.

Die Reaktionen zweieiiger Zwillinge können sehr vielfältig sein: Der eine passt sich mühelos an und findet es großartig, während der andere nicht aufhört zu weinen und ständig nach der Mutter fragt. Manchmal übernimmt das unabhängigere Kind die »Mutterrolle« und tröstet sein Geschwisterchen. Bei Eineiigen sind die Reaktionen sehr ähnlich.

In den ersten Wochen bleiben alle Zwillinge gewöhnlich nah beieinander. Die Anwesenheit des anderen ist eine moralische Stütze. Nach und nach werden sie ruhiger und knüpfen vorsichtige Beziehungen zu anderen Kindern. Jungen-Mädchen-Zwillinge suchen sich normalerweise ihre jeweils eigenen Freunde oder Freundinnen, und es kann sehr gut sein, dass sie sich einen ganzen Tag nicht umeinander kümmern. Nur bei gemeinsamen Aktivitäten wie Basteln oder Singen suchen sie einander und möchten nebeneinander sitzen. Eineiige spielen meistens mit einem gemeinsamen Freund und verlieren sich weniger aus den Augen.

Empfehlungen:

→ Die Kinder sollten in derselben Gruppe untergebracht werden, weil sie die Trennung von Ihnen dadurch besser verkraften. Das gilt auch für Drillinge.

→ Wenn eines der Kinder sich dort wohlfühlt und das andere nicht, bringen Sie einmal nur das eine Kind hin und lassen Sie das andere zu Hause. Wahrscheinlich geht es viel besser, wenn es nach einer kurzen Pause einen neuen Anlauf nimmt. Schließlich entwickelt sich jedes Kind in seinem eigenen Tempo und muss nicht wegen des anderen gedrängt werden.

→ Wenn eines der Kinder krank ist, sollte das andere dennoch zum Spielen weggebracht werden. Es gewöhnt sich dann daran, dass es ab und zu einmal allein ist. Das ist auch für Sie praktischer, Sie können sich dann besser um das kranke Kind kümmern.

Im Kindergarten: Zusammen in eine Gruppe oder nicht?

Auch im Kindergarten stellt sich die Frage, ob es besser ist, Mehrlinge in der gleichen Gruppe unterzubringen oder nicht.

Einige Kindergärten bevorzugen unterschiedliche Gruppen, weil sie glauben, eine frühe Trennung fördere den Prozess der Entwicklung einer eigenen Identität. Diese Annahme wird von keiner Studie bestätigt, denn dabei spielen mehrere Faktoren eine Rolle, unter anderem die Erziehung. Ich kann keine allgemeine Regelung für Mehrlinge befürworten, da es sich bei ihnen nicht um eine homogene Gruppe handelt. Was für das eine Zwillingspaar hervorragend funktioniert, kann für das andere eine traumatische Erfahrung sein.

Was für das eine Zwillingspaar hervorragend funktioniert, kann für das andere eine traumatische Erfahrung sein.

Wenn Sie mit dieser Frage konfrontiert werden, achten Sie auf zwei wichtige Punkte:

1. Das Alter der Kinder. Auch mit vier Jahren kann eine solche Trennung zu früh sein. Das gilt vor allem für Zwillinge, bis dahin noch wenig Erfahrungen mit einer Kindertagesstätte gemacht haben. Für sie ist die Trennung von ihrer Mutter noch schwierig. Wenn sie dann auch noch voneinander getrennt werden, bedeutet dies eine doppelte Trennung.
2. Sind die Kinder ein- oder zweieiig? Eineiige haben eine sehr enge und innige Beziehung, wodurch sie nur gemeinsam genießen und sich wohl fühlen können. Wenn sie getrennt werden, vermissen sie ihre andere Hälfte. Bei Zweieiigen besteht eine etwas lockerere Beziehung, aber auch sie – und sicherlich in diesem Alter – können sehr innig miteinander verbunden sein. Nur falls sie sich gegenseitig hindern, sollten Sie erwägen, sie zu trennen. Aber wenn die Kinder harmonisch zusammen spielen, lassen Sie sie lieber zusammen. Sie haben noch so viele Jahre vor sich, in denen sie lernen müssen, ohneeinander zu sein. Außerdem kommt das Bedürfnis nach Loslösung während der Pubertät von selbst. Dann wollen sie sich öfter voneinander unterscheiden und weniger Zeit zusammen verbringen.

Folgende Beispiele zeigen, dass diese Entscheidung sehr persönlich und von der jeweiligen Situation abhängig ist:

Lars und Johann, zweieiige Zwillinge, fangen in verschiedenen Gruppen an. Ihre Eltern haben sich dafür entschieden, weil der Charakter der Zwillinge recht unterschiedlich ist. Johann ist ein stilles und schüchternes Kind, er hört gern Geschichten zu, findet Malen ganz wunderbar und hängt gern seinen Tagträumen nach. Lars ist ein richtiger Hansdampf. Er plappert den ganzen Tag und ist immer in Bewegung. Ihre Beziehung zueinander ist ausgezeichnet, aber sie behindern sich auch gegenseitig. Am ersten Tag werfen sie zwar gegenseitig einen Blick in ihre Gruppenräume, aber sie finden es überhaupt nicht schlimm, danach getrennt in die eigene Gruppe zu gehen. Und nach einem langen Tag genießen sie es, zu Hause miteinander zu spielen.

Paul und Lucas, eineiige Zwillinge, sind in derselben Gruppe. Die Erzieherin setzt sie jedoch an getrennte Tische. Kontakte knüpfen mit anderen Kindern macht keinerlei Probleme, aber manchmal suchen sie gegenseitig ihre Nähe. Es ist überdeutlich, dass es so für beide gut ist: Sie können ihren eigenen Dingen nachgehen, aber auch aufeinander zurückgreifen.

In einem Kindergarten entschieden sie sich für folgende Taktik:
Sowohl den Eltern als auch den Erziehern schien es besser, die vierjährigen Zwillinge Mara und David in verschiedenen Gruppen unterzubringen. Sie waren jedoch noch nie getrennt gewesen und hatten auch keine Erfahrungen mit einer Kindertagesstätte gesammelt, weswegen sie die Kinder nicht dazu zwingen wollten. Sie durften sich die Räumlichkeiten ansehen und lernten auch die Erzieherinnen kennen und begannen dann zusammen im selben Raum. David schloss schnell Freundschaft mit ein paar Kindern. Mara versuchte, die Aufmerksamkeit ihres Bruders auf sich zu ziehen, wie sie es gewohnt war, doch David, der ganz im Spiel mit seinen neuen Freunden aufging, reagierte nicht auf sie. Nach einer Woche packte Mara ihren Rucksack und erklärte der Erzieherin: »Ich gehe in die andere Gruppe und suche mir dort Freundinnen!« Sie war nun bereit dazu und dies war der Anfang einer langen Laufbahn ohne ihren Bruder.

Auch Eltern von Drillingen sollten solche Erwägungen anstellen. Für sie gilt gleichermaßen, dass sie das Alter der Kinder und ihre Beziehung zueinander berücksichtigen sollten. Bei eineiigen Drillingen wird es fast immer das Beste sein, sie zusammen in einer Gruppe unterzubringen. Die meisten Drillinge sind jedoch nicht eineiig. Es wird schwierig sein, Kindergärten oder später Schulen zu finden, die drei Parallelgruppen oder -klassen haben. Ja, und wenn man sich dann für zwei Gruppen entscheidet – welches Kind muss dann allein in eine Gruppe? In solchen Fällen entschließt man sich manchmal, das dominanteste Kind von den anderen zu trennen oder aufgrund des Geschlechts den einen Jungen oder das eine Mädchen der drei. Wenn unter den Drillingen eineiige Zwillinge sind, kann es aufgrund ihrer engeren Beziehung besser sein, die beiden zusammen zu lassen. Eine andere Option ist, jedes Jahr zu wechseln, damit nicht immer dasselbe Kind allein in der Gruppe ist. Die Eltern haben darin immer das letzte Wort.

Ein Drillingsvater erzählte mir Folgendes:
»Die Leitung des Kindergartens, den unsere Drillinge besuchen, schlug vor, die Kinder in unterschiedlichen Gruppen unterzubringen, da sie der Ansicht ist, Anton sei dominant und Carolin werde dominiert. Darum schlug man vor, Anton in eine andere Gruppe zu stecken. Carolin sollte in der Gruppe bei ihrer Schwester Lara bleiben, weil es nur zwei Gruppen gab. Uns schien das ein wenig voreilig, denn sie können sich ja noch sehr ändern. Wir haben beschlossen, sie beieinanderzulassen und abzuwarten, wie sie sich entwickeln. Wir können uns nächstes Jahr immer noch für eine andere Lösung entscheiden.«

Bei Vierlingen scheint die Entscheidung ein wenig leichter: Oft werden sie jeweils zu zweit untergebracht.

Wenn sich die Eltern für unterschiedliche Gruppen entscheiden, müssen sie dieses große Ereignis gut vorbereiten. Schließlich bedeutet es für die Kinder eine doppelte Trennung: von der Mutter und von Bruder oder Schwester. Wenn sie noch gar keine Erfahrung damit haben, sollten Sie vorher ein wenig üben: Oma und Opa besuchen, einen Nachmittag lang bei einem Freund spielen ... Es kann auch helfen, die Schule, die jeweiligen Gruppenräume und Erzieher zu besuchen, den Kindern vom täglichen Ablauf im Kindergarten zu erzählen und ihnen aus Büchern zu diesem Thema vorzulesen. Geben Sie ihnen einen persönlichen Gegenstand voneinander, etwa ein Spielzeug, das ihnen über die Abwesenheit des anderen hinweghilft.

Und, sehr wichtig: informieren Sie sie über die bevorstehende Trennung – sie darf sie nicht unvorbereitet überkommen, weil das die Akzeptanz erschwert.

Schmerzliche Trennungen

Die Entscheidung der Eltern kann sich dennoch als falsch erweisen, egal, wie viele Überlegungen sie vorher angestellt haben.

Julia erzählt davon:
»Wir haben uns bei unseren vierjährigen Zwillingen für unterschiedliche Gruppen entschieden. Für Linda schien es sehr schwer ohne ihre Schwester. Sie sprach kein Wort in der Gruppe, weder mit den Kindern noch mit der Erzieherin. In der Pause rannte sie zu ihrer Schwester, um mit ihr zu spielen, und aus einem fröhlichen Mädchen wurde ein trauriges Wesen.«

Es ist offensichtlich, dass dieses Mädchen noch nicht reif genug war, von ihrer Schwester getrennt zu werden. Die Eltern sahen ihren Irrtum ein und baten den Kindergarten, sie wieder gemeinsam unterzubringen. Das war die richtige Lösung. Es ist nicht nötig und auch nicht sinnvoll, Unabhängigkeit von einem Kind zu verlangen, wenn es dafür noch zu jung ist. Mit der Zeit wurde Linda selbstständiger und fühlte sich selbstsicherer, sodass sie auch ohne ihre Schwester zurechtkam, Eltern können diesen Prozess stimulieren, indem sie nach und nach mehr mit jedem Kind etwas einzeln unternehmen und Situationen schaffen, in denen sie nicht zusammen sind. Wenn man diese erst im Kreis der Familie übt, wird die individuelle Unterbringung in einer Gruppe weniger belastend sein.

Interessant ist auch die Geschichte einer Schule in Vizcaya (Spanien):
»In unserer Einrichtung, die von Kindergartenkindern und Schülern zwischen drei und sechzehn Jahren besucht wird, haben wir immer den Ansatz vertreten, Zwillinge in unterschiedlichen Gruppen oder Klassen unterzubringen. Wir haben immer zwei Parallelklassen pro Jahrgang. Wir stützten uns eigentlich mehr auf unsere Praxiserfahrung in einigen Fällen als auf tief gehende Kenntnisse zu diesem Thema. Bei Zwillingen, die in einer Gruppe oder Klasse waren, trat nämlich dominantes Verhalten auf, sie wurden miteinander verglichen etc. Bis jetzt hat die Trennung nie zu Schwierigkeiten geführt, aber jetzt haben wir dreijährige Zwillinge, die sie nicht ertragen. Die Jungen haben ernsthafte Schwierigkeiten, sich anzupassen, was unter anderem dazu führt, dass sie nicht sprechen, wobei die Mutter sagt, dass sie das zu Hause sehr wohl tun, sie machen wieder ins Bett, sie müssen sich jeden Tag übergeben, sie können nicht anders als umarmt einschlafen und sie wachen nachts oft weinend auf. Außerdem kommen sie jeden Morgen weinend in ihre Gruppe. Die Mutter besteht nun darauf, dass wir sie gemeinsam in einer Gruppe unterbringen. Wir nehmen das ernst, denn wir sehen das Trauma, das durch die Trennung verursacht wird. Dennoch haben wir andere Zwillingspaare, die sehr gut in unterschiedlichen Gruppen zurechtkommen. Daher sind wir der Ansicht, dass man als Kindergarten und Schule flexibel damit umgehen und den Eltern

gut zuhören muss, bevor man eine Entscheidung fällt, die von Fall zu Fall verschieden sein kann.«

Seit dieser Erfahrung trifft man in dieser Schule sowohl auf Zwillinge, die gemeinsam in einer Klasse sind, als auch auf Paare in zwei Gruppen. Der Ansatz dieser Schule scheint mir der einzig richtige.

Die Geschichte eines eineiigen Zwillingspaares, das heute 37 Jahre alt ist, zeigt, wie traumatisch eine solche Trennung sein kann:
»Ich wollte bei meiner Zwillingsschwester sein und sie bei mir, aber es schien, als wäre jeder gegen diesen Wunsch und als wäre es unangemessen und nicht normal, zusammen zu sein. Ab unserem dritten Lebensjahr waren wir getrennt. Das schädigte uns tief: Plötzlich konnten wir uns nicht mehr ausstehen und begannen, uns voneinander abzuwenden. Davor waren wir immer gute Freundinnen und Spielkameradinnen gewesen, und danach hatten wir immer Streit und spielten jeweils mit unseren eigenen Freundinnen. Alles Schöne an unserer Beziehung ging verloren. Wir brachten das wieder in Ordnung, als wir fast erwachsen waren und nicht mehr unter dem Einfluss unserer Eltern und der Schule standen. Wir entdeckten uns neu und versuchten, die verlorene Zeit wieder einzuholen.«

DREI

Der unsichtbare Freund

Viele Kinder haben in ihrer Jugend einen unsichtbaren Freund, und Mehrlinge machen da keine Ausnahme. Der einzige Unterschied ist, dass sie oft dieselben Fantasien teilen.

Tom, Vater von Drillingen, zwei Jungen und einem Mädchen:
»Von einem Tag zum anderen trat ›Joppie‹ in unser Leben, und zwar, als ich ein zerbrochenes Glas auf dem Fußboden fand. ›Das war Joppie‹, sagte eines der Kinder schnell. Das erstaunte mich, und noch mehr, als ich mein Töchterchen am nächsten Tag sagen hörte: ›Komm, Joppie, komm her!‹, während sie mit ihren Brüdern spielte. So hatten wir plötzlich ein viertes Kind im Haus, das für all ihren Unsinn einstehen musste.«

Eine solche Gestalt spielt bei der Entwicklung des Gewissens eine wichtige Rolle. Das Kind wird sich in diesem Alter des Guten und Bösen bewusst und auch seiner eigenen Rolle dabei. Beispielsweise nimmt sich das Kind einen Keks, obwohl es weiß, dass es das nicht darf. Die Regeln sind bekannt, aber

Selbstbeherrschung ist noch ein schwacher Punkt. Darum schafft es sich eine Fantasieperson, der es die Schuld geben kann. Diese Person unterstützt das Kind in der Phase, in der es sehr wohl weiß, was falsch ist, aber noch nicht in der Lage ist, seine Impulse zu kontrollieren. Manchmal geht eine solche Fantasie sehr weit: Das Kind gibt seinem Freund einen Platz am Tisch, stellt einen Teller für ihn hin, geht nicht ohne ihn weg usw. Am vernünftigsten ist es, diese Fantasie zu respektieren, ohne darüber zu diskutieren. Wenn das Kind älter wird, verschwindet der unsichtbare Freund – es braucht ihn nicht mehr.

Nachahmen

In diesem Alter lernt das Kind durch Imitation. Es nimmt zum Beispiel einen Kamm, um sich zu kämmen, oder es rennt zum Telefon und tut so, als nehme es den Hörer auf. Mehrlingskinder ahmen einander nach. Wenn sich ein Kind auf den Topf setzt, macht das andere das auch. Ist ihre Entwicklung in etwa gleich weit fortgeschritten, ist es sehr wahrscheinlich, dass sie dank des Imitationsverhaltens gleichzeitig sauber und trocken werden. Manchmal wird das Nachmachen auch übertrieben, wie im folgenden Beispiel:

Christina:
»*Eine meiner zweieiigen Zwillingstöchter ahmt ständig ihre Schwester nach. Wenn die etwas trinken möchte oder pieseln muss, dann muss sie auch, obwohl das gar nicht stimmt. So geht das wirklich mit allem!*«

Das ist ein häufig auftretendes, normales Phänomen bei Zwillingen. Wenn sie ihr »Ich« besser kennengelernt haben, werden sie einander weniger nachahmen. Jetzt dient dieses Verhalten noch dem Lernen und bringt natürlich auch dieselbe Aufmerksamkeit, die der Schwester zuteilwird.

Sie imitieren natürlich auch negative Dinge.

Maria:
»*Wenn ich einen der Drillinge zurechtweise, weil er am DVD-Spieler herumfingert, tun es ihm die beiden anderen nach. Logischerweise muss ich sie dann auch ermahnen. Ich weiß wirklich manchmal nicht mehr, was ich noch machen soll!*«

Aber zum Glück ahmen die Kinder einander auch im Positiven nach. Noch mal Maria:

»Das Mädchen gibt ihnen immer einen Kuss, wenn einer der Brüder hingefallen ist (darin ahmt sie mich nach). Wenn sie jetzt einen weinen hören, rennen die beiden anderen auch zu dem Opfer und geben ihm einen Kuss.«

Eifersucht

Die meisten Eltern sind mit der Beziehung ihrer Kinder untereinander zufrieden. Diese bestand schon vor der Geburt, ohne dass die Eltern etwas dazu getan hatten, und ist etwas ganz Besonderes. Trotz ihrer Zankereien lieben sie sich, sie suchen sich und fragen nach dem oder den anderen, wenn sie getrennt sind. Etwas früher als andere Geschwister beginnen sie, miteinander zu spielen. Weil sie immer einen Spielkameraden um sich haben, entwickelt sich ihre Fantasie früher und sie denken sich schon von klein auf nette Spiele aus: Der eine ist Fahrer, der andere Reisender, oder Krankenschwester bzw. Patient. Obwohl sie nicht immer miteinander spielen, finden sie es angenehm, wenn der andere in der Nähe ist. Die meiste Zeit sind sie zusammen, bis sie in den Kindergarten kommen. 74 % der Zwillingseltern und 63 % der Drillingseltern halten es für sehr positiv, dass sie sich gegenseitig Gesellschaft sind.

Dennoch kennen auch sie Eifersucht und Rivalität. Ab und zu kämpfen sie um die Aufmerksamkeit der Eltern, wie diese Mutter erzählt:
»Meine vierjährigen Zwillingstöchter rangeln in letzter Zeit miteinander um einen Platz neben mir. Wenn ich eine von ihnen umarme, versucht die andere, sie wegzuschieben oder zu ärgern. Das ist frustrierend, denn ich weiß nicht so richtig, wie ich meine Aufmerksamkeit zwischen ihnen am besten teile.«

Wenn sich eine solche Situation ergibt, ist es gut, im Alltag für jedes Kind Augenblicke individueller Aufmerksamkeit zu reservieren. Mit der einen Tochter haben Sie morgens einen gemütlichen Moment zusammen, während das Schwesterchen noch schläft, und mit der anderen vielleicht am Abend. Das können die Kinder jetzt schon verstehen und dem Geschehen vielleicht sogar einen Namen geben, zum Beispiel: »Mamazeit für Sara«. Es kann auch sehr gut funktionieren, ihnen ein Buch zu diesem Thema vorzulesen.

Eifersucht kann auch ganz anderer Art sein: Paul und Jan, zweieiige Zwillinge von 4 Jahren, haben sehr unterschiedliche Begabungen. Paul ist gut in Sport und körperlich sehr stark, womit er gern gegenüber seinem Bruder angibt. Jan leidet darunter, und wenn er seinen Frust loswerden muss, macht er Pauls Spielzeug kaputt oder versteckt es.

Empfehlungen:

- → Bringen Sie ihnen bei, dass beide ihre Qualitäten haben und dass Sie es nicht gut finden, wenn sie sich gegenseitig ärgern. Die Kinder werden diese Haltung übernehmen und sich auf die Dauer respektieren.
- → Stellen Sie nie ein Kind dem anderen als Vorbild hin. Das wird die Rivalität nur steigern. Preisen Sie jede Qualität unabhängig vom Können der anderen Hälfte.
- → Schenken Sie dem eifersüchtigen Kind besondere Aufmerksamkeit, und loben Sie es, wenn es etwas gut gemacht hat oder in etwas gut ist. Vermeiden Sie, es auf diese Gefühle anzusprechen, aber versuchen Sie herauszubekommen, was die Eifersucht hervorruft. In den meisten Fällen ist sie ein Hinweis auf etwas, was das Kind selbst haben oder können will.
- → In manchen Fällen zieht eines der Kinder mehr Aufmerksamkeit auf sich, weil es spontaner ist. Das kann bei dem anderen Kind Neid wecken oder den Eltern Anlass zu Schuldgefühlen geben. Widmen Sie dem schüchterneren Kind mehr Aufmerksamkeit, und ermutigen Sie es dazu, seine Meinung zu sagen. Bringen Sie den Geschwistern auch bei, dass sie abwechselnd sprechen sollen. Natürlich kommt es auch vor, dass es überhaupt kein Problem gibt: Manche Kinder sind sogar froh, dass das Geschwisterkind mehr beachtet wird. Machen Sie sich in diesem Fall keine Sorgen!
- → Überdenken Sie Ihre eigenen Gefühle hinsichtlich Ihrer Kinder. Es ist möglich, dass Sie sich mit dem einen besser fühlen als mit dem anderen oder dass Sie sich von einem instinktiv mehr angezogen fühlen. Diese Vorlieben verraten sich durch Gesten, Worte und Verhalten und die Kinder merken das! Wenn Sie es bei sich selbst wahrnehmen, versuchen Sie, die Ursache herauszufinden, und sprechen Sie offen mit Ihrem Partner oder einer Person Ihres Vertrauens darüber. Die Tatsache, dass Sie diese Gefühle erkannt haben, ist ein guter Anfang, um mit beiden Kindern eine enge und befriedigende Beziehung zu entwickeln.

Manchmal wird ein Elternteil bevorzugt, beispielsweise fühlt sich der Junge mehr zur Mutter und das Mädchen mehr zum Vater hingezogen. Oder eines der Kinder möchte, dass nur der Papa oder nur die Mama ihm hilft. Das kommt bei Mehrlingen häufiger vor als bei anderen Geschwistern. Vermutlich möchten sie sich so der exklusiven Aufmerksamkeit eines der Elternteile versichern. Das ist kein großes Problem. Denn es scheint die Entwicklung der eigenen Identität zu fördern und geht für gewöhnlich wieder vorbei. Es kann auch plötzlich zu einer Umkehr führen: Jetzt ist nicht mehr Papa der Liebling, sondern Mama!

Häufig ist es vollkommen in Ordnung, diese Wünsche und Ansprüche zu berücksichtigen, aber manchmal muss man sich einfach für die praktischste Aufgabenverteilung entscheiden.

Manchmal entsteht das Problem der Vorlieben schon in einer früheren Phase. Jessica erzählt:

»Beim Füttern unserer Zwillinge – ein Junge und ein Mädchen – habe ich immer unseren Sohn gefüttert und mein Mann unsere Tochter. Das kam dadurch, dass der Junge schlechter trank. Dennoch war es nicht sinnvoll, denn die Kinder wollten nach einem Jahr immer noch diese Aufteilung. Wenn er weinte, musste ich kommen, wenn sie hinfiel, rief sie nach ihrem Vater. Wir haben das mit viel Mühe durchbrechen können, indem sich jeder von uns immer mehr mit dem anderen Kind beschäftigte.«

Reinlichkeitstraining

Zwischen 20 und 36 Monaten lernt das Kind, seine Schließmuskeln zu beherrschen. Bei Zwillingen hat es keinen Sinn, früher damit anzufangen: Ein Alter von etwa 2 Jahren ist am besten. Mehr noch als ihr Alter zählt die Reife der Kinder. Sie müssen verstehen können, worum es geht.

Zur Orientierung kann man sagen, dass Kinder so weit sind, das Sauber- und Trockenwerden zu trainieren, wenn sie

- → ihren Körper in gewisser Weise zur Kenntnis nehmen und sich dafür interessieren, was aus ihm herauskommt;
- → sagen, dass sie eine nasse Windel haben oder Drang erkennen;
- → in einer Phase sind, in der es ihnen Spaß macht, ihren Eltern eine Freude zu machen und mit ihnen mitzuarbeiten.

Sie sollten für jedes Kind ein eigenes Töpfchen in unterschiedlicher Farbe kaufen, das Sie an die Stelle stellen, an der sie sich häufig aufhalten. Versuchen Sie, dieses Training in eine Zeit zu legen, in der es nicht zu viele Veränderungen in Ihrem Leben gibt, wie ein Umzug, ein neuer Babysitter oder den Start im Kindergarten, denn dies würde den Prozess stören. Und ab jetzt setzen Sie die Kinder einfach zu festen Zeitpunkten des Tages immer darauf: nach dem Frühstück, am Vormittag, kurz vor dem Mittagsschläfchen usw. Selbstverständlich loben Sie sie ausgiebig, wenn sie etwas ins Töpfchen gemacht haben, auch wenn es nur ein Zufallstreffer war. Allmählich werden sie verstehen, was dahintersteckt. Haben Sie Vertrauen, jedes Kind verfügt über ein angeborenes Bedürfnis, zu lernen. Außerdem werden sie gut mitarbeiten, denn sie merken, dass Sie das schön finden. Höchstwahrscheinlich wird eines der beiden Kinder schneller sein als das andere. Bei Jungen-Mädchen-Zwillingen ist das meist das Mädchen. Darum kann es eine gute Idee sein, mit ihr anzufangen, vielleicht folgt das andere Kind dann von allein. Manchmal dauert es, bis auch der Junge so weit ist. Es kann also sein, dass ein Kind es perfekt macht, während das andere keinerlei Interesse dafür zeigt. Dann ist es am einfachsten, es ihnen getrennt beizubringen, auch wenn Sie Drillinge oder Vierlinge haben. Schließlich müssen Sie die Bedürfnisse jedes Kindes im Auge behalten, und das gelingt besser mit immer nur einem zugleich.

Eineiige Zwillinge lernen meist etwa gleichzeitig, aufs Töpfchen zu gehen, bei zweieiigen kann das unterschiedlich sein.

Die Kinder lernen zunächst, tagsüber trocken zu sein und keine Windeln mehr zu tragen, und erst später auch nachts. Bei manchen Kindern hilft es, wenn die Eltern sie gegen Mitternacht einmal aufnehmen, damit sie zur Toilette können.

Vorschläge:

→ Vergleichen Sie die Zwillinge nicht miteinander und nehmen Sie nicht den Schnellsten zum Vorbild. Jedes Kind hat seinen eigenen Rhythmus. Vergleichen ist sehr schmerzlich für das Kind, das die größeren Schwierigkeiten mit etwas hat. Das führt dazu, dass es sich unterlegen fühlt, und steigert die Konkurrenz untereinander.

→ Ziehen Sie den Kindern während des Sauberkeitstrainings bequeme Sachen an und halten Sie immer etwas zum Wechseln bereit – kleine Unglücke lassen sich nicht vermeiden.

→ Wenn sie sich einmal an das Töpfchen gewöhnt haben, können Sie den Wechsel zur Toilette angehen. Es gibt jedoch Kinder, die sich nicht auf den großen Sitz trauen. Sie haben Angst, das Spülwasser könnte sie mitziehen. Hier schafft eine Kinderbrille Abhilfe, die Sie auf dem Toilettensitz anbringen können.

→ Es kann sein, dass Ihr Sohn oder Ihre Tochter, die nicht mehr in die Hose machen, dennoch wieder regelmäßig das Bett nässen. Das kann auf Spannungen hinweisen. Es ist nützlich, wenn Sie die Ursache herausfinden können. Manchmal müssen Sie einen Schritt zurück zu den Windeln machen und nach einiger Zeit erneut mit dem Reinlichkeitstraining beginnen. Meist handelt es sich um einen vorübergehenden Rückfall.

→ Manche Kinder, vor allem Jungen, lernen leicht, ihren Harndrang zu kontrollieren, aber nicht ihren Darm. Sie machen entweder in die Hose oder nur dann, wenn Sie ihnen eine Windel anziehen. Das weist auf Angst hin. Sie meinen nämlich, dass ihr Körper bei der Entleerung auseinanderfällt, denn sie haben noch nicht verstanden, dass Kot etwas ist, das man wegwerfen muss. Für sie ist er ein Teil ihres Körpers. Zeigen Sie Verständnis und erklären Sie die Körperfunktionen. Mit einem Kinderbuch zu diesem Thema geht das sehr gut. Es kann helfen, wenn Sie im Übergang noch eine Windel verwenden, wenn das Kind einen Drang verspürt, aber binden Sie diese immer ein Stück tiefer, damit sich das Kind irgendwann traut, den Kot in seinen Topf fallen zu lassen. Alle Kinder überwinden diese Angst früher oder später.

Die Entdeckung der Sexualität

Mehrlingskinder unterschiedlichen Geschlechts haben ausreichend Gelegenheit, die Unterschiede zwischen den Geschlechtern kennenzulernen. In diesem Alter kennen sie bereits ihre eigene sexuelle Identität: Sie sind ein Mädchen oder ein Junge. Sie verstehen jedoch noch nicht, dass dies etwas für immer und ewig ist. Wenn sie vier Jahre alt sind, glauben sie immer noch, das Geschlecht sei etwas, das veränderbar ist. Mit fünf Jahren jedoch wissen sie es schon besser. Kinder vergleichen ihre Geschlechtsorgane und stellen Fragen über die Unterschiede. Oft möchten sie sich auch gegenseitig anfassen.

Marianne, Mutter von zweijährigen Mädchenzwillingen und einem vierjährigen Sohn:
»Eines Tages sah ich, wie die Mädchen das Geschlecht meines Sohns anfassten, während sie in der Badewanne saßen. Ich sagte, sie sollten das lassen, woraufhin er bat: ›Lass sie doch Mama, mir gefällt das.‹ Ich wusste nicht, was ich machen sollte.«

Am besten begegnen Sie solchen Erkundungen so natürlich wie möglich. Die Kinder möchten gern wissen, wie der andere aussieht, so wie sie an allem interessiert sind, was sie umgibt. Sie sollten nur darauf achten, dass sie sich nicht gegenseitig wehtun oder beeinträchtigen.

Es kommt vor, dass Kinder masturbieren oder sich oft berühren. Das kann eine Möglichkeit der Entspannung sein, zum Beispiel, wenn sie fernsehen oder bevor sie schlafen gehen oder um Spannungen abzureagieren, obwohl es manchmal zur Obsession zu werden scheint. Im letzten Fall tun Sie gut daran, darauf zu achten, wann und warum das Kind dies tut. Wenn es dies auch in Gesellschaft tut, müssen Sie ihm erklären, dass dies sehr intime Dinge sind, die man nur macht, wenn man im eigenen Zimmer oder zu Hause ist.

Das ist auch die Phase der sexuellen Spielchen: Sie spielen Doktor oder Vater und Mutter, oder sie »schlafen miteinander«. Sie küssen und berühren sich, wie sie es bei Menschen in ihrer Umgebung sehen. Vergessen Sie nicht, dass wir in einer stark sexualisierten Gesellschaft leben, was in Anzeigen und Werbung sowie Filmen zu sehen ist. Die Kinder ahmen nach, was sie sehen, und diese Spiele sind Teil der sexuellen Entdeckungsreise. Sie sind weder schlecht noch verursachen sie körperliche oder geistige Schäden. Die Kleinen sind sich der Sexualität noch nicht so bewusst, wie wir Erwachsenen sie erleben. Verbieten Sie es nicht, aber lenken Sie sie ab, schlagen Sie andere Spiele vor und lesen Sie Kinderbücher mit ihnen zum Thema. Die können ihre Neugier auch befriedigen.

In dieser und der nächsten Phase finden sie es auch toll, schmutzige Wörter zu sagen: »Kacke«, »Pisse« etc. Auch Scherze wie »Opa hat einen Pimmel« sind jetzt beliebt. Diese Phase machen sie ebenfalls gemeinsam durch und so tauchen solche Wörter in ihren Gesprächen häufig auf. Das weist darauf hin, dass sie von Körperfunktionen und Sexualität fasziniert sind. Achten Sie einfach nicht so viel darauf. Wenn sie 6 oder 7 Jahre alt sind, verschwindet dieses Interesse. Dann kennen sie die Unterschiede, und Mädchen spielen dann lieber mit Mädchen und Jungen mit Jungen.

Schlafprobleme

In diesem Alter treten häufig Schlafprobleme auf. Die Kinder haben Albträume oder Ängste oder werden nachts wach. Tagsüber sind sie sehr aktiv: Sie rennen, reden, fragen ohne Pause, und sie lernen. Nachts können sie die Lawine an Erfahrungen und Eindrücken nicht verarbeiten und sind unruhig. Auch die nächtlichen Ängste vor Monstern, dem Dunkeln, dem Mond usw. haben hierin ihren Ursprung. Außerdem sind sie noch nicht in der Lage, zwischen Fantasie und Wirklichkeit zu unterscheiden. Ihre Gedanken sind für sie Realität und das macht sie noch furchteinflößender.

Schlafprobleme treten auch auf andere Weise auf: Manche Kinder wollen nicht ins Bett. Wenn es so weit ist, weigern sie sich, ins Bett zu gehen, und ersinnen 1001 Ausreden, um es aufzuschieben, von Durst bis noch einmal zur Toilette müssen. Sie machen das aus Angst, von den Eltern getrennt zu werden.

Vorschläge:

→ Seien Sie entschieden und freundlich zugleich, wenn es Zeit fürs Bettgehen ist. Sorgen Sie für ein angenehmes Programm aus Ritualen, das in einem »Ins Bett!« mündet. Das kann folgendermaßen aussehen: erst in die Badewanne, das macht schön schläfrig, dann eine Geschichte und schließlich gemeinsam die Vorhänge vorziehen und ein Lied singen. Durch die tägliche Wiederholung verringern diese Rituale die Angst vor der Trennung und vermitteln ein Gefühl der Sicherheit. Zeigen Sie keine Eile und nehmen Sie sich Zeit für diese Aufgabe. Es ist sehr gut, wenn Ihr Partner auch daran teilnimmt.

→ Wenn die Kinder protestieren, sobald Sie das Zimmer verlassen wollen, bleiben Sie bei ihnen, bis sie schlafen. Bei einigen Kindern funktioniert das und schon bald werden sie nicht mehr darum bitten, dass Sie dableiben. Mehr als einmal entstehen allerdings Probleme, weil sie immer weiterplappern und sich nicht dem Schlaf überlassen. Dann sollten Sie doch besser das Zimmer verlassen und in der Nähe bleiben. Sie können Wäsche zusammenlegen oder das Badezimmer aufräumen oder Ähnliches. Die vertrauten häuslichen Geräusche beruhigen sie und sie wissen, dass Sie ganz nah sind. Ein anderes Hilfsmittel ist, ihnen zu versprechen, dass Sie nach fünf Minuten noch ein Küsschen vorbeibringen. Halten Sie dieses Versprechen immer ein! Sie können die Wartezeit immer länger machen, dann werden sie sicher eingeschlafen sein, bevor Sie ins Zimmer zurückkommen.

→ In dieser Zeit entstehen leicht schlechte Gewohnheiten. Kinder haben nämlich schnell heraus, dass Sie ihrem Jammern nachgeben. Ein Beispiel: Angenommen, Sie können nicht ertragen, dass Ihre Kinder weinen, dann erreichen sie damit, dass das Zubettgehen aufgeschoben wird oder dass Sie sie auf dem Sofa schlafen lassen. Damit beherrschen die Kinder die Situation und nicht Sie! Wenn das einmal vorkommt, ist es kein Problem, aber verhindern Sie, dass es zur alltäglichen Gewohnheit wird.

→ Wenn sich doch schlechte Gewohnheiten eingeschlichen haben und Sie möchten diese ändern, sollten Sie mindestens zwei Wochen lang eine andere Strategie ausprobieren. Stimmen Sie die neuen Regeln mit Ihrem Partner ab, damit Sie sich gegenseitig stützen können.

Andere Kinder haben kein Problem mit dem Zubettgehen, aber sie spuken nachts herum: Sie werden mehrfach wach, schlafen nur schlecht wieder ein oder kommen aus dem Bett, um in Papas oder Mamas Bett zu schlüpfen. Das ist für Sie als Eltern sehr unangenehm. Im Alltag haben Sie mit Ihren Zwillingen genug zu tun, sodass Sie Ihren Schlaf dringend brauchen. Beenden Sie diese nächtlichen Ruhestörungen so schnell wie möglich, aber finden Sie erst heraus, woran es liegt: Schlafen sie leicht oder unruhig, wachen sie erschrocken auf? In einem solchen Fall brauchen sie Sicherheit und Liebe. Oder wollen sie damit nur Aufmerksamkeit auf sich ziehen? Es gibt eine ganze Reihe von Faktoren, die das kindliche Verhalten beeinflussen. Dabei ist es notwendig, entschlossen und liebevoll aufzutreten.

Empfehlungen:

→ Schauen Sie nach, wenn das Kind weint und nicht von allein wieder einschläft. Trösten Sie es und sprechen Sie leise mit ihm, ohne das Licht anzumachen oder es aus seinem Zimmer zu holen. So vermeiden Sie, dass es wach wird und das Ganze als Spaß betrachtet, wodurch dieses Verhalten verstärkt würde. Wenn das Kind nochmals wach wird, nehmen Sie es mit in Ihr Bett oder schlafen Sie in einem gesonderten Bett in seinem Zimmer. Auf diese Weise ist die Nachtruhe aller Beteiligten besser. Wenn beide Kinder unruhig schlafen und oft aufwachen, können Sie sich entscheiden, abwechselnd mit Ihrem Partner in ihrem Zimmer zu schlafen. Es gibt auch Eltern, die ihre Kinder in ihrem Bett schlafen lassen. Jede Familie muss eine Lösung finden, die zu ihr passt. Das Phänomen tritt nur vorübergehend auf, denn die Kinder verlieren ihre Angst, wenn sie größer werden. Versuchen Sie daher auch nach einer Weile, sie wieder zusammen in ihrem eigenen Zimmer schlafen zu lassen. Wenn Sie dies als wichtigen Schritt einführen (»Ihr seid ja schon **so** groß!«), reagieren Kinder meist sehr positiv.

→ Für Kinder ab vier Jahren gibt es noch einen sehr wirkungsvollen Trick, nämlich eine Belohnung für jede Nacht ohne Zwischenfall. Auf einem großen Blatt Papier an der Wand in ihrem Zimmer halten Sie den Punktestand mithilfe von Sternchen fest. Bei einer bestimmten Anzahl Sternchen bekommen sie eine Überraschung. Dabei müssen Sie gut darauf achten, dass Sie nicht die Nächte betonen, in denen etwas schiefgegangen ist, sondern die guten belohnen.

Unterschiedliche Schlafmuster

Bei Mehrlingen können die Schlafmuster sehr voneinander abweichen. Ein Kind braucht mehr Schlaf als das andere. Sie tun gut daran, die Bedürfnisse der einzelnen Kinder zu berücksichtigen und sie zu unterschiedlichen Zeiten ins Bett zu legen. Das hat außerdem den Vorteil, dass dies den Eltern ermöglicht, sich eine Zeit lang ausschließlich mit einem Kind zu beschäftigen. Ein Nachteil ist, dass ihnen selbst weniger Zeit für sich bleibt.

Wenn die Schlafrhythmen der Kinder sehr stark voneinander abweichen und sie sich gegenseitig beeinträchtigen, sollten sie jeweils ein eigenes Zimmer bekommen.

Doch das ist nicht immer möglich, wie diese Mutter erzählt:
»Lena und Sophie, eineiige dreijährige Zwillinge, teilen sich ein Zimmer. Lena will immer noch ein bisschen erzählen, bevor sie einschläft, aber Sophie ist zu dieser Zeit erschöpft und will schlafen. Ich habe versucht, sie getrennt zu legen, aber das möchten sie nicht. Sophie erträgt dann eben das Geplapper ihrer Schwester eine halbe Stunde lang und nach einiger Zeit schlafen beide tief und fest.«

Es kann verschiedene Möglichkeiten geben: Ein Kind schläft nach kurzer Zeit fest und ohne Probleme, während das andere sich im Bett herumwälzt und nicht einschlafen kann. Eine Mutter dreijähriger Drillinge:

»Zwei meiner Töchter schlafen einfach gut. Die dritte kann jedoch nur in meinen Armen und in meinem Bett einschlafen. Danach lege ich sie in ihr eigenes Bett. Sie war die kleinste der drei und auch die längste Zeit von allen im Brutkasten. Ich glaube, so holt sie die verlorene Zeit auf. Obwohl es etwas unbequem ist, mache ich mir darüber keine Sorgen. Ich nehme an, auch sie wird irgendwann lernen, allein zu schlafen.«

Eineiigen passiert es schon mal, dass sie im selben Moment von derselben Angst überfallen werden, oft zum großen Erstaunen der Eltern:
»Victor und Janis, 2 Jahre, gerieten am selben Tag in Panik, als ich bei ihnen das Licht ausmachte. Sie hatten immer im Dunkeln geschlafen, deswegen erstaunte es mich ziemlich, und umso mehr, da sie beide zum genau gleichen Moment von dieser Angst überfallen wurden. Jetzt lassen wir ihnen ein Nachtlämpchen an.«

In diesem Fall ist es gut, ihnen ein Nachtlämpchen zu geben, aber drehen Sie eine immer schwächere Glühlampe hinein, damit sie sich schließlich daran gewöhnen, im Dämmerlicht zu schlafen. Viel Licht im Schlaf verhindert eine gute Nachtruhe.

Die meisten Kinder dieses Alters haben gemeinsam ein Zimmer, sowohl Zwillinge als auch Drillinge. Eltern entscheiden sich bei Letzteren häufig für ein Bett, das mit den Kindern »mitwächst«. Im Allgemeinen ist es schön, wenn die Kinder sich ein Zimmer teilen: Sie haben weniger Ängste und sie können sich gegenseitig trösten, ohne dass die Eltern eingreifen müssen. Oder ein Kind hilft dem anderen, wenn es zur Toilette muss und Angst hat im Dunkeln. Hand in Hand mit einem anderen fühlt sich jeder stärker gegenüber den beeindruckenden Schatten auf dem Flur!

Aufmerksamkeit teilen

Alle Mehrlingseltern werden täglich mit dem Problem konfrontiert, ihre Aufmerksamkeit teilen zu müssen. Von den Zwillings- und Drillingseltern halten dies 42 bzw. 52 % für einen Minuspunkt. Wenn sie einem Kind Aufmerksamkeit schenken, verlangt auch das nächste danach oder stört die Intimität des Augenblicks zwischen dem Elternteil und dem Geschwisterkind. Dadurch ist es sehr schwierig, mit jedem der Kinder intime Momente zu pflegen. Vater und Mutter werden häufig von Gewissensbissen gequält, dass sie die Aufmerksamkeit nicht gerecht aufteilen: Immer gibt es ein Kind, das weniger bekommt, sei es durch seinen Charakter oder durch Manipulation des Geschwisterkindes. Dadurch entstehen Schuldgefühle bei den Eltern.

Zwar müssen Sie bei Kindern unterschiedlichen Alters Ihre Aufmerksamkeit auch verteilen, aber da sie nicht gleichzeitig in derselben Phase stecken, haben sie unterschiedliche Bedürfnisse und sind leichter zufriedenzustellen.

Eine Studie des Psychologen Hugh Lytton (1921–2002) der University of Calgary, Kanada, verglich die Situation von Eltern mit Zwillingen und Eltern mit zwei Kindern unterschiedlichen Alters. Er stellte fest, dass dem ersten Elternpaar bezüglich Zeit, Einsatz und Geduld doppelt so viel abverlangt wird: Mit anderen Worten: Ihre Belastung ist viel größer als die anderer Eltern. Für sie ist die ständige Aufmerksamkeit viel mühsamer, ganz abgesehen von deren gerechter Verteilung. Es geht nicht nur darum, sie so gut wie möglich, sondern auch in ausreichender Menge zu verteilen. Die Mehrheit der Mehrlingseltern wünscht sich mehr Zeit für ihre Kinder.

Die Mehrheit der Mehrlingseltern wünscht sich mehr Zeit für ihre Kinder.

Helena, die zweijährige Drillinge hat, bringt dies sehr gut zum Ausdruck: *»Mich schmerzt am meisten, dass ich ihnen nicht geben kann, was sie verdienen: Ich muss all meine Sorge, meine Liebe, meine Aufmerksamkeit auf sie verteilen. Wenn meine Töchterchen die Arme ausstrecken, um hochgehoben zu werden, kann ich nicht alle drei in die Arme nehmen, und das bricht mir das Herz.«*

Es gehört dazu, wenn man Mehrlinge hat, dass man die Aufmerksamkeit aufteilen muss. Mit ein wenig Anstrengung können Sie schon auch intime Augenblicke mit jedem Einzelnen schaffen. Die sind sowohl für die Kinder als auch für die Eltern sehr wertvoll und vermindern die Schuldgefühle.

Vorschläge:

→ Versuchen Sie, Aufmerksamkeit nicht zu messen – Sie können sie nämlich nicht in gleichmäßige Portionen teilen. Behandeln Sie die Kinder als einzelne Individuen mit jeweils eigenen Bedürfnissen.

→ Eines der Kinder kann höhere Ansprüche stellen oder eine schwächere Gesundheit haben und Ihre Aufmerksamkeit einfordern. Sie können das beim anderen Kind ausgleichen, indem Sie es in die Arme nehmen, wenn seine andere Hälfte schläft.

→ Schaffen Sie im Alltag Rituale, die Ihnen ermöglichen, mit jedem Kind einzeln allein zu sein. Lassen Sie sie zum Beispiel abwechselnd in der Küche »helfen«, oder richten Sie einen Augenblick kurz vor dem Schlafengehen ein, in dem Sie kurz mit jedem Kind allein sind. Sie können sich eine Weile auf die Bettkante setzen, um zu reden. Ein Kind möchte gekitzelt werden, das andere vielleicht lieber ein Lied hören ...

- Richten Sie das System »Jedem Kind einen eigenen Tag« ein. Bei Drillingen kann zum Beispiel jedes Kind zwei eigene Tage in der Woche haben, etwa Montag und Donnerstag. An »seinem« Tag darf es im Auto am Fenster sitzen, den Fernseher einschalten und das Programm aussuchen oder die Geschichte vor dem Schlafengehen aussuchen usw. Der Sonntag gehört natürlich den Eltern. Sie werden schnell wissen, welcher Tag ihnen gehört, und so vermeiden Sie eine Menge Diskussionen und Streitereien. Häufig ist morgens die erste Frage: »Wer ist heute dran?« – ein Kalender, bei dem die Tage mit Farben angegeben werden (jedes Kind hat seine eigene Farbe), ist dabei sehr praktisch.
- Wenn eines der Kinder weint und das nächste seinem Beispiel folgt, um dasselbe Ziel zu erreichen, lassen Sie Letzteres kurz links liegen und kümmern Sie sich um das Kind, das wirklich Ihre Aufmerksamkeit braucht. Wenn dieses aufgehört hat, zu schluchzen, können Sie sich wieder dem anderen zuwenden, ohne auf dessen Heulen einzugehen. Es geht darum, positives Verhalten zu belohnen.
- Stimulieren Sie den Kontakt zwischen Ihren Kindern und anderen erwachsenen Verwandten, wie Großeltern und Paten, sowie Freunden. Eine herzliche Beziehung zu einem Onkel oder einer Tante kann das Fehlen elterlicher Aufmerksamkeit auffangen und in schwierigen Zeiten sehr wichtig sein für das Kind. Für die Eltern ist es eine Erleichterung, wenn ihre Kinder auf Liebe und Unterstützung anderer zählen können.
- Unternehmen Sie mit jedem Kind einzeln etwas, auch wenn die Kinder es lieber zu zweit oder dritt möchten. Das ist eine wichtige Möglichkeit zu besonderem individuellem Kontakt.

Aus der Forschung:
Im Vergleich zu Einlingen haben Zwillinge weniger Bedürfnis nach Lieblingsgegenständen wie einem Teddybären oder einer Schmusedecke. Dafür gibt es eine Erklärung: Ein solches Maskottchen dient dem Bedürfnis nach Sicherheit und Gesellschaft. Bei Zwillingen ist dies weniger ausgeprägt, weil sie immer ihren Bruder oder ihre Schwester in der Nähe wissen.

18 4 bis 6 Jahre

Dieser Zeitraum ist voller neuer und wichtiger Meilensteine: Die Kinder ziehen sich nun selbst an, sie waschen sich (fast) ohne Hilfe, gehen in einem Laden in der Nachbarschaft einkaufen, nehmen ein Telefongespräch an, können ohne Hilfe von Erwachsenen miteinander spielen und ihr Schulleben beginnt.

In diesem Alter sind die Kinder sozialer; sie helfen gern mit, können sich in einen anderen Menschen hineinversetzen und sind weniger ungeduldig. Sie verstehen, dass ihre Eltern nicht immer sofort zur Verfügung stehen oder gerade keine Zeit haben. Sie haben weniger Wutanfälle, da sie sich nun besser mit Worten äußern können. Sie sind selbstständiger und die Zeit der intensiven Betreuung ist vorbei. Die Kinder genießen es, den Eltern ihre Erfahrungen mitzuteilen, ihr neues Können zu zeigen und alles Mögliche gemeinsam zu unternehmen.

Ihre Beziehung: einzigartig und besonders

Die Beziehung zwischen Zwillingen, Drillingen oder Mehrlingen ist ganz besonders und einzigartig. Die Geschwisterkinder helfen einander, die Welt zu erkunden, und erklären sich gegenseitig Dinge und Situationen, die sie noch nicht verstehen.

Annika, Mutter von Junge-Mädchen-Zwillingen im Alter von 6 Jahren erzählt:
»Die Zwillinge packten ihre Taschen für ihr erstes Zeltlager. Ich hörte, wie sie ihn fragte: ›Glaubst du, dass im Wald Bären sind?‹ Ihr Bruder musste einen Moment darüber nachdenken und sagte dann: ›Ich glaube nicht, aber wenn es welche gibt, klettern wir auf einen Baum. Die Bären sind viel zu schwer, um klettern zu können.‹ Diese Erklärung beruhigte seine Schwester vollkommen. Ich war gerührt.«

Einen Zwillingsbruder oder eine -schwester zu haben bedeutet für beide in vielen Momenten ihres Lebens eine große Stütze. Eineiige Zwillinge verbringen in der Regel den größten Teil ihrer Zeit zusammen. Wenn sie in verschiedenen Kindergartengruppen untergebracht sind, suchen sie sich in den Pausen sofort und verlieren sich nicht aus den Augen. Das ist verständlich, denn sie sind gern zusammen. Wahrscheinlich holen sie auf diese Weise die Zeit auf, die sie getrennt voneinander verbringen. Meistens haben sie gemeinsame Freunde. Es kann vorkommen, dass sie beide mit einem anderen spielen, um danach doch wieder zusammen zu enden. Sie erfassen einander gefühlsmäßig so gut, dass es für ein anderes Kind schwierig sein kann, sich in ihr Spiel einzubringen.

Einen Zwillingsbruder oder eine -schwester zu haben bedeutet für beide eine große Stütze.

Zweieiige Zwillinge schließen in dieser Phase Freundschaft mit anderen Kindern. Das tut ihrer Beziehung untereinander keinen Abbruch, denn oft suchen sie sich zu einem bestimmten Moment wieder. Aber weil sie unterschiedliche Charaktere haben, suchen sie sich beide einen Freund, der gut zu ihren Lieblingsbeschäftigungen passt. Die Unterschiede in ihrer Persönlichkeit werden immer deutlicher.

Noch einmal Annika, Mutter eines Jungen und eines Mädchens von 6 Jahren:
»Er spielt am liebsten draußen: Hütten bauen, Fußball usw. Sie ist lieber zu Hause und spielt ganze Nachmittage lang mit einer Freundin Vater-Mutter-Kind. Es macht Spaß, zu sehen, wie sie allmählich ein eigenes Leben bekommen, obwohl sie immer noch dicke Freunde sind.«

Dank ihres engen Kontakts lernen Zwillinge sehr früh, zu verhandeln und Kompromisse zu schließen. Bei Jungen-Mädchen-Zwillingen sieht man schon in jungen Jahren die Unterschiede in ihren Interessen, die als charakteristisch für ihr Geschlecht betrachtet werden (hierbei haben die Gene mehr Einfluss als die Erziehung!).

Laura, Mutter eines Jungen und eines Mädchens von 6 Jahren, erzählt folgendes Beispiel:
»Die Kinder spielen sehr viel zusammen. Es ist spannend, zu sehen, wie sie Kompromisse für ihre unterschiedlichen Wünsche schließen. Sie ist verrückt nach Puppen und spielt, dass sie ein Waisenhaus hat für Babys, die im Stich gelassen wurden. Er liebt Piraten und Kriege und baut ein Schlachtfeld gleich neben ihrem Waisenhaus auf. Und dann beginnen die Verhandlungen: Sie protestiert wegen der vielen Armeen und er beschwert

sich über die vielen Babys. Aber wenn sie einverstanden ist, dass noch eine Armee hinzukommt, darf sie noch ein neues Waisenkind aufnehmen. Und so einigen sie sich.«

Wenn es drei sind

Bei Drillingen können sich verschiedene Situationen ergeben. Eine davon ist, dass die Drillinge eine sehr enge Beziehung haben und den größten Teil der Zeit miteinander verbringen.

Karina, Mutter 5-jähriger Drillinge (zwei Jungen, ein Mädchen):
»Sie verstehen sich gut. Je nach ihren Aktivitäten spielen sie miteinander oder auch nicht. Wenn die Jungs mit ihren Autos spielen, sucht sich das Mädchen eine eigene Beschäftigung. Das findet sie nicht schlimm, denn sie zeichnet unheimlich gern und ihre Brüder nicht. In anderen Momenten spielt sie mit einem der Jungen und der dritte macht etwas anderes. Außerdem spielen sie auch oft zu dritt. Jeder mit einer fest umrissenen Rolle: Der eine ist Mechaniker, der andere Konstrukteur und der dritte sorgt für die Kreativität. Sie nutzen ihre jeweiligen starken Seiten. Es gibt keinen Anführer und sie können sehr gut Kompromisse schließen. Beispielsweise soll jedes Kind montags im Kindergarten vom Wochenende berichten. Weil sie in einer Gruppe sind, ist es für sie schwierig, die Aufmerksamkeit der anderen Kinder festzuhalten, weil sie alle drei dasselbe erleben. Aber sie haben sich eine Lösung dafür ausgedacht: Am Sonntagabend im Bett – sie schlafen alle in einem Zimmer – überlegen sie, wer was erzählt ... Du erzählst, wie ... und ich ... Ihre Erzieherin ist erstaunt, denn es scheint, als hätten alle drei ganz unterschiedliche Wochenenden gehabt.«

Es kann auch vorkommen, dass sich zwei der Drillinge besser verstehen und viel miteinander spielen, während das dritte Kind seinen eigenen Weg geht und eigene Freunde sucht. Aber in schwierigen Momenten suchen sie sich wieder und unterstützen sich bedingungslos. Oft wechseln die Beziehungen auch: Mal ist eines der Kinder mehr allein, mal ein anderes. Wenn immer nur dasselbe Kind außen vor ist, könnte es sich um ein Problem handeln.

Lydia, Mutter von Drillingen (5 Jahre) erzählt:
»Meine Drillinge (zwei Mädchen und ein Junge) spielen in letzter Zeit nicht gut miteinander. Mein Sohn ist leicht hyperaktiv und deswegen lassen ihn die Mädchen nicht mitspielen. Ich finde das schlimm für ihn, denn ich

sehe, dass er sich ausgeschlossen und allein fühlt. Mein Mann und ich versuchen, Dinge mit ihm und einem der Mädchen zu tun, damit sich ihre Beziehung ein wenig verbessert. Ich lade auch oft Freunde von ihm zum Spielen ein. Das hilft ein wenig, aber die Situation bleibt schwierig.«

In diesem Fall muss einer der Drillinge kämpfen, weil er ausgeschlossen wird. Diese Situation kann sich auch bei zweieiigen Drillingen ergeben (bestehend aus eineiigen Zwillingen und ihrem Drillingsbruder oder -schwester).

Antje, Mutter von Jungen-Drillingen, darunter eineiige Zwillinge, berichtet:
»Der Drillingsbruder ähnelt den Zwillingen physisch überhaupt nicht; er ist groß und kräftig, während die Zwillinge klein und schlank sind. Es gab eine Phase, in der er nicht mehr essen wollte, damit er seinen Brüdern ähnlicher würde. Und auch beim Spielen gibt es Unterschiede: Seine Brüder haben immer die gleichen Einfälle und wissen blindlings, was der andere fühlt. Er steht oft außen vor.«

Dasselbe Geschlecht haben, aber nicht von derselben biologischen Herkunft sein (Zygosität), kann Einsamkeitsgefühle hervorrufen und das Gefühl, ausgeschlossen zu sein. Es ist nicht leicht, mit zwei Brüdern zusammenzuleben, die Hobbys, Interessen und sogar Gedanken teilen. Wenn das dritte Kind anderen Geschlechts ist, scheint die Situation leichter.

Anja, Mutter von Drillingen (eineiige Mädchenzwillinge und ein Drillingsbrüderchen), erzählt:
»Die Mädchen verstehen sich ausgezeichnet, aber auch die Beziehung zu ihrem Bruder ist gut. Vielleicht hilft dabei auch, dass eines der Mädchen mit ihm in einer Gruppe ist. Ihre Schwester ist in einer anderen. Manchmal finde ich es schade, dass die Mädchen nicht in derselben Gruppe sind, aber für ihn ist es von Vorteil, denn es stärkt ihre Beziehung.«

Drei ist eine schwierige Zahl. Es gibt Momente, in denen harmonisch gespielt wird, aber auch viele andere, in denen Schreien und Schlagen an der Tagesordnung sind.

Mareike, Mutter vierjähriger Mädchendrillinge, erzählt:
»Manchmal können sie sehr schön miteinander spielen, vor allem morgens früh. Aber wenn zwei zusammen spielen, kommt immer der Moment, in dem sich die Dritte in ihr Spiel einmischt. Und dann ist der Teufel los! Es ist nicht leicht, in solchen Momenten einen kühlen Kopf zu bewahren, aber

ich habe mir einen Trick ausgedacht: Im Wohnzimmer habe ich eine Ecke eingerichtet, die nur zum Alleinspielen ist. Wenn eine der drei etwas machen möchte, ohne dass die anderen beiden sie dabei stören, kann sie sich dahin zurückziehen. Die anderen wissen mittlerweile, dass es verboten ist, denjenigen, der in dieser Ecke sitzt, zu stören.«

Bei Vierlingen bilden sich meist zwei Gruppen: Wer aufgrund seiner Interessen und Hobbys gut miteinander auskommt, findet sich zum Spielen zusammen. Diese Gruppen verändern sich meist im Laufe der Zeit, je nachdem, wie sich die Kinder entwickeln.

Vorschläge:

→ Teilen Sie den Tag in »Stücke« (vor allem am Wochenende und in den Ferien). Wenn die Augenblicke, in denen die Kinder miteinander spielen, sich mit anderen abwechseln, in denen sie zum Spielplatz gehen oder Ihnen in der Küche »helfen«, nehmen die Streitereien ab.

→ Wenn sie ständig streiten, sollten Sie dafür sorgen, dass sie weniger Zeit miteinander verbringen. Versuchen Sie, es so zu regeln, dass jedes Kind mit eigenen Freunden spielt bzw. eines bei einem Freund zu Hause und das andere im eigenen Haus mit einem Freund. In diesem Alter kann man auch schon in einen Verein gehen (Sport, Musik etc.). Eineiige Zwillinge haben meist dieselben Interessen, zweieiige nicht. Entscheiden Sie auf Grundlage der Vorliebe jedes Kindes.

→ Vergleichen Sie die Zwillinge so wenig wie möglich miteinander, Bemerkungen wie »Schau doch mal, wie schön dein Bruder das macht, jetzt du noch« oder »Warum bist du nicht so ordentlich wie deine Schwester?« steigern die Rivalität untereinander. Vermeiden Sie auch, dass ein Kind dem anderen helfen muss, vor allem, wenn es immer dasselbe Kind ist, das diese Rolle bekommt. In diesem Fall sollten lieber die Eltern helfend eingreifen.

→ Gehen Sie dazwischen, wenn eines der Kinder in eine Tätigkeit vertieft ist und vom anderen gestört wird. Machen Sie dann etwas mit diesem Kind. Es ist auch hilfreich, eine Ecke für stille Beschäftigungen zu schaffen. Die Kinder lernen dann, ihr Brüderchen oder Schwesterchen nicht zu stören, wenn es beschäftigt ist.

Ein anderes Merkmal für ihre Beziehung ist ihre Solidarität. Meist ist diese sehr groß. Das merkt man, wenn man eines der Kinder bestraft. Fast immer kommt ihm das andere Kind zu Hilfe, sogar wenn man es bestraft, weil es das Geschwisterkind stört!

Sandra erzählt:
»Peter und Paul, 6 Jahre, haben jeden Tag mindestens einmal Streit. Paul

neigt dazu, seinen Bruder zu schlagen, aber wenn ich ihn dann dafür bestrafe, eilt Peter ihm zu Hilfe und versucht mich davon zu überzeugen, das nicht zu tun!«

Dies ist sehr charakteristisch für eineiige Zwillinge und Mehrlinge und macht es nicht leichter, ihr Verhalten zu korrigieren. Wenn die Mutter beschließt, eines der Kinder aus dem Zimmer zu schicken, weint nicht nur dieses Kind herzzerreißend, sondern auch dasjenige, das noch bei ihr ist.

Einigkeit macht stark!

Ein Problem, mit dem viele Mehrlingseltern konfrontiert werden, ist, dass es schwierig ist, ihren Kinder Gehorsam beizubringen. Sie hören einfach nicht so leicht wie Einlinge. Die Eltern bekommen das Gefühl, dass ihre Bemerkungen nicht so durchkommen wie bei Eltern mit Kindern unterschiedlichen Alters.

Und das stimmt auch: Zwillinge hören mehr auf ihre andere Hälfte als auf Erwachsene! Ihr Halt und ihre Stütze sind der Zwillingsbruder oder die Zwillingsschwester und nicht die Eltern.

Außerdem: Einigkeit macht stark; gemeinsam fühlen sie sich stark und sie trauen sich, Vater oder Mutter die Stirn zu bieten. Sätze wie »Wir wollen nicht …« oder »Wir denken, dass …«, sind Eltern von Zwillingen nur zu vertraut. Wenn Sie dieses Problem erkennen, gibt es ein paar einfache Tricks, um das zu vermeiden:

- Geben Sie jedem Kind eine eigene Aufgabe. Wenn sie zum Beispiel gemeinsam ihr Spielzeug aufräumen sollen, ist es sehr wahrscheinlich, dass sie es nicht tun oder wieder anfangen zu spielen. Wenn sie den Auftrag gemeinsam erhalten, fühlt sich keiner verantwortlich. Also müssen Sie Ihre Taktik ändern: Rufen Sie einen nach dem anderen zu sich, und sagen Sie jedem Kind einzeln, was es tun soll. Trennen Sie die Aufgaben: Während ein Kind das Spielzeug aufräumt, muss das andere sich schon mal fertig machen, um ins Bett zu gehen. Wenn dieses Kind so weit ist, macht sich das andere daran, sich auszuziehen und zu waschen, und der Bruder oder die Schwester bringt die Aufräumaufgabe zu Ende.
- Lassen Sie sich nicht auf Bemerkungen ein wie »Wir wollen nicht …«, sondern bestehen Sie darauf, dass jedes Kind seine eigene Meinung äußert.
- Passen Sie Ihre erzieherischen Maßnahmen dem Charakter jedes Kin-

des an: Von einem Wirrkopf können Sie nicht das Gleiche erwarten wie von einem ordentlicheren Typ. Wenn die Kinder nach dem Warum fragen, erklären Sie es ihnen unumwunden. Das wird der Entwicklung der Identität der einzelnen Kinder zugute kommen und vermeiden, dass sie sich gegen die Eltern »verschwören«.

- Unternehmen Sie etwas mit jedem Kind einzeln. Das ist in allen Phasen ihrer Entwicklung ausgesprochen wichtig, weil es die Beziehung zwischen den Eltern und jedem einzelnen Kind stärkt. Gehen Sie beispielsweise getrennt mit jedem neue Kleidung einkaufen. So kann jeder etwas nach seinem Geschmack auswählen. Unterschiedlich gekleidet sein hilft auch bei der Entwicklung der eigenen Persönlichkeit und erleichtert der Umgebung, sie auseinanderzuhalten. Bleiben Sie jedoch realistisch: Bei eineiigen Zwillingen ist es wahrscheinlich, dass sie doch dasselbe auswählen! Ihre Geschmäcker unterscheiden sich schließlich nur wenig. Das müssen Sie respektieren. Ein guter Kompromiss kann sein, dass sie dieselbe Kleidung tragen dürfen, aber in verschiedenen Farben.

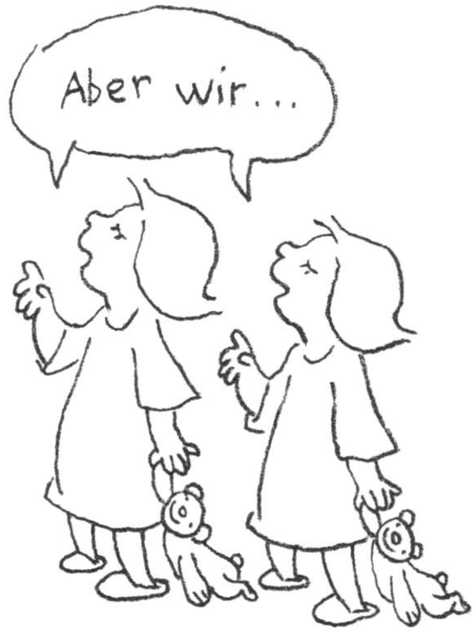

Wegen der starken Bindung zwischen ihnen fühlen sich auch Eltern manchmal ausgeschlossen. Davon berichten diese Eltern eineiiger Zwillinge von 5 Jahren:
»Wir haben ein großes Problem. Unsere Töchter hören nicht auf uns. Den ganzen Tag, vom Aufstehen bis zum Schlafengehen, reden sie nur miteinander und denken sich gemeinsam Spiele aus. Wir kommen uns vor wie

Fremde. Wenn wir versuchen, an ihrem Gespräch teilzunehmen, antworten sie nicht und schwatzen einfach miteinander weiter. Es hat aber schon ein bisschen geholfen, dass sie im Kindergarten jetzt in verschiedenen Gruppen sind. Sie haben mehr Freundinnen, wenn auch dieselben. Die dürfen mitmachen, aber sie sind immer zusammen. Wir machen uns Sorgen darüber, wie das in Zukunft wird, wenn sie getrennt studieren sollen oder reisen oder so.«

Diese Erfahrung unterstreicht, was ich bereits in früheren Kapiteln beschrieben habe: Zwillinge haben für gewöhnlich eine sehr starke Beziehung zueinander, stärker sogar als zu ihren Eltern. Sie müssen das verstehen und akzeptieren.

Zur Vorbereitung auf die Zukunft haben diese Eltern schon einen wichtigen Schritt gemacht, indem sie die Kinder in unterschiedlichen Gruppen untergebracht haben. So gut wie sicher werden sie »parallele Leben« führen, wenn sie groß sind, was es ihnen ermöglichen wird, in engem Kontakt zu bleiben wie viele erwachsene Zwillinge (siehe Kapitel 21).

DREI

Während sich der Vater über die Zukunft seiner Töchter sorgt, spricht die Mutter noch einen weiteren Punkt an:
»Weil sie immer zusammen spielen und so ihre Zeit verbringen, fühle ich mich oft ausgeschlossen. Ich würde so gern einen größeren Teil ihres Lebens ausmachen. Obwohl sie erst 5 sind, scheinen sie an sich selbst genug zu haben.«

Ich empfehle der Mutter, sich nicht in sich zurückzuziehen, sondern sowohl mit ihnen zusammen als auch mit jedem Kind individuell Aktivitäten zu unternehmen. So kann sie sich Zugang zum Leben ihrer Töchter verschaffen, denn man darf nicht vergessen, dass Zwillinge, so innig und manchmal exklusiv ihre Beziehung auch ist, dennoch wie alle anderen Kinder den Kontakt zu den Eltern brauchen.

Die Zwillinge und andere Kinder in der Familie

Manchmal mauern Zwillinge gegen andere Kinder aus der Familie. Die Zwillinge sind so miteinander verbunden, dass die anderen nicht an ihrem Spiel teilnehmen dürfen. Oft entstehen zwei Lager, vor allem, wenn es Streit gibt: die Zwillinge und die anderen. Dies kommt häufig bei eineiigen Zwillingen und zweieiigen desselben Geschlechts vor.

Leonie, Schwester eineiiger Zwillinge, erzählt:
»Wir waren schon zu dritt, als die Zwillingsschwestern geboren wurden. Von klein an spielten sie zusammen und wir mussten uns nach ihnen richten. Meine Schwester und ich sind sehr geduldig, wodurch es uns gelang, einen Teil ihres Lebens auszumachen, aber das war nicht leicht.«

Ein einzelnes Brüderchen oder Schwesterchen ist in keiner leichten Situation. Sie können ihm helfen, wenn Sie auch mit diesem Kind ab und zu allein weggehen und Freunde und Freundinnen von ihm oder ihr nach Hause einladen.

Ein ausgezeichneter Plan ist auch, Aktivitäten so zu organisieren, dass dieser Bruder oder diese Schwester mit einem der Zwillinge zusammen ist. Zum Beispiel Einkäufe erledigen oder Mama helfen oder, wenn sie dieselben Vorlieben teilen, diese beiden gemeinsam in einen Verein gehen zu lassen, wie im Folgenden zu lesen ist.

Helena hat zweieiige Zwillinge von 5 Jahren und einen siebenjährigen Sohn:
»Meine drei Jungs sind verrückt auf Fußball und sie besuchen gemeinsam einen Verein. Jeden Samstag verbringen wir dort, wir gehen zu Turnieren und so. Dank dieses Hobbys ist der Ältere nicht isoliert. Logischerweise spielen seine Brüder etwas mehr zusammen, aber er gehört auch zu dem Grüppchen. Dass sich die Zwillinge sehr unterscheiden, hat hierauf sicherlich auch einen großen Einfluss. Es ist sogar so, dass einer der Zwillinge sich mit seinem großen Bruder besser versteht als mit seinem Zwillingsbruder.«

Fest steht, dass die Situation leichter ist, wenn die Zwillinge nicht eineiig sind. Und es scheint sich auch positiv auszuwirken, wenn der Altersunterschied klein ist.

Cecilia:
»Meine nicht eineiigen Jungenzwillinge und meine um ein Jahr jüngere Tochter kommen bestens miteinander aus. Sie spielen immer zusammen und diskutieren oft darüber, wer nun mit wem in meinem Bauch gesessen hat …«

Bei einem älteren Kind kann man diesem einige Privilegien zugestehen, zum Beispiel, dass es später ins Bett darf als die Zwillinge. So kann das Geschwisterkind auch noch einen Augenblick die exklusive Aufmerksamkeit seiner Eltern genießen (siehe Kapitel 22).

Im Kindergarten

Dieses Thema habe ich schon im vorigen Kapitel ausführlich behandelt. Sie werden mittlerweile eine Entscheidung getroffen haben, obwohl es natürlich sein kann, dass Sie Ihre Strategie ändern möchten. Die Kinder wachsen und verändern sich, und was Sie im letzten Jahr beschlossen haben, braucht nicht auch für die Folgejahre gut zu sein. Als allgemeine Regel gilt, dass Sie als Mehrlingseltern jedes Jahr aufs Neue überlegen müssen, ob die Kinder in dieselbe oder unterschiedliche Gruppen gehen sollen. Was im ersten Jahr ausgezeichnet funktionierte, kann im zweiten ganz anders sein.

Als Mehrlingseltern müssen Sie jedes Jahr aufs Neue überlegen, ob die Kinder in dieselbe oder unterschiedliche Gruppen gehen sollen.

Dazu Jessica:
»Meine Zwillinge begannen in derselben Gruppe im Kindergarten, aber die Erzieherin riet uns, sie im Jahr danach getrennt unterzubringen. Meine Tochter ist dominant und übernimmt ihrem Bruder gegenüber sogar so eine Art Mutterrolle. Wir sahen, dass zu Hause das Gleiche passierte, und es schien uns daher gut, sie in getrennte Gruppen gehen zu lassen. Sie hatten überhaupt kein Problem damit. Mein Sohn sprach sogar besser.«

Suse hat zweieiige Mädchenzwillinge und erzählt:
»Als sie in den Kindergarten kamen, gingen sie in dieselbe Gruppe, aber ein Jahr später wechselten sie in parallele Gruppen. Sie sind sehr froh darüber und aus der Trennung machte niemand ein Problem.«

Andere Eltern beschließen, ihre Kinder zusammenzulassen. Auch das kann begründet sein. Karina, Mutter von nicht eineiigen fünfjährigen Drillingen (zwei Jungen und einem Mädchen):
»Meine Kinder gehen auch weiterhin in dieselbe Gruppe, obwohl mich das einiges an Überredungskraft kostete bei der Kindergartenleitung. Die wollte sie getrennt unterbringen, denn sie fanden, dass meine Tochter sich zu viel um ihre Brüder kümmerte. Ich bin damit überhaupt nicht einverstanden. Sie machen zwar viel zusammen, aber ich halte das für normal. Warum sollten sie keine starke Beziehung haben dürfen? Ich finde es zu früh, sie jetzt schon zu trennen. Wir wollen das erst machen, wenn sie in die Schule kommen.«

Wie schon zuvor angemerkt, gibt es keine Studien, die bestätigen, dass die Trennung von Zwillingen an sich zu einer besseren individuellen Entwicklung führt. Andere Faktoren beeinflussen das auch: ihre Persönlichkeiten, wie zu Hause mit ihnen umgegangen wird, Freunde und Freundinnen … Ich kenne mittlerweile erwachsene Zwillinge, die ihr ganzes Schulleben zusammen in einer Klasse verbrachten. Sie teilten alles, bis hin zu den Schulbüchern, denn es war wenig Geld da. Jetzt führen beide für sich ein glückliches Leben, unabhängig vom Zwillingsbruder. Sie haben beide eine Familie und Arbeit.

Es kann auch einen besonderen Grund geben, noch eine Weile damit zu warten, die Kinder in getrennte Gruppen zu stecken.

Daniela hat einen Sohn und eine Tochter von 4 Jahren:
»Mein Sohn ist mit dem Sprechen ein wenig im Rückstand, wodurch er sich nur mühsam verständlich machen kann. Das frustriert ihn und verursacht manchmal einen Wutausbruch. Seine Schwester hilft ihm meistens, denn sie versteht ihn immer. Wenn ich sie jetzt in getrennte Gruppen gehen ließe, fürchte ich, dass er noch mehr Wutanfälle bekommt, weswegen er gehänselt werden könnte. Nach Rücksprache mit der Kindergartenleitung wurde beschlossen, sie vorläufig zusammenzulassen. Mein Sohn bekommt nun Sprachunterricht und macht große Fortschritte. Wenn die Probleme behoben sind, ist der Moment gekommen, sie in getrennte Gruppen gehen zu lassen.«

Und so haben andere Elternpaare zweifelsohne Gründe, das Entgegengesetzte zu machen: wenn der eine den anderen dominiert, wenn sie zu viel Streit haben, wenn große Konkurrenz herrscht oder wenn sie sich zu zweit dem Kontakt mit anderen Kindern verschließen. Letzteres kann die Sprachentwicklung beeinträchtigen. Fest steht, dass getrennte Gruppen in diesen Situationen viele Vorteile bieten. So kann das Kind, das dominiert wird, seine eigene Persönlichkeit besser entwickeln und schüchterne Kinder gehen leichter mit anderen Kindern um, wenn sie sich nicht hinter ihrer Zwillingshälfte verstecken können.

Empfehlungen bei gleichen Kindergartengruppen

- Sorgen Sie dafür, dass die Erzieherinnen die Kinder gut auseinanderhalten können. Sprechen Sie mit ihnen über die Unterschiede und geben Sie Tipps über eventuelle Muttermale oder Narben. Sie können sie auch unterschiedlich kleiden oder unterschiedliche Frisuren schneiden lassen. Das klingt nach Kleinigkeiten, aber sie sind wichtig, weil die Erzieher sie so jederzeit erkennen können, ob es nun während der Pause ist oder beim Turnen, ob es nun von vorn ist, von hinten oder von der Seite. Das wird die persönliche Beziehung der Erzieher zu jedem Kind einzeln stärken.

- Wenn Sie zum Elterngespräch kommen, bitten Sie um die doppelte Sprechstundenzeit. Vermeiden Sie um jeden Preis, dass Sie über beide gleichzeitig sprechen. Behandeln Sie erst das eine und dann das andere Kind, ohne die Informationen zu vermischen. Sie sprechen schließlich über zwei einzelne Kinder!
- Vergleichen Sie nie die Leistungen und Noten der Kinder miteinander. Ignorieren Sie es, wenn die Kinder das selbst machen. Versuchen Sie zu erreichen, dass Leistungen und Schwächen jedem individuell zuerkannt werden. Es ist auch sehr wichtig, dass die Erzieher sie nie miteinander vergleichen, vor allem nicht vor der Gruppe, und dass sie sich der Tatsache bewusst sind, dass sie es mit zwei Individuen zu tun haben.

Früher war es üblich, Zwillinge immer gemeinsam unterzubringen, aber heute vertreten immer mehr Einrichtungen den Ansatz, sie zu trennen, ungeachtet ihrer Beziehung zueinander. Wie ich schon zuvor sagte, sollten Sie das nicht einfach so hinnehmen, sondern jeden Fall einzeln betrachten: Für manche Kinder oder in manchen Situationen ist es besser, sie zu trennen, aber manchmal auch nicht.

Empfehlungen bei unterschiedlichen Kindergartengruppen

Wenn Sie alle Vor- und Nachteile ausgiebig abgewogen und beschlossen haben, die Zwillinge in getrennten Gruppen unterzubringen, dann versuchen Sie, das Folgende zu berücksichtigen:

- In den ersten Tagen oder Wochen kann es sehr schwierig für die Kinder sein, die Trennung zu verarbeiten. Vor allem für Eineiige ist es ein gewaltiger Schritt. Sie weinen, wenn sie in ihre Gruppe gehen, und in der Pause laufen sie sofort zu ihrem Bruder oder ihrer Schwester. Haben Sie Verständnis dafür und bitten Sie die Erzieher, den Kindern zu erlauben, sich in den Pausen oder zwischendurch kurz zu sehen. Sie sollten auch den Kindern erklären, weshalb Sie das so geregelt haben.
- Manchmal wollen sie etwas von ihrem Bruder oder der Schwester bei sich haben, ein Spielzeug oder Ähnliches. Das ist eine gute Idee, es ist ein Halt für sie in diesen spannenden Zeiten!

Bei Drillingen entscheidet man sich gewöhnlich für zwei unterschiedliche Gruppen, denn es gibt kaum Einrichtungen mit drei parallelen Gruppen. Das bedeutet, dass ein Kind allein ist. Es ist schwierig, zu sagen, wer das sein soll. Manchmal ist es am besten, das Kind zu wählen, das am dominantesten ist, am selbstständigsten oder individualistischsten. Manche Eltern sehen ganz klar, welches Kind Bruder oder Schwester am dringendsten braucht, und gründen ihre Entscheidung darauf. Andere Eltern finden keine befriedigende Lösung und lassen die Kinder deswegen beieinander.

Die Sprache

Manche Mehrlingseltern sorgen sich um die Sprachentwicklung ihrer Kinder. Bei Zwillingen ist der Rückstand, den sie oft in den ersten beiden Jahren haben, meist schon nicht mehr zu merken, wenn sie ungefähr vier sind. Laut Daten der Universität Amsterdam haben 69 % der Drillinge einen leichten Rückstand und 85 % von ihnen gehen zum Logopäden.

Im Allgemeinen können Kinder mit vier Jahren:

- → ihren eigenen Namen und den ihrer Geschwister verwenden, ebenso wie ihren Nachnamen;
- → korrekt mit den Wörtern »ich« und »wir« umgehen;
- → Sätze von fünf oder sechs Wörtern formulieren;
- → aufmerksam Geschichten zuhören;
- → erzählen, was ihnen passiert ist, wobei sie auf Vergangenheit und Zukunft verweisen können.

Wenn eines Ihrer Kinder Sprachprobleme hat oder keine ausreichenden Fortschritte macht, gehen Sie zu einem Logopäden oder einem Kinderarzt, um das Gehör prüfen zu lassen. Bei eventuellen Hörschwierigkeiten ist es wichtig, rechtzeitig einzugreifen, um Probleme in der Zukunft zu vermeiden.

Manche Mehrlinge verwenden auch weiterhin untereinander ihre eigene Sprache, die nur sie verstehen können. Wenn es die Kommunikation mit Ihnen oder mit anderen Kindern nicht beeinträchtigt, ist nichts dagegen einzuwenden. Wenn sie größer werden, lassen sie es von allein oder verwenden nur noch einzelne Wörter, wie es auch Geschwister unterschiedlichen Alters tun.

Es kann große Niveauunterschiede zwischen den Kindern geben. Es ist bekannt, dass Mädchen der Spracherwerb im Allgemeinen leichter fällt als Jungen, verursacht durch den Unterschied in der Gehirnstruktur der Geschlechter. Statt Ihre Kinder miteinander zu vergleichen, sollten Sie sie lieber mit anderen Gleichaltrigen vergleichen. So können Sie herausfinden, ob es sich nur um eine kleine Variation handelt oder um einen Rückstand.

Sie sollten unbedingt vermeiden, dass einer für den anderen spricht. Lassen Sie jedes Kind selbst zu Wort kommen und rufen Sie sie auch getrennt bei ihren Namen. Bestehen Sie auch darauf, dass Ihnen das Kind antwortet, das Sie gefragt haben. Es ist gut, viel mit dem sprachlich schwächeren Kind zu reden und ihm vorzulesen.

Konkurrenz unter Mehrlingen

Wenn die Kinder zwischen ihrem zweiten und dritten Jahr das »Ich« und »den Anderen« entdecken, tauchen zugleich Konkurrenzgefühle auf. Die gibt es auch zwischen Kindern unterschiedlichen Alters, aber bei gleich alten Kindern sind die Emotionen gewöhnlich stärker. Sie sehen, was sie selbst können, und vergleichen sich unaufhörlich mit ihrem Bruder oder ihrer Schwester.

Wenn die Unterschiede in ihrer Entwicklung sehr groß sind – ein Kind kann schon Fahrrad fahren, das andere nicht –, kann der Konkurrenzkampf immer stärker werden. Dies tritt häufig bei zweieiigen Zwillingen auf, weil ihr Entwicklungstempo fast immer unterschiedlich ist. Auch die Charaktere spielen natürlich eine Rolle: Ehrgeiz geht häufig mit Konkurrenzgefühlen einher.

Karina, Mutter eineiiger Zwillinge von 5 Jahren:
»Max und Joris streiten um alles: wer als Erster aufsteht, wer als Erster am Tisch sitzt, wer als Erster seine Schnürsenkel aufbekommt ... Für sie ist der ganze Tag ein einziger Wettstreit.«

Ramona, Mutter zweieiiger Zwillinge von 5 Jahren:
»Die Mädchen merken sich genau, was die andere lernt und wie weit sie gekommen ist. Wenn Unterschiede entstehen, und die gibt es natürlich, werden sie böse und eine versucht, die andere zu übertrumpfen.«

Manchmal hat das seine Vorteile: Die Fortschritte des einen Kindes stimulieren das andere, dasselbe zu erreichen. In anderen Fällen zeigen Kinder manchmal nicht, was sie schon können, um den Zwillingsbruder oder die -schwester nicht in Verlegenheit zu bringen. Das ist dann also die ganz entgegengesetzte Situation!

Dennis berichtet:
»Eines meiner zweieiigen Zwillingskinder hatte ziemlich schnell lesen gelernt. Er demonstrierte es uns stolz. Als er sich jedoch bewusst wurde, dass

sein Bruder es sehr schlimm fand, dass er es noch nicht konnte, zeigte er seine eigene Fähigkeit auf diesem Gebiet nicht mehr. Die Erzieherin dachte sogar, er könne es nicht! Das war für uns der entscheidende Grund, sie in getrennte Gruppen zu geben.«

Die Situationen können also sehr verschieden sein, wobei sowohl ihre Charaktere eine Rolle spielen als auch die Tatsache, ob sie eineiig sind oder nicht. Die Entwicklung von Eineiigen verläuft fast immer parallel. Wenn ein Kind schwimmen kann, wird es nicht lange dauern, bis das andere es auch kann. Dadurch gibt es auch weniger Konkurrenz untereinander. Wenn sie darüber hinaus auch keinen ehrgeizigen Charakter haben, können sie die Leistungen des anderen als etwas von sich selbst betrachten und sich darüber freuen. Das gute Ergebnis des einen ist dann absolut keine Bedrohung für den anderen. Dagegen kann bei sehr ehrgeizigen Kindern schon die geringste Kleinigkeit eine Quelle für Streit sein, bis hin zu solchen Sachen wie: »Ätsch, ich habe aber mehr Sommersprossen als du!« Sie wollen beide in wirklich allem die Nummer eins sein, und das gibt Anlass zu heftigen Diskussionen (siehe auch Kapitel 19).

Aggressives Verhalten

Aggressionen unter Mehrlingen sind ein normales Phänomen, vor allem zwischen Jungen und eineiigen Zwillingen. Sie sind gegeneinander aggressiv, aber nicht in Bezug auf andere Kinder.

Was steckt hinter diesem Verhalten? Es ist allgemein bekannt, dass Jungen aggressiver sind als Mädchen, weil sie mehr Testosteron produzieren, das für Aggressivität verantwortliche Hormon. Um das vierte Lebensjahr wird die Produktion doppelt so hoch und nimmt wieder ab, wenn sie etwa sechs Jahre alt sind, obwohl das Niveau höher bleibt als bei Mädchen. Ein weiterer Faktor scheint zu sein, dass eineiige Zwillinge eine weniger enge Beziehung zur Mutter haben, weil sie untereinander so eng verbunden sind. Vielleicht verursacht diese starke Bindung gerade auch die Rangeleien: Einerseits brauchen sie einander, und auf der anderen Seite verabscheuen sie dieses Bedürfnis, weil sie beide autonome Menschen sein möchten.

Empfehlungen:

→ Verstärken Sie die exklusive Bindung zwischen Ihnen und jedem einzelnen Kind.

→ Negatives Verhalten müssen Sie missbilligen und bestrafen: Sie dürfen nicht fernsehen, sie müssen früher ins Bett, oder derjenige, der angefangen hat, muss eine Weile in sein Zimmer. Letzteres ist der Trick der Pflichtpause. Belohnen Sie gutes Verhalten.

- Bringen Sie ihnen bei, entschieden Nein zu sagen, rechtzeitig einzulenken und Vereinbarungen zu treffen, statt zu streiten. Bringen Sie ihnen bei, dass es viel effektiver ist, eine Angelegenheit zu besprechen, statt darum zu kämpfen. Loben Sie sie und sagen Sie ihnen, wie groß sie schon sind, wenn sie reden und nicht schlagen, treten oder beißen.
- Wenn die Kinder in einen Kampf verwickelt sind, springen Sie nicht sofort dazwischen. Lassen Sie sie eine Weile toben, denn es ist möglich, dass sie selbst zu einer Lösung kommen. Das ist immer besser, denn es steigert ihr Selbstvertrauen und wird häufiger auftreten, je älter sie werden. Wenn sie sich gegenseitig wehtun, müssen Sie natürlich dazwischengehen!
- Sorgen Sie dafür, dass sie beschäftigt sind, und gehen Sie regelmäßig mit ihnen an die frische Luft, auf einen Spielplatz oder in den Park. Spielen im Freien ist immer gut: Es befreit die Kinder von Spannungen und gibt Energie, und sie streiten weniger, weil sie mehr Raum haben.
- Sorgen Sie dafür, dass jeder seine eigenen Freunde hat und dass sie nicht immer zusammen sind. Sie sind jetzt schon groß genug, um einmal ein paar Stunden bei einem Freund zu Hause zu verbringen. Organisieren Sie mit anderen Müttern das Bringen und Abholen.
- Geben Sie jedem einen eigenen Ort, an dem Spielzeug und andere Sachen aufbewahrt werden. Wenn sie keinen eigenen Ort haben, keinen eigenen Schrank oder keine eigene Kleidung oder Spielzeug, werden sie mehr streiten, weil sie ständig versuchen, ihr Gebiet abzustecken.
- Wenn immer das gleiche Kind nachgibt, bringen Sie ihnen bei, eine Münze zu werfen, um zu entscheiden, wer recht bekommt.

Hyperaktivität

Gehen Aggressionen mit impulsivem und unkontrolliertem Verhalten, Nervosität und mangelnder Konzentration einher, kann es sich um eine Aufmerksamkeitsdefizit-Hyperaktivitäts-Störung (ADHS, auch: Aufmerksamkeitsdefizit-Hyperaktivitäts-Syndrom) handeln. Nach Ansicht des australischen Professors David Hay, der seit 1991 umfassende Studien zu Zwillingen und ihrem Verhalten durchführt, darunter ADHS, tritt dieses Syndrom bei ihnen öfter auf als bei anderen Kindern. Im Falle eineiiger Zwillinge, bei denen ein Kind betroffen ist, liegt das Risiko bei 80 %, dass das andere es auch bekommt. Bei zweieiigen liegt dieser Prozentsatz zwischen 30 und 40 %.

ADHS ist eine schwere Abweichung, der so schnell wie möglich nachgegangen werden muss. Es ist eine biologische Fehlentwicklung, deren Ursache in einer unregelmäßigen Produktion von Dopamin und Noradrenalin liegt, zwei chemischen Stoffen, die das Gehirn für eine gute interne Kommunikation braucht und die dafür sorgen, dass Körper und Geist gut funktionieren.

Dieses Syndrom hat nichts mit der Erziehung zu tun! Das ist eine hartnäckige populäre Auffassung. Das Kind, das an dieser Abweichung leidet, hat Probleme damit, seine Aufmerksamkeit bei einer Sache zu halten und seine Impulse zu beherrschen: Es handelt, bevor es denkt. Im allgemeinen Sprachgebrauch nennt man dies Hyperaktivität, aber dieses Phänomen geht nicht immer mit Hyperaktivität einher. Es kann auch sein, dass nur von einem ungewöhnlichen Konzentrationsmangel die Rede ist. Daher spricht man auch von einer Aufmerksamkeitsdefizit-Störung mit oder ohne Hyperaktivität. Die Abweichung hat einen negativen Einfluss auf die Kontakte innerhalb der Familie, in der Schule und anderen sozialen Kreisen des Kindes. Sicher auch zu seinem eigenen Kummer stört es andere, gerät in Streitereien, zeigt sich aggressiv und hat wenige Freunde. Seine Eltern haben das Gefühl, nicht zu ihm durchzudringen. Ihre Bemerkungen und Strafen zeigen keinen Effekt.

Die Hauptursache dieses Problems bei Zwillingen kann in einer frühzeitigen Geburt und einem niedrigen Geburtsgewicht liegen. Sie kann aber auch in den Genen sitzen: Ein hyperaktiver Vater hat ein größeres Risiko, ein Kind mit dieser Abweichung zu bekommen. Auch manche schädlichen Gewohnheiten während der Schwangerschaft – Rauchen, Trinken, sonstige Drogen – beeinflussen die Entstehung dieses Syndroms.

Behandlung von ADHS

Heutzutage lässt sich dieses Syndrom im dritten oder vierten Lebensjahr diagnostizieren. Als Babys sind diese Kinder unruhig und weinerlich. Es macht Mühe, einen Essens- und Schlafrhythmus zu entwickeln. Das Laufen geht nicht Schritt für Schritt, sie stürzen sich buchstäblich in das Laufabenteuer: Sie fallen regelmäßig und haben kleine Unfälle. Ihre motorische Entwicklung scheint überdurchschnittlich schnell zu verlaufen, obwohl sie sich durch eine auffällige Ungeschicklichkeit auszeichnen. Sie haben mehr Wutausbrüche als andere Kinder. Wenn sie in den Kindergarten kommen, fallen sie schnell auf, weil sie nicht ruhig und aufmerksam sein können.

Im schwerwiegenden Fall sollten Sie einen Kinderarzt zurate ziehen. Dieser wird Sie möglicherweise an einen Psychologen oder Kinderpsychiater verweisen. Das Kind sollte, bevor irgendwelche Maßnahmen erfolgen, gründlich auf die Symptome von AD(H)S untersucht werden.

Meist entscheidet man sich für eine Kombination aus Behandlungen:

- Psychologische Behandlung und Verhaltenstherapie: Sowohl das Kind als auch die Eltern brauchen eine Therapie, um den von der Behandlung verursachten Stress in den Griff zu bekommen. Außerdem wird den Eltern gezeigt, wie sie zu Hause eine strukturierte Umgebung für ihr Kind schaffen können. Das Kind braucht klare und strenge Regeln und eine feste Tagesroutine: Mahlzeiten, Aktivitäten und Schlafen erfolgen nach einem festen Schema. Für die Familie wird eine ganze Reihe von erzieherischen und praktischen Anweisungen entwickelt, die das Zusammenleben mit einem Kind mit ADHS ermöglichen.
- Medikamente: Es kann manchmal notwendig sein, dem Kind Medikamente zu verschreiben, um die Impulsivität, die Hyperaktivität und den Konzentrationsmangel zu regulieren.

ADHS ist eine Krankheit, die lebenslang andauert. Nur bei einem kleinen Prozentsatz aller Fälle nimmt sie in der Pubertät ab, aber 60 bis 70 % der Kinder behalten auch im Erwachsenenleben auffällige Symptome. Dennoch lernt der Patient, damit zu leben. Wir dürfen nicht vergessen, dass Menschen mit ADHS sehr leidenschaftlich und emotional sein können und dass sie sich auch mit größerer Leidenschaft als viele andere auf etwas stürzen können, wenn sie ihr Ziel erreichen möchten.

Zwillinge haben größere Konzentrationsprobleme

Mangelndes Konzentrationsvermögen an sich ist kein Anzeichen dafür, dass das Kind an ADHS leidet. Im Allgemeinen haben Zwillinge größere Konzentrationsprobleme als andere Kinder. Das ist nicht so ungewöhnlich: Sie bekommen selten die Gelegenheit, sich ganz und gar nur einer Aktivität zu widmen. Immer ist da ein Brüderchen oder Schwesterchen, das Beschäftigungen oder Gedanken unterbricht. Weil ihre Situation anders ist, können Zwillinge daher die Kunst der Konzentration viel weniger gut üben als andere Kinder. Dessen sollten sich die Eltern immer bewusst sein. Ich möchte Ihnen im Folgenden einige Ideen an die Hand geben, die allerdings nicht immer leicht einzuhalten sind:

Empfehlungen:

→ Gehen Sie dazwischen, wenn Sie sehen, dass eines der Kinder in eine Tätigkeit vertieft ist und das andere diese zu stören droht. Eine gute Methode ist, den »Eindringling« abzulenken und ihm eine andere attraktive Beschäftigung anzubieten.

- → Ermutigen Sie das Kind, das sich langweilt, einen Freund abzuholen oder ein Weilchen auf der Straße zu spielen, wenn Sie in einer Gegend wohnen, in der das möglich ist!
- → Es funktioniert auch sehr gut, irgendwo im Haus eine Ecke einzurichten, die speziell dazu dient, Aktivitäten durchzuführen, die Konzentration verlangen.

So können Sie ihnen beibringen, das Spiel des anderen nicht zu unterbrechen und seine Privatsphäre zu respektieren.

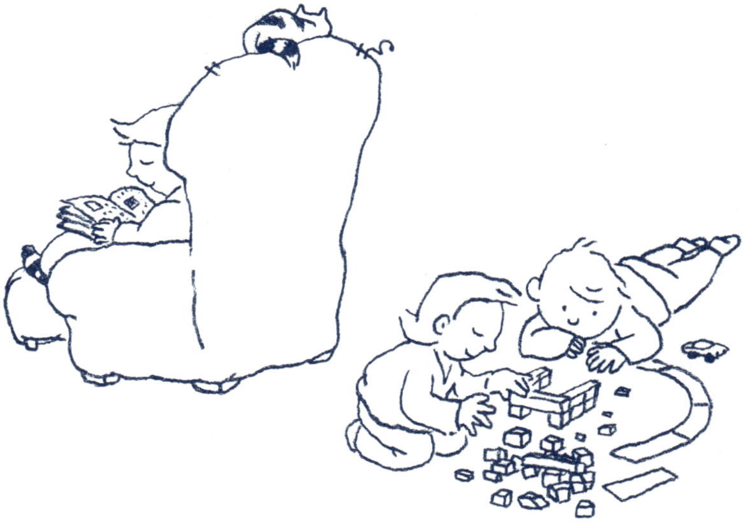

Hilfe bei Erziehungsproblemen

Die Geburt von zwei oder mehreren Kindern gleichzeitig ist für die Eltern eine große Belastung, sowohl für jeden einzeln als auch für sie als Paar. Bei nur einem Kind bleibt mehr Zeit, sich an die neue Vater- und Mutterrolle und an alle anderen Veränderungen zu gewöhnen.

Auch die emotionale Wirkung ist größer. Sie werden nicht nur mit einer gewaltigen Veränderung in Ihrem Leben konfrontiert, sondern Sie stehen auch von einem Tag auf den anderen vor der Aufgabe, zwei Kinder aufzuziehen: ihre Bedürfnisse und Charaktere kennenzulernen und die Beziehung zwischen ihnen zu ergründen sowie gut mit ihren Rangeleien und eifersüchtigen Zügen umzugehen, die Unabhängigkeit jedes einzelnen Kindes nicht aus den Augen zu verlieren und sehr vieles mehr. Das alles verlangt den Eltern sehr viel ab, und es ist gar nicht verwunderlich, wenn bei der Erziehung Schwierigkeiten auftreten. Vor allem die ersten Jahre werden von den meisten Eltern als schwierig erfahren. Es schleichen sich leicht (schlechte) Gewohnheiten ein, die später fast nicht mehr zu ändern sind.

In der Gruppe, die ich untersuchte, traf ich einige Familien, die am Rande des Wahnsinns balancierten. Ihr größtes Problem war das Gefühl, die Situation nicht im Griff zu haben. Insbesondere der Ungehorsam der Kinder, ihre Aggressivität, ihr Widerstand und die ständigen Streitereien machten den Eltern sehr zu schaffen.

Wenn Sie dies erkennen und jeden Tag wieder Momente erleben, in denen Sie einfach nicht mehr wissen, was Sie tun sollen, suchen Sie sich professionelle Hilfe. Ein Psychologe oder Familientherapeut kann Ihnen die erforderlichen Werkzeuge reichen, um diese Probleme anzupacken. Schwieriges Verhalten wie Ungehorsam oder Aggressivität hat zum Teil mit dem Alter zu tun, aber das heißt noch nicht, dass es von allein vorübergeht. Schlimmer, manche neueren Studien weisen aus, dass ein Kind, das mit vier Jahren immer noch ungehorsam ist und die Eltern immerzu herausfordert, in den Jahren danach sehr schwierig zu ändern sein wird. Mit anderen Worten: Bei so einem Verhalten sollten Sie wirklich Hilfe suchen. Häufig fehlt in diesen Fällen eine feste Richtlinie in der Erziehung, wodurch die Kinder nicht lernen, sich an die Regeln zu halten. Hierbei spielt auch eine Rolle, dass zwischen Zwillingen eine ständige Interaktion stattfindet, was den Einfluss der Eltern beeinträchtigt. Mehr als einmal habe ich gesehen, dass Eltern nicht am selben Strang ziehen. Wenn sich die Eltern nicht über die wichtigsten Regeln einig sind, ist es zum Nachteil der Zwillinge, die noch mehr als andere Kinder klare und unveränderliche Regeln brauchen.

Noch mehr als andere Kinder brauchen Zwillinge klare und unveränderliche Regeln.

Natürlich spielen auch die Erschöpfung von Eltern, ihre ökonomische Lage, die schwierige Aufgabe, Arbeit und Elternschaft zu kombinieren, die Sorge um die Kinder und dergleichen eine große Rolle. Ganz sicher ist ihre psychische und emotionale Belastung viel höher als die von Eltern mit Kindern unterschiedlichen Alters. Oder wie mir ein Vater einmal schrieb: »Wenn Sie Mehrlingskinder gut erziehen wollen, müssen Sie über eine sehr große emotionale Reife verfügen.« Daran besteht kein Zweifel!

Außer der Hilfe eines Psychologen kann auch der Kontakt mit anderen Eltern von Mehrlingen sehr nützlich sein, vor allem, wenn diese die Phase, in der Sie sich jetzt befinden, bereits hinter sich haben.

Die Freie Universität Amsterdam führte 1993 eine Untersuchung unter 29 Familien mit Drillingen zwischen 4 und 7 Jahren durch. Die meisten

Eltern erklärten, ein schweres und anstrengendes Leben zu haben, schwerer als das anderer Eltern. Die Situation wurde allerdings erst dann wirklich unerträglich, wenn eine weitere Schwierigkeit hinzukam, beispielsweise Geldnöte oder ein Kind mit schlechter Gesundheit. Einige suchten die Unterstützung von Psychologen. Andere waren der Ansicht, der Alltag mit ihren Kindern verlaufe durchaus gut. Außerdem gaben sie an, glücklich zu sein. Dass sie es erleben durften, drei Kinder gleichzeitig aufwachsen zu sehen und ihre Beziehung untereinander zu beobachten, war für fast alle Eltern eine einzigartige und bereichernde Erfahrung.

Eine Beziehung unter Druck

Britische Studien haben gezeigt, dass die Scheidungsrate unter Mehrlingseltern höher ist als bei anderen Eltern. Aufgrund der doppelten oder dreifachen Belastung kann eine Scheidung schneller drohen, vor allem bei Paaren, die es auch schon vor den Kindern nicht leicht miteinander hatten. In anderen Fällen werden das unaufhörliche Schreien, der Teufelskreis von Versorgung, Schlafmangel und zu wenig Zeit für die Beziehung zu unlösbaren Problemen. Es gibt jedoch auch Eltern, deren Beziehung sich dadurch gerade vertieft, weil sie sich dieser doppelten (oder dreifachen) Erziehungsaufgabe widmen.

Folgendes könnte Ihnen helfen, die unvermeidlichen Tiefs in der Beziehung zu überwinden:

Vorschläge:

→ Sprechen Sie offen und ehrlich über Ihre Gefühle von Frustration, Erschöpfung, Verzweiflung etc. Wenn Sie mehr Unterstützung vom anderen brauchen, sagen Sie es deutlich und sagen Sie dazu, in welchen Momenten, mit welchen Aufgaben und auf welche Weise. Es ist normalerweise nicht so, dass der andere »von selbst« versteht, was Sie meinen, davon dürfen Sie also nicht ausgehen.

→ Belasten Sie die Beziehung nicht damit, dass Sie negative Gefühle wie Ärger und Enttäuschungen aufstapeln. Versuchen Sie es mal damit, dass jeder 5 Minuten reden darf, ohne dass der andere ihn unterbricht. Sie müssen so lange damit weitermachen, bis jeder sein Herz ausgeschüttet hat. Wenn es Ihnen schwerfällt, offen zu reden, schreiben Sie in ein Tagebuch und lassen Sie es den anderen lesen.

→ Besprechen Sie Unterschiede in Erziehungsauffassungen. Vergessen Sie nicht, dass jeder Erziehende seine eigene Erziehung imitiert. Es ist daher unmöglich, dass es keine Unterschiede geben sollte! Es ist nicht notwendig, in allem einer Meinung zu sein, aber Sie sollten gemeinsam die großen Umrisse festlegen und befolgen: Strafen, Belohnungen, Schlafenszeit, Gewohnheiten, Grenzen der Freiheit ...

- → Begeben Sie sich nicht in Diskussionen über Kleinigkeiten, sondern äußern Sie, was Sie wirklich stört oder deprimiert. Äußern Sie sich in sogenannten Ich-Botschaften: »Ich würde gern ...«, »Es tut mir weh, dass ...«. Sie sind viel effektiver als: »Du vergisst immer ...«, »Was du da machst ...«. Die Wirkung der Du-Botschaften ist nämlich, dass der andere sich in einer Verteidigungsposition fühlt, und das erhöht nicht gerade das gegenseitige Verständnis.
- → Suchen Sie Zeit zum Zusammensein. Die Kinder sind mit ihren fünf oder sechs Jahren nun schon alt genug, um ein paar Tage bei Freunden oder Familie zu übernachten. Ein schöner Ausflug zu zweit ist dann keine Utopie mehr. Sie können auch vereinbaren, regelmäßig gemeinsam auszugehen.

Spezielle Situationen, die sich nur bei Zwillingen ergeben

Die Erziehung von Zwillingen oder Mehrlingen verlangt von den Eltern eine hohe Dosis an Kreativität, Verständnis und Geduld. Folgende Situationen zeigen dies deutlich.

Drei Kinder statt zwei

Ruth:
»Ich bin glücklich mit meinen eineiigen Jungenzwillingen von 5 Jahren, aber ich gebe zu, dass die Erziehung nicht leicht ist. Eigentlich habe ich drei Kinder statt zwei. In erster Linie sind sie beide Individuen: Karl, der Verantwortliche und Vernünftige, und Richard, der Ungestüme und Empfindsame. Und wenn sie zusammen sind, gibt es eine dritte Person: anstrengend, nicht zu bremsen, fantasievoll ... Wenn sie in ihrem Zimmer spielen, das über dem Wohnzimmer liegt, habe ich das Gefühl, eine Herde Elefanten zieht über meinem Kopf vorbei. Sie sind dann ganz anders, als wenn ich einzeln mit ihnen zu tun habe. Das verwirrt mich.«

Schwindeln, um Aufmerksamkeit zu erregen

Melissa:
»Meine Zwillinge Patrick und Silvia, 6 Jahre, sind in verschiedenen Gruppen. Wenn ich sie abhole, wollen sie beide ihre Erlebnisse erzählen. Patrick hat keine Mühe mit dem Reden und kann mir mit vielen Einzelheiten erzählen, was er an diesem Tag gemacht hat. Silvia will auch berichten,

aber sie kommt nicht so schnell auf die Wörter, und sie findet es schwierig, zu behalten, was sie alles getan hat. Darum erzählt sie allerlei Fantasiegeschichten (›Lügen‹, meint ihr Bruder), um meine Aufmerksamkeit zu fesseln. Ich wusste anfangs nicht, wie ich reagieren sollte. Sie korrigieren? Ich habe mit ihrer Erzieherin gesprochen und die hatte eine gute Idee. Sie macht ein paar Zeichnungen in Silvias Heft, was sie an diesem Tag getan haben. Jetzt schaut Silvia dort schnell rein und weiß dann genau, was sie erzählen wird.

Und außerdem verlange ich von den Kindern, dass sie sich gegenseitig ausreden lassen. So gibt es jeden Tag aufs Neue kleinere und größere Probleme, die gelöst werden müssen.«

Wechselndes Verhalten

Bei einem eineiigen Jungen-Zwillingspaar ist Alex der Vernünftigere und Ruhigere. Er strengt sich im Kindergarten an und hört zu, wenn ihm jemand etwas erklärt oder verbietet. Sein Bruder Stephan ist unruhiger, vergesslich, übermütig und hält sich schlecht an Regeln. Aber plötzlich, ohne nachweisbaren Grund, verändern sich die Kinder, und derjenige, der immer der Vernünftige war, verhält sich jetzt wie sein Bruder (schlecht zuhören, im Kindergarten nicht mehr mitarbeiten etc.), während der andere besser gehorcht. Die Eltern sind sehr erstaunt über diese Veränderungen. »Wer ist jetzt wer?«, fragen sie sich.

Eine mögliche Erklärung ist, dass der Charakter der Kinder sehr ähnlich ist und dass gemäß den Umständen oder den Phasen, die sie durchleben, die eine oder andere Eigenschaft hervortritt. Sowohl Alex als auch Stephan haben eine verantwortungsvolle und eine unverantwortliche Seite, eine übermütige und eine ernsthafte.

Außerdem ist ihr Verhalten immer eine Reaktion auf das ihres Bruders. Sie beeinflussen sich ständig gegenseitig! Wenn der eine den Anführer gibt, übernimmt der andere die Rolle desjenigen, der folgt. Sie können kaum beide zur gleichen Zeit Anführer sein. Sie passen sich ständig an, wobei sie sich in ihrer ständigen Suche nach der jeweils eigenen Identität gleichzeitig voneinander unterscheiden wollen. Das ist keine leichte Aufgabe, denn es geht um kleine Unterschiede und nicht um Charaktere, die vollkommen entgegengesetzt sind. Diese Verhaltenswechsel sind zu verstehen, wenn wir menschliches Verhalten als ein Kontinuum betrachten, in das viele Eigenschaften passen. Oder, anders ausgedrückt, wie ein Pendel auf der ewigen Suche nach dem Gleichgewicht.

Petzen

»Mama, schau mal, was Jan da macht!«
Einige Zwillinge oder Drillinge scheinen nichts anderes zu tun, als schlecht über den oder die anderen zu reden. »Mama, er hat die Katze am Schwanz gezogen« oder »Er hat heimlich noch einen Keks genommen«. Wie kann man am besten auf diese Situation reagieren?

In erster Linie ist es wichtig, den Grund für dieses Verhalten herauszufinden. Es kann sein, dass das Kind petzt, weil es gerade dabei ist, die Regeln zu lernen. Es erschrickt, wenn es sieht, dass sein Bruder es nicht so genau nimmt mit den Normen. Das Thema beschäftigt es, und es macht ihm Sorgen, wenn die Dinge nicht so laufen, wie sie sollen. In diesem Fall empfiehlt es sich, das Kind zu beruhigen und zu erklären, dass Sie die Situation beobachten und Sie es auch übernehmen, dem Bruder die Regeln beizubringen.

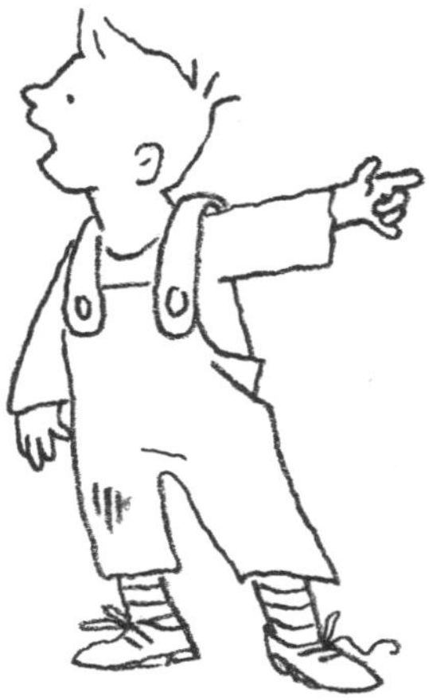

Ein ganz anderer Grund könnte sein, dass einer der beiden petzt, um den anderen in ein schlechtes Licht zu rücken. *Sie benimmt sich schlecht* bedeutet: *Aber ich nicht*. In diesem Fall hat das Kind ein schwaches Selbstbild und sucht auf diese Weise nach Komplimenten oder Trost: (*Er hat mich geschlagen* bedeutet: *Nimm mich doch mal kurz in den Arm*). Lassen Sie in diesem Fall das Kind merken, dass Sie immer an ihm interessiert sind, ohne dass es notwendig ist, schlecht über das Geschwisterchen zu reden.

Dieselbe Empfehlung gilt, wenn eines der Kinder über die »Untaten« des anderen im Kindergarten erzählt. Wenn eines der Kinder das andere ständig kritisiert und Sie fortwährend über dessen Fehlleistungen informiert, ist es an der Zeit, diesem Verhalten deutliche Grenzen zu setzen.

Wer wurde zuerst geboren und hat es einen Einfluss?

In allen Familien mit Kindern gibt es immer ein ältestes und ein jüngstes usw. Bei Mehrlingen gibt es das nicht, sie werden schließlich nur mit einer kleinen Pause geboren: von einigen Sekunden, bei einem Kaiserschnitt, bis zu maximal 45 Minuten bei einer natürlichen Geburt. Dennoch reden Eltern manchmal über das ältere und das jüngere Kind, womit sie auf die Reihenfolge verweisen, in der die Kinder geboren wurden, oder darauf, wer das stärkste oder größte war. Diese Angewohnheit entstammt unserem Wunsch, soziales Verhalten zu klassifizieren oder zu erklären. Das erstgeborene Kind ist juristisch gesehen das »älteste«. Dieses Recht des Erstgeborenen ist uralt, man denke nur an die biblische Geschichte von Jakob und Esau. Esau, der Ältere, verkaufte sein Recht seinem Zwillingsbruder für einen Teller Linsen. Das verursachte einen Bruch zwischen ihnen.

Wir wissen: Wer zuerst geboren wurde, hatte den besseren Platz in der Gebärmutter. Das Kind, das sich den Eltern zufolge langsamer entwickelt, ist häufig das zweite. Dennoch sind keine Studien zu finden, die dies bestätigen. Es kann genauso gut sein, dass dies nur der subjektive Eindruck der Eltern ist. Jedoch scheint es sehr wahrscheinlich, dass die schwersten Kinder zuerst geboren werden und dass, seltsamerweise, dieses Kind häufig auch das zweite dominiert. Das ist in den meisten Fällen so, aber nicht in allen.

Manche Eltern sprechen nicht mit ihren Kindern darüber, bis sie danach fragen. Wenn sie noch klein sind, sind sie mit der Information zufrieden, dass sie am selben Tag geboren wurden. Eltern, die nicht erzählen, wer zuerst geboren wurde, tun dies häufig, um keinen »Machtkampf« auszulösen oder diesen zu verstärken. Wie bei anderen Geschwistern und im Übrigen bei allen Menschen gibt es auch bei Zwillingen das Bedürfnis, die eigene Position festzulegen: Wer ist der Stärkste, der Schwächste, der Größte usw. Das ist ein cleverer Trick, obwohl er nicht verhindert, dass dennoch verglichen wird, denn das liegt in der menschlichen Natur.

Eines Tages werden sie vielleicht fragen, wer von ihnen zuerst auf die Welt kam. Manchmal wird die Antwort sie überraschen, wie es fünfjährigen Zwillingen geschah. Eine von ihnen fragte ihre Mutter, und die erzählte ihr, dass sie diejenige sei. Das überraschte kleine Mädchen sagte daraufhin: »Aber Mama, das kann doch gar nicht sein. Weißt du denn nicht, dass ich die Zweite bin und meine Schwester die Erste?« Jetzt war die Mutter überrascht. Sie hatte nicht gemerkt, dass das Kind, das die Frage stellte, sich geringer fühlte als ihre Zwillingsschwester, und das beunruhigte sie. Aber die Tochter war froh über diese neue Information, und es half ihr, während Zankereien den Streit mit dieser »Waffe« zu schlichten: Sie war schließlich die Ältere!

Wie im Fall oben sind es oft nicht die Eltern, die in Kategorien von Ältesten und Jüngsten denken oder sprechen, sondern die Kinder selbst.

Anja, Mutter von Drillingen:
»Bei uns wurde zuerst der Junge geboren und danach seine beiden Schwestern. Es war ein Kaiserschnitt, deswegen hing es einfach von dem Platz ab, wo sie sich in der Gebärmutter befanden. Als sie wissen wollten, wie das mit der Reihenfolge der Geburt gewesen sei, haben wir es ihnen erklärt. Jetzt reden sie ständig von ›Ich bin der Älteste‹, ›Ich bin die Mittlere‹ und ›Ich bin die Jüngste‹. Sie finden diese verschiedenen Rollen wunderbar, benutzen sie auch beim Spielen und gehen prima damit um. Mein Mann und ich haben sie nie aus dieser Sicht betrachtet und finden es sehr witzig, sie so zu erleben.«

Kinder mögen es, einen festen Platz innerhalb des Familienverbandes zu haben, und Mehrlinge nutzen dazu die Reihenfolge, in der sie geboren wurden. Wenn es den Eltern gelingt, jedem Kind im Laufe der Erziehung ein Gefühl von Eigenwert mitzugeben, wird die Bedeutung der Reihenfolge allmählich verschwinden.

Daher ist es sehr wichtig, die Kinder nicht miteinander zu vergleichen und auf keinen Fall einen als Vorbild für den oder die anderen zu nehmen. Je mehr jedes Kind die Chance erhält, seine eigene Persönlichkeit zu entwickeln, so sein darf, wie es ist, und seine eigenen Erfahrungen machen kann, desto mehr wird es sich von den anderen unterscheiden. Dann wird es auch weniger Grund haben, dafür zu kämpfen, seinen spezifischen Stellenwert festzulegen.

Ich empfehle also, die Etiketten »Älteres« und dergleichen möglichst wegzulassen. Sätze wie »Kümmere dich mal um deinen Bruder, du bist schließlich der Ältere« frustrieren und untergraben die Selbstachtung des jüngeren Kindes. Das wird sich fragen, ob sie vielleicht doch nicht am selben Tag geboren wurden. Möglicherweise wird es sich dadurch in seinem gesamten weiteren Leben als »zweites« fühlen oder als »dasjenige, das danach kam«.

Ich empfehle, die Etiketten »Älteres« und dergleichen möglichst wegzulassen.

Gemeinsam in einem Zimmer

In diesem Alter teilen Zwillinge meist noch ein Zimmer, weil sie es schön finden, zusammen zu sein. Sie sollten jedoch das Zimmer so einrichten, dass sie beide eine Ecke mit einem eigenen Schrank haben. Seine Sachen aufbewahren gehört zur Privatsphäre eines Kindes, etwas, das für Zwillinge sehr wichtig ist, denn sie haben nicht so viele Augenblicke für sich selbst wie andere Kinder.

Für Mehrlingskinder hat das Zimmer eine andere Bedeutung als für andere Kinder. Mehrlinge nutzen es viel mehr als Spielecke, während andere Kinder die Gesellschaft der Eltern suchen und deswegen im Wohnzimmer spielen.

Es gibt gute Gründe, jedem Zwillingskind ein eigenes Zimmer zu geben. Es wird sie selbstständiger machen, und falls ihr Schlafrhythmus sehr unterschiedlich ist, fördert es auch ihre Nachtruhe.

Im Allgemeinen äußern die Kinder auch selbst, ob sie lieber zusammen oder allein in ein Zimmer möchten. Auch in dieser Hinsicht gibt es wieder Unterschiede zwischen ein- und zweieiigen Zwillingen. Erstere schlafen meist jahrelang gemeinsam in einem Zimmer und manche von ihnen werden sogar nie um getrennte Zimmer bitten. Wenn sie dennoch zwei haben, nutzen sie eines zum Schlafen und das andere zum Spielen und für Hausaufgaben. Zweieiige teilen meist nur in den ersten 7 oder 8 Jahren ihres Lebens ein Zimmer.

Geburtstage

Wie für jedes andere Kind ist der Geburtstag ein ganz besonderes Ereignis. Sie stehen im Mittelpunkt. Ein Fest mit Schulfreunden macht die Freude noch größer. Jedes Kind lädt seine eigenen Freunde ein, obwohl das auch häufig dieselben sein werden. Jedes Kind sollte dann auch einen eigenen Geburtstagskuchen haben.

Manche Mütter aus meiner (spanischen) Forschungsgruppe machten aus dem Namenstag jedes Kindes ein besonderes Fest. In Spanien werden Namenstage gefeiert, in anderen Ländern pflegt man diesen Brauch weniger. Ich erwähne es hier dennoch zur Anregung, weil es eine gute Möglichkeit bietet, jedem Kind einen eigenen, besonderen Festtag zu geben. Da steht es wirklich im Mittelpunkt, und nur es allein bekommt Geschenke – auch vom Zwillingsbruder oder der Zwillingsschwester. Die einzige Hauptperson zu sein ist für Zwillinge etwas ganz Besonderes, weil sie sonst ja alle Aufmerksamkeit teilen müssen.

Eine andere gute Idee hatte eine Mutter, die jedes Jahr den Tag feierte, an dem die Kinder nach der Geburt nach Hause durften. Für jedes ihrer drei Kinder war das nämlich ein anderes Datum, und sie machte einen besonderen Festtag für das jeweilige Kind daraus.

Kontakte außerhalb der Familie

In diesem Alter sollten die Kinder zu Kontakten außerhalb der Familie angeregt werden. Das ist ein neuer Schritt zur Unabhängigkeit, nicht nur von den Eltern, sondern auch voneinander. Je früher Sie damit anfangen, sie ab und zu voneinander zu trennen, desto leichter wird es später für sie sein, wenn es Zeiten geben wird, in denen dies unvermeidlich ist, zum Beispiel in der Pubertät. Wochenendübernachtungen bei den Großeltern oder anderen Familienmitgliedern eignen sich dafür hervorragend. Sie müssen jedoch einzeln gehen, ein Kind zum Beispiel zu den Großeltern mütterlicherseits und das andere zu denen väterlicherseits. Sie können die Besuche auch an unterschiedlichen Tagen planen. Während es ihnen früher schwerfiel, ohne ihren Zwillingsbruder oder die Schwester schlafen zu gehen, sind sie jetzt selbstständiger und finden es großartig, Opa und Oma für sich allein zu haben. Schließlich kommen Mehrlingskinder nicht täglich in diesen Genuss! Vor allem für eineiige Zwillinge ist es sehr wichtig, dass sie sich daran gewöhnen, Zeit ohne den anderen zu verbringen. Steigern Sie die Zahl der Übernachtungen in dem Maße, wie sie sich daran gewöhnen. Es ist meist nicht leicht, aber es hilft ihnen, in Zukunft auf eigenen Füßen zu stehen.

Aus der Forschung:
Das Alleinsein ist eine Grundvoraussetzung zur Entdeckung des eigenen, individuellen Ich. Mehrlingskinder sind damit später dran, weil sie diese Momente des Alleinseins nur selten haben.

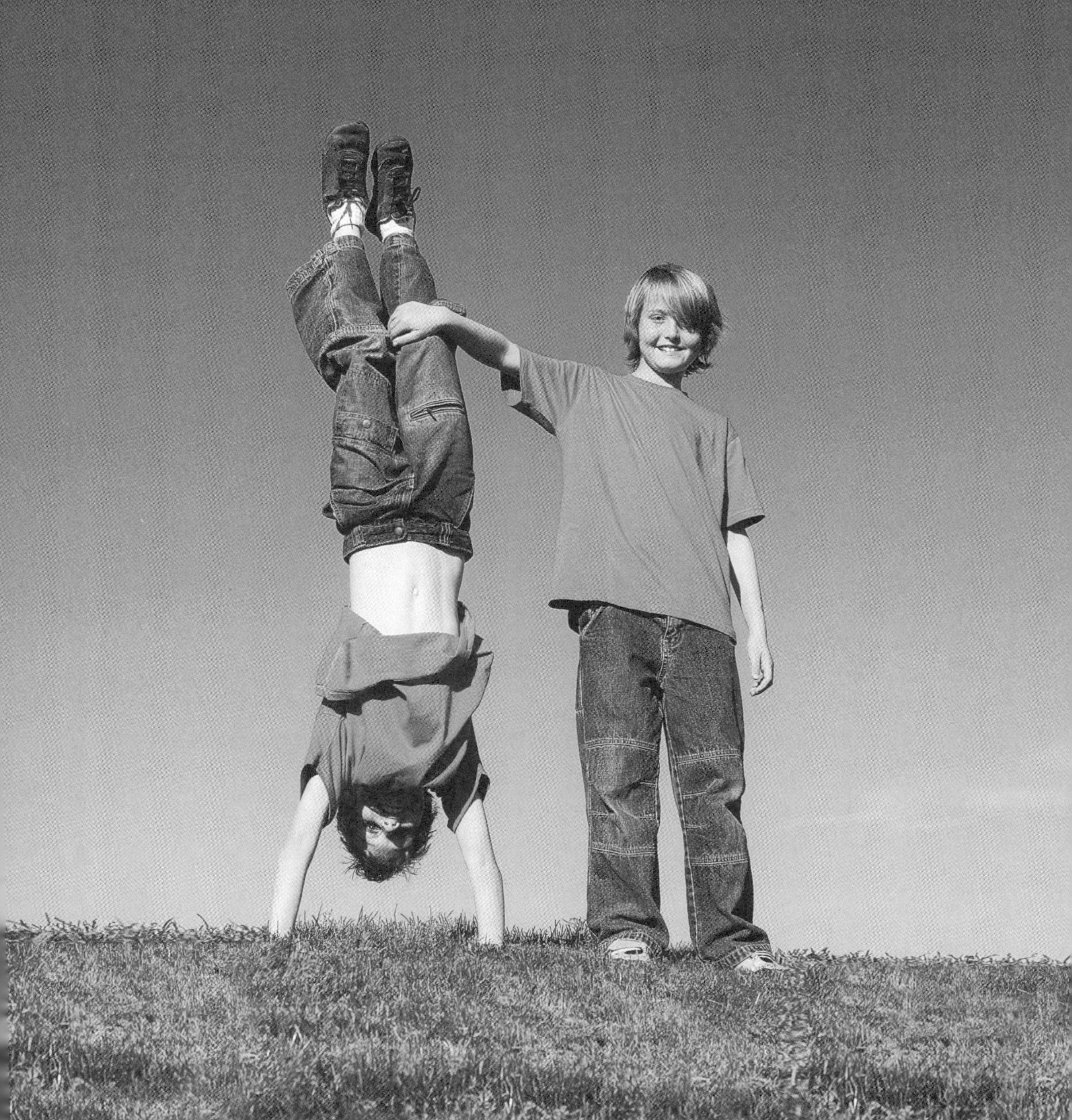

VIER

KINDHEIT UND JUGEND

VIER **KINDHEIT UND JUGEND**

19 6 bis 12 Jahre

In diesem Alter entwickeln Kinder immer mehr Interesse für die Welt, die sie umgibt. Sie sind neugierig und wollen lernen und wissen. Sie interessieren sich für die Natur und sind leicht für eine Sache zu begeistern.

Freundschaften werden wichtig für sie und sie möchten gern zu einer Gruppe gehören.

Etwa um das neunte Lebensjahr entsteht eine Zweiteilung: Jungen spielen lieber mit Jungen und Mädchen mit Mädchen. Es ist wichtig, dass Zwillinge nicht ausschließlich miteinander losziehen, sondern auch Beziehungen zu anderen Kindern knüpfen. Sie lernen von neuen Kontakten und aus anderen Situationen als die, die sie gewohnt sind.

In diesen Jahren werden sie unabhängiger: Sie helfen im Haus, räumen ihr Zimmer auf, erledigen einen Einkauf, spielen draußen und das alles (fast) ohne Aufsicht von Erwachsenen.

Im Allgemeinen finden sie es noch immer herrlich, eine Zwillingshälfte zu haben, mit der sie sich gut verstehen und die ihnen Stütze und Halt bei den Kontakten außerhalb des Familienkreises ist.

Obengenanntes gilt auch für Drillinge.

Schule

Der Übergang vom Kindergarten in die Grundschule erfolgt, und es stellt sich die Frage, ob sie gemeinsam in eine Klasse gehen sollen. Im Allgemeinen hat es durchaus Vorteile, Zwillinge in diesem Alter zu trennen, wie im Folgenden aufgeführt.

- Für Junge-Mädchen-Zwillinge gilt, dass es fast immer besser ist, wenn sie getrennte Klassen besuchen, da sich in diesen Jahren ihre sexuelle Identität entwickelt. Dafür ist es notwendig, dass sie enge Beziehungen mit Kindern ihres eigenen Geschlechts eingehen. Die Anwesenheit der Zwillingshälfte kann diesen Prozess erschweren.

- Getrennte Klassen fördern, dass die Lehrkräfte sie jeweils als autonome Persönlichkeit behandeln, unabhängig von ihrem Zwillingsbruder oder ihrer -schwester. So können sie sich in ihrem eigenen Tempo entwickeln, ohne dass sie sich ständig mit dem anderen verglichen fühlen.
- Die Kinder bekommen eine bessere Beziehung zu den Lehrkräften und den Mitschülern.
- Sie vermeiden oder durchbrechen die Rollenverteilung, die für manche Zwillinge typisch ist. So gibt es zum Beispiel einen »Verantwortlichen«, der immer alle Hausaufgaben notiert, und der andere ist dann der »Faulpelz«, der seinen Bruder immer fragen muss, was er denn machen soll. Es kann passieren, dass sich Ersterer zu verantwortlich fühlt, nicht nur für sich selbst, sondern auch für den anderen, und der Zweite lernt so nicht, sich um seine eigenen Angelegenheiten zu kümmern.
- Weil sie nicht jede Stunde des Tages miteinander verbringen, wird ihr Verhältnis besser und sie genießen ihre gegenseitige Gesellschaft mehr, wenn sie dann wirklich zusammen sind. Weil sie beide ihre eigenen Dinge erleben, haben sie beide etwas zu erzählen und es kann nicht passieren, dass einer – der Sprachgewandtere oder der Extrovertierte – immer alles berichtet. Außerdem wird vermieden, dass sie über schlechtes Verhalten in der Klasse »petzen«. Ihre Leben spielen sich zu einem Teil getrennt ab und es ist erfrischend, am Tisch ihren Geschichten und ihren gegenseitigen Kommentaren zuzuhören. Die Mahlzeiten werden zu einem immer wichtigeren Moment, um Erlebnisse erzählen zu können, wenn die ganze Familie dabei ist. Auch fangen die Kinder an, sich Meinungen zu bilden und eigene Gedanken zu machen, und sie genießen es, miteinander und mit den Eltern über Politik, Umwelt, Schule und Sonstiges zu reden.
- Sie haben mehr Privatsphäre. Sie können selbst entscheiden, ob sie von den Erfahrungen, die sie außerhalb des Hauses gemacht haben, erzählen wollen oder nicht. Wenn sie zusammen in einer Klasse sind, können sie sich dieser Privatsphäre nicht sicher sein: Es ist immer möglich, dass der andere im Familienkreis etwas erzählt. Kinder brauchen Privatsphäre und die Möglichkeit, sich abzusondern, um ihre eigene Identität finden zu können.
- Es gibt weniger Eifersucht und Konkurrenzgefühle. Wenn der Unterschied auf intellektueller Ebene hoch ist, hat es das Kind mit dem geringeren Talent leichter in einer anderen Klasse. Es empfindet dann

nicht den Druck, es dem anderen gleichtun zu müssen, und kann seine eigenen Qualitäten entwickeln. Das ist auch gut für das Kind, das besser lernen kann, weil man auf diese Weise verhindert, dass es schlechtere Leistungen erbringt, um Bruder oder Schwester zu schonen!

Manchmal ist es aus praktischen Gründen nicht möglich, sie in unterschiedlichen Klassen unterzubringen, etwa, wenn es keine Parallelklasse gibt oder wenn sich die Kinder dagegen wehren. Vor allem eineiige Zwillinge haben eine sehr starke Bindung zueinander und leiden darunter, wenn sie getrennt werden. Wenn sie sich selbstständig verhalten und gute Kontakte mit Mitschülern schließen, ist das auch nicht notwendig! Es ist nicht leicht, eine eindeutige Empfehlung auszusprechen, weil die Entscheidung zum großen Teil von der Beziehung zwischen den beiden Kindern abhängt.

Simone, Mutter eineiiger Zwillinge:
»Meine Töchter wurden in der ersten Klasse der Grundschule voneinander getrennt. Sie fanden es schrecklich und verstanden es überhaupt nicht. Sie fragten mich immer wieder, warum sie in getrennten Klassenräumen sitzen mussten. Bevor sie hineingingen, mussten sich die Klassen aufstellen, und es passierte immer wieder, dass eine der beiden sich heimlich in die Reihe ihrer Schwester stellte. Das war doppelt schwer für sie, weil ihre gemeinsame beste Freundin bei einer der Schwestern in der Klasse saß, die andere fühlte sich also schrecklich verlassen. Eines Tages ging sie ganz mutig in das Büro des Direktors und sagte zu ihm: ›Sind meine Schwester und ich denn vielleicht nicht lieb und dürfen wir deswegen nicht zusammen in einer Klasse sitzen?‹ Das beeindruckte den Direktor sehr, und er rief mich sofort an, um mich zu einem Gespräch einzuladen. Wir besprachen die Situation ausführlich, und ich sagte ihm, meiner Ansicht nach sei es überhaupt nicht notwendig, sie zu trennen, da sie prima mit anderen Kindern umgingen und nicht übertrieben abhängig voneinander waren. Er verstand es und sie durfte wieder in die gleiche Klasse! Jetzt sind sie 9 und noch immer zusammen. Ich bin sicher, dass sie es selbst sagen werden, wenn sie die Situation verändern wollen.«

Helena, Mutter von eineiigen Drillingen
»An unserer Schule gibt es nur zwei Parallelklassen, und ich wusste wirklich nicht, welches der drei Kinder ich in die andere Klasse geben sollte. Daher gehen sie alle in die gleiche Klasse, aber sie verhalten sich unabhängig. Es ist auch nicht so, dass einer den anderen dominiert. Ich bin froh, dass ich das so gemacht habe. Hätten wir uns für zwei Klassen entschie-

den, hätte sich eines der Kinder bestimmt ausgeschlossen gefühlt. Auch organisatorisch gesehen hat es Vorteile: Ich brauche nur mit einer Lehrkraft zu sprechen und sie kommen mit denselben Hausaufgaben nach Hause!«

Manchmal hat es mehr Vorteile als Nachteile, die Kinder zu trennen. Zum Beispiel, wenn sich ihre intellektuellen Niveaus stark voneinander unterscheiden, wodurch sich eines der Kinder minderwertig fühlen kann, wenn ein anderes dominant ist. Ihre Interaktionen untereinander können auch die Ruhe in der Klasse stören.

Patricia, Mutter von eineiigen Zwillingen, sagt dazu:
»Meine sechsjährigen Zwillinge sind sehr zappelig. Sie reden unablässig und dann auch noch in Hochgeschwindigkeit. In der Klasse schwatzten sie ständig miteinander, wodurch ihre Ergebnisse eher mittelmäßig waren. Sie waren zu abhängig voneinander. Wenn der eine fertig war mit einer Aufgabe und abgeben wollte, stand der andere auf, um es sich anzusehen. Ihre Unruhe war störend in der Klasse und die Lehrkraft konnte nicht damit umgehen. Da beschlossen wir, sie in getrennten Klassen unterzubringen. Am Anfang fiel es ihnen schwer. Aber sie durften sich sehen, sooft sie wollten. Das ist jetzt nicht mehr notwendig. Beide gehen gern in ihre eigene Klasse. Ich sehe nur einen negativen Aspekt, nämlich dass sie, wenn sie aus der Schule kommen, erst eine Zeit lang miteinander rangeln und zanken. Das war früher nicht so. Vielleicht müssen sie auf diese Weise ihre Frustrationen loswerden. Danach spielen sie wieder ganz harmonisch zusammen. Ich bin sehr froh, dass wir uns so entschieden haben.«

Wenn Eltern erst nach einigen Jahren beschließen, die Kinder in der Schule zu trennen, ist das schwieriger, weil dann eines von ihnen aus seinem Freundeskreis genommen wird. Sie müssen daher gut darauf vorbereitet werden und die Eltern müssen erklären, warum das notwendig ist. Wenn sie den Grund verstehen, können sie besser mit der neuen Situation umgehen. Es muss auch sorgfältig und in Rücksprache mit den Lehrern erwogen werden, welches der Kinder die Klasse wechselt.

Eineiige Zwillinge finden es meist nicht angenehm, in unterschiedliche Klassen zu gehen, während zweieiige weniger darunter leiden.

Eineiige Zwillinge finden es meist nicht angenehm, in unterschiedliche Klassen zu gehen, während zweieiige weniger darunter leiden. Nur einige wenige eineiige Zwillinge erzählten mir, dass die Trennung für sie gut war (siehe auch Kapitel 21).

Insgesamt müssen Eltern von Zwillingen den Fortschritten ihrer Sprösslinge und deren Beziehung zu Lehrern und Mitschülern mehr Aufmerksamkeit widmen als andere Eltern. Sie sollten engen Kontakt zu den Lehrkräften halten und Gespräche führen, wenn Probleme auftreten, egal, ob es sich um ein Kind handelt oder beide.

Beachten Sie, dass Lehrer keine Zwillingsspezialisten sind und in dieser Hinsicht meist nur begrenzte Erfahrungen haben. Daher ist eine aktive Zusammenarbeit von Eltern und Schule, bei der Erfahrungen und Vorschläge ausgetauscht werden, von großem Wert.

Schüchternheit

Schüchternheit ist ein angeborener Charakterzug, der unter dem Einfluss von Erziehung oder Umgebung stärker oder schwächer werden kann.

Bei zweieiigen Zwillingen kann der eine mehr darunter leiden als der andere, genau wie bei Geschwistern unterschiedlichen Alters. Das braucht alles kein Problem zu sein. Das offenere Kind umgibt sich mit Freunden und Freundinnen, mit denen auch das andere Kind Freundschaft schließen kann. Eineiige Zwillinge sind jedoch meist im selben Maß schüchtern. Das kann schwierig sein, weil sie diese Eigenschaft gegenseitig verstärken, was es für sie mühsamer macht, Freundschaften mit Gleichaltrigen zu schließen. Als Eltern müssen Sie darauf achten.

Ein Vater siebenjähriger Mädchenzwillinge erzählt hierzu:
»Meine Töchter sind extrem schüchtern. Sie besuchen die zweite Klasse der Grundschule, aber bislang haben sie noch mit keinem anderen Kind Freundschaft geschlossen. Sie sind gute Schülerinnen, aber sie sagen uns jeden Tag, dass sie nicht zur Schule gehen möchten. Eine Mitschülerin hat eine von ihnen gebeten, den Platz mit ihr zu tauschen. Weil sie sich nicht traute, Nein zu sagen, stimmte sie zu. Jetzt fällt es ihr noch schwerer, in die Schule zu gehen. Zu Hause sind die beiden entspannt und ungezwungen, solange sie allein sind. Sobald andere Menschen dabei sind, egal ob Familie oder Unbekannte, verändert sich ihr Verhalten komplett.«

Die Sorge dieses Vaters ist begründet. Dies ist ein solcher Fall, in dem die Zwillinge gegenseitig ihr Verhalten verstärken: Indem sie als Zwillinge auftreten, brauchen sie ihrer Schüchternheit nicht ins Auge zu sehen. Im Allgemeinen überwindet ein Kind dieses Problem mit der Zeit, weil es positive Erfahrungen macht, die dazu führen, dass es sich sicherer fühlt und Selbstvertrauen gewinnt.

Bei Zwillingen ist es jedoch wahrscheinlich, dass sie viel weniger mit Menschen in Berührung kommen, weil sie sich zueinander flüchten. Im Buch *Die schweigenden Zwillinge* von Marjorie Wallace wird von Mädchenzwillingen erzählt, die sich in eine eigene Welt zurückziehen und schließlich alle Kontakte mit der Außenwelt meiden. Sie kommunizieren ausschließlich untereinander. Mit der restlichen Familie unterhalten sie sich mittels Zetteln, die sie unter der Zimmertür durchschieben. Diese Geschichte nimmt ein trauriges Ende, als sie in der Welt des Verbrechens landen. Das ist ein extremer Fall und absolut selten, aber er zeigt, wie wichtig es ist, den Kindern zu helfen, sich der Welt zu öffnen.

Für die 7-jährigen Zwillinge aus dem vorherigen Beispiel wurde folgender Stufenplan entwickelt:

- Die Eltern sollten mit jedem Mädchen getrennt etwas unternehmen. Das hatten sie bislang fast noch nie getan. Es sollte zur wöchentlichen Gewohnheit werden, damit sich die Mädchen daran gewöhnten, ab und zu getrennt zu sein. Wenn sich nach einiger Zeit herausstellen würde, dass sie es genossen, wäre es Zeit für einen weiteren Schritt.
- Die Eltern sollten ein anderes Kind zum Spielen einladen. Einen Cousin oder eine Cousine, ein Nachbarskind, vorzugsweise im selben Alter. So sollten sie in ihrer eigenen Umgebung mit einem anderen Kind spielen lernen. Ich empfahl ihnen auch, regelmäßig andere Familienmitglieder zum Essen oder anderen Aktivitäten einzuladen. Hilfreich könnte auch sein, Begegnungen mit anderen Zwillingen zu arrangieren, weil sie einander intuitiv verstehen, was den Kontakt vereinfacht. Daher erteilte ich auch den Rat, zu Treffen des Elternvereins für Mehrlinge zu gehen. Wenn die Zwillinge schließlich mehr Offenheit anderen Menschen gegenüber zeigten, könnten auch Mitschüler eingeladen werden.
- Des Weiteren empfahl ich, sie in der Klasse an unterschiedliche Tische zu setzen, damit sie mit anderen Kindern Gruppenarbeit machen konnten. Hierbei ist die Mitwirkung der Lehrkraft unentbehrlich. Es empfiehlt sich, die Kinder schließlich in zwei verschiedenen Klassen unterzubringen, aber erst nach Rücksprache, denn das geht nur, wenn sie mittlerweile mit anderen Mitschülern Kontakt haben. Wenn dem nicht so ist, erreicht man nur das Gegenteil: Sie werden sich mehr denn je in ihr Schneckenhaus zurückziehen und die Schüchternheit wird sich verstärken.

Der Plan ging auf! Die Eltern erwägen nun, sie in getrennte Klassen gehen zu lassen, wenn sie in die dritte Klasse kommen. Wenn es klappt, gehen sie jeweils zusammen mit einer Freundin in ihre neue Klasse.

Versuchen Sie also nicht, ein schüchternes Kind zu ändern! Schüchternheit ist eine Eigenschaft, die meist nicht verschwindet. Persönlichkeitsstudien zeigen, dass sie sich im Laufe eines Lebens nicht sehr verändert. Eigenschaften wie Schüchternheit, Depression, Introvertiertheit oder Extrovertiertheit bleiben konstant. Versuchen Sie also nicht, ein schüchternes Kind zu ändern! Verlangen Sie auch nicht, dass es sich anders verhalten soll. Ihr Ziel sollte sein, ihm beizubringen, anderen Menschen gegenüber aufgeschlossen zu sein und menschlichen Kontakt zu genießen. Das ist schon eine ganze Menge! Wichtig ist auch, dass Sie das Kind ermutigen und loben, wenn es die Nähe eines anderen sucht, etwa mit einem Blick oder einer Geste. Vermeiden Sie Bemerkungen und Kommentare wie »Sei doch nicht so schüchtern«. Wenn Sie diese Eigenschaft des Kindes respektieren und Verständnis zeigen, fühlt es sich gestärkt. Sie könnten sagen: »Ich weiß, dass es dir schwerfällt, mit Onkel Wilhelm zu reden.« Die Zeit, der Reifeprozess des Kindes und positive Erfahrungen helfen, diesen Charakterzug in den Griff zu bekommen.

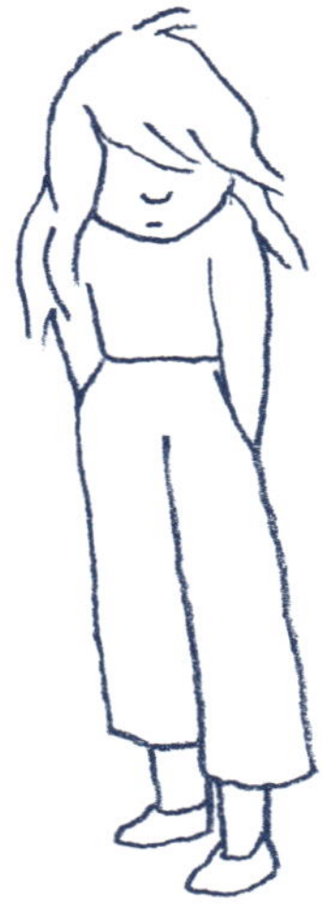

Konkurrenz

Es ist vollkommen logisch, dass Kinder, die zur gleichen Zeit geboren wurden, sich untereinander vergleichen. Wenn ein Kind schon schwimmen kann und das andere noch nicht, kann das Eifersuchtsgefühle wecken. Auch Kinder unterschiedlichen Alters innerhalb einer Familie vergleichen sich miteinander, aber ihr Konkurrenzgefühl ist geringer, weil ein Unterschied immer mit dem unterschiedlichen Lebensalter zu erklären ist, was ihn für das jüngere Kind akzeptabel macht: »Ja, aber du bist auch älter!« Leider können sich Zwillinge nicht mit dieser Entschuldigung trösten, obwohl manche von ihnen das verrückterweise doch tun: »Du hast gewonnen, weil du als Erster geboren wurdest!« Man kann sogar behaupten, dass zwischen Zwillingen viel Konkurrenz herrscht, einzig und allein, weil sie gleichzeitig geboren wurden.

Außerdem spielen Geschlecht und Alter des Kindes sowie die Gene eine wichtige Rolle, wodurch der eine mehr oder weniger befangen ist als der andere. Es ist bekannt, dass sich Jungen mit ihrem höheren Gehalt am Aggressionshormon Testosteron meist mehr beweisen müssen als Mädchen. In manchen Lebensphasen ist der Testosteronwert höher als durchschnittlich, dadurch steigt auch der Konkurrenzdrang. Zwischen 4 und 6 Jahren zum Beispiel steigt der Gehalt, dann nimmt er für einige Jahre ab, bevor er in der Pubertät wieder ansteigt. Es ist daher tatsächlich nicht verwunderlich, dass sich Ihre sechsjährigen Söhne noch immer bei jeder Gelegenheit miteinander messen müssen! Dieses Verhalten schwächt sich in den Jahren danach ab.

Aber nicht alles hat mit biologischen Faktoren zu tun. Die Erziehung kann diese Eigenschaft verstärken oder verringern.

Ratschläge:

- → Vergleichen Sie ihre Qualitäten nie miteinander. Und wenn sie das selbst machen – »Ich kann das Einmaleins und du nicht!« –, zeigen Sie ihnen, dass jeder seine Qualitäten hat und jeder in seinem Tempo lernt. Wenn ein Kind in der Schule besser ist als das andere, erklären Sie ihnen, dass man auch auf anderen Gebieten tolle Leistungen erbringen kann, etwa in handwerklichen Dingen, Musik und anderen kreativen Beschäftigungen oder im Bereich von Freundschaften.
- → Streben Sie nicht danach, sie gleich zu erziehen. Diese Versuche sind zum Scheitern verurteilt und bringen den Kindern noch dazu bei, alles untereinander zu messen. Es ist viel vernünftiger, jedem Kind das zu geben, was es braucht, was auch beinhaltet, dass eines mal einen »Glückstag« hat und das andere nicht. Sie werden das letzten Endes sehr gut akzeptieren.
- → Um den Wetteifer zu verringern, können Sie Tage einrichten, an denen ein Kind bei allem den Vortritt hat: beim Duschen, Fernseheranmachen, beim Geschichtelesen, Mama helfen, Papa einen Kuss geben usw.
- → Studien weisen aus, dass solche Gefühle sich hartnäckig halten, wenn Eltern sie ihren Kindern nicht zugestehen. »Jetzt sei doch mal nicht so eifersüchtig, er ist doch dein Bruder!« Sie bleiben den Kindern tief im Inneren erhalten. Es ist sogar richtig, dass sie geäußert werden! Ermutigen Sie die Geschwister, darüber zu sprechen. Die Luft wird gereinigt, wenn ein Junge zu seinem Bruder sagt, dass er es gemein findet,

dass dieser bessere Noten bekommt und er sich dann schlecht fühlt. Hinter diesen Gefühlen stecken oft ein schwaches Selbstbild und ein Mangel an Selbstvertrauen. Lesen Sie Kinderbücher vor, die dieses Thema behandeln.

→ Bringen Sie ihnen bei, ein Team zu bilden, bei dem ein Kind das andere bei seinen jeweiligen Schwächen unterstützen kann. Nummer eins kann Nummer zwei das Zeichnen beibringen, während Nummer zwei wiederum Nummer eins bei den Rechenaufgaben hilft.

→ Sehen Sie Konkurrenzdrang als positive Eigenschaft. Das kämpferische Kind ist meist energisch und neigt dazu, die Führung zu übernehmen. Geben Sie ihm auch einmal die Gelegenheit, sich auf gesunde Weise mit anderen zu messen: Organisieren Sie einen Wettbewerb oder ein Turnier. Auch die Lehrkraft sollte dieses Kind fordern und die Messlatte hoch legen. Wenn die Zwillinge in gleichem Maße Konkurrenzverhalten zeigen, was bei eineiigen durchaus vorkommt, müssen sie lernen, bei Turnieren nicht gegeneinander, sondern miteinander zu kämpfen. Es gibt einige Zwillings-Sporthelden, die es zusammen weit gebracht haben, wie die Fußballspieler de Boer und die Tennisspieler Bryan.

→ Wenn der Konkurrenzdrang untereinander zu stark ist und in Diskussionen und Streitereien ausartet, sollten die Kinder unterschiedliche Klassen besuchen. Meist ist das für beide eine Erleichterung und es verbessert die Stimmung zu Hause und in der Schule beträchtlich!

Yvonne, Mutter siebenjähriger Zwillinge:
»Die Jungen machten sich untereinander heftig Konkurrenz. Der eine hatte viel bessere Leistungen in der Schule als der andere und war außerdem besser in Sport. Das fand der andere sehr schlimm und fing an, sich Bauchweh-Ausreden auszudenken, um nicht am Sportunterricht teilnehmen zu müssen. Als wir das herausbekamen, ließen wir sie in getrennte Klassen gehen. Jetzt sehen wir, dass sie sich viel besser fühlen.«

Ihn liebst du mehr!

Alle Kinder innerhalb einer Familie kämpfen um die Aufmerksamkeit der Eltern, und das ist bei Mehrlingen natürlich nicht anders. Das zeigt sich auch in den folgenden Berichten:

Jeanette, Mutter neunjähriger zweieiiger Zwillinge:
»Christian braucht Hilfe bei seinen Hausaufgaben, aber sein Zwillingsbruder Matthias nicht. Ich verbringe also täglich ziemlich viel Zeit mit Christian, während Matthias im selben Raum ruhig spielt. In letzter Zeit be-

nimmt er sich aber störend und wird schnell wütend. Irgendwann fragte ich ihn, was denn los sei. Er schluchzte: ›Christian liebst du mehr als mich. Ständig bist du mit ihm beschäftigt!‹ Es erstaunte mich, denn ich dachte, er habe sehr wohl verstanden, weswegen das so war. Seit diesem Tag lese ich jeden Abend mit ihm allein und Christian beschäftigt sich dann selbst. Das Gleichgewicht ist wiederhergestellt!«

Jennifer, Mutter eineiiger Zwillinge (6 Jahre):
»Meine beiden Zwillingstöchter sind sehr unterschiedlich: Die Erstgeborene passt sich leicht an, sie ist flexibel und diejenige, die immer für die andere Platz macht. Ihre Schwester dagegen stellt hohe Ansprüche, ist öfters unsicher und sehr von uns abhängig. Es ist eine Art Rollenverteilung unter ihnen entstanden: Die eine ist ›die Gute‹, die andere ›der Querkopf‹, was sich sogar bis in ihr Spiel fortsetzt. Aber ich muss die Querköpfige häufiger bestrafen, weil sie mehr ausheckt. Sie wirft mir vor, ich würde nur sie herausgreifen und ich würde sie weniger lieben als ihre Schwester. Ich ermutige sie, wo immer ich kann, um ihr Selbstvertrauen zu stärken, und ich verwende nie mehr die Bezeichnung ›Gute‹ und ›Querkopf‹. Ich habe es mir sogar zur Gewohnheit gemacht, nur die guten Qualitäten der beiden zu benennen.«

In beiden Situationen gehen die Mütter richtig vor: Sie erkennen die Gefühle der Kinder und versuchen, ihnen zu geben, was sie brauchen. Aber im folgenden Fall können Sie sehen, dass die Zwillinge selbst es gar nicht verstehen, dass eine individuelle Vorgehensweise ihnen beiden zugute kommt. Sie wollen beide genau gleich behandelt werden!

Lilian, Mutter von zwei sechsjährigen Zwillingsjungen:
»Ich hatte beschlossen, dass wir jeweils den Namenstag der beiden feiern würden. Der erste war der Namenstag von Michel. Es lief perfekt. Ich hatte mit Zwillingsbruder Oliver ein Geschenk gekauft und auch Opa und Oma brachten ein Geschenk mit. Alles verlief harmonisch. Als Oliver an der Reihe war, wehrte Michel sich gegen alles. Er hörte keinen Augenblick damit auf, verlangte auch Geschenke und er konnte es überhaupt nicht ertragen, dass sich an diesem Festtag alles nur um seinen Bruder drehte. Er war schrecklich eifersüchtig und warf mir vor, ich liebe seinen Bruder mehr als ihn.«

Das ist sicherlich eine sehr unangenehme Situation. Die Reaktion des einen Kindes ist keine Ermutigung, noch einmal Aktivitäten für jeden einzeln zu organisieren. Dennoch sollten Sie sich dadurch nicht beeinflussen lassen. Machen Sie weiter damit! Meist ist es so, dass das Kind, das sich beklagt, sich unsicher fühlt und wenig Selbstvertrauen hat. Zeigen Sie ihm, dass Sie das verstehen. Wenn Sie sein gutes Verhalten ermutigen, wird es schließlich lernen, dass es genauso geliebt wird wie seine Zwillingshälfte. Es ist jedoch möglich, dass dieses Kind ein wenig empfindsamer bleibt in Bezug auf »Unrecht«.

Außerdem ist es nicht zu vermeiden, dass sich ein Kind ab und zu ausgeschlossen fühlen wird, wie die folgende Mutter von zehnjährigen Zwillingsjungen sehr gut erläutert:
»Als Marius aus der Schule kam, schien ihm irgendetwas querzusitzen. Er war still und traurig, gar nicht fröhlich und lebendig wie sonst. Ich wusste, dass etwas nicht stimmte, aber er wich meinen Fragen aus, bis er ins Bett ging. Da begann er zu weinen und erzählte mir, dass ihn ein Kind in der Schule geärgert hatte. Ich wollte ihm die Gelegenheit geben, frei mit mir zu reden, und schlug vor, dass wir beide uns am besten kurz in die Küche setzen sollten. Ich gab ihm einen Becher mit warmer Milch. In dem Moment stürmte sein Zwillingsbruder in die Küche und schrie: ›Na toll! Es ist Schlafenszeit, und wenn er runter darf, dann komme ich auch!‹ Ich fühlte mich ein wenig schuldig, weil ich Marius ›vorgezogen‹ hatte, wusste aber, dass es in diesem Fall berechtigt war. Also sagte ich: ›Marius braucht mich jetzt, also dürfen wir einmal von den Regeln abweichen.‹ Er war nicht damit einverstanden, aber eines Tages wird er das selbst einmal brauchen und dann wird er es schon verstehen.«

Streitereien

Noch immer streiten Ihre Kinder und fechten untereinander Kämpfe aus, obwohl es jetzt nicht mehr so sehr um die Aufmerksamkeit der Eltern geht. Sie kämpfen nun um ihr Territorium und um ihre Besitztümer. Das kommt auch dadurch, dass sie so viel Zeit zusammen verbringen, was verständlicherweise zu Verstimmungen führt. Einerseits brauchen sie einander und suchen sich, aber die unmittelbare Nähe ist manchmal dann doch zu viel.

Nora:
»Meine Zwillinge streiten viel. Dann sage ich ihnen, dass sie getrennt spielen sollen. Das machen sie dann, aber nach kurzer Zeit hocken sie doch wieder zusammen.«

Diese Streitereien heißen nicht, dass sie nicht miteinander auskommen können. Meistens haben sie eine enge und intime Beziehung zueinander. Die Reibereien sind ein tägliches Phänomen, mit dessen Hilfe sie lernen, sich zu wehren, zu verhandeln und Kompromisse zu schließen. Jungen brauchen außerdem die physische Rangelei, um ihre Spannungen und Energien abzureagieren. Dabei geht es also nicht immer um Wut oder Bosheit!

Die Reibereien sind ein tägliches Phänomen, mit dessen Hilfe Kinder lernen, sich zu wehren, zu verhandeln und Kompromisse zu schließen.

Christine, Mutter von Jungenzwillingen:
»Meine elfjährigen Zwillinge sind sehr impulsiv und sie streiten viel. Anfangs konnte ich es nicht mit ansehen, dass sie so viel rangelten. Ich selbst hatte nur Schwestern und nie eine solche Aggression erlebt. Ab und zu hatte ich sogar Angst, sie würden sich etwas antun, aber ich lernte, mich rauszuhalten. Ich ging nur dazwischen, wenn sie sich gegenseitig wehtaten. Dann mussten sie auf ihr Zimmer und ich redete mit ihnen. Es ist verrückt, zu sehen, auf welche Weise sie sich dann wieder vertragen: Nach einiger Zeit geht der eine zum anderen ins Zimmer und fragt dann etwas Unwichtiges, zum Beispiel: ›Darf ich mir deinen roten Stift ausleihen?‹ Der andere fragt dann so etwas wie: ›Wie spät ist es?‹ Und das ist das Zeichen, dass alles wieder in Ordnung ist.«

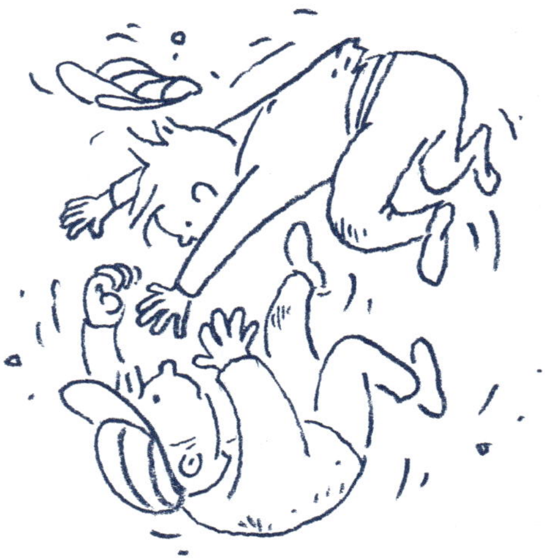

Dennoch ist es gut, einige Regeln in Bezug auf Streitereien aufzustellen:
- Es ist verboten, mit Gegenständen zu werfen oder dem anderen ins Gesicht zu schlagen.
- Manche (sehr verletzende) Schimpfwörter sind tabu.

- Treten ist nicht gestattet.
- Der Kampf muss enden, wenn einer der beiden ein zuvor vereinbartes Zeichen gibt, zum Beispiel STOPP!
- Es gibt Grenzen: Wenn sie sich nicht einig werden können (wer darf auf das Fahrrad?), darf während einer vereinbarten Zeit keiner mit dem entsprechenden Spielzeug spielen.

Wenn es immer derselbe ist, der den Kampf gewinnt, der beschließt, welches Fernsehprogramm angesehen wird, oder der immer vorgeht, ist es verführerisch, den »Schwächeren« in Schutz zu nehmen. Das ist eine Falle! Der wird sich nämlich allzu leicht an die Rolle des Opfers klammern. Die Haltung, die er im Familienkreis lernt, wird die Grundlage dafür, wie sich das Kind später außerhalb der Familie gibt. Bringen Sie ihm bei, welche Möglichkeiten es hat, dem Verhalten von Bruder oder Schwester ein Ende zu setzen: weggehen von dem Ort, wo sie spielen, oder schlichtweg das Spielen einstellen, wenn der andere aggressiv oder beleidigend wird. Und bieten Sie auch eine Methode an, gerechter festzulegen, wer als Erster dran ist, etwa eine Münze zu werfen oder Ähnliches.

Wenn eines der Kinder beim Spielen sehr dominant ist, wird es von Ihnen lernen müssen, wie man verhandelt oder einen Kompromiss sucht, um sein Ziel zu erreichen, statt den Boss zu spielen. In diesen Situationen ist es auch hilfreich, wenn Mitschüler oder andere Freunde zum Spielen kommen und sie mit ihnen andere Verhaltensmuster entwickeln können.

Wie gehen eineiige Drillinge miteinander um?

Helena, Mutter eineiiger Mädchendrillinge von 8 Jahren:
»Es gab immer Streitereien, von Geburt an könnte man fast sagen. Sie haben alle drei ein ordentliches Temperament und jede der drei wollte immer die Erste sein, der geholfen wurde. Die Ruhe und das Gleichgewicht innerhalb der Familie waren dadurch vollkommen gestört. Mein Mann und ich hatten vor ihrer Geburt ein ruhiges und ausgeglichenes Leben. Unsere Beziehung litt darunter, weil wir das auf Dauer nicht mehr ertragen konnten. Außerdem benutzten sie untereinander eine für uns unverständliche Brabbelsprache. Ich fragte mich besorgt, ob sie diese wohl auch außer Haus benutzen würden, aber zum Glück war dem nicht so. Eines Tages, als sie sahen, dass mich ihre ständigen Streitereien wahnsinnig machten, fragte eine von ihnen: ›Aber Mami, warum wirst du denn jetzt so böse, siehst du denn nicht, dass wir spielen?‹ Was mir so abscheulich schien, war für sie

nur ein Spiel! Von diesem Tag an versuchte ich, ihre Zusammenstöße richtig einzuschätzen. Sie streiten noch immer, aber weniger als früher. Jetzt, da sie größer sind, kann ich zwischen sie gehen und versuchen, sie durch Reden zu einem Konsens zu bewegen.«

Eines ist ziemlich sicher: Zwischen dem 6. und 9. Lebensjahr erleben Kinder eine ruhige und harmonische Phase. Aber zwischen dem 9. und 12. nimmt die Zahl der Streitigkeiten zu, was durch hormonelle Veränderungen verursacht wird, die typisch sind für die beginnende Pubertät.

Esther, Mutter von zweieiigen Mädchenzwillingen (11 Jahre):
»Im Augenblick streiten sie mehr als früher. Eine ist sehr reizbar und die andere provoziert sie, indem sie sie auslacht, was sehr oft zu Streit oder sogar zu Handgemenge führt. Dann schicke ich sie in ihre Zimmer, damit sie sich beruhigen. Es war eine gute Entscheidung, ihnen beiden ein eigenes Zimmer zu geben!«

Es ist nicht immer leicht, mit Mehrlingen unter einem Dach zu leben, aber mit der Zeit werden Sie lernen, ein ausgezeichneter Friedensrichter zu sein, Diskussionen in die richtigen Bahnen zu lenken, Küsse oder Strafen zu verteilen, je nach Situation, und Sie lernen zu improvisieren!

Marion, Mutter eines Sohnes und von Mädchenzwillingen:
»Ich habe mir angewöhnt, witzige Ereignisse und Bemerkungen meines Trios aufzuschreiben. Wenn die Kinder sich nicht gut benehmen und nicht kooperativ sind, bringe ich dieses Buch zum Vorschein und lese ihnen die eine oder andere Anekdote vor. Das bricht die Spannung und nach einiger Zeit liegen sie gemeinsam auf dem Boden und kullern sich vor Lachen.«

Humor ist zweifelsohne der stärkste Verbündete, wenn Sie schwierige Situationen meistern müssen.

Witze und Beleidigungen

Wie alle Geschwister beschimpfen sich auch Zwillinge manchmal oder machen faule Witze auf Kosten des anderen. Diese Art von Kontakt ist normal bei Menschen, die viel Zeit miteinander verbringen. Es ist auch eine verdeckte Form, Frustrationen loszuwerden, trägt jedoch nicht zu einem harmonischen Lebensumfeld bei. Witze können dazu missbraucht werden, um äußerst unangenehmen, sogar sehr verletzenden Bemerkungen Luft zu machen. Wie sollten Sie damit umgehen?

Vorschläge:

→ Erklären Sie dem »Täter«, dass verbale Gewalt nicht zugestanden ist. Schicken Sie ihn in sein Zimmer, wenn er so weitermacht. Dabei können Sie eine Bemerkung machen wie: »Ich fände es sehr schlimm, wenn jemand zu dir sagen würde, was du gerade zu deinem Bruder gesagt hast.« Das kann ihm helfen, sich in den anderen hineinzuversetzen.

→ Tun Sie diese Dinge gegenüber dem Opfer nicht ab, als seien sie unwichtig und er überempfindlich. Sie sollten auch nicht sagen »Das ist doch alles nicht so schlimm« oder »Mach dir nichts draus«. Hören Sie ihm zu und akzeptieren Sie seine Gefühle, die wirklich sehr ernst sein können.

→ Bitten Sie den Beschimpften nicht darum, Beleidigungen zu ignorieren oder so zu tun, als würden sie ihn nicht treffen. Sonst bringen Sie ihm bei, dass er seine Gefühle verbergen muss, was nicht gesund ist. Es ist viel besser, mit dem Zwilling darüber zu sprechen.

→ Stellen Sie sich auf die Seite des Opfers, und bringen Sie ihm ein paar Tricks bei, mit denen es die Beschimpfungen abstellen kann, wie etwa zu sagen »Ja, ja, jetzt reicht es!« oder die Situation durch Humor umzukehren. Dafür muss er zwar schlagfertig sein, aber manchmal hilft es.

Witze und Beleidigungen gehören zum Sozialleben von (fast) Pubertierenden. Sie können auch ein Zeichen von Zuneigung und Vertrauen sein. Aber der Grat zwischen nett gemeinten und gemeinen Scherzen ist sehr schmal, weswegen die Eltern eingreifen müssen, wenn es auszuufern droht.

Nature oder Nurture?

Psychologen suchen schon seit Jahrzehnten nach einer Antwort auf die Frage, ob unser menschliches Verhalten hauptsächlich von unseren Genen beeinflusst wird oder mehr durch unsere Erziehung und Umgebung. Diese Frage verbirgt sich hinter dem englischen Begriffspaar »*nature versus nurture*«, oder auf Deutsch »angeboren contra erworben«.

Eineiige Zwillinge sind für Wissenschaftler ein sehr interessantes Studienobjekt, weil sie die einzigen menschlichen Wesen mit denselben Genen sind. Alle anderen Menschen haben unterschiedliche genetische Karten. Wenn wir zum Beispiel wahrnehmen können, dass bei eineiigen Zwillingen Homosexualität häufiger vorkommt als bei zweieiigen, können wir daraus schlussfolgern, dass bei der sexuellen Vorliebe eine genetische Komponente eine Rolle spielt. Tatsächlich wird das in diversen Studien auch bestätigt. Die Möglichkeit, dass beide homosexuell sind, ist bei eineiigen Zwillingen größer, obwohl es vorkommt, dass nur einer der beiden diese sexuelle Vorliebe hat. Das wiederum bedeutet, dass auch andere Faktoren mitspielen, wie unter anderem minimale Unterschiede in ihrer Gehirnstruktur infolge pränataler Einflüsse.

Genetische Anlage und Umgebung beeinflussen einander auch gegenseitig. Das nachfolgende Beispiel zeigt dies. Hier geht es um zehnjährige eineiige Zwillinge, von denen einer sehr ängstlich ist. Im Prinzip haben beide diese Charaktereigenschaft (»Anlage«), aber nur bei einem von ihnen tritt sie hervor. Wie wir sehen werden, beschützt die Mutter (»Umgebung«) sie zu sehr und verstärkt damit dieses Verhalten, das dann zu einer Methode wird, Aufmerksamkeit zu erheischen.

Die Mutter erzählt:
»Paul ist ›der Ältere‹. Er spielt gern draußen. Er ist ein spontaner Junge und hat eine Menge Freunde. Er spielt auch gern mit seinem Zwillingsbruder Nico. Der ist lieber drinnen und hat nur einen einzigen Freund. Nico wird sofort böse, wenn ihm etwas nicht gelingt, und bekommt Wutausbrüche. Er findet es sehr unangenehm, irgendwo allein hingehen zu müssen, etwa bei einem Freund zu spielen. Dann muss Paul mit. Er will auch nicht allein schlafen. Sein Bruder muss ihm immer bei allem helfen. Nico verhält sich wie ›der Jüngere‹ der beiden.«

Hier sehen wir zwei Jungen mit denselben Genen, denselben Eltern und derselben Umgebung. Sie besuchen dieselbe Klasse. Dennoch sind sie sehr verschieden. Obwohl die beiden dieselbe genetische Anlage haben, aus der sie bestimmte Züge entwickeln können, Ängstlichkeit zum Beispiel, findet sich dies nur bei einem der beiden. Wir wissen, dass Ängstlichkeit eine sehr erbliche Eigenschaft ist. Der eine ist viel aktiver und sozialer als der andere. Wenn wir ihre Erziehung analysieren, sehen wir, dass die Haltung der Mutter gegenüber »dem Kleinen« ganz anders ist als gegenüber »dem Älteren«.

Die Mutter beschreibt es folgendermaßen:
»Ich habe Nico immer als ›den Kleinen‹, den Schwächeren betrachtet. Er hatte ein niedrigeres Geburtsgewicht und weinte mehr als Paul. Er hing mehr an mir und seine Ängste erinnerten mich an meine eigene Jugend. Ich traute mich auch rein gar nichts und hatte auch solche Ängste. Weil Paul so anders war und so viel stärker, habe ich ihn immer dazu ermutigt, seinem Bruder zu helfen, ihn zu begleiten, wenn er irgendwo hinmusste etc.«

Die Handlungen der Mutter haben die Unabhängigkeit, die einer der Söhne zeigte, verstärkt, aber gleichzeitig auch die Abhängigkeit des anderen! Jedes Kind weiß ganz genau, wie es Aufmerksamkeit bekommt. Nico dadurch, dass er sich abhängig gibt, und damit ist seine Abhängigkeit gestiegen. Bei diesen Kindern entstand eine strikte Rollenverteilung, wodurch ihre vollständige Entwicklung beeinträchtigt wurde. Hier musste eingegriffen werden und die Mutter bat mich dabei um Hilfe. Um die Rollenverteilung zu durchbrechen, stellten wir folgenden Plan auf:

- Nicos Wutausbrüche müssen ignoriert werden. Nach einem solchen Ausbruch spricht einer der Eltern mit ihm und bietet Alternativen an. So muss er zum Beispiel lernen, wie er, statt wütend zu werden, sagen kann, was er will.
- Nico muss allein zu Freunden gehen. Er darf seinen Bruder nicht mehr bitten, mitzukommen. Nur die Mutter darf ihn begleiten, aber auch nur die ersten Male.
- Paul wird erklärt, warum es besser ist, seinem Bruder nicht mehr zu helfen. Hierbei braucht Paul ein wenig Unterstützung, damit er nicht glaubt, er versage gegenüber seinem Bruder.
- Jede Äußerung selbstständigen und unabhängigen Verhaltens von Nico wird nachdrücklich gelobt. So wird er dazu ermutigt, kleine Schritte zu machen: allein zum Haus eines Freundes zu gehen, in den Laden an der Ecke usw.
- Die Mutter erhält Unterstützung durch eine Gesprächstherapie, damit sie lernt, nicht ihre eigenen Ängste auf das Kind zu projizieren. Wenn sie sich so stark mit ihm identifiziert, behindert sie unbewusst seine Selbstständigkeit.
- Die Wörter »der Kleine« und »der Ältere« dürfen nicht mehr verwendet werden.

Dieses Beispiel zeigt, wie die Erziehung einen Charakterzug, den zwei Jungen von Geburt an hatten, verstärken oder abschwächen kann. Paul hätte dieselben Ängste entwickeln können wie sein Bruder, aber das ist nicht passiert, weil seine Eltern ihm als »dem Älteren« Verantwortung für den »kleinen« Bruder übertrugen. Er entwickelte Eigenschaften wie Verantwortungsgefühl, Selbstständigkeit, Beziehungen-eingehen-Können usw. Zweifelsohne verfügt auch Nico über diese Qualitäten, doch bei ihm wurden andere, vollkommen entgegengesetzte Eigenschaften stimuliert. Die Eltern lernten jedoch dank der Therapie, die Kinder anders zu behandeln und die Abhängigkeit zu durchbrechen. Erwartungsgemäß brauchte nun jedoch Paul zusätzliche Aufmerksamkeit! Weil man von ihm nicht mehr verlangte, der Stärkere zu sein, konnte auch er endlich seine Ängste und Unsicherheiten zeigen. Nach etwa sechs Monaten war die Beziehung zwischen den beiden Jungen viel ausgeglichener.

Die Beziehung zu jedem einzelnen Kind

Noch immer verbringen Zwillinge dieses Alters viel Zeit zusammen und sind eng miteinander verbunden. Trotz Streitigkeiten und Rangeleien sind sie gern beieinander und spielen viel zusammen. Sie gehen gemeinsam zu Freunden oder zu Geburtstagsfeiern und unternehmen gern etwas gemeinsam. Sie haben oft die gleichen Freunde und gehören zur selben Gruppe, vor allem, wenn sie gleichen Geschlechts sind. Das gilt sowohl für eineiige wie für zweieiige Zwillinge. Junge-Mädchen-Zwillinge haben infolge des Geschlechtsunterschiedes öfter ihre eigenen Freunde. Sie sind sehr stark aufeinander bezogen: Wenn dem einen etwas Unangenehmes passiert, verteidigt ihn der andere oder leidet mit ihm. Wenn die Eltern einen von ihnen ausschimpfen, springt der andere für ihn in die Bresche. Letzterem können Sie folgendermaßen begegnen:

Tipps:

→ Wenn einer von beiden etwas falsch macht, darf nur er bestraft werden und nicht beide. Wählen Sie eine Strafe, die er spürt: Er muss allein in sein Zimmer oder er darf nicht fernsehen. Strafen müssen nicht für beide gleich sein, sondern sollten zu den jeweiligen Kindern passen.

→ Wenn Sie nicht herausfinden, wer von beiden der Übeltäter ist, weil sie sich gegenseitig decken, müssen Sie mit jedem einzeln reden. Wenn einer die Schuld zugibt, ist es besser, seine Aufrichtigkeit zu loben, als ihn zu bestrafen. Bleiben sie dickköpfig, müssen beide bestraft werden. Dann dürfen sie zum Beispiel einen Tag lang nicht draußen spielen. Das ist wichtig, um ihnen beizubringen, dass es am Allerwichtigsten ist, Schuld zuzugeben und immer ehrlich zu sein.

→ Wenn Sie auf eines der Kinder böse sind, sprechen Sie mit ihm und erklären ihm, was Sie empfinden. Das fällt Ihnen vielleicht schwer, vor allem, wenn der andere für ihn in die Bresche springt und Ihnen das Bösesein übelnimmt. Das gehört dazu und darf nie der Grund sein, sie nicht zu strafen, wenn es nötig ist. Besser noch ist es, das Dazwischenkommen des anderen Zwillings zu vermeiden, indem Sie mit dem Schuldigen allein reden.

→ Vermeiden Sie es, die Kinder zu viel zu kritisieren, denn das untergräbt das Selbstvertrauen. Wenn Sie bestimmte Gewohnheiten verändern wollen, wie etwa mehr aufzuräumen, ordentlicher zu sein, Mama mehr zu helfen, erreichen Sie mehr, wenn Sie gutes Verhalten nachdrücklich loben. Ein zielführendes Mittel, sich ihrer Mitarbeit zu versichern, ist folgendes: Hängen Sie einen Zettel mit der Aufgabenverteilung in die Küche. Wer räumt die Spülmaschine aus, wer deckt den Tisch, wer geht mit dem Hund raus, solche Dinge. Sorgen Sie dafür, dass jeder seine eigenen Aufgaben hat. Zur Ermutigung können Sie zu jedem Tag, an dem es gut geht, einen Stern zeichnen. Wenn die Kinder eine zuvor vereinbarte Anzahl Sterne gesammelt haben, bekommen sie eine Belohnung. Das kann ein Ausflug mit der Familie sein, einmal ins Kino oder etwas anderes, das sie mögen.

→ Wie schon früher angemerkt, bleibt es wichtig, mit jedem Kind einzeln etwas zu unternehmen. Das macht Ihre Beziehung zu jedem von ihnen stärker, persönlicher und vollständiger. Das ist nicht immer leicht, denn die Zwillinge sind eng miteinander verbunden und möchten lieber alle zusammen einen Ausflug machen. Dennoch lohnt es sich, sie daran zu gewöhnen. Um eine exklusive Beziehung mit jedem Kind zu entwickeln, könnte zum Beispiel auch jedes Kind einmal pro Woche länger aufbleiben dürfen als das andere. Bei den Drillingen Paul, Maja und Christina ist es zum Beispiel so geregelt: Paul bleibt montags länger auf als die anderen beiden, Maja darf am Mittwoch und Christina am Freitag. Die Eltern können nun ungestört mit einem von ihnen zusammen sein, was nicht selten zu persönlichen Gesprächen führt.

Unabhängigkeit

Zwillingseltern machen sich fast immer Sorgen darüber, ob die Kinder wohl auch unabhängig voneinander bestehen können. Und diese Sorge ist nicht unbegründet. Studien zufolge ist die Gefahr, den Alltag nicht allein bewältigen zu können, bei Zwillingen durchaus gegeben. Weil sie immer so eng mit einem gleichaltrigen Geschwisterkind zusammenleben, ist das Risiko größer, dass sich eine zu große Abhängigkeit zwischen ihnen entwickelt. Das passiert nicht nur bei eineiigen Zwillingen, sondern auch bei zweieiigen, insbesondere, wenn sie das gleiche Geschlecht haben. Wie kann man wissen, ob sie sich zu zwei autonomen Persönlichkeiten entwickeln? Es gibt Hinweise, an denen Sie erkennen können, ob sich der eine zu sehr auf den anderen stützt:

- Er sucht mehr emotionale Stütze bei der Zwillingshälfte als bei den Eltern.
- Er ist anders, wenn der Zwilling nicht dabei ist, kann sich nicht allein beschäftigen und wartet voller Ungeduld auf dessen Rückkehr.
- Er hat keine Freunde außerhalb der Familie, auch keine Hobbys oder sonstige Beschäftigungen.
- Er traut sich ohne den anderen nirgendwohin.
- Er fühlt sich fremd und verloren, wenn er alleine irgendwo ist.
- Er wetteifert stark mit dem anderen oder ihm fehlt jeglicher Antrieb zum Wetteifern.

Wenn Sie eines oder mehrere dieser Verhaltensmerkmale an den Zwillingen (oder einem von ihnen) erkennen, suchen Sie nach Lösungen, die ihre Selbstständigkeit stimulieren. Wenn die Kinder nie voneinander getrennt gewesen sind, sollten Sie damit anfangen, indem Sie zum Beispiel als Mutter etwas mit einem der beiden unternehmen und den anderen beim Vater lassen. Wahrscheinlich werden sie erst dagegen protestieren, aber halten Sie durch. Wenn sie sich erst einmal daran gewöhnt haben, mit einem von Ihnen unterwegs zu sein, werden sie es bestimmt herrlich finden, Ihre Aufmerksamkeit ganz für sich allein zu haben. Bitten Sie auch die Schule um Mitarbeit, damit die Lehrer sie in der Klasse auseinandersetzen und in unterschiedlichen Gruppen arbeiten lassen. Weiten Sie diese Erfahrungen allmählich aus, bis sie getrennte Klassen besuchen, ihre eigenen Freunde haben und allein losziehen.

Im täglichen Ablauf sollten Sie mehr Unterschiede als Gemeinsamkeiten hervorheben und dazu anregen, diese auch selbst zu entdecken. Obwohl es für die Eltern oft einfacher und praktischer ist, wenn die Zwillinge zusammen irgendwo sind oder hingehen, ist es für die Entwicklung ihrer Selbstständigkeit besser, wenn sie es nicht tun! Pädagogisch gesehen ist es besser, sie zu ermutigen, wenn sie etwas allein unternehmen wollen oder wenn der eine etwas will, wozu der andere keine Lust hat, wie etwa in den Ferien in ein Sommerlager zu fahren. Das wird bestimmt für beide eine fantastische Erfahrung sein!

Im täglichen Ablauf sollten Sie mehr Unterschiede als Gemeinsamkeiten hervorheben.

Andere Probleme

Es kann passieren, dass sich der eine weniger attraktiv fühlt als der andere, weniger begabt oder weniger geliebt … Nicht nur Erwachsene vergleichen sie miteinander, sondern sie tun es auch selbst. Das kommt sowohl bei Zwillingen desselben, aber auch unterschiedlichen Geschlechts vor. Es ist nicht leicht, im Schatten eines Menschen zu leben, der alles deutlich besser kann und macht. Wie ein Kind darauf reagiert, hängt von seinem Charakter ab: Es kann sich in sich selbst zurückziehen oder sich widerspenstig verhalten. Nehmen Sie diese Gefühle vor allem ernst. Reden Sie unter vier Augen mit dem Kind, das es schwer hat, und suchen Sie nach Möglichkeiten, die ihm helfen, seine eigenen Qualitäten zu entwickeln.

Mareike, Mutter einer zwölfjährigen Tochter und von Junge-Mädchen-Zwillingen (7 Jahre) löste dies so:

»Ich fand das Tagebuch der Jüngeren und konnte der Versuchung nicht widerstehen, darin zu lesen. Sie hatte darin geschrieben, dass sie in nichts gut sei und dass niemand sie liebe. Ihre Schwester sei der Liebling von Papa und Mama und ihr Zwillingsbruder könne alles besser als sie. Am liebsten würde sie nicht mehr leben. Ich erschrak furchtbar. Ich liebe alle drei gleichermaßen und hatte keine Ahnung von diesen Gefühlen! Seither sorge ich dafür, dass ich mehr auf sie achte, Dinge mit ihr allein unternehme, sie viel lobe und Freundinnen für sie einlade. Ich versuche zu verhindern, dass ihr Bruder sie ständig kritisiert. Das passierte sehr oft. Und ab dem nächsten Schuljahr besuchen sie unterschiedliche Klassen.«

Es kann auch das Problem auftreten, dass eines der Kinder sehr leicht Kontakte knüpft und das andere nicht:

Amanda:
»Meine beiden elfjährigen Töchter, eineiige Zwillinge, sind so unterschiedlich wie Tag und Nacht. Esther hat eine Schar von Freundinnen und ist nie allein. Laura ist ziemlich schüchtern und hat nur eine einzige Freundin. Sie gehen in verschiedene Klassen und Esther wird regelmäßig zu Geburtstagsfeiern eingeladen. Neulich war sie sehr aufgeregt, denn sie war von einer Freundin eingeladen worden, einen Tag in einem Vergnügungspark zu verbringen. Als sie das Gesicht ihrer Schwester sah, fand sie es so schade für sie, dass sie beschloss, die Einladung auszuschlagen! Da bin ich dazwischengegangen und habe ihr gesagt, sie solle auf jeden Fall gehen, und ich würde mich um Laura kümmern. Ich konnte sie überzeugen und sie ging. Laura blieb zu Hause, superschlecht gelaunt. Erst dachte ich daran, eine Freundin zum Spielen für sie einzuladen, aber später beschloss ich, es sei besser, wenn sie das selbst täte. Als ich es ihr vorschlug, sagte sie, das traue sie sich nicht. Sie wartete eine Zeit lang, ohne etwas zu tun. Schließlich rief sie an, die Freundin kam und sie hatten einen herrlichen Nachmittag zusammen. Weil sie allein war, überwand sie ihre Schüchternheit. Ich war sehr froh, dass ich das Problem nicht für sie gelöst hatte.«

Es ist nicht immer leicht, die Hälfte eines Zwillings zu sein, wie hier deutlich geworden ist. Jedes Zwillingskind wird mit schmerzlichen Situationen und den eigenen Grenzen konfrontiert. Laura aus dem Beispiel wollte gern wie ihre Schwester einen Kreis von Freundinnen um sich haben. Die Mutter tat sehr gut daran, zu warten, bis das Kind selbst die Angst vor dem Anruf überwunden hatte. Ihre Frustration über die Situation führte dazu, dass sie so reagierte und ihre schlechte Laune abschütteln konnte. Dieses Beispiel macht auch deutlich, dass es positiv wirkt, wenn Sie jedes Kind eigene Entscheidungen treffen lassen.

Geburtstagsfeiern

Auch Geburtstagsfeiern können bei Zwillingen spezifische Probleme mit sich bringen. Zum Beispiel, wenn einer von beiden eingeladen ist und der andere nicht, was oft vorkommt, wenn sie in unterschiedliche Klassen gehen. Obwohl solche separaten Einladungen sehr logisch sind, finden die Geschwister selbst sie meist sehr schmerzhaft.

Esther erklärt:
»Meine siebenjährigen Töchter gehen in unterschiedliche Klassen. Weil wir mit verschiedenen Elternpaaren in der einen Klasse befreundet sind, laden diese fast immer beide Kinder ein. Aber bei der anderen ist das nicht so und das versteht sie nicht. Das ist schwierig für sie und deswegen unternehmen wir dann mit ihr etwas Nettes.«

Vor allem bei zweieiigen Zwillingen ist oft einer beliebter als der andere. Der wird dann auch öfter eingeladen. Das ist nicht leicht für das andere Kind, aber ein guter Anlass, etwas Besonderes mit ihm zu unternehmen. Manchmal ist es übrigens genauso toll, mit den Eltern zu Hause zu bleiben und ihre ungeteilte Aufmerksamkeit zu genießen! Das kommt schließlich nicht so oft vor.

Für manche Kinder ist es gar kein Problem, weil sie individualistischer sind. Andere Kinder dagegen leiden darunter. Wenn das in Ihrer Familie so ist, sprechen Sie mit dem Kind, und erklären Sie ihm, dass nun einmal jeder Mensch anders ist und es noch lange nicht heißt, dass man nicht geliebt wird, nur weil der andere beliebter ist.

Manche Eltern von Geburtstagskindern fühlen sich verpflichtet, Zwillinge gemeinsam einzuladen, oder sind zumindest unsicher, wie sie sich verhalten sollen. Sprechen Sie offen darüber, wenn Ihnen so etwas auffällt. Es kann tatsächlich schmerzlich sein, wenn nur eines der beiden Kinder kommen darf, aber einige Zeit allein zu verbringen ist eine gute Erfahrung auf dem Weg zur Unabhängigkeit. In der Praxis zeigt sich, dass eineiige Zwillinge häufiger gemeinsam zu Geburtstagsfeiern gehen als zweieiige.

Wenn sie ihren eigenen Geburtstag feiern, ist es am gerechtesten, wenn jedes Kind dieselbe Anzahl Freunde einladen darf. Dennoch umgehen Sie damit nicht alle Probleme.

Marianne:
»Ich sagte meinen siebenjährigen Töchtern, sie dürften jeweils 7 Freundinnen einladen, eine für jedes Lebensjahr. Sofort legten sie Listen an. Aber sie hatten ein Problem: Sie hatten drei gemeinsame Freundinnen und auf wessen Liste sollten die?! Fast bis zum letzten Tag wurde hin und her getauscht und heftig gestritten!«

Intellektuelle Entwicklung

Die intellektuelle Entwicklung von Zwillingen verläuft genauso wie bei Einlingen. Laut britischen Studien bleiben sie zwar im Durchschnitt einige Punkte hinter anderen Kindern zurück, aber das ist so gering, dass es überhaupt keinen Grund zur Sorge gibt.

Zwei Ursachen können diesen leichten Rückstand erklären: Erstens treten Frühgeburten und ein niedriges Geburtsgewicht bei Zwillingen häufiger auf als bei Einlingen. Diese Faktoren können Lernschwierigkeiten verursachen. Und zweitens, aber nicht weniger wichtig, können Eltern von Zwillingen ihren Kindern weniger individuelle Zeit widmen als die Eltern von Einlingen. Dadurch erklärt sich vor allem der Unterschied in der sprachlichen Entwicklung. Sie müssen sich dieser ungünstigen Umstände gut bewusst sein. In Bezug auf den Spracherwerb kann die Haltung der Eltern und ihr Interesse an Hausarbeiten eine gute ergänzende Hilfe sein.

Körperliche Entwicklung

Wenn die Pubertät beginnt, werden Sie die körperliche Entwicklung bei Mädchen ab ungefähr 10 Jahren und bei Jungen ab 11 oder 12 Jahren sehen. Vor allem bei Zwillingen, die aus einem Jungen und einem Mädchen bestehen, können dabei sehr große Unterschiede auftreten. Manchmal verwechseln Außenstehende den Zwillingsbruder mit dem kleinen Bruder, sehr zu dessen Ärger natürlich. Auch bei zweieiigen Zwillingen desselben Geschlechts können die Unterschiede groß sein. Es ist überhaupt keine Ausnahme, dass der eine einige Monate vor dem anderen einen gewaltigen Wachstumsschub erlebt. Ihre Wachstumskurven brauchen nicht parallel zu verlaufen. Dieses Beispiel zweieiiger 11-jähriger Zwillingsmädchen belegt es: Eine ist 1,55 m groß und wiegt 38 Kilo. Sie hat Schuhgröße 40. Ihre Zwillingsschwester ist 1,40 m, wiegt 25 Kilo und hat Schuhgröße 36. Sie wird als »die Kleine« betrachtet, zu ihrem großen Ärger, denn schließlich trennen sie nur 5 Minuten!

Bei eineiigen Zwillingen verlaufen die Entwicklungen gewöhnlich sehr gleich. Wachstum und Stillstand treten bei ihnen mehr oder weniger zur selben Zeit auf.

Hobbys

Immer wichtiger wird das Leben, das sich außerhalb des Hauses abspielt. Die Kinder verbringen viel Zeit in der Schule und mit Freunden. In dieser Phase ihrer Entwicklung entdecken sie ihre Hobbys und Talente und es ist sehr gut für sie, wenn sie Mitglied von Clubs oder Vereinen werden.

Eineiige Zwillinge haben meist dieselben Hobbys und Vorlieben. Wenn sie Fußball lieben oder Ballett, gehen sie oft in denselben Verein. Bei zweieiigen ist das in der Regel nicht so, allein schon deswegen, weil sich ihre Vorlieben unterscheiden: Der eine mag vielleicht Judo und der andere spielt gern Klavier. Das ist ein Vorteil, weil sie beide dann spielenderweise andere Kinder kennenlernen. Bei eineiigen Zwillingen passiert das selten.

Doch auch, wenn sie im selben Verein sind, ist es vielleicht so zu arrangieren, dass sie in verschiedene Gruppen gehen. Manchmal ist das jedoch nicht zu regeln, weil sie dann zu unterschiedlichen Zeiten kommen müssen und das Bringen und Abholen zu lästig wird. Außerdem mögen diese Zwillinge es häufig gar nicht, wenn sie ohne ihren Bruder oder ihre Schwester in einen Verein sollen, weil sie es mehr genießen, wenn sie das zusammen machen können. Erzwingen Sie nichts. Wollen sie in denselben Verein? Lassen Sie es zu! Wenn die Pubertät weiter fortgeschritten ist, werden sie vielleicht mehr allein unternehmen wollen.

Sollte sich jedoch herausstellen, dass sie gern in unterschiedliche Vereine gehen möchten, unterstützen und ermöglichen Sie dies. Es ist ein wichtiger Schritt auf dem Weg zur Selbstständigkeit.

Aus der Forschung:
Aus meinen Studien geht hervor, dass folgende Themen Zwillingseltern am meisten beschäftigen: Ob die Zwillinge ausreichend Zeit mit anderen Kindern verbringen (52 %), gefolgt von der Sorge um die Entwicklung der eigenen Persönlichkeit (36 %) und der Angst, eine Vorliebe für den einen oder anderen zu zeigen (34 %). Bei Drillingen entspricht dies Prozentsätzen von 59, 26 und 21 %.

20 12 bis 18 Jahre

Um das 12. Lebensjahr beginnt für Eltern und Kinder eine turbulente Phase. Das gilt für Mehrlinge natürlich auch. Eltern sorgen sich um die Zukunft ihrer Sprösslinge, die mittlerweile die weiterführende Schule besuchen. Sie haben Angst vor schlechten Noten, den falschen Freunden, Alkohol und Drogen … Aus meiner Studie geht hervor, dass sich Eltern von Zwillingen zusätzlich noch immer Gedanken um die Entwicklung der Identität machen. All diese Eltern möchten, dass ihre Mehrlingskinder unabhängig voneinander einen Weg im Leben finden. Die Sorge darüber ist nicht ganz unberechtigt; vor allem wenn Zwillinge eineiig oder vom selben Geschlecht sind, kommt es vor, dass der Loslösungsprozess Probleme verursacht. Es ist auch die häufigste Frage, mit der Eltern bei Therapeuten Hilfe suchen.

Die Zwillinge erleben viele Veränderungen unterschiedlichster Art, sowohl körperlich als auch emotional. Die körperliche Entwicklung verwirrt sie. Eine Zeit lang fühlen sie sich wie Fremde im eigenen Körper. In emotionaler Hinsicht entfernen sie sich von den Eltern: Sie entwickeln ihre eigenen Ideen und Auffassungen und wehren sich gegen die elterliche Autorität. Sie gehen nicht nur auf Abstand zu den Eltern, sondern auch zu ihrem Zwillingsbruder oder ihrer Zwillingsschwester. Das ist ein schmerzhafter Schritt, der jedoch notwendig ist, um sich zu einer autonomen Persönlichkeit zu entwickeln.

Auch aufgrund der hormonellen Veränderungen erleben sie bewegte Zeiten mit vielen Höhen und Tiefen. Pubertierende zeigen meist folgendes Verhalten:

- Sie sind unsicher über sich selbst, ihr Aussehen, ihre Fähigkeiten, ihre Pläne und ihre Zukunft. Manche machen sich Gedanken, was sie später werden wollen, andere haben Angst vor Arbeitslosigkeit.
- Ihre Stimmung kann von einer Sekunde auf die andere umschlagen: In einem Moment wirken sie glücklich, im nächsten sind sie ganz schrecklich schlecht gelaunt. Außerdem sind sie überempfindlich und reagieren übertrieben stark auf unwichtige Missgeschicke oder Kritik.

- Sie streiten um ihre Sachen. Sie werden wieder sehr besitzergreifend: »*meine* CD«, »*mein* Pullover« usw.
- Sie wollen Anerkennung bekommen. Es ist jedoch schwierig, ihnen diese zu geben, denn gleichzeitig ziehen sie Komplimente vonseiten der Eltern in Zweifel. Eigentlich möchten sie vor allem Anerkennung von Gleichaltrigen.

Körperliche Veränderungen

Im Wort »Pubertät« steckt das Wort »Puber«, das von dem lateinischen Wort *pubere* stammt und »sich mit Haar bedecken« bedeutet. Auch das Wort »Adoleszent«, das wir verwenden, wenn der Pubertierende ein wenig älter geworden ist, stammt aus dem Lateinischen, und zwar von dem Wort *adolesco,* das »ich wachse« bedeutet.

Der Pubertierende wächst nicht nur in körperlicher Hinsicht, sondern auch geistig. Er verspürt immer mehr das Bedürfnis, seine eigenen Entscheidungen zu treffen. Das ist ein Teil der Suche nach seiner eigenen Identität. Einerseits demonstriert er, dass er wirklich nicht von seinen Eltern abhängig ist, andererseits braucht er sie und ihr Mitfühlen noch genauso wie früher und vielleicht sogar noch mehr. Dieser Zwiespalt verursacht auch die plötzlichen Stimmungsschwankungen.

Jedes Kind von Mehrlingen wächst in seinem eigenen Tempo.

Jedes Kind von Mehrlingen wächst in seinem eigenen Tempo, wodurch große Unterschiede auftreten können. Wie ich im vorigen Kapitel bereits sagte, sieht man bei Jungen-Mädchen-Zwillingen meist, dass sich das Mädchen früher entwickelt als der Junge. Sie kann ihm durchaus zwei Jahre voraus sein! Manchmal kann eine Dreizehnjährige körperlich schon reif sein, während ihr Zwillingsbruder noch immer ein kleiner Junge ist. Zweieiige Zwillinge desselben Geschlechts und eineiige können ein unterschiedliches Tempo in ihrer Entwicklung durchmachen, obwohl bei Letzteren die Unterschiede kleiner sind.

Ein unterschiedliches Entwicklungstempo von Geschwistern hat verschiedene Konsequenzen:

- Der Langsamere leidet darunter und fühlt sich oft unsicherer oder minderwertiger als der andere. Das kommt vor allem bei zweieiigen Jungenzwillingen vor.
- Einer der beiden fühlt sich weniger gut aussehend oder hässlicher als der andere, vor allem, wenn auch noch Akne im Spiel ist. Das verursacht Eifersucht und Rivalität. In diesem Alter ist Aussehen ungeheuer wichtig!

- Das Bedürfnis nach Privatsphäre und einem eigenen Zimmer steigt, was den verwirrenden körperlichen Veränderungen zuzuschreiben ist. Häufig fühlen sich Pubertierende wie Fremde im eigenen Körper.

Veränderungen in der Beziehung zu den Eltern

In dieser Phase werden sich die Eltern der Tatsache bewusst, dass sie ihre Erziehungsmethoden anpassen müssen. Sie können ihre Forderungen nicht mehr mit »Weil ich das so will« begründen. Die Heranwachsenden wollen eine Erklärung, sie sagen, was *sie* von den Dingen halten und was sie wollen, und sie begnügen sich nicht mehr so einfach mit einer Antwort! Es entstehen mehr Konflikte, weil sie bei allem mitmischen wollen, was das Familienleben betrifft. Viele Diskussionen drehen sich um Themen wie Fernsehen, Taschengeld, Ausgehen, Hausaufgaben, die Uhrzeit, wann sie abends oder nachts nach Hause kommen, Disco, Motorroller, Freunde etc.

Pubertierende und Heranwachsende zeigen noch eine andere große Veränderung: Aus herumtollenden Baumkletterern werden Faulenzer, die stundenlang auf dem Sofa herumlümmeln oder auf der Straße mit Freunden herumstehen.

Diese Veränderung ist nicht hormonell bedingt, sondern kommt vom Gehirn! Während der Pubertät verändert sich auch dort das eine oder andere: Verbindungen im Nervensystem, die kaum oder nicht mehr in Gebrauch sind, verschwinden, während andere, dynamischere, mit einer Schicht Melanin versehen werden, damit Botschaften innerhalb des Gehirns schneller weitergereicht werden können. Im Frontallappen befinden sich Eigenschaften wie Autonomie, die Fähigkeit zur Organisation und die Kontrolle über Impulse. Dort findet der größte Teil der Veränderungen statt. Es ist daher nicht überraschend, dass sich der Pubertierende/Heranwachsende weniger verantwortlich verhält oder unter schlechter Laune leidet.

Vorschläge:

→ Hören Sie den Argumenten zu, die jeder hat, und besprechen Sie diese mit den Jugendlichen. So helfen Sie ihnen, Verantwortung zu tragen und ihre eigenen Regeln oder Normen zu bestimmen. Berücksichtigen Sie, dass es normal ist, dass sie **alles** kritisieren und Widerstand leisten müssen. Auf diese Weise lernen sie, ihre eigenen Auffassungen und Ideen zu bilden. Darum ist es wichtig, sie reden zu lassen, ihnen zuzuhören, Gespräche zu führen und manchmal sogar zu »verhandeln«. Die Regeln in Bezug auf Hilfe im Haushalt können Sie gemeinsam mit ihnen erstellen. So lernen sie, innerhalb des Familienkreises frei zu sprechen, ihre Vorstellungen zu erläutern,

Vorschläge vorzutragen und ihrem Ärger Luft zu machen. Hierbei kann es auch helfen, wenn Sie von Zeit zu Zeit mit ihnen evaluieren, wie jeder mit den Regeln umgeht.

- Seien Sie nicht autoritär. Wenn Sie Ihren pubertierenden Kindern bestimmte Regeln auferlegen, werden diese mehr Wirkung haben, wenn sie von einer Erklärung begleitet werden: »Wir kaufen dir keinen Motorroller, weil wir um deine Sicherheit besorgt sind.« Eigentlich sind Ihre Jugendlichen durchaus bereit, Normen zu akzeptieren, denn das gibt ihnen auch Halt. Sie verlangen allerdings, dass diese klar und deutlich sind.
- Berufen Sie sich auf ihr Verantwortungsgefühl und ihre Vernunft.
- Denken Sie zurück an Ihre eigene Pubertät und versetzen Sie sich in Ihre Jugendlichen. Diskutieren Sie viel mit ihnen und seien Sie flexibel. Sie schätzen das, denn ihnen wird dabei bewusst, dass sie mit Ihnen über Meinungsverschiedenheiten sprechen können.
- Obwohl sie immer selbstständiger werden, ist nicht alles verhandelbar! Sie müssen sich als Eltern entschlossen aufstellen, wenn es um Themen geht, die Sie wichtig finden, wie ihre Sicherheit, wenn sie ausgehen wollen. Es bleibt wichtig, auch ab und zu mal Nein zu sagen. Es ist nicht leicht, den idealen Mittelweg zu finden zwischen einerseits, ihnen (mehr) Freiheit zu lassen und Raum zu geben, ihre eigenen unvermeidlichen Fehler zu machen, und anderseits, die Zügel straff zu halten. Andere Eltern oder die Lehrer können manchmal eine Hilfe sein, wenn Sie zweifeln.
- Ärger und Streitereien sind unvermeidlich, aber versuchen Sie, Frieden zu schließen, bevor die Kinder schlafen gehen. Gehen Sie in ihr Zimmer, setzen Sie sich zu ihnen ans Bett und sprechen Sie über das Geschehene. So groß sie auch wirken mögen, sie finden einen solchen Moment der Intimität sehr angenehm. Wenn Sie von einer Bemerkung Ihres Kindes verletzt wurden – und so kritisch, wie sie in diesem Alter sind, können sie einen ganz schön treffen –, sagen Sie es ihm! Und umgekehrt, wenn die Schuld bei Ihnen lag, geben Sie es zu. Ihr heranwachsendes Kind versteht, dass Sie als Elternteil ein Mensch sind, der seine guten Seiten hat, aber auch Fehler macht. Außerdem zeigen Sie damit Ihre Zuneigung und das hat einen positiven Einfluss.
- Es ist nicht gut, über das eine Kind herausfinden zu wollen, was das andere ausgefressen hat. »Erzähl mal, was hat dein Bruder eigentlich gestern gemacht?« Damit schaffen Sie einen ernsthaften Loyalitätskonflikt gegenüber dem Zwillingsbruder. Viel besser ist es, wenn Sie den Betroffenen selbst fragen. Es gibt nur eine Ausnahme: wenn Sie glauben, dass Ihr Kind in Gefahr ist, etwa, wenn Sie vermuten, dass es mit Drogen zu tun hat oder in zwielichtiger Gesellschaft verkehrt. Dann ist es legitim, vom Bruder zu verlangen, dass er Sie informiert, damit Sie handeln können.

Die Beziehung zwischen den beiden

Zwillinge müssen sich von den Eltern distanzieren, um sich selbst zu entdecken. Das gilt für jedes Kind. Ein pubertierender Zwilling muss jedoch auch noch auf Abstand zu seiner Zwillingshälfte gehen. Während der Pubertät verändert sich die Beziehung zwischen ihnen und verliert für gewöhnlich an Intimität. Dieser Prozess findet übrigens nicht bei allen Zwillingen statt und auch nicht immer genau in dieser Phase. Manche erleben das erst, wenn sie erwachsen sind oder heiraten.

Meistens jedoch kommt es in diesen Jahren zu mehr Streitereien und Verstimmungen untereinander. Sie streiten über alles: Kleidung, Freunde, Musik, ihre Sachen, ihr Zimmer ... Sie reizen sich gegenseitig und teilen nicht länger ihre Geheimnisse, schönen Ereignisse oder Erfahrungen, wie sie es bislang noch taten. Wenn Menschen aus ihrem Umfeld sie miteinander vergleichen, stört sie das noch mehr als früher. Sie wollen nicht als »einer der Zwillinge« gesehen werden, sondern ein autonomer und einzigartiger Mensch sein. Es ist nicht ungewöhnlich, dass sie sich jetzt durch sehr verschiedene Kleidung unterscheiden möchten: Einer hüllt sich vielleicht in lange, wallende Hippiekleidung, während der andere in klassischer Markenkleidung auftritt. Oder sie wählen vollkommen unterschiedliche Frisuren. Im Allgemeinen wollen sie nicht länger gleich aussehen, und das gilt sowohl für ein- als auch für zweieiige Zwillinge.

VIER

Maria, Mutter zweier dreizehnjähriger Töchter, berichtet, wie sie ihre Veränderung wahrnahm:
»Sie streiten über alles und diskutieren den lieben langen Tag. Es ist so unangenehm, dass ich nicht mit ihnen am Frühstückstisch sitzen möchte, denn schon so früh am Tag die ersten Wortgefechte anhören zu müssen (wer hat als Erster die Milch, das Müsli etc.) versetzt mich sofort in schlechte Laune. Wenn ich sie geweckt habe, verziehe ich mich sofort wieder ins Bett. Ich stehe auf, wenn ich höre, dass sie die Tür hinter sich zuschlagen. Momentan nenne ich sie ›das geschiedene Paar‹. Vorher waren sie das lebende Beispiel für ›Wir lieben uns‹.«

Es kommt vor, dass die Eltern vor diesen Veränderungen erschrecken, die in der Zwillingsbeziehung vor sich gehen. Sie fragen sich, was sie falsch machen. Aber das ist gar nicht die Frage! Es ist ein vollkommen normales Phänomen, das den Kindern hilft, ihre eigene Identität zu finden. Marias Töchter fühlen sich wahrscheinlich zum ersten Mal in ihrem Leben von der ständigen Anwesenheit und Kontrolle (!) der anderen beeinträchtigt. Sie sind auf der

Suche nach ihrer Identität und müssen ab und zu allein sein. Gleichzeitig sind diese Gefühle bedrohlich für sie, denn sie sind es schließlich nicht wirklich gewohnt, bestimmten Situationen allein die Stirn zu bieten. Hinter all diesen Streitereien versteckt sich gewiss noch eine große emotionale Abhängigkeit.

Die folgende Geschichte von Zwillingsschwestern kann verdeutlichen, zu welchen Problemen das führen kann:
»Ich bin 16 und habe eine Zwillingsschwester. Es fällt uns schwer, allein zu sein. Wir waren immer zusammen in einer Klasse, bis sie in der Realschule eine Klasse wiederholen musste. Die Trennung fühlte sich für uns an wie der Anfang vom Ende. Wir waren immer eine Einheit gewesen und haben uns ergänzt. Plötzlich mussten wir alles allein machen. Für meine Schwester, die Jüngere, war es sehr schwierig, denn ich war immer diejenige, die unsere Kontakte pflegte. Sie sonderte sich von ihren Mitschülern ab. Ohne sie fühlte ich mich nicht komplett und weniger sicher. In den Stunden nach der Schule hockten wir noch öfter zusammen als sonst. Die Situation ist mittlerweile etwas besser geworden, aber ich merke bei mir selbst, dass ich immer jemanden suche als Ersatz für sie. Im Jahr danach blieb ich sitzen und wir hätten wieder zueinander in die Klasse kommen können, aber die Schule lehnte den Antrag meiner Mutter ab. Sie sagten, es sei besser für uns, wenn wir in getrennte Klassen gingen. Vielleicht stimmte das, aber wir empfanden es nicht so. Wir haben zum Glück andere Mädchenzwillinge kennengelernt, mit denen wir über unsere Schwierigkeiten reden. Das ist toll, sie verstehen uns wenigstens.«

Diese Erfahrung zeigt, dass die Kontakte zu anderen erschwert werden können, weil ein Zwillingskind immer auf seine andere Hälfte zählen kann. Gemeinsam fühlen sich die Pubertierenden stark, sie sind selbstsicher und stellen sich der ganzen Welt. Aber wenn sie sich allein zurechtfinden müssen, ändert sich ihre Situation drastisch und grundlegend.

Manchmal hat ein Zwilling ein stärkeres Bedürfnis, sich zu lösen, als der andere. Meist ist das der ruhigere, nicht dominante Teil des Paares. Aber derjenige, der immer die Fäden in der Hand hatte, hat es damit nicht leicht. Er wird unsicher und ihm fehlt der vertraute Gefährte, wie im letzten Bericht zu lesen war. Bei Junge-Mädchen-Zwillingen hat der Junge meist die Rolle des Beschützers übernommen, er ist die »Leibwache« seiner Schwester. Das hat gewisse Vorteile: Die Eltern gestatten ihr mehr Freiheiten, weil sie immer den Bruder bei sich hat. Auch dies ist ein Punkt, der zu erwägen ist: Gemeinsam ausgehen oder nicht? Manchmal möchten die Zwillinge von sich aus lieber zusammen gehen, in anderen Fällen drängen die Eltern darauf. Logischerweise sind sie weniger schnell beunruhigt, wenn sie wissen, dass die Kinder gemeinsam unterwegs sind. Aber dennoch – es stimuliert nicht die Unabhängigkeit und respektiert auch nicht die Individualität des einzelnen Zwillings.

Es gibt auch andere Gründe, weswegen Zwillinge gemeinsam ausgehen möchten. Ich kenne Mädchenzwillinge, von denen eine gar nicht gern in die Diskothek geht und lieber bei den Eltern und der kleinen Schwester zu Hause bleibt. Dennoch begleitet sie ihre Zwillingsschwester jeden Samstagabend, um ihr diesen Gefallen zu tun und auch um der Einsamkeit ohne die Schwester zu entfliehen. Eltern sollten sich solcher verborgenen Motive bewusst sein und die Kinder dazu ermutigen, doch ihren jeweils eigenen Vorlieben zu folgen.

Andere erwachsene Mädchenzwillinge erzählten mir, dass sie immer zusammen nach Hause kommen mussten. Aus Sicht der Eltern ein naheliegender Wunsch, aber für sie alles andere als gut: Die eine wollte immer schnell nach Hause, die andere nicht. Abgesehen von den Streitigkeiten (wer gibt nach?) hat sie das auch in der Entwicklung ihrer Selbstständigkeit gebremst. Sie bekamen später beide Probleme, sich voneinander zu lösen.

Manchmal sieht man auch, dass es dem einen besser gefällt als dem anderen, Teil eines Zwillingspaares zu sein. Lilian, 15 Jahre, stellt ihre Schwester neuen Freunden immer stolz als »meine Zwillingsschwester« vor, während diese das nie tut und die Tatsache sogar gern ein wenig verheimlicht, was Lilian natürlich verletzt!

So etwas kann vorübergehenderArt sein, wie Christians Geschichte beweist: *»Jetzt bin ich 18. Als ich 16 war, wollte ich auf gar keinen Fall mit meinem Bruder verglichen werden. Ich fing an, die Klischeebemerkungen, die wir immer zu hören bekamen, zu hassen, wie ›Wer ist der Nettere, besser Aussehende, Begabtere?‹. Ich hatte so die Nase voll davon, dass ich meine Eltern bat, mich auf eine andere Schule gehen zu lassen. Ich wollte meinem Bruder nicht auf den Gängen begegnen, in der Kantine und im Bus. Ich machte meine Abschlussprüfung also auf einer anderen Schule. Das war eine sehr positive Erfahrung für mich. Plötzlich war ich nicht mehr ›der Zwillingsbruder von …‹. Es war auch schon mal schwierig, denn ich musste für alles selbst einstehen und konnte ihn nichts fragen! Ich denke, es hat mir dabei geholfen, erwachsener zu werden. Jetzt haben wir beide gerade mit demselben Studium an derselben Universität begonnen und wir begegnen uns also wieder auf den Gängen. Aber das macht mir jetzt nichts mehr aus, im Gegenteil: Wir kommen ausgezeichnet miteinander aus.«*

Zwillingen, die schon daran gewöhnt waren, ab und zu etwas ohne den anderen zu unternehmen, fällt diese Loslösung emotional viel leichter als anderen, die es nicht geübt haben. Sie merken, dass sie nicht mehr die gleichen Meinungen vertreten und dass sich die Beziehung verändert. Für sie ist es, als würden sie verlassen. In manchen Fällen fühlen sie sich verloren oder haben ernsthafte Probleme, ihre eigene Identität zu finden.

Empfehlungen:

- → Die emotionale Unterstützung durch die Eltern ist jetzt von großer Bedeutung, weil die Bedeutung der anderen Zwillingshälfte als emotionale Unterstützerin häufig nachgelassen hat. Hören Sie ihnen zu und erklären Sie, dass das, was jetzt geschieht, normal und für beide eine Befreiung ist. Zwillinge müssen einmal auseinandergehen und trotz des Schmerzes ist es doch auch ein positiver Prozess. Sie können ihnen versichern, dass sie nach einiger Zeit wieder sehr enge Freunde sein werden, denn ihre Beziehung ist schließlich sehr stark und kann einiges ertragen.
- → Regen Sie sie dazu an, über Verstimmungen zu sprechen und zu erklären, was ihnen missfällt. Dann können sie lernen, ihre jeweiligen Eigenarten zu berücksichtigen.
- → Lassen Sie sie an Aktivitäten außer Haus teilnehmen, wie Sport, Musik, ein Hobby. Aktivbleiben kann Depressionen verhindern.
- → Achten Sie darauf, dass nicht der eine die Hausaufgaben des anderen übernimmt und dass dieser nicht alle Verantwortung auf sich nimmt.
- → Ergreifen Sie keine Partei, wenn sie Streit haben, aber versuchen Sie herauszufinden, inwiefern jeder von beiden daran Schuld trägt.
- → Verteilen Sie Arbeiten im Haushalt gleichmäßig. Es ist nicht gut, wenn nur einer der beiden helfen muss, wie es manchmal in der Kombination Mädchen–Junge geschieht.
- → Es ist vollkommen normal, dass sie nun beide ein eigenes Zimmer möchten. Sie brauchen Privatsphäre. Sie werden merken, dass sie telefonieren, Musik hören und Freunde empfangen wollen, ohne dass der andere in der Nähe ist. Geben Sie ihnen dieses Zimmer oder, wenn das nicht möglich ist, lassen Sie die Zwillinge abwechselnd über das Zimmer verfügen oder suchen sie sonst nach einer Lösung. Ich hörte von einer Mutter, dass sie ihr Büro mit einem der Zwillinge teilte. Der konnte in den Stunden, in denen sie nicht arbeiten musste, dort Musik hören.
- → Ermutigen Sie sie dazu, Dinge getrennt zu unternehmen. Es ist manchmal vielleicht umständlich für Sie als Eltern, die Kinder getrennt in Ferienlager zu schicken oder auf eine Schulreise gehen zu lassen. Halten Sie sich vor Augen, dass es ihrem Selbstvertrauen zugutekommen wird. Von jetzt an werden sie immer mehr allein tun. Manchmal merkt man auch, dass es Eltern schwerfällt, den besonderen Status von »Zwillingseltern« zu verlieren, aber es ist unvermeidlich.
- → Es sind nicht nur die Kinder, die sich von den Eltern entfernen, auch die Eltern müs-

sen sie gehen lassen. Das ist nicht leicht, vor allem, weil es zwei oder drei Kinder gleichzeitig sind. Sprechen Sie mit Eltern, die das schon hinter sich haben, und hören Sie, was sie Ihnen empfehlen. Dann wird Ihnen alles ein wenig leichter fallen.

Mareike, Mutter von Vierlingen (drei Jungen, ein Mädchen), erklärt:
»Diese Phase hat mich ziemlich kalt erwischt. Auf einmal will keiner der vier noch irgendwo mit mir hin! Sie gehen nur mit ihren eigenen Freunden. Ich verstehe schon, dass das dazugehört, aber weil sie es auf einmal alle vier gleichzeitig getan haben, fühle ich mich völlig verloren! Ich war immer umringt von vier Kindern und das war wirklich eine sehr tief greifende Veränderung.«

Probleme im Alltag

Mehr denn je ist das Gespräch mit pubertierenden Zwillingen von unschätzbarem Wert, aber dennoch bleiben auch klare Regeln, die nicht zur Diskussion stehen, von großer Bedeutung. Es kann sein, dass sich einer der Zwillinge sehr wohl daran hält, der andere aber nicht. Ruben zum Beispiel lässt sich ständig von einem Freund nach Hause bringen, der getrunken hat, was gegen die Regeln seiner Eltern verstößt, während seine Schwester in so einem Fall bei Freunden übernachtet. Logischerweise muss nur Ruben eine Strafe auferlegt werden, beispielsweise Ausgangsverbot für das kommende Wochenende.

Bestimmend für Ihr Handeln sollte die Reife des Kindes sein, nicht sein Alter. Wenn eines reifer ist als das andere, sollten sie unterschiedlich behandelt werden. Es ist dann besser, sich für Regeln zu entscheiden, die zu jedem von ihnen passen.

Bestimmend für Ihr Handeln sollte die Reife des Kindes sein, nicht sein Alter. Wenn eines reifer ist als das andere, sollten sie unterschiedlich behandelt werden.

So etwa im oben genannten Beispiel: Ruben hat ein Handy mit Prepaid-Karte und seine Schwester eines mit einem Vertrag. Anfangs hatten sie beide ein Telefon mit Vertrag, unter der Bedingung, dass sie nicht mehr als bis zu einem bestimmten Betrag telefonieren würden. Weil Ruben diesen Betrag ständig überschritt, bekam er eine Prepaid-Karte. Für seine Schwester war dies nicht notwendig, denn sie behält ihre Kosten gut im Auge.

Entwicklung und Interessen sind bei Eineiigen meist ähnlicher als bei Zweieiigen. Dennoch werden sie alle im Laufe dieser Lebensphase ihre Individualität entwickeln. Sehr oft geht dies mit ambivalenten Gefühlen einher. Sie sind begeistert von dem Prozess, den sie erleben, aber gleichzeitig auch ängstlich. Auf etwas oder jemanden zugehen und Freundschaften schließen ohne den anderen oder sich anders kleiden sind emotionale Erfahrungen, die nicht frei sind von Ängsten.

Der Lösungsprozess kann plötzlich auftreten, zu einem vollkommen unerwarteten Moment. Nehmen Sie Vicky und Emilia. Vicky hat ihr Talent für das Theaterspiel entdeckt und ist auf einmal jeden Nachmittag bei Proben. Damit bekommt sie ein ganz neues soziales Leben ohne Emilia, die allein und »verlassen« zu Hause bleibt, wodurch sich Vicky wieder schuldig fühlt.

Nach einigen Wochen findet auch Emilia eine nette Beschäftigung: Sie hilft in der Kinderbibliothek, wo sie Kindern Geschichten vorliest. Wenn jetzt eine Woche lang mal keine Theaterproben sind und Vicky ihre Schwester nicht zu Hause findet, ist sie diejenige, die sich »verlassen« fühlt!

Vorschläge:

→ Sie müssen akzeptieren, dass jeder seinen eigenen Weg geht. Zwingen Sie die Kinder nicht, beieinanderzubleiben, denn das behindert den notwendigen Individualisierungsprozess. Andererseits dürfen Sie sie auch nicht davon abhalten, wenn sie dieselben Interessen zeigen oder sich beim selben Verein anmelden.

→ Unterstützen und lenken Sie sie, aber versuchen Sie nicht, ihre Probleme für sie zu lösen. Wenn Sie sehen, dass Ihre Zwillinge weiterhin stark voneinander abhängig sind – keiner der beiden hat zum Beispiel eigene Freunde –, ermutigen Sie sie, sich eine eigene Aktivität zu suchen. Wenn sie sich jedoch langsam, aber sicher immer mehr voneinander entfernen, schlagen Sie eine Beschäftigung vor, die beide mögen. Das kann etwas ganz Einfaches sein, etwa gemeinsam eine DVD anschauen.

→ In dieser Phase wollen sie sich manchmal besonders grob behandeln. Sie wissen genau, wie sie den anderen treffen können. Seien Sie in solchen Momenten energisch und greifen Sie ein. Ihre Kinder müssen verstehen, dass sie das nicht machen dürfen. Scharfe Kritik entsteht meist aus dem Bedürfnis nach mehr Freiheit und Raum für sich selbst und dem erstickenden Gefühl, das ihnen die enge Beziehung vermittelt. Wenn möglich, helfen Sie ihnen dabei, Momente für sich selbst zu finden.

Wer bin ich?

Die eigene Identität zu finden ist für Zwillinge mühsamer, vor allem für diejenigen unter ihnen, die eine sehr enge Beziehung und/oder wenig individuelle Erfahrungen haben. Im Allgemeinen kann man sagen, dass Junge-Mädchen-Zwillinge die wenigsten Probleme damit haben, weil sie sich aufgrund des Geschlechts schon früh in ihrer Jugend voneinander unterscheiden. Mädchenzwillinge, sowohl eineiige als auch zweieiige, haben die größten Schwierigkeiten, wenn sie sich voneinander lösen sollen. Zu den Schwierigkeiten gehören Einsamkeit, das Eingehen neuer Kontakte, das Fehlen des anderen als »Teil von sich selbst«, wenn sie ohne den anderen sind und nicht »ich« von »du« unterscheiden können.

Nachfolgend der Bericht eines Jugendlichen, der auf der weiterführenden Schule von seinem Zwillingsbruder getrennt wurde:
»Um mein eigenes Leben beginnen zu können, musste ich erst alle Leerstellen füllen, die mein Bruder hinterlassen hatte. Ich musste mich erst als ganzer Mensch fühlen, bevor ich mit meinem Leben weitermachen konnte.«

Wir betrachten zwei Fälle, jeder mit eigenen Problemen, die eine Folge des Daseins als Zwillinge sind: Lisa und Tanja, eineiige Zwillinge, 15 Jahre. Der Gynäkologe hatte den Eltern gesagt, sie seien zweieiig, aber ein Blick auf diese beiden hübschen Mädchen genügt, um festzustellen, dass sie identisch sind. Sie gleichen sich wie ein Ei dem anderen und kommen aus einer warmherzigen, liebevollen Familie. Die Mutter genießt es sehr, Zwillinge zu haben. Die Mädchen machen alles gemeinsam, man sieht sie auch immer zusammen. Sie mögen das so. Auf die Frage, was Tanja für Lisa bedeutet, antwortet sie:
»Sie ist alles für mich, ohne sie wäre ich nicht glücklich. Ich darf gar nicht daran denken, dass ihr etwas passieren könnte. Eigentlich stehe ich Todesängste aus, wenn sie irgendwo allein hingeht. Der Gedanke, ihr könnte etwas passieren, ohne dass ich bei ihr bin, versetzt mich in Panik.« Und Lisa beantwortet die Frage folgendermaßen: »Sie ist mein Ein und Alles. Ich erzähle ihr immer alles zuerst. Manchmal, wenn wir zusammen in unserem Zimmer sind, frage ich sie, woran sie denkt, und dann sagt sie genau, was ich in dem Moment denke!«

Man sieht hier, dass sich die beiden enorm miteinander identifizieren und dass es auch viele Ängste gibt. Sie wissen einfach nicht, was sie ohne die andere anfangen sollten. Es wird ihnen nicht leichtfallen, ihre eigene Identität zu finden und sich einen Weg im Leben zu bahnen ohne die andere. Ihre Eltern haben sich nicht darum gekümmert, sie eigene Erfahrungen machen zu lassen. Warum? Sie waren ja schließlich zweieiig. Sie zweifelten nicht an der Diagnose des Gynäkologen. Ein seltsamer Zustand, aber absolut nicht selten!

Die Zwillinge Annemarie und Esther, 18, sind zweieiig. Sie sehen sich absolut nicht ähnlich. Annemarie erinnert sich vor allem an die endlosen Streitereien mit ihrer Schwester, aber sie fand es doch auch schön, ein Zwilling zu sein. Sie war die Begabtere der beiden und dachte nie, sie müsse wie ihre

Schwester sein. Für Esther war die Sache schwieriger. Sie fühlte sich nicht wohl in ihrer Haut, weil sie weniger begabt war als Annemarie und nicht dieselben Dinge genießen konnte, wie Lernen und diszipliniertes Arbeiten. Sie spielte lieber draußen, machte Handarbeiten oder träumte vor sich hin.

Esther erzählt:
»Annemarie war ständig ein Vorbild für mich, wie ich sein müsste, ohne dass ich ihr je das Wasser hätte reichen können. Ich fühlte mich total einsam.«

Ihrer Ansicht nach ist das nicht die Schuld ihrer Eltern. Es war etwas, das sie sich einbildete, wenn sie sich ständig wieder mit ihrer Schwester verglich. Das änderte sich erst allmählich, als sie zum Studieren an eine andere Universität ging. Da erst konnte Esther sich finden und so glücklich sein, wie sie ist.

Diese Geschichten zeigen, wie unterschiedlich Beziehungen zwischen Zwillingen sein können. Sie sind jedoch ziemlich extrem. Für viele Zwillinge ist die Pubertät eine Zeit der Höhen und Tiefen. Aber vergessen Sie nicht, dass sie ja in guter Gesellschaft einer Zwillingshälfte sind, die dasselbe durchmacht! Das ist eine große Stütze für sie und führt auch dazu, dass Einsamkeitsgefühle, unter denen Jugendliche in dieser Phase so oft leiden, auf jeden Fall geteilt werden können.

Liebesbeziehungen

Im Allgemeinen stellen Zwillinge leicht Kontakt mit Gleichaltrigen her. Oft sind sie beliebt innerhalb ihrer Gruppe. Dennoch zeigen verschiedene Studien, dass sie erst einige Jahre später als andere Jugendliche Liebesbeziehungen eingehen. Vielleicht liegt das daran, dass sie ein weniger großes Bedürfnis nach einer exklusiven Beziehung mit jemand anderem haben, denn die haben sie ja schon! Wenn sich jedoch einer von beiden verliebt, führt das möglicherweise zu Eifersucht beim anderen, nicht so sehr wegen der »Eroberung« an sich, sondern mehr, weil sie nun ihre andere Hälfte mit jemandem teilen müssen. Es ist logisch, dass der Freund oder die Freundin nun Zeit in Anspruch nimmt, die normalerweise für den Zwilling da gewesen wäre! Außerdem können auch Konkurrenzgefühle eine Rolle spielen: Wer hat zuerst einen Freund/eine Freundin? Andererseits kann es auch ihre Beziehung verstärken, denn sie haben sich schließlich noch mehr Geheimnisse zu erzählen! Wie dem auch sei – die neue Facette wird ihre Beziehung verändern und für manche zu einer turbulenten Phase in ihrem Leben machen.

Die weiterführende Schule

Mittlerweile besuchen Ihre Kinder schon einige Jahre die weiterführende Schule. Für Eltern, die sich schon in der Grundschule dafür entschieden haben, ihre Zwillinge in getrennte Klassen zu schicken, hat sich meist nichts verändert. Andere Mütter und Väter dagegen fragen sich erneut, ob die Kinder nun zusammenbleiben sollen oder nicht. Die Kinder selbst werden dazu auch eine Meinung haben, die Sie berücksichtigen sollten.

Im Folgenden sehen Sie die Möglichkeiten und Konsequenzen.

Dieselbe Klasse

Manche Zwillinge gehen lieber zusammen in eine Klasse. Wenn sie sich unabhängig verhalten, wird es sie nicht daran hindern, ihre eigene Identität zu finden. Bedenken Sie, dass noch mehr Faktoren Einfluss haben, zum Beispiel, wie zu Hause und in der Grundschule damit umgegangen wurde (siehe Kapitel 18). Im Allgemeinen genießen sie es, zusammen zu sein, ihre schulischen Leistungen werden dadurch stimuliert und sie haben gute Kontakte in der Klasse.

VIER

Hans und Mark, 30 Jahre, erzählen:
»Wir gingen immer in dieselbe Klasse, und das hatte einen guten Einfluss auf unsere Leistungen. Wenn einer eine Frage hatte, wusste der andere eine Antwort. Wir halfen einander und regten uns gegenseitig an. Bei den Zulassungsprüfungen für die Universität kam einer von uns sofort durch, der andere erst im September. Dadurch landeten wir an verschiedenen Fakultäten, weil es keine zwei Plätze mehr in unserer bevorzugten Studienrichtung gab. Wir haben es beide nicht geschafft. Wir sind sicher, dass es geklappt hätte, wenn wir das Studium gemeinsam hätten machen können.«

Einige Anmerkungen in diesem Zusammenhang:

→ Sorgen Sie dafür, dass die Lehrer die Zwillinge auseinanderhalten können. Es gibt nichts Schlimmeres als ein ständiges Verwechseln, sowohl für die Kinder als auch für die Lehrer.

→ Erläutern Sie Lehrern die besonderen Umstände von eineiigen Zwillingen. Mehr als eine Mutter erzählte mir, die Lehrer seien der Ansicht, die Zwillinge schrieben ihre Hausaufgaben voneinander ab. Einmal hielt ein Lehrer Mädchenzwillingen eine Standpauke, weil sie dieselben Hausarbeiten abgaben, inklusive der gleichen Rechtschreibfehler. Er zerriss ihre Arbeiten. Trotzdem hatten die Mädchen jede für sich in ihrem Zimmer gearbeitet, ohne die andere zu fragen. Ein anderes Zwillingspaar musste sogar eine Klasse wiederholen, weil die Lehrkraft der Ansicht war, sie täten nichts anderes, als voneinander abzuschreiben. Er wollte die Erklärung der Mutter nicht einmal anhören. Lehrer müssen jedoch darüber informiert werden, dass solche Dinge bei eineiigen Zwillingen oft vorkommen.

→ Versuchen Sie zu vermeiden, dass die Zwillinge ständig ihre Noten und anderen schulischen Leistungen miteinander vergleichen. Das kann sowohl beim Besseren als auch beim Schlechteren der beiden Spannungen hervorrufen.

→ Drängen Sie darauf, dass die Kinder nicht in derselben Gruppe sind, wenn sie Gruppenarbeit machen sollen.

→ Bleiben Sie in Tuchfühlung, sowohl was die Leistungen in der Schule als auch was ihr Wohlbefinden angeht. Häufiger als bei Einlingen treten Probleme auf, die wirklich gelöst werden müssen, etwa die Angst, zu versagen, bei dem Kind, das nicht so gute Noten hat, oder Rivalitäts- und Abhängigkeitsgefühle: Ein Kind ist das »Verantwortliche« und das andere verlässt sich darauf.

Getrennte Klassen

In getrennte Klassen oder auf unterschiedliche Schulen zu gehen hilft Mehrlingen, ihre eigene Identität und gute Beziehungen zu Mitschülern und Lehrern aufzubauen. Es verhindert außerdem, dass sie sich miteinander vergleichen, und verringert die Rivalität. Übrigens entscheiden sich dennoch viele Zwillinge (vor allem eineiige), die in getrennte Klassen gehen, an der Universität für dieselbe Richtung.

Katrin, 32 Jahre, erzählt:
»Unsere Eltern hatten geplant, uns nach Rücksprache mit der Schule in verschiedenen Klassen unterzubringen. Das schien ihnen gut für uns (wir sind eineiige Zwillinge). Meine Schwester und ich haben damals gemeinsam überlegt. Wir hatten wirklich viel mehr Streit in dieser Zeit, aber wir wussten auch, dass wir in derselben Klasse bleiben wollten. Das haben wir damals unseren Eltern erklärt. Sie akzeptierten unseren Wunsch und wir hatten eine gute Schulzeit. Danach wollten wir beide Medizin studieren und wurden beide durch Losentscheid nicht zum Studium zugelassen. Daraufhin haben wir beide bewusst jeweils eine andere Studienrichtung gewählt: Ich habe ein Jahr Psychologie studiert und sie Pharmazie. Das erwies sich als sehr gut. Wir bekamen beide unseren eigenen Freundeskreis und das blieb so, auch als wir im Jahr danach beide für Medizin nachrücken konnten.«

Einige Anmerkungen:

- → Die Zwillingshälfte, die in der Regel das Wort für beide führt, kann Probleme mit der neuen Situation bekommen, während die andere es angenehm findet, sich unabhängiger zu geben. Die erste fühlt sich unsicher ohne ihre Zwillingshälfte. Manchmal erweist es sich auch als Problem, dass einer den Freundeskreis behalten kann und der andere einen neuen aufbauen muss, weil er in der neuen Klasse niemanden kennt, wenn der Wechsel nicht sofort beim Übergang in die neue Schule vollzogen wird.
- → Obwohl die Rivalität zwischen ihnen abnimmt, wenn sie in unterschiedlichen Schulen sind, müssen Sie doch darauf achten, dass Sie die Leistungen des anderen nicht negativ kommentieren. Machen Sie keinen von beiden zum Vorbild für den anderen, das erhöht nur den Wettbewerb. Je weniger Sie sie miteinander vergleichen, desto besser wird ihr jeweiliges Selbstbild sein. Betonen Sie die positiven Aspekte jedes Einzelnen, ohne einen höher zu schätzen als den anderen.

Nervosität bei Klassenarbeiten und Examen

Es hat schon so manchen Eltern Kopfschmerzen verursacht, zwei Kandidaten gleichzeitig in Klassenarbeiten und Examen zu haben. Im Allgemeinen ist zu empfehlen, dass sich die Zwillinge nicht gegenseitig helfen, aber dass die Eltern sie dennoch bei schulischen Aufgaben unterstützen, wenn es nötig ist, vor allem, wenn die Niveaus sehr unterschiedlich sind oder wenn die Zwillinge sich sehr kritisch gegenüberstehen. Natürlich gibt es auch Zwillinge, die sich prima gegenseitig helfen und beim Lernen stimulieren können. Die guten Leistungen des einen spornen auch den anderen dazu an. Wie Zwillinge sich gegenseitig herausfordern können, sich selbst zu übertreffen, zeigt das Beispiel oben von Hans und Mark. Das kommt vor allem bei Eineiigen mit durchschnittlicher Intelligenz vor. Als Eltern müssen Sie einschätzen, was für Ihre Zwillinge am besten ist, und dabei die Art der Beziehung zwischen den beiden berücksichtigen.

Weiter ist wichtig, wie Sie mit Kommentaren zu den Noten umgehen. Was machen Sie, wenn einer mit tollen Noten nach Hause kommt und der andere nicht? Am gerechtesten ist es, sie beide für ihren Einsatz, ihre Hingabe und Arbeit zu loben. Aber Sie dürfen nicht aufhören, Komplimente für die Noten des einen zu machen, weil Sie den anderen schonen wollen! Das wäre ungerecht. Seien Sie gerecht: Loben Sie gute Leistungen und äußern Sie Besorgnis, wenn sie schlecht sind. Schauen Sie nicht nur auf die Ergebnisse, sondern auch auf den Einsatz, mit dem sie zustande kamen. Es ist gut, wenn Sie mit jedem Kind einzeln sprechen.

Schulische Leistungen sind nur eine Facette des Lebens. Für das Kind, das weniger gute Leistungen in der Schule erbringt, ist es wichtig, zu hören, dass man auch seine positiven Seiten sieht: seinen Charakter, seine künstlerische Begabung, seine Hilfe zu Hause … Die Liebe seiner Eltern ist nicht von seinen schulischen Leistungen abhängig. Die Erzählung von Annemarie und Esther weiter oben in diesem Kapitel zeigt, wie das weniger begabte Kind unter einer solchen Situation leiden kann.

Weil die Pubertät eine Zeit großer Veränderungen ist, habe ich hier noch einige besondere Anmerkungen für Sie:

→ Sehen Sie auch die positiven Seiten ihres Gerangels: Das deutet nämlich darauf hin, dass sie anfangen, sich voneinander zu lösen. Sie sollten auf jeden Fall Kommentare vermeiden wie: »Ich wäre froh gewesen, wenn ich einen Zwilling gehabt hätte, doch ihr habt euch bloß ständig in den Haaren.« Wenn die Hektik dieser Phase vorbei ist, werden sie sich wieder zu schätzen wissen.
→ Übertragen Sie ihnen Verantwortung, indem Sie sie bestimmte Tätigkeiten verrichten lassen: etwas im Haus streichen, auf jüngere Kinder aufpassen, im Supermarkt arbeiten etc. Das sind positive Erfahrungen, die ihr Selbstvertrauen stärken.
→ Es könnte sein, dass sie ihren Geburtstag unabhängig vom anderen feiern möchten. Lassen Sie sie! So kann jeder das Fest feiern, das er möchte und mit wem er will. Sie können jetzt auch unterschiedliche Geschmäcker entwickeln. Lassen Sie also den Gedanken fahren, beide könnten dieselben Dinge schön finden!
→ Wahrscheinlich wird einer mal zu Ihnen kommen und sich beklagen, dass das Leben ungerecht sei. Beispielsweise derjenige, der hart für die Schule arbeitet und dennoch mit schlechteren Noten nach Hause kommt als der Bruder, der viel weniger dafür zu tun braucht! Recht hat er, Sie können ihm ruhig zustimmen. Das Leben ist nun einmal so, und das wird er lernen müssen zu akzeptieren. Aber diesem Kind sollte man auch erläutern, dass es zur Bildung der Persönlichkeit beiträgt, zu wissen, wie man sich anstrengt, aber auch, wie man das Leben genießt.

Aus der Forschung:
Studien zeigen, dass Zwillinge, die bei der Geburt getrennt wurden, sich charakterlich mehr ähneln als diejenigen, die unter demselben Dach aufwuchsen. Die Tatsache, dass sie die Pubertät nicht zusammen durchmachen – die Phase, in der sie sich voneinander distanzieren – hat offensichtlich zur Folge, dass sich jeder so entwickelt, wie er wirklich ist, während ansonsten das Verhalten oft dem Verhalten der anderen Hälfte angepasst wird oder eine Reaktion darauf ist.

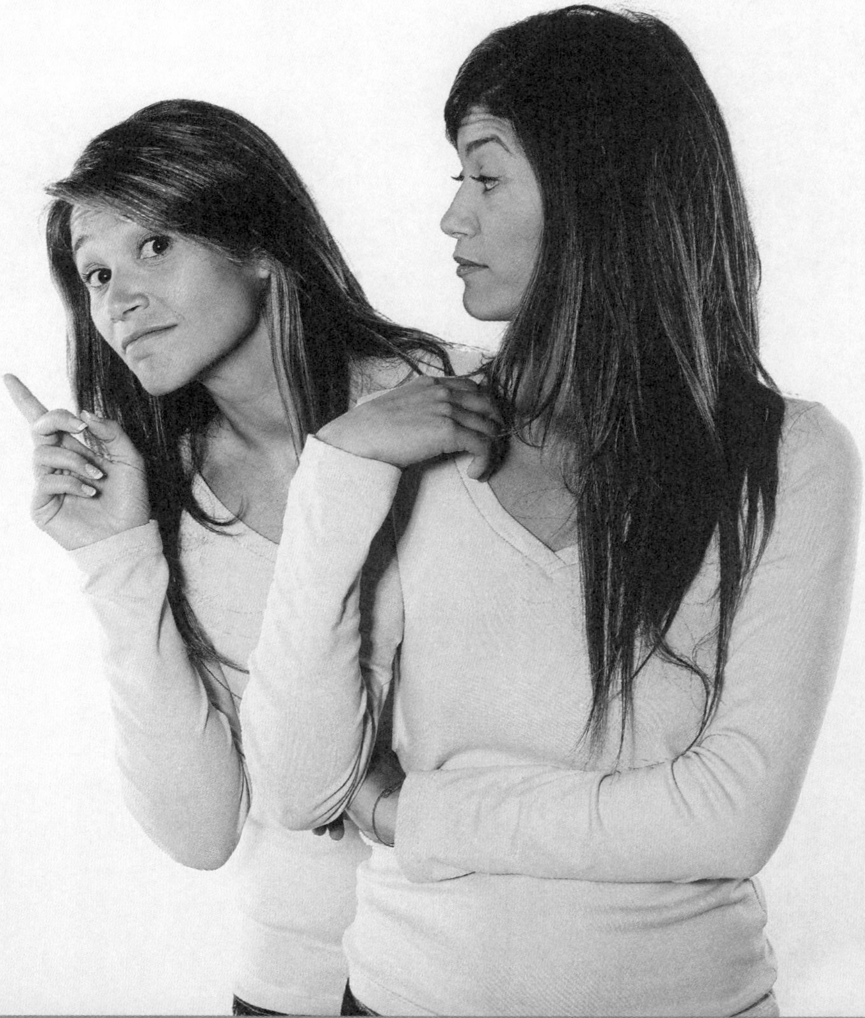

FÜNF

18 JAHRE UND ÄLTER

21 Erwachsensein

Einen eigenen Weg suchen

Mittlerweile ist die Zeit angebrochen, in der Zwillinge ihren eigenen Weg suchen müssen – Studium oder Ausbildungsplatz, vielleicht eine Zeit im Ausland, Militär- oder Zivildienst, freiwilliges soziales Jahr oder Ähnliches. Die Zwillinge lösen sich immer mehr von den Eltern und ihre Selbstständigkeit wird größer. Diese Zeit bringt häufig die erste echte »Trennung« mit sich.

Manche Zwillinge finden es schwierig, eine Wahl zu treffen und die Dinge in die eigenen Hände zu nehmen, da ihre Entscheidungen möglicherweise eine Trennung beinhalten, die sie nicht wollen und daher aufschieben. Eineiige Zwillinge haben häufig dieselben Interessen und daher oft die gleiche berufliche Ausrichtung. Das vereinfacht meist ihre Entscheidung – oder erschwert sie, falls sie häufig streiten.

Zwillingen, die schon in ihrer Jugend Zeiten ohne die Zwillingshälfte gekannt haben, fällt die Trennung im Allgemeinen weniger schwer als denjenigen, die noch nie allein waren. Letztere können sich wirklich verloren und entwurzelt fühlen, wenn sie zum ersten Mal ohne ihren Zwillingsbruder oder die -schwester sind.

Für eine kleine Minderheit unter den Zwillingspaaren bedeutet die Trennung eine Erleichterung! Jeder von ihnen kann sich nun entwickeln, wie er oder sie in Wirklichkeit ist, ohne die ständige Anwesenheit und Kritik des anderen.

So erlebte es ein (eineiiger) Zwilling, als er ins Ausland ging:
»Das Studium im Ausland bedeutete einen Wendepunkt in meinem Leben: eine Zeit des ›Davor‹ und ›Danach‹. In der Zeit davor lebte ich im Schatten meines Bruders, der in allem besser war: größer, begabter, netter … Aber während meines Aufenthalts in England begann für mich eine neue Zeit. Ohne ihn an meiner Seite begann ich, Facetten an mir zu entdecken, die

FÜNF

mir ganz neu waren. So war zum Beispiel in unserem Freundeskreis immer mein Bruder die Stimmungskanone und der Wortführer, ich war ›der Stille‹. Aber jetzt, in meinem eigenen Freundeskreis, in dem man nur mich kannte, war ich es, der die Freunde unterhielt und wie ein Wasserfall redete! Das war eine wichtige Erfahrung für mich, und mein Leben danach war vollkommen anders!

Der Zwillingseffekt

Im oben beschriebenen Fall lernte eine Zwillingshälfte sich dadurch selbst kennen, dass er eine Zeit ohne seinen dominanten Bruder verbrachte. Häufig ist das Verhalten einer Zwillingshälfte eine Reaktion auf die andere; erst wenn die Zwillinge jeweils allein auftreten, geben sie sich, wie sie wirklich sind. Das hat mit dem Zwillingseffekt zu tun, einem Phänomen, das der Psychologe und Zwillingsforscher René Zazzo (1910–1995) als Erster beschrieb: Zwischen den Zwillingen gibt es eine exakte Aufteilung der Aufgaben und Rollen. Dadurch können sie in einem erstaunlichen Tempo bestimmte Aufgaben erfüllen und Dinge regeln. Der eine entwirft die Pläne, der andere führt sie aus, der eine ist der »Denker«, der andere der »Macher«. Oder einer ist der Buchhalter und der andere der Verkäufer; einer unterhält die Kontakte und der andere arbeitet einzeln. Oder wie in diesem Beispiel: Einer ist die Stimmungskanone und der andere der Stille. In extremen Fällen könne man sogar, so Zazzo, von *une identité à deux* sprechen, einer Identität von beiden zusammen: Ihre Persönlichkeiten sind so miteinander verwoben, dass die Zwillinge das Gefühl haben, eine Seele in zwei Körpern zu besitzen. Der Nachteil einer solchen ergänzenden Persönlichkeit ist, dass jeder Einzelne für sich nicht in der Lage ist, dieselben Fähigkeiten zu entwickeln.

Häufig ist das Verhalten einer Zwillingshälfte eine Reaktion auf die andere.

Dies ist die Geschichte von Boris:
»Als wir 23 waren, sind wir zum ersten Mal eine Zeit lang voneinander getrennt gewesen. Mein Bruder musste aus beruflichen Gründen in die Vereinigten Staaten. Ich blieb allein zurück. In diesem Jahr habe ich meine Identität entdeckt. Ich merkte, dass ich ohne ihn anders war und dass ich zum Beispiel kein Teil von ihm bin. Ich bin wirklich anders als er! Aber ich kam auch in Situationen, die ich nicht allein lösen konnte, weil immer er dafür verantwortlich war. Wir ergänzten einander und wir hatten eine bestimmte Aufteilung, wie Ehepaare, die schon seit Ewigkeiten verheiratet sind. Um diese Situationen lösen zu können, musste ich mich in ihn verset-

zen und darüber nachdenken, wie er das machen würde. So fand ich einen Weg. Für ihn galt dasselbe. Das Jahr ohne ihn hat mir gutgetan, obwohl ich der Ehrlichkeit halber sagen muss, dass ich die Tage bis zu seiner Rückkehr zählte!«

Sich selbst finden

Vor allem für eineiige Zwillinge kann es schwierig sein, eine eigene Identität zu finden. Ihre Beziehung ist sehr intensiv und intim, sie hängen gefühlsmäßig sehr aneinander. Am mühsamsten ist es für eineiige weibliche Zwillinge, weil Frauen im Allgemeinen intimere Beziehungen zueinander haben als Männer.

Moni, eineiige Zwillingshälfte, 21 Jahre, erzählt:
»Ich erlebte eine zweite Jugendphase. Ab meinem siebten Lebensjahr war ich zwar in einer anderen Klasse gewesen als meine Schwester, aber wir waren immerhin noch auf derselben Schule. Als unser Studentenleben begann, waren wir zum ersten Mal wirklich voneinander getrennt, weil sie sich für eine andere Universität entschied. Ich fühlte mich sehr verloren in der Masse von Studenten. Auf der akademischen Ebene hatte ich keinerlei Probleme, wohl aber im sozialen und emotionalen Bereich. Zum Glück gab es eine Dozentin, die mich sehr unterstützte und mir half, ohne meine Schwester zu leben. Sie regte mich dazu an, Vorlesungen auch weiterhin zu besuchen und nicht vor meinen Problemen wegzulaufen. Die Aufmerksamkeit, die sie mir schenkte, war sehr wichtig für mich.«

Auch die Beziehung zwischen zweieiigen Zwillingen kann sehr eng sein und ist daher auch nicht vor einer gewissen Abhängigkeit geschützt.

Helena, 21 Jahre, erzählt:
»Meine Zwillingsschwester und ich, zweieiig, kommen sehr gut miteinander aus. Wir sind beste Freundinnen. Als ich ohne sie zu studieren anfing, fehlte sie mir wahnsinnig. Wir haben unsere ganze Schulzeit zusammen verbracht. Ich bin sehr schüchtern, sie ist viel offener. Ich muss jetzt also wirklich meine Schüchternheit überwinden und Kontakte knüpfen. Auch für sie ist es nicht leicht. Sie verließ sich immer sehr auf mich, weil ich die Verantwortlichere von uns bin. Dennoch haben wir uns bewusst für zwei verschiedene Universitäten entschieden, weil wir fanden, dass es Zeit wurde, diesen Schritt in unserem Leben zu machen.«

Zweieiige Jungen-Zwillinge finden ihren Weg im Allgemeinen aufgrund ihrer unterschiedlichen Charaktere und Interessen ohne allzu große Probleme. Das schließt jedoch eine gewisse Konkurrenz und Rivalität nicht aus, die bei manchen auch ein Leben lang fortdauert. Fragen wie: »Wer hat die besseren Noten?« und »Wer ist zuerst mit dem Studium fertig?« sind keine Ausnahme.

Junge-Mädchen-Zwillinge haben es bei der Frage nach der eigenen Individualität am leichtesten.

Junge-Mädchen-Zwillinge haben es bei der Frage nach der eigenen Individualität am leichtesten, denn dank ihres unterschiedlichen Geschlechts verlief schon ihre Jugend anders.

Es kann vorkommen, dass sich die Zwillinge (oder eine Hälfte von ihnen) sehr verantwortlich füreinander fühlen. Dann verzichtet zum Beispiel einer auf eine attraktive Arbeitsstelle in einem anderen Wohnort, um die Zwillingshälfte nicht allein zu lassen. Daher ist es gut, wenn ihnen die Eltern helfen, die richtigen Entscheidungen zu treffen. Sie sollten nachfragen, ob eine Entscheidung aus echtem Interesse entstanden ist oder ob sie getroffen wurde, um eine Trennung zu vermeiden. Wählt einer der beiden vielleicht nur deswegen dieselbe Studienrichtung, um der Einsamkeit zu entgehen oder um sicher zu sein, die Unterstützung des anderen nicht zu verlieren? Andererseits muss ihre Entscheidung respektiert werden, wenn beide dieselbe Ausbildung aufgrund ihrer gleichen Vorlieben und Interessen wählen, wie es bei eineiigen Zwillingen häufig vorkommt.

Emma, Mutter von eineiigen 19-jährigen Zwillingen erzählt:
»Nach dem Abitur konnten sich die Jungen einfach nicht entscheiden, bis Erik eines Tages zu Daniel sagte, er habe sich für Kommunikationswissenschaften eingeschrieben, und zwar bei einer Universität, die 600 km entfernt war! Sein Bruder wurde sehr wütend und beeilte sich, seine Bewerbung für dieselbe Universität und denselben Studiengang loszuschicken. Und was passierte? Durch Losverfahren bekam Daniel einen Studienplatz und Erik nicht! Das heißt, dass die beiden nun zum ersten Mal in ihrem Leben getrennt sind. Daniel hat eine Studentenbude und Erik wohnt noch zu Hause. Ihre Telefonrechnungen sind gigantisch! Sie vermissen sich schrecklich, und ich bin sicher, dass sie alles daransetzen werden, im nächsten Jahr an derselben Universität studieren zu können.«

Vera, Mutter 19-jähriger Drillinge, eines Jungen und zweier Mädchen:
»In diesem Jahr haben alle drei ein eigenes Studium in drei unterschiedlichen Städten aufgenommen. Eines der Mädchen fühlte sich allerdings sehr einsam und zog in den Wohnort des Bruders. In seinem Appartement war noch ein Zimmer frei, also wohnt sie vorübergehend bei ihm.«

Es ist logisch, dass Mehrlingskinder nach jahrelangem gemeinsamem Aufwachsen die Nähe zu den Geschwistern oder anderen Freunden suchen.

Ohneeinander

Etwa ab dem 18. Lebensjahr werden die Zeiten, in denen Zwillinge voneinander getrennt sind, immer häufiger und normaler. Dadurch kommt es zum Konflikt zwischen der Sehnsucht nach Nähe und dem Drang nach Abstand. Ein Zwilling erlebt diesen Konflikt natürlich auch im Hinblick auf die Eltern und andere Geschwister, aber das Gefühl ist stärker, wenn es seine Zwillingshälfte betrifft.

Hierzu berichten uns eineiige Zwillinge, 23 Jahre, beide zukünftige Straßenbau-Ingenieurinnen. Eine von ihnen ging für ein halbes Jahr ins Ausland.

Denise:
»Als sich die Gelegenheit ergab, ein Stipendium für Finnland zu bekommen, habe ich keinen Moment gezögert. Ich verspürte schon seit Längerem den Drang, mal irgendwo allein hinzugehen. Bislang waren meine Schwester und ich immer sehr eng verbunden gewesen. Wir haben unsere gesamte Schulzeit in derselben Klasse verbracht und auch auf der Universität waren wir in derselben Gruppe. Wir haben denselben Freundeskreis und sind im selben Orchester. Ich wollte diesen Schritt machen. Meine Schwester schlug vor, mich zu begleiten, und selbst meine Eltern drängten dazu, doch mein Entschluss stand fest. Ich wollte allein gehen. Es wurde eine gute Erfahrung. Ich musste alles allein regeln, ohne jemanden an meiner Seite. Aber es gelang mir, und es war weniger schwierig, als ich erwartet hatte, außer an einigen Tagen und in manchen Momenten. Ich bin selbstständiger, als ich dachte. Ich kann es fast noch nicht glauben, aber es ist so. Dank dieser Erfahrung habe ich mich selbst kennengelernt.«

Ihre Schwester Ronja fügt dem hinzu:
»Für mich war es auch gut. Einerseits fehlte sie mir, vor allem, wenn wir miteinander telefoniert oder uns über die Webcam gesehen hatten. Auf der anderen Seite genoss ich es, die Dinge auf meine Art zu erledigen, ohne Diskussion oder Absprachen mit ihr. Ein weiterer Vorteil ist, dass ich unsere Beziehung nun viel mehr schätze. Als ich sie in Finnland besuchte, waren die Abende unsere schönsten Momente. Kurz vor dem Schlafengehen erzählten wir uns die Dinge, die wir ohne die andere erlebt hatten. Das

FÜNF

erinnerte mich an unsere Kinder- und Jugendzeit, wenn Freundinnen bei uns übernachteten. Weil ich sah, dass es meiner Schwester so gut ging und sie allein sein konnte, traue ich mich jetzt auch, das zu tun. Ich werde demnächst einige Zeit an einer spanischen Universität verbringen.«

Es gibt auch Zwillinge, die nicht ohneeinander leben können. Margit und Saskia, 60 Jahre und beide Schauspielerinnen, erzählen davon:
»Wenn wir getrennt voneinander arbeiteten, wurden wir beide krank. Beide bekamen wir hohes Fieber. Sobald wir wieder beieinander waren, verschwand das Fieber. Irgendwann beschlossen wir, nur noch Rollen anzunehmen, bei denen wir zusammen sein konnten. Das taten wir am liebsten.«

Während der Trennung kann sich ein Zwilling um die andere Hälfte Sorgen machen. Manchmal ist diese Sorge gegenseitig. Esther erzählt:
»Ich holte für meine Schwester immer die Kastanien aus dem Feuer. Ich traue mich mehr als sie und sie ist die Güte in Person. Sie lässt sich wirklich die Butter vom Brot nehmen. Daher fragte ich mich, wie es ihr ohne mich ergehen würde. Ich rief sie jeden Abend an. Sie wurde böse auf mich und meinte, ich solle sie nicht so kontrollieren.«

Die Berufswahl

Auch die Berufswahl kann für Zwillinge Probleme mit sich bringen, wie die folgenden Beispiele zeigen.

Da die Interessen eineiiger Zwillinge oft übereinstimmen, neigen sie oft dazu, sich für denselben Beruf zu entscheiden. Zu einem großen Teil beeinflussen Gene unsere Berufswahl, weswegen es nicht verwunderlich ist, dass Eineiige dasselbe wählen. Das kann dann für sie problematisch sein, wenn sie eigentlich voneinander loskommen und sich nicht ähneln wollen.

Michael erzählt:
»Ich wusste nicht, für welche Ausbildung ich mich entscheiden sollte. Ich wollte auf keinen Fall dasselbe machen wie mein Bruder – die Krankenpflege, für die er sich entschieden hatte, kam also automatisch nicht in Frage. Ich begann eine technische Ausbildung, aber nach einem Jahr schaltete ich um auf Tourismus. Das war es aber auch nicht! Schließlich sagte mein Bruder: ›Warum entscheidest du dich nicht für die Krankenpflege?‹ Er hatte recht. Ich begann sofort damit und mittlerweile arbeiten wir beide

schon seit über zwanzig Jahren mit großer Freude in diesem Beruf, in verschiedenen Krankenhäusern derselben Stadt.«

Dies ist Alberts Geschichte:
»Mein Bruder fing ein Studium an einer Universität an, mir empfahl man eine Fachhochschule, doch ich wollte denselben Ausbildungsgrad haben wie mein Bruder. Das wurde eine Katastrophe, denn ich habe es nicht so mit dem Lernen. Ich bin viel praktischer veranlagt. Aus purem Stolz habe ich so zwei Jahre verplempert.«

Probleme können sich auch durch andere Umstände ergeben, wie in folgendem Fall: Bernd und Stefan sind eineiige Zwillinge. Bernd ist Ingenieur und Stefan Chirurg. Eines Tages verweigerte eine Patientin kurz vor dem Eingriff die Zustimmung zur Operation. Was war geschehen? Sie kannte den Ingenieur und verwechselte den Arzt mit seinem Bruder, von dem sie logischerweise nicht operiert werden wollte ...

Das Liebesleben

Zwillinge gehen im Allgemeinen etwas später Liebesbeziehungen ein, wie schon im vorigen Kapitel ausgeführt, und sie heiraten auch oft später. Manchmal sind ihre Beziehungen zum anderen Geschlecht auch ziemlich »speziell«:

- Sie tauschen ihre Freunde oder Freundinnen, und es macht ihnen Spaß, sie zum Narren zu halten. Vor allem für Eineiige hat das besondere Vorteile: Wenn einer der beiden keine Lust auf eine Verabredung hat, springt die Zwillingshälfte für ihn oder sie ein.
- Manchmal verlieben sie sich in dieselbe Person.

Ein Zwillingspaar erzählt:
»Wir hatten ständig Streit, weil wir denselben Jungen mochten. Er ›ging‹ mit meiner Schwester, aber er brach die Beziehung schnell ab, denn er hatte mehr als genug von unserem ›Gezänk‹.«

Für andere ist das kein Problem: Einer der beiden verzichtet zugunsten der anderen Zwillingshälfte. Manchmal geht die Zwillingsbeziehung sogar vor, wie Jan erzählt:
»Wir hatten beide einen sehr netten Umgang mit demselben Mädchen. Ich verliebte mich allmählich in sie. Bevor ich mich weiter auf diese Gefühle

einließ, rief ich meinen Bruder an. Ich wollte erst sicher wissen, wie er ihr gegenüber empfand. Als er sagte, er sei nicht verliebt und sie sei nur eine gute Freundin, fühlte ich mich frei. Mittlerweile sind wir seit fünf Jahren verheiratet.«

Der Freund oder die Freundin eines Zwillings muss gut mit der anderen Hälfte auskommen. Wenn dem nicht so ist, kann das die Liebesbeziehung erschweren. Dazu Nils, eineiiger Zwilling:
»Für mich ist es wichtig, dass meine Freundin gut mit meinem Bruder auskommt. Ist das nicht so, weiß ich, dass die Beziehung keine Zukunft hat. Das ist für mich eine Art Gradmesser.«

Das Liebesleben eineiiger Zwillinge verläuft oft überraschend ähnlich. Wenn einer von beiden geschieden wird, beträgt die Möglichkeit, dass die andere Hälfte das gleiche Schicksal trifft, 45 %. Bei zweieiigen liegt die Chance bei 30 %. Dieser Unterschied führt zur Annahme, dass bei einer Scheidung ein genetischer Faktor mit von der Partie ist. Es hat wenig mit der Umgebung zu tun, in der ein Zwilling aufgewachsen ist. Die Übereinstimmungen waren nämlich gleich groß bei eineiigen Zwillingen, die von Geburt an getrennt aufwuchsen und von unterschiedlichen Familien adoptiert wurden, wie eine Studie von Thomas Bouchard an der University of Minnesota im Jahr 1986 ergab (siehe Kapitel 26). Bei einer Scheidung spielen viele Charaktereigenschaften eine Rolle, die zum Teil genetisch bestimmt sind, wie Impulsivität und emotionale (In-)Stabilität.

Wenn es sich so ergibt, dass einer heiratet und der andere nicht, ist es nicht zu vermeiden, dass die verheiratete Zwillingshälfte glaubt, den Bruder oder die Schwester alleinzulassen. Barbara, eineiige Zwillingshälfte, zu diesem Thema:
»Ich musste immer an meine Schwester denken. Ich war nicht nur traurig, weil ich sie alleinließ, sondern sie fehlte mir auch. Wir waren fast immer zusammen gewesen. Ich fand es sogar seltsam, ohne sie zu schlafen. Ich kuschelte mich eng an meinen Mann, genauso, wie ich es mit ihr gewohnt war.«

Dennoch gilt das nicht für alle Zwillinge. Manche genießen die neue »Freiheit« und erleben die Ehe ihrer Zwillingshälfte als eine Erleichterung. Paul erzählt:
»Als mein Bruder heiratete, habe ich mich für ihn gefreut. Ich hatte keinerlei Problem damit.«

Zwillinge gehen gut vorbereitet in die Partnerschaft oder Ehe. Sie haben viel mehr Erfahrung im Zusammenleben mit einer Person als andere. Aber wenn sie bei ihrem Lebenspartner nicht dieselbe Verbundenheit finden wie bei ihrer Zwillingshälfte oder wenn es ihnen schwerfällt, sich gegenseitig zu verstehen, kann das auch ein Nachteil sein, wie mir Dominik, eineiiger Zwilling (33), erzählte:
»Bei meiner Frau brauche ich viele Worte, um zu erklären, was ich meine. Bei meinem Zwillingsbruder reicht ein einziger Blick.«

Es kann vorkommen, dass ein Zwilling keine Liebesbeziehung anstrebt, was vor allem bei eineiigen auftritt. Sie finden so viel aneinander, dass sie keinen Bedarf nach anderen Menschen in ihrem Leben haben. Noch einmal die Schauspielerinnen Margit und Saskia, 60 Jahre:
»Wir haben mehrere Beziehungen gehabt und auch eine Zeit lang mit unseren Partnern zusammengewohnt, aber bei keinem von uns war es das, was wir uns erwarteten. Wir haben beschlossen, uns nicht mehr darauf einzulassen und sind zusammengezogen. Keine von uns hatte einen Kinderwunsch, was die Entscheidung erleichterte. Zusammen sind wir viel glücklicher als mit einem Mann. Die meisten Menschen verstehen das nicht, aber wir genießen es, Zwillinge zu sein.«

Manchmal kann das Zwillingsdasein auch eine Liebesbeziehung erschweren, wie sich in der Geschichte von Annemarie zeigt:
»Für mich ist der ideale Partner jemand wie meine zweieiige Zwillingsschwester. Unbewusst suche ich immer jemanden, der ihr ähnlich ist. Mit ihr fühle ich mich überall sehr wohl. Ich weiß, dass ich das nicht tun sollte, denn wo finde ich einen Mann, der ihr ähnlich ist? Jedenfalls ist es gut, dass ich das erkannt habe. Ich versuche jetzt bewusst, gegen diesen Wunsch anzukämpfen.«

Wer eine Beziehung mit einer Zwillingshälfte eingeht, muss die Konsequenzen im Blick haben und sie akzeptieren. Das ist ganz wesentlich, sonst wird eine solche Beziehung keinen Bestand haben kann, wie aus den folgenden Geschichten deutlich wird:

Pascal und Rebecca, 32 Jahre alt, haben schon seit ihrer Jugend eine enge Beziehung zueinander. Wenn Pascal einen Albtraum hatte, rief er nach seiner Schwester, und wenn Rebecca fiel, rief sie nach ihrem Bruder. Als sie 21 waren, starben ihre Eltern, was ihre Beziehung noch inniger werden ließ. Nachdem ihr Elternhaus nicht mehr da war, beschlossen sie, zusammenzuziehen.

Als Pascal Freundinnen bekam, ging es schief. Die erste beendete die Beziehung mit den Worten: »*Dich liebe ich, aber deine Schwester kann ich nicht ausstehen.*« Pascal hat jetzt wieder eine Freundin und versucht, einen gewissen Abstand zu seiner Schwester zu halten. Diese Freundin ist sogar sehr resolut: Sie lässt Rebecca nicht in ihre Wohnung. Dennoch vermisst Pascal seine Schwester, und sie verabreden sich oft heimlich, um sich zu sehen und miteinander plaudern zu können. Selbstverständlich ist diese Situation für keinen der drei positiv.

Sandra, verheiratet mit einem eineiigen Zwilling:
»*Mein Partner hat zu seinem Zwillingsbruder eine sehr innige Bindung. Sie verbringen jeden Samstagmorgen miteinander. Dieser Morgen gehört ihnen! Sein Bruder ist kürzlich Vater geworden (wir haben noch keine Kinder). Ich dachte, nun würden sie sich seltener sehen, aber es passiert genau das Gegenteil. Es scheint, als hätten sie ein noch größeres Bedürfnis danach! Sie rufen sich auch jeden Tag auf der Arbeit an und zu Hause telefonieren sie über den Computer. Ich bin nicht eifersüchtig veranlagt und ich respektiere ihre Beziehung weitestgehend. Dennoch sage ich ab und zu: ›Verabrede dich morgen bitte nicht mit deinem Bruder, denn wir müssen noch …‹ Das würde mir bei einem anderen Partner, der kein Zwilling ist, nie einfallen, egal wie viele Brüder oder Freunde er hätte. Auf der anderen Seite ist es sehr schön, zu sehen, wie ihre Beziehung ist, so stark und so frei von Eigeninteresse. Ich kenne keine andere Beziehung, die dieser ähnelt. Die Leute sagen schon mal: Zwillinge, da kommst du nie dazwischen! Das darf man auch nicht wollen. Sein Bruder und ich stehen beide an erster Stelle, aber auf eine andere Art.*«

Manche Frauen, die mit Zwillingen verheiratet sind, erzählten mir, sie hätten Mühe mit der Intimität zwischen den Brüdern. Sie empfanden Eifersucht auf diese Beziehung, die sie auf gewisse Weise ausschließt. Das kommt auch bei Männern vor, die einen Zwilling heiraten. Arnd erzählt hierzu:
»*Ihre Schwester ist oft hier, und wenn sie weggeht, hängt sie kurz darauf schon wieder am Telefon. Ich kapiere einfach nicht, was sie ständig zu besprechen haben.*«

Sehr oft haben die (Ehe-)Partner von eineiigen Zwillingen verschiedene Eigenschaften miteinander gemein, manchmal sogar den Namen, wie es Jan passierte:
»*Mein Bruder und ich sind beide mit einer Frau verheiratet, die Julia heißt. Wir mussten sehr lachen, als er mir seine spätere Frau vorstellte. Ich war*

damals nämlich schon mit ›meiner‹ Julia verheiratet. Das Schöne ist, dass sie nicht nur ihren Namen teilen, sondern auch viele Hobbys und Interessen. Sie sind dick befreundet.«

Es ist nicht erstaunlich, dass Zwillinge manchmal andere Zwillinge heiraten. Alle vier verstehen perfekt die besondere Bruder-Schwester-Beziehung. Wenn eineiige Zwillinge heiraten, werden ihre Kinder genetisch Geschwister voneinander sein.

Im Allgemeinen haben die Kinder von Zwillingen untereinander intimere Beziehungen als Cousins und Cousinen normaler Geschwister. Das ist auch nicht so seltsam, denn genetisch gibt es mehr Übereinstimmungen.

Anna, 19 Jahre, erzählt hierzu:
»Ich habe zu meinem Bruder leider nicht so viel Kontakt. Er ist sehr verschlossen und völlig anders als ich. Dagegen habe ich einen Cousin, der sich für mich eigentlich viel mehr wie ein Bruder anfühlt. Wir unternehmen gern etwas zusammen und können endlos miteinander reden. Unsere jeweiligen Väter sind Zwillingsbrüder. Wir sind also eigentlich Halbgeschwister. Es ist daher nicht so seltsam, dass wir uns so gut verstehen. Und sein Vater ist mein absoluter Lieblingsonkel. Er ist mir einfach sehr vertraut, fast wie mein eigener Vater.«

Ihre Beziehung als Erwachsene

Nach den Studienjahren, Reisen und ersten Arbeitsstellen bricht nun eine Zeit der Stabilität an. Später als in früheren Jahrzehnten finden junge Leute heute um ihr 30. Lebensjahr ihren Platz in der Gesellschaft, sowohl beruflich als auch in Beziehungen. Zwillinge unterscheiden sich hier nicht von anderen jungen Menschen und haben nicht mehr Schwierigkeiten als diese, sich niederzulassen.

Es kann jedoch sein, dass einer der beiden schneller eine Erfolg versprechende Arbeitsstelle findet oder früher heiratet als der andere und damit eine gewisse Entfernung voneinander stattfindet. Aber das braucht auch nicht so zu sein: Bei manchen Zwillingen wird die Beziehung sogar enger und der eine findet Halt beim anderen.

Natürlich gibt es nicht nur eine Art von Beziehung zwischen Zwillingen, sondern sie können sehr verschieden sein. Es gibt Zwillinge, die jeden Tag streiten und doch nicht ohneeinander leben können. Für manche ist die Beziehung zur Zwillingshälfte nicht anders als zu anderen Geschwistern, was hauptsächlich bei zweieiigen Zwillingen vorkommt. Nach einer Studie des niederländischen *Psychologie Magazine* im Jahr 2000 finden 85 % der Zwillinge, sowohl eineiige als auch zweieiige, es schön, Zwillinge zu sein.

Ein Zwilling, 18 Jahre, fasst es folgendermaßen zusammen:
»Es ist das Beste, was mir im Leben passieren konnte.«

Die folgenden Geschichten geben einen kleinen Einblick in die besondere Beziehung zwischen Zwillingen. Rosemarie und Helena sind zweieiige Zwillinge von 21 Jahren. Beide sind glücklich mit ihrer Zwillingsschwester.

Rosemarie beschreibt es folgendermaßen:
»Es ist schön, mit jemandem im selben Alter im selben Haus aufzuwachsen. Man fühlt sich einfach nie einsam, denn man weiß, dass sie da ist und einen liebt.«

Helena beschreibt das so:
»Für mich fühlt sich meine Zwillingsschwester wie ein Teil meiner selbst an.«

Rosemarie und Helena kennen wenig Eifersucht und auch kaum Konkurrenz, wahrscheinlich, weil ihre Mutter, selbst ein Zwilling, ihnen immer individuelle Aufmerksamkeit gewidmet hat. Beide Mädchen beschreiben ihre Jugend als eine glückliche Zeit, in der sie viel mit einer Cousine im selben Alter spielten, die wiederum Tochter der eineiigen Zwillingsschwester ihrer Mutter ist. Mit ihr haben Rosemarie und Helena viel Kontakt, was in Familien mit Zwillingen häufig vorkommt. Ab und zu hängen sie auch einmal zu sehr aneinander.

Helena:
»Sie verlässt sich auf mich, weil ich ernsthafter bin und verantwortungsvoller. Also vor allem im Hinblick auf Schule und Hausaufgaben bin ich Ratgeber. Aber ich stütze mich auf sie, was unsere Kontakte betrifft; sie ist viel offener und schließt schnell Freundschaften. Vielleicht wäre es besser gewesen, wenn wir auf der weiterführenden Schule in unterschiedliche Klassen gegangen wären. Wir versuchen jetzt wirklich, uns voneinander zu lösen und uns nicht zu sehr aufeinander zu verlassen.«

Carolin und Manuela sind eineiige Zwillinge und 32 Jahre alt. Sie erzählten mir abwechselnd, wie sie ihre Beziehung erfahren:

Manuela:
»Bei Zwillingen gibt es immer eine Hälfte, die die Führung übernimmt. Bei uns ist das Carolin. Ich habe die Ideen und sie führt sie aus. Sie ist viel selbstsicherer als ich, ich bin schüchterner. Das sind unsere Unterschiede. Gemeinsam ist uns, dass wir beide neugierig sind, abenteuerlustig, spontan und begeisterungsfähig. Gemeinsam bilden wir die ideale Person. Die extremen und weniger günstigen Eigenschaften der einen werden durch die positiven Aspekte der anderen kaschiert.«

Carolin fügt hinzu:
»Ich bin sehr froh, dass ich ein Zwilling bin. Ich würde nicht gern als Einling durchs Leben gehen. Es macht mich sehr froh, wenn ich darüber nachdenke, dass es jemanden gibt, der mir sehr ähnlich ist. Als wir zwölf waren, schickte uns unsere Mutter auf verschiedene Schulen. Sie wollte nicht, dass wir unzertrennliche Zwillinge würden. In diesen Jahren wurden die Unterschiede zwischen uns sehr deutlich: Wir hatten ganz andere Freunde.«

Manuela:
»Aber sie blieb immer meine beste Freundin, auch in jenen Jahren. Wir konnten fast nicht warten, bis die Schule vorbei war, damit wir uns wiedersehen und unsere Erfahrungen austauschen konnten. Nach der Schule ging ich in die Krankenpflege. Zu meinem Schrecken entschied sie sich für dasselbe, am selben Ort. Ich war total sauer! Ich wollte nicht wieder als ›die Zwillinge‹ gesehen werden. Es wurde die einzige Phase in unserem Leben, in der wir nicht gut miteinander auskamen. Bis wir eines Tages auf derselben Abteilung arbeiten mussten. Wir hatten es wunderbar zusammen, alles lief perfekt. Da begriff ich, dass ich falsch gelegen hatte, und meine Haltung tat mir leid. Es ist dumm, wenn man mit der Zwillingsschwester streitet, denn das bedeutet, dass man mit einem Teil von sich selbst nicht gut auskommt. Genauso wie ich nicht ganz glücklich sein kann, wenn sie etwas Blödes erlebt.«

Carolin:
»Aber wir haben unterschiedliche Leben. Ich bin verheiratet und habe zwei Kinder. Ich habe eine Teilzeitstelle im Büro. Sie ist ehrgeizig und leitet eine Abteilung im Krankenhaus. Zum ersten Mal in unserem Leben müssen wir uns gegenseitig Dinge erklären, weil wir nicht dasselbe erleben. Früher verstanden wir uns ohne Worte.«

Nils, auch ein eineiiger Zwilling, erzählt:
»Zwilling sein ist ein Vorteil. Wir haben auf vielen Gebieten einen Vorsprung. Viele Menschen haben Angst vor großer Nähe, aber wir sind schon seit vor unserer Geburt daran gewöhnt. Ein anderer Vorteil ist, dass man schon jung lernt, was Gleichwertigkeit ist: Man versucht, vor der Zwillingshälfte nicht zurückzustecken, aber sich auch nicht über sie zu stellen. Man lernt schon sehr früh, nachzuempfinden, was ein anderer fühlt. Das macht einen empathischer und sozialer, Eigenschaften, an denen man sein ganzes Leben Freude hat.«

Alexander, 40 Jahre:
»Ich bin ein eineiiger Zwilling, aber bis zu meinem siebzehnten Lebensjahr wusste ich davon nichts. Wir wurden nämlich von unterschiedlichen Familien adoptiert und niemand informierte uns über die Existenz eines Zwillingsbruders. Unsere Adoptiveltern wussten es, aber fanden nie den geeigneten Moment, uns davon zu erzählen. Über einen gemeinsamen Freund kamen wir dahinter. Es war eine sehr seltsame Erfahrung, als mich mein Bruder zum ersten Mal besuchte: Es war, als sähe ich mich selbst, aber da war kein Gefühl einer familiären Bindung. In den ersten Jahren sahen wir uns wenig, aber allmählich änderte sich das. Jetzt sehen wir uns jede Woche und telefonieren täglich. Wir teilen viele Dinge. Als ich klein war, sagte ich oft zu meinen Eltern, dass ich einen Bruder haben wollte – und dann wurde es so viel später auch noch wahr! Ich bin bei der Institution gewesen, die für unsere Trennung verantwortlich war, um mich nach dem Grund dafür zu erkundigen. Die Antwort lautete, es sei per Definition schlecht, als Zwilling aufzuwachsen! Ein Skandal und unvorstellbar! Die verlorene Zeit können wir nie mehr aufholen. Ich finde es fantastisch, einen Zwillingsbruder zu haben. Wenn das Telefon klingelt, weiß ich genau, dass er dran ist.«

Manuel und Markus, eineiige Zwillinge, 37 Jahre alt:
»Einen Zwillingsbruder zu haben ist zweifelsohne das schönste Geschenk, das man sich wünschen kann. Man stelle sich vor, ein Reisegefährte, der einem immer zur Seite steht, dem man nichts zu erklären braucht und mit dem man alles teilt. Immer jemand, mit dem man spielen kann. Solange wir uns erinnern können, waren wir immer füreinander da. In der Grundschule besuchten wir dieselbe Klasse. Wir wetteiferten, wer als Erster seine Arbeiten abgeben würde. Wir erinnern uns an viele glückliche Augenblicke und auch an sehr heftige Streitereien! Auf der höheren Schule blieben wir im ersten Jahr sitzen. Unsere Eltern hielten den Moment für gekommen,

uns auf einer anderen Schule in getrennte Klassen zu schicken. Das war nicht leicht! Eine neue Schule, neue Lehrer, Mitschüler ... und wir waren sowieso schon so schüchtern. Aber unsere Welt wurde weiter. Wir bekamen die doppelte Anzahl Freunde. Die Stunden nach der Schule – und manchmal die Zeit zwischen dem Unterricht – nutzten wir, um uns gegenseitig unsere Erlebnisse zu erzählen. Dann kam die Universität: Er entschied sich für Jura und ich für den Journalismus. Wir teilten den gleichen Campus. Fünf Jahre lang besuchten wir die gleiche Bibliothek, Cafeteria und Hörsäle und kannten die jeweiligen Freunde. Dann kam die Arbeitssuche. Zum ersten Mal waren wir getrennt. Wir telefonierten täglich miteinander und das machen wir immer noch. Die schwierigste Phase war vielleicht, als einer von uns fünf Jahre vor dem anderen heiratete. Eine gewisse Entfremdung schien unvermeidlich. Wir beschlossen, den Samstagmorgen für uns zu reservieren. Und so stehen wir an diesem Tag früh auf, um uns zu sehen, uns zu erzählen, was wir schon wissen, und alles zu teilen, damit es uns beiden gehört.«

Abhängigkeit und Streit

Einer der schwierigsten Aspekte des Zwillingseins ist die gegenseitige Abhängigkeit, die so stark sein kann, dass keiner der beiden in der Lage ist, ein eigenes Leben zu führen. Darum ist es so wichtig, dass Eltern ihre Kinder schon von klein auf ermutigen, ab und zu etwas allein zu unternehmen. Das stärkt das »Ich«-Gefühl. Das ist sicher nicht immer leicht, denn vor allem eineiige Zwillinge machen ja gern viel zusammen. Die Kunst ist, ihnen das Angenehme des Alleinseins und des Allein-irgendwo-Hingehens nahezubringen. Dies war bei Lydia und Maren, eineiigen Zwillingen, nicht der Fall.

Einer der schwierigsten Aspekte des Zwillingseins ist die gegenseitige Abhängigkeit, die so stark sein kann, dass keiner der beiden in der Lage ist, ein eigenes Leben zu führen.

Lydia erzählt:
»Unsere Eltern haben ungewollt dazu beigetragen, dass unsere Leben vollkommen parallel verlaufen. Unser Alltag war genau gleich: dieselbe Kleidung, dieselbe Klasse, dasselbe Spielzeug, dieselben Hobbys, absolut alles identisch. Das vereinfachte die Organisation im Haus, führte aber zu einer extremen Abhängigkeit zwischen uns. Sie war so stark, dass wir auch später, als wir selbst Entscheidungen treffen sollten, sie lieber zusammen trafen. So beschlossen wir auch, dasselbe Studium aufzunehmen, weil wir dann auf unsere gegenseitige Unterstützung zählen konnten. Jetzt sind wir

26, haben beide eine Stelle bei unterschiedlichen Unternehmen und merken jetzt erst, wie abhängig wir voneinander sind. Wir versuchen nämlich, jeder ein eigenes Leben zu leben, parallel zu dem der anderen. Wir sind aber nichts anderes gewöhnt! Das führt zu Problemen, denn unsere Situationen sind unterschiedlich und unser Tagesrhythmus läuft nicht gleich ab. Das ist sehr schwierig für uns.

Wenn wir unsere Situation betrachten, wird uns bewusst, dass wir an einem Punkt angelangt sind, an dem wir alles dafür tun müssen, voneinander loszukommen, denn ohne diese Unabhängigkeit werden wir die besondere Beziehung, die wir immer gehabt haben, nicht genießen können.«

Diese Zwillinge beschreiben die Symbiose, in der sie von klein auf gelebt haben. Jetzt, mittlerweile erwachsen, wollen sie jeder für sich das Leben meistern können, aber dafür hängen sie zu sehr aneinander. Sie wohnen zusammen und sie sehen sich abends. Dann aber streiten sie nur! *»Wir können nicht ohne-, aber auch nicht miteinander«*, fasst Lydia zusammen. Als ich ihr vorschlage, sich in Therapie zu begeben, sagt sie, darüber nachdenken zu wollen, wenn Maren auch will! Es ist für sie noch immer normaler, gemeinsam eine Entscheidung zu treffen, als allein.

Konkurrenz

Der Konkurrenzkampf zwischen Zwillingen kann bis ins Erwachsenenleben reichen, etwa in Bezug auf die Arbeit, die Wohnung und sogar die schulischen Leistungen der Kinder.

Im Allgemeinen treten diese Gefühle bei Zwillingen desselben Geschlechts heftiger auf als bei einem Junge-Mädchen-Zwillingspaar. Selbstverständlich spielt auch der Charakter eine Rolle. Manche Zwillinge sind wie Nicht-Zwillinge wettbewerbsorientierter als andere.

Bernhard:
»Mein zweieiiger Zwillingsbruder und ich haben ein sehr enges Verhältnis, aber wir konkurrieren auch miteinander. Diese Eigenschaft haben wir beide und sie bringt unsere schlechtesten Seiten zum Vorschein. Von besten Freunden werden wir dann zu schlimmsten Rivalen. Wir wollen beide dominieren. Weil wir das voneinander wissen, haben wir beschlossen, jeweils eigene Wege zu gehen. Auch aus diesem Grund wohnen wir in verschiedenen Städten und arbeiten in unterschiedlichen Berufen. So vermeiden wir, dass wir uns monatelang nicht sehen wollen.«

Dieser Konkurrenzkampf kommt bei zweieiigen und bei eineiigen Zwillingen vor. Dennoch lernen vor allem Letztere schon früh, mit anderen Personen außerhalb der Familie zu konkurrieren und ihre Kräfte zu bündeln, um sich dem Konkurrenzkampf zu stellen. Davon berichten die folgenden Zwillinge:

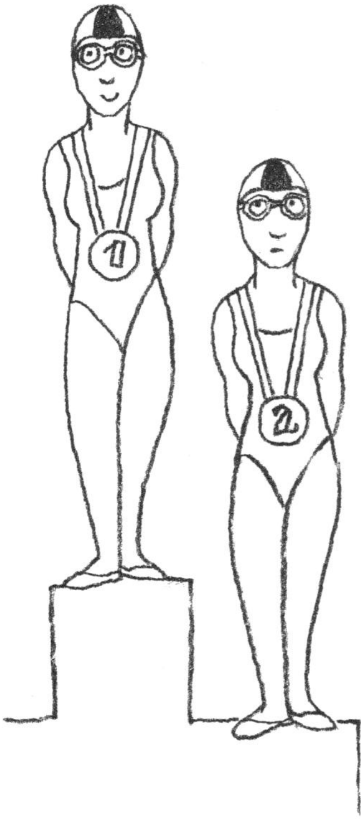

Albert:
»Wir waren sehr ehrgeizig, aber nicht in Bezug auf uns, sondern gegenüber dem Rest. Wir wollten immer gewinnen und halfen uns dabei. Zum Beispiel mit dem Fahrrad auf dem Weg zur Schule verabredeten wir, den und den zu überholen. Wir schossen dann wie ein Pfeil davon und hatten einen Riesenspaß. Die anderen verstanden nicht einmal, weshalb wir so heftig in die Pedale traten. Wir absolvierten das gleiche Studium und machten am selben Tag unsere Abschlüsse. Wir waren stolz aufeinander.«

Svenja:
»Man hätte denken können, dass wir jeweils die Beste sein wollten, aber das stimmt nicht. Wir freuen uns für die andere. Man liebt sie fast mehr als sich selbst.«

Obwohl die meisten Zwillinge sich hierin wiedererkennen, muss das nicht immer so sein. Bei einem Zwillingspaar, beide Schwimmprofis, wurde immer eine Erste und die andere Zweite. Sie verließ den Sport, denn sie ertrug es nicht, immer auf dem zweiten Platz zu enden und ihrer Schwester den Vortritt lassen zu müssen.

Schwangerschaft und Elternschaft

Eineiige Zwillinge machen bei Schwangerschaft und Geburt häufig ganz besondere Erfahrungen. Paula ist zum Beispiel schwanger und hat keinerlei Probleme, aber ihrer Schwester ist, noch bevor sie von der Schwangerschaft hörte, ständig übel. Meike erzählt, dass sie jedes Mal Bauchschmerzen bekam, wenn ihre Schwester eine Wehe hatte. Sie konnte sogar die Intensität dieser Wehe spüren.

Eine Schwangerschaft ist für jede Frau ein besonderes Ereignis, und wenn man sie mit der Zwillingsschwester teilen kann, ist das natürlich etwas ganz Besonderes. Folgendes geschah Luisa und Annelie, eineiigen Zwillingen, 32 Jahre.

Luisa:
»Meine Zwillingsschwester wohnte schon zwei Jahre in Australien, als ich zum ersten Mal schwanger wurde. Als ich es ihr erzählen wollte, war sie schon seit Tagen unruhig. Irgendwann sagte sie wie aus dem Nichts zu ihrem Mann: ›Luisa ist schwanger.‹ Die Unruhe verschwand, und am nächsten Tag rief ich an, um ihr zu erzählen, dass ich schwanger war.

Bei meiner zweiten und ihrer ersten Schwangerschaft wussten wir nicht, dass wir beide guter Hoffnung waren. Zu unserer großen Überraschung sollten unsere Geburtstermine zwei Tage auseinanderliegen. Es war ein großartiges Gefühl, dass wir so im selben Moment schwanger geworden waren. Eigentlich fühlte es sich an, als würden wir eine Art Zwillinge bekommen. Wir konnten alles miteinander vergleichen und vieles war gleich, sowohl physisch als auch mental: Unsere Bäuche wuchsen auf dieselbe Art. Wir hatten dieselben Beschwerden zur selben Zeit, wie Übelkeit und Sodbrennen, und wir wussten beide nicht, ob es ein Junge oder ein Mädchen werden würde. Das wollten wir auch beide nicht wissen. Wir wohnten ums Eck, also sahen wir uns in dieser Zeit und erst recht im Mutterschutz täglich. Zwei- bis dreimal die Woche fuhren wir Fahrrad oder gingen schwimmen mit unseren dicken Bäuchen. Das führte jedes Mal zu ganz besonderen Reaktionen.

Sicherheitshalber überprüften wir gegen Ende der Schwangerschaft, ob wir uns auch nicht für dieselben Namen entschieden hatten. Dem war nicht so, aber wir bekamen beide einen Sohn und hatten beide als zweiten Namen Johannes gewählt. Wir hatten nicht das Gefühl, dass wir beide am selben Tag gebären würden und das stimmte auch. Ihr Kind kam zwei Tage vor dem errechneten Termin und meines auch. Das war perfekt: Amelie hatte damit ihr erstes Kind vor meinem zweiten bekommen und wir hatten beide einen Sohn. Also doch auch so ein wenig dieses besondere Gefühl von einem Zwilling.«

Positive und negative Seiten des Zwillingseins

Zwillinge nennen folgende positive Punkte des Zwillingseins:

- Verständnis, Freundschaft und Zusammengehörigkeit, wie es das Wort Seelenverwandtschaft gut ausdrückt.
- Schutz. Viele Zwillinge erzählten mir, wie sie einander in der Schule oder später halfen.
- Popularität. Zwillinge sind oft beliebt innerhalb ihrer Freundesgruppe.
- Besonders sein. Einige Zwillinge erzählten mir, sie seien anfangs enttäuscht gewesen, wenn sie zu einem Zwillingstreffen kamen. Plötzlich waren da so viele Zwillinge, dass sie nicht mehr auffielen. Später entdeckten sie, wie nett es ist, mit anderen Zwillingen loszuziehen und ihre besonderen »Zwillingserfahrungen« zu teilen.
- Praktische Vorteile, wie die gegenseitige Nutzung der Kleidung, einander bei den Hausaufgaben helfen, Freunde teilen etc.
- Positiver Konkurrenzkampf: Die Herausforderung, den anderen und sich selbst zu übertrumpfen. Für viele Sportfans, wie Tennisspieler, Fußballspieler und Profischwimmer, ist es ein Vorteil, immer einen Freund zum Üben zu haben.

Es gibt auch Nachteile. Zwillinge nennen folgende Punkte:

- Unverständnis bei Eltern, Familienmitgliedern, Lehrern und in der Gesellschaft. Ihre besondere Art, im Leben zu stehen, wird nicht immer verstanden. Das kann dazu führen, dass falsche Entscheidungen getroffen werden, wie etwa die Trennung von Zwillingen bei einer Adoption oder in der Schule, oder falsche Beurteilungen, etwa, identische Fehler in Hausaufgaben als Abschreiben anzusehen.
- Die Aufmerksamkeit, die sie ungewollt auf sich ziehen. Zwillinge wecken immer Neugier. Sie wollen um ihrer selbst willen bemerkt und gesehen werden, nicht als Sehenswürdigkeit.

- → Die Vergleiche: Bemerkungen wie »Wer ist der Begabtere, der Nettere, der Verantwortlichere ...« sind verletzend. Einer wird dann im Licht des anderen beurteilt.
- → Das Gefühl der Verantwortung gegenüber dem anderen.
- → Starke Abhängigkeit voneinander.
- → Das Gefühl, als Einzelperson nicht gewürdigt zu werden. Esther erklärt dies folgendermaßen: »*Wenn jemand auf meine Schwester Claudia sauer ist, dann ist er es auch oft auf mich. Als wären wir eine Person!*«
- → Materielle Nachteile, etwa einen Motorroller teilen müssen, das Zimmer usw.
- → Das Fehlen persönlicher Aufmerksamkeit der Eltern: Von Anfang an müssen Zwillinge die Aufmerksamkeit der Eltern teilen.

Zwillinge, die nicht miteinander auskommen

Fast alle Zwillinge erleben das Zwillingsein als etwas Positives. Bedingungslos auf den anderen zählen können ist für viele ein großer Vorteil. Aber es gibt auch Zwillinge, deren Beziehung schlecht ist. Dabei können folgende Faktoren eine Rolle spielen:

- Das Zwillingsein beeinträchtigt sie in ihrer Selbstständigkeit. Sie haben Mühe, ihren eigenen Weg zu finden oder zu gehen. Das betrifft vor allem Zwillinge, die sehr voneinander abhängig sind. Einer folgt immer dem anderen, sucht seine Zustimmung und Unterstützung, was für beide frustrierend ist. Das Buch *Die schweigenden Zwillinge* von Marjorie Wallace (mehr dazu siehe Kapitel 19) beschreibt ein Zwillingspaar mit einer extremen Form der Abhängigkeit und die verheerenden Folgen. Keinem von beiden gelingt es, ein eigenes Leben aufzubauen.
- Beide haben dieselben extremen Charaktereigenschaften, wie etwa Intoleranz. Zwei intolerante Menschen haben viele Reibungsflächen. Auch sehr individualistische Menschen werden die ständige Anwesenheit des anderen als nicht sehr angenehm empfinden.
- Sie empfinden sich durch ihr Zwillingsein immer als eine Ausnahme. Schließlich sind die meisten Menschen keine Zwillinge.
- Einer von beiden leidet unter Minderwertigkeitsgefühlen. Er oder sie glaubt, weniger begabt zu sein, weniger attraktiv, sportlich etc. Ich kenne Familien, in der der eine Zwilling als »lieb« und der andere als

»ungezogen« galt, eine Rollenzuschreibung, die sie den Rest ihres Lebens nicht mehr loswurden. Dann ist es nicht verwunderlich, dass sie es verabscheuen, ein Zwilling zu sein. Auch heftiger Konkurrenzkampf kann zu Entfremdung führen.

- Einer der beiden wird vorgezogen: Ein Zwilling ist der Liebling, der andere lebt in seinem Schatten.

Zwillinge, die eine dieser Situationen erleben, haben es nicht leicht: Sie treffen überall auf Menschen, die davon ausgehen, dass sie sich wunderbar verstehen, und die nach ihrer Zwillingshälfte fragen, oder, noch schlimmer, die beiden miteinander verwechseln. Manche Zwillinge finden, dass sie sich zu sehr ähneln. »Ist nicht jeder Mensch ein einzigartiges Wesen?«, fragte mich einmal ein Zwilling, der über sein Zwillingsein nicht froh war. Aufgrund dieser Gefühle beschließen manche, weit voneinander entfernt zu wohnen, manchmal sogar auf verschiedenen Kontinenten.

Es kommt auch vor, dass für eine der beiden Hälften das Zwillingsein wichtiger ist als für die andere.

Martina, 57 Jahre:
»Wir wurden als Letzte einer großen Familie geboren. Als wir sechs Jahre alt waren, kam mein Zwillingsbruder ins Krankenhaus. Er hatte Probleme mit seinen Ohren. Das entfernte uns voneinander, denn bis dahin hatten wir immer zusammen gespielt und gemeinsam in einem Zimmer geschlafen.

Als Schwesterchen durfte ich nicht zu Besuch ins Krankenhaus. Irgendwann bekam ich ein Foto von ihm zu Gesicht, den Kopf in einem Verband mit großen Blutflecken, und in einem Schlafanzug, den ich nicht kannte. Ich dachte, er würde sterben, denn ich wusste inzwischen, dass auch Kinder sterben konnten.

Als er vollkommen unerwartet wieder nach Hause kam, war alles anders. Er musste im Jungenzimmer schlafen, und außerdem kam er auf eine Jungenschule und ich ging in eine Mädchen-Grundschule. Wir waren normale Geschwister geworden, keine Rede mehr von einer besonderen Beziehung zwischen uns, weder für uns selbst noch für unsere Eltern und unsere anderen Geschwister.

Als ich 16 war, lernte ich meinen späteren Mann kennen. Wir heirateten nach langer Zeit. Die ersten Jahre waren sehr schön und spannend, später wurden wir etwas zu viel Bruder und Schwester. Sehr eng zusammen, aber nicht, was man von einer Ehe erwartet. Wir begaben uns gemeinsam in Therapie, eine Scheidung folgte. Doch wir hielten Kontakt und es er-

wies sich doch als echte Liebe. Wir heirateten erneut und bekamen drei Kinder.

Im Rückblick auf mein Leben sehe ich allerlei Männerfreundschaften vorbeiziehen. Keine Liebesbeziehungen, sondern gute Freunde. Die Freundschaften entstanden immer ganz selbstverständlich, mit einem Kollegen, mit Teilnehmern eines Spanischkurses usw. Aber es ging auch ab und zu schief, der eine starb, der andere bekam eine Freundin, die mich nicht akzeptierte, usw. Das berührte mich immer tief, schlug ein wie eine Bombe, viel zu emotional.

Es ist noch gar nicht so lange her, dass ich entdeckte, dass das alles mit meinem Zwillingsbruder zu tun hat. Eigentlich suchte ich in all diesen Kontakten nach ihm!

Wir haben viel Kontakt, aber keinen tief gehenden. Ich wüsste gern etwas über seine Sehnsüchte, Träume und Enttäuschungen. Aber für ihn bin ich nur eine seiner Schwestern, während er für mich mehr als nur einer meiner Brüder ist. Zum Glück haben wir dasselbe Hobby, nämlich Vögel beobachten, diese Leidenschaft teilen wir. Er ist jemand, den ich nah bei mir spüre, nicht so sehr seine Person, sondern eine Kraft, ein Band, das immer da ist. Während ich das schreibe, rührt es mich sehr und ich fühle mich mehr denn je wie ›ein Zwilling‹. Ich habe noch zwei Brüder, mit denen ich einen schönen Kontakt habe. Mein nettester Bruder ist nicht mein Zwillingsbruder. Aber mein Zwillingsbruder ist derjenige, nach dem ich mich am meisten sehne.«

Manchmal versöhnen sich Zwillinge, wenn sie älter werden. Wenn jeder von ihnen ein eigenes Leben aufgebaut hat, haben die Spannungen rund um die Suche nach der eigenen Identität nachgelassen und es entsteht wieder Raum für positive Gefühle.

Bei Simon und Carlo lässt dies lange auf sich warten. Sie sind eineiig und haben eine sehr enge Beziehung, solange sie zu Hause wohnen. Ab ihrem 18. Lebensjahr verändert sich die Beziehung allmählich: Beide suchen ihren eigenen Weg, und obwohl sie beide einen technischen Beruf wählen, tun sie dies auf sehr unterschiedliche Weise. Simon ist von klein auf verantwortlicher und findet eine Stelle in einem Unternehmen, in dem er langsam aufsteigt. Er arbeitet und lernt hart. Carlo, immer schon der weniger ernsthafte und eine Stimmungskanone auf Festen, wechselt dauernd das Unternehmen und macht sich schließlich selbstständig. Als sie einige Jahre später zwei sehr unterschiedliche Frauen heiraten, trennen sich ihre Wege, auch weil Simon in eine andere Gegend zieht. Die Familien sehen sich in den ersten Jahren regelmäßig, aber nach etwa sechs Jahren nicht mehr, weil Carlos Frau von der

Familie ihres Mannes abrückt. Simon nimmt es hin und entscheidet sich für seine Frau. Danach folgt eine lange Zeit, in der sie sich sehr selten sehen, und wenn sie miteinander sprechen, dann ist das sehr oberflächlich. Simon erklärt es folgendermaßen: »*Wir scheinen nichts Gemeinsames zu haben, unsere Leben sind sehr unterschiedlich.*« Er sagt, er sei deswegen nicht traurig, es sei nun einmal so. Ihre Kinder entwickeln auch nicht diese innige Beziehung, wie man sie bei Cousins und Cousinen von Zwillingsbrüdern oder -schwestern häufig findet.

Als sich Carlo zwanzig Jahre später von seiner Frau scheiden lässt, wird der Kontakt zwischen den Brüdern wieder enger, vor allem, als er erkrankt. Als Simon ein großes Fest zu seinem 60. Geburtstag feiert, ist Carlo auch dabei. Zum ersten Mal seit Jahren feiern sie ihren Geburtstag wieder zusammen.

Eine Entfernung wie bei diesen Brüdern kommt nicht oft vor bei Zwillingen.

Eine Entfernung wie bei diesen Brüdern kommt nicht oft vor bei Zwillingen. Dabei spielen verschiedene Faktoren eine Rolle: Sie sind beide sehr individualistisch und ihre Partnerwahl war vollkommen unterschiedlich. In ihrer letzten Lebensphase nimmt das Bedürfnis nach Kontakt wieder zu, was man auch bei normalen Geschwistern häufig erlebt.

Sind wir eineiig?

FÜNF

Diese Frage wurde mir im Laufe der Jahre häufig auf Zwillingstreffen gestellt. Die Situation ist immer dieselbe: Vor mir stehen Zwillinge, die sich ähneln wie ein Ei dem anderen und die mich mit ernstem Gesicht nach ihrer Zygosität (»Eineiigkeit«) fragen. Diese Frage rührt mich immer sehr und macht mich neugierig. Das Motiv hinter ihrer Frage ist auch fast immer das gleiche: Der Gynäkologe hat nach der Geburt gesagt, sie seien zweieiig, denn sie hatten jeder eine eigene Eihülle. Darum haben ihre Eltern sie als zweieiige Zwillinge angesehen und sie auch dementsprechend erzogen (umgekehrt geschieht das weniger häufig). »*Aber wir fühlen uns eineiig. Wir sehen uns sehr ähnlich und alle verwechseln uns immer. Sind wir wirklich zweieiig?*«

Das fragten mich unter anderem Paula und Maria, 34 Jahre alt.

Um ihnen eine richtige Antwort geben zu können, stütze ich mich nicht nur auf ihr Äußeres, denn das kann in die Irre führen. Zum Beispiel: Zwillinge, die aufgrund eines verspäteten intrauterinen Wachstums oder des TSS-Syndroms mit sehr unterschiedlichem Gewicht geboren werden, können ihr ganzes Leben lang ein unterschiedliches Gewicht oder eine unterschiedliche Größe haben. Aber auch zweieiige Zwillinge können sich sehr ähneln. Hingegen weisen andere Faktoren, wie die erste Menstruation oder ein Bartwachstum zum fast gleichen Moment, eine gleichzeitige Entwicklung von Fähigkeiten wie Sprechen, Laufen, Trockenwerden, ein gleichzeitiges Erleben von Krankheiten, die nicht von Viren verursacht werden, derselbe Geschmack bei Interessen und Hobbys und vieles mehr, allesamt in dieselbe Richtung: Eineiigkeit.

Bei Paula und Maria war es nicht schwierig, ein Urteil zu fällen: Sie hatten beide fast am selben Tag ihre erste Periode bekommen, beide waren am Blinddarm operiert worden, in der Schule hatten sie fast dieselben Noten. Sie waren gut in Sprachen und schlecht in Mathematik. Sie hatten im selben Jahr viel zugenommen und im nächsten wieder abgenommen. Sie hatten sich für dasselbe Studium entschieden und beide hatten im selben Jahr geheiratet. Physisch waren sie schwer zu unterscheiden: Beide hatten ein rundes und freundliches Gesicht mit vielen, kleinen Sommersprossen. Ich zweifelte nicht daran, dass sie eineiig waren, was sie auch immer gespürt hatten.

Es ist wichtig, dass Zwillinge über ihre Zygosität Bescheid wissen, sowohl für ihre physische als auch für ihre psychische Gesundheit. In Bezug auf Ersteres: Sie können sich gegenseitig Blut und Organe spenden.

Es ist wichtig, dass Zwillinge über ihre Zygosität Bescheid wissen.

Wie wichtig das Wissen auch für ihre psychische Gesundheit ist, zeigt folgende Geschichte:

Auf dem Mehrlingsfestival, das jährlich in Mexiko stattfindet, treffe ich 17-jährige Drillinge. Es sind drei Mädchen, von denen sich zwei ähneln wie ein Ei dem anderen; die dritte hat einen anderen Körperbau. Es besteht kein Zweifel, dass ich ein eineiiges Zwillingspaar und ihre Drillingsschwester vor mir habe. Sie erzählen mir, wie sie ihr Drillingsein erfahren. Das Mädchen, das seinen Schwestern weniger ähnelt, erzählt mir, dass sie sich häufig ausgeschlossen fühlt: »*Sie haben eine sehr innige Beziehung miteinander und wollen immer zusammen sein. Zu mir haben sie eine weniger enge Beziehung. Sie lieben mich, aber ich spüre, dass ich anders bin. Ich weiß nicht, ob das an meinem Charakter liegt oder weil ich ihnen körperlich nicht ähnlich sehe …*«

Ich erkläre ihnen, dass ihr biologischer Ursprung ein anderer ist und dass dies ihre Beziehung beeinflusst. Sie sehen mich sehr erstaunt an und versichern mir, dass sie alle drei unterschiedlich sind, weil sie jeweils in einer eigenen Eihülle waren.

Immer derselbe typische Irrtum! Ich frage nach weiteren Besonderheiten in ihrem Leben und es wird schnell deutlich, dass es sich um eine zweieiige Drillingsschwangerschaft handelte, und zwar eine triamniotische-dichoriale Schwangerschaft (siehe Kapitel 10). Vor allem für die zweieiige Drillingsschwester ist dies eine Erleichterung. Sie versteht nun, warum sie sich anders fühlt, und sucht die Schuld nicht mehr bei sich. Sie versteht sich und ihre Schwestern besser.

In zweifelhaften Fällen – egal, in welchem Alter – ist es gut, einen DNA-Test durchführen zu lassen.

Veränderungen in der DNA

Wie schon oben ausgeführt, haben eineiige Zwillinge dieselben Gene. Obwohl ihre DNA identisch ist, hat eine internationale Studie in Zusammenarbeit zwischen Schweden, den USA und den Niederlanden 2008 ergeben, dass das nicht immer der Fall sein muss. Wie bekannt, entstehen eineiige Zwillinge, wenn sich eine befruchtete Eizelle teilt. Zwischen dieser ersten Teilung und der Geburt finden noch sehr viele Zellteilungen statt. Während dieser Teilungen können beim Kopieren der DNA Fehler auftreten: Einige Segmente können entfallen oder sie werden zweimal kopiert. Das bezeichnet man als »*Copy Number Variation*« (CNV). Wie groß der Effekt der CNV ist, hängt vom Zeitpunkt der Zellentwicklung ab, an dem die Veränderung stattfindet. Geschieht sie kurz nach der Befruchtung, zum Beispiel bei der dritten oder vierten Zellteilung, ist der Effekt größer als bei einer fünfzigsten Teilung. Auch die Größe der CNV spielt eine Rolle. Die Verdoppelungen oder Auslassungen können Segmente von Tausenden bis zu Millionen Basenpaaren betreffen, auf denen ein oder mehrere Gene liegen. CNVs können erklären, weswegen manche Erkrankungen wie Alzheimer, Parkinson, Diabetes, Depressionen, Krebs oder Herz- und Gefäßkrankheiten nicht immer beide Hälften eines Zwillingspaares treffen.

Abgesehen von diesen Unterschieden zu Beginn des embryonalen Lebens der Zwillinge, erfahren ihre Gene auch im Laufe ihres Lebens Veränderungen unter dem Einfluss von Umwelt, Lebensstil, Ernährungsgewohnheiten etc. Die Wissenschaft, die dies erforscht, heißt Epigenetik. Die Ergebnisse einer spanischen Studie des Nationalen Zentrums für Krebsforschung (CNIO) in Madrid des Jahres 2005 unter Leitung von Manuel Esteller zeigen, wie die Umwelt die genetischen Veränderungen in der DNA beeinflusst. An dieser Studie waren Zwillinge im Alter von einigen Monaten bis zu über 65 Jahren beteiligt. Je jünger die Zwillinge, desto ähnlicher war ihre DNA. Die Studie zeigte, dass bestimmte Faktoren wie Rauchen, Ernährungsgewohnheiten und Wohnort die Gene beeinflussen.

Tatsächlich sind es zwei Prozesse, die zu den Veränderungen in den Genen führen: Die Metylierung der Nukleinsäuren und die Acetylierung, ebenfalls eine chemische Veränderung in den Proteinen, die an der DNA »kleben«.

Beide verändern sich im Laufe unseres Lebens. Ein und dieselbe Sequenz der DNA tritt anders in Erscheinung, was dazu führt, dass sich der Phänotyp verändert. Diese Fakten sind sehr wichtig für die Wissenschaft und die Erforschung von Krankheiten. So lässt sich beispielsweise erklären, weswegen eine Zwillingshälfte schizophren wird und die andere nicht und welchen Einfluss die Gene oder der Lebensstil eines Menschen hierauf haben, wie etwa seine Ernährung, seine Gewohnheiten usw.

Früher dachte man, die Unterschiede zwischen Eineiigen hätten mit ihrer unterschiedlichen Lage in der Gebärmutter zu tun. Mittlerweile hat sich herausgestellt, dass Lebensstil und andere Umweltfaktoren einen viel größeren Einfluss auf die Gene haben.

Das folgende Beispiel zeigt, dass sich die medizinische Lebensgeschichte eineiiger Zwillinge sehr unterscheiden kann, wie bei Simon und Carlo, 60 Jahre. Carlo bekam vor einigen Jahren Darmkrebs und wurde operiert. Vor zwei Jahren hatte er einen kleinen Herzinfarkt, von dem er sich gut erholte, allerdings muss er wegen seines hohen Cholesterinspiegels und seines hohen Blutdrucks eine Diät einhalten und Stress möglichst meiden. Simon steht seit der Krebsdiagnose seines Bruders unter ärztlicher Kontrolle. Er ist jedoch gesund und auch seine Cholesterin- und Blutdruckwerte sind gut.

Beide haben sehr unterschiedliche Leben geführt: Carlo ist ein eingefleischter Raucher und Trinker. Er ist geschieden und hatte ein eigenes Unternehmen, was zu viel Stress führte. Simon ist verheiratet und arbeitet schon seit 40 Jahren im selben Unternehmen. Außerdem raucht er seit seinem 27. Lebensjahr nicht mehr. Er trinkt in Maßen, treibt regelmäßig Sport und achtet gut auf sein Gewicht. Zweifellos beeinflussen diese unterschiedlichen Lebensstile ihre Gesundheit und ihre genetischen Muster.

Gibt es Telepathie?

Zufälle bei Zwillingen kommen sehr oft vor: Sie sagen dasselbe oder summen dasselbe Lied im selben Moment, sie spüren die Krankheit oder den Kummer des anderen, sie kaufen dasselbe füreinander etc. Manchmal ist es so überraschend und tritt vor allem bei Eineiigen so oft auf, dass man es kaum mehr dem Zufall zuschreiben kann.

Das Phänomen, zu wissen, was mit dem anderen los ist, ohne es wirklich wissen zu können, nennen wir Telepathie. Im Laufe der Jahre haben mir Zwillinge, und vor allem eineiige, viele Vorgefühle und »Zufälle« erzählt. Ich nenne hier nur zwei davon:

Luis, 50 Jahre:
»Ich spürte, dass mein Bruder einen Unfall hatte. Ich wusste, dass ihm an diesem Tag etwas geschehen war, ich fühlte mich auf einmal sehr schlecht. Sobald ich zu Hause war, fragte ich meine Frau, ob jemand angerufen habe. Wir hatten damals noch kein Handy. Um mich nicht zu beunruhigen, zögerte sie mit ihrer Antwort. Dennoch wusste ich, dass etwas passiert war.«

Adriana, 30 Jahre, erzählt in einer Mehrlingszeitschrift Folgendes:
»Als ich achtzehn war, beschloss ich, in London zu studieren. Ich hatte die Nase voll davon, immer mit meiner Schwester verglichen zu werden. Ich hielt es exakt 24 Stunden aus, nicht zu Hause anzurufen. Sie fehlte mir so! Dann rief ich doch an und sprach mit meinem Vater. Er sagte, er habe es vorhergesehen, dass dies geschehen würde und versprach mir, dass meine Schwester in ein paar Tagen bei mir sein würde. Ungeduldig wartete ich auf ihre Ankunft. Eines Tages, als die Sprechanlage der Klingel ertönte, rief ich sofort: ›Hallo, Sonja, komm hoch!‹ Meine Schwester kam ganz bleich bei mir an. ›Woher wusstest du, dass ich unten stehe?‹, fragte sie mich. Ich sagte, sie habe doch geklingelt, doch sie antwortete, sie habe nicht einmal die Zeit gehabt, auf die Klingel zu drücken, denn da hatte sie meine Stimme schon gehört!

Einige Jahre später beschlossen wir, dass ich zurückgehe und sie in London bleiben würde. Eines Abends, als ich gerade in einer Kneipe war und etwas trank, fing ich auf einmal furchtbar an zu weinen und konnte nicht mehr aufhören. Ich wusste, dass ihr etwas Schreckliches passiert war, ohne dass ich eine Begründung dafür hatte. Und es war so. Mein Nachbar stand um drei Uhr nachts vor meiner Tür, weil er einen dringenden Anruf aus London bekommen hatte. Meine Schwester war überfallen worden, exakt zu dem Zeitpunkt, als ich zu weinen begonnen hatte.

Zwillingsein ist etwas Fantastisches und Wundersames. Meine Schwester hat inzwischen vier Kinder und ich wollte immer drei ... Aber bei meiner letzten Schwangerschaft stellte sich heraus, dass ich Zwillinge erwartete, und nun habe ich auch vier Kinder. Das war wieder typisch für uns!«

Bei einem Fernsehprogramm, das 2005 mit dem Titel *Wer ist der eineiigste Zwilling im Land?* in Spanien gesendet wurde, sollte ein Test Klarheit darüber verschaffen, ob es sich wirklich um Telepathie handelte. Einer der Zwillinge wurde in ein abgetrenntes Zimmer geführt. Der andere musste eine unangenehme Prüfung bestehen: Er oder sie musste die Hand in einen Behälter mit Würmern stecken oder eine Maus anfassen etc. Bei der Zwillingshälfte, die nicht wusste, was der andere gerade machen musste, wurde zum gleichen Zeitpunkt der Blutdruck gemessen. Die Hypothese lautete, dass der Blutdruck in dem Moment steigen müsse, in dem der andere etwas Ekliges erlebte. Bei zwei der acht Paare war es tatsächlich so. Einer der Teilnehmer beschrieb sein Gefühl sehr deutlich: »*Auf einmal fühlte ich mich schlecht, obwohl es dafür keinerlei Grund gab.*«

Es gibt mehrere Studien, die Hinweise darauf geben, dass es tatsächlich telepathische Kommunikation zwischen Zwillingen geben kann. Ich selbst zweifle nicht daran, dass es Telepathie gibt, nicht nur bei Zwillingen, sondern auch bei anderen Menschen, die eine enge Beziehung pflegen. Bei Zwillingen kommt es häufiger vor, weil ihre Beziehung sehr innig ist. Dennoch gibt es sie nicht nur bei ihnen. Manche haben es mehr als andere, je nach ihren intuitiven Fähigkeiten, genau wie bei Nichtzwillingen.

Die folgende Geschichte wirft vielleicht noch mehr Licht (oder Fragen) auf dieses interessante Phänomen: Ein eineiiges Mädchen-Zwillingspaar (20 Jahre) büffelt für eine Biologieprüfung und sie müssen dafür insgesamt gut 12 Bücher lesen. Weil die Zeit drängt, beschließen sie, dass jede von ihnen sechs der Werke lesen solle. Während des Examens bekommen sie natürlich beide auch Fragen zu den Büchern, die sie nicht gelesen haben. Dennoch haben sie kein Problem mit diesen Fragen. Die Antworten ergeben sich wie von selbst bei ihnen. Als der Dozent ihre Arbeiten nachschaut, ruft er sie zu sich und beschuldigt sie, voneinander abgeschrieben zu haben, denn sie haben dieselben Fehler gemacht. Aber die Zwillingsschwestern erklären ihm, das sei unmöglich, denn sie hätten in verschiedenen Sälen gesessen. Das stimmte auch, und so musste er ihnen recht geben, doch sein Gefühl des Erstaunens und Unglaubens blieb.

Noch faszinierender ist die Frage, wie sie wohl die Antworten aus den Büchern wissen konnten, die sie nicht gelesen hatten. Vielleicht hat es etwas mit der Tatsache zu tun, dass ihre Gehirne und ihre Nervensysteme identisch sind. So sind die EEGs von eineiigen Zwillingen nicht zu unterscheiden. Vielleicht können Gedanken oder Informationen von einer Person zur anderen fließen, als wären die Gehirne von Zwillingen in einer Art drahtloser Verbindung unabhängig vom Körper verbunden. Der Kardiologe Pim van Lommel, der Nahtoderfahrungen erforscht, schlussfolgert aufgrund seiner Befunde, dass das Bewusstsein vom Gehirn losgelöst sein kann. Das Gehirn ist dann eine Art Radiostation, die Signale empfängt. Wie sonst ist es zu erklären, dass Menschen, die keine auf Monitoren zu erkennende Gehirnaktivität aufweisen, doch während dieser Momente Erfahrungen machen? Man braucht sicherlich deutlich mehr Studien, um solche interessanten Fakten weitergehend erklären zu können.

Unerklärliche Ereignisse

Neben Telepathie gibt es noch andere Erfahrungen, die schwer zu erklären sind. Die Zwillinge Dominik und Nils heirateten in unterschiedlichen Jahreszeiten und an verschiedenen Orten, die nicht das gleiche Klima haben. Dennoch schüttete es wie aus Kübeln und hagelte an beiden Hochzeitstagen, was noch dazu für die jeweilige Region sehr ungewöhnlich ist.

Ein Zwilling erzählte mir Folgendes:
»Eines Tages fahre ich mit meinem Auto gegen einen Laternenpfahl und handele mir dabei eine hässliche Beule auf der rechten Seite ein. Am nächsten Tag besuche ich meine Schwester, und beim Einparken stelle ich fest, dass auch ihr Auto an derselben Seite eine Beule hat. Es stellte sich heraus, dass sie am selben Tag wie ich auch gegen etwas fuhr! Diese Art von Zufällen geschieht in unserem Leben so oft, dass es uns schon fast ein wenig unheimlich ist.«

Irina, 16 Jahre alt, ließ sich ein Piercing am Kinn machen. Ihre eineiige Zwillingsschwester Anita bekam im selben Moment eine Wunde genau an der Stelle, an der ihre Schwester das Piercing hatte. Ihre Mitschüler fragten sie, was mit ihrem Piercing passiert sei, sie sahen zwar die Wunde, aber nicht das Piercing. *»Aber ich habe gar kein Piercing machen lassen, ich habe nur eine kleine Wunde!«*, musste sie sehr zu ihrem Missfallen mehrfach erklären. Es heilte, aber als sich Irinas Piercing entzündete, bekam Anita wieder eine Wunde am Kinn. Sie flehte ihre Schwester an, auf das Piercing zu verzichten.

Haben wir es richtig gemacht?

Diese Frage stellen sich viele Eltern, wenn sie auf die Jugendjahre ihrer Kinder zurückblicken. Eltern von Zwillingen fragen sich das mit mehr Sorge, weil die Erziehung für sie in vielen Situationen schwieriger war.

Die meisten Zwillinge sind zufrieden und finden ihren Platz in der Gesellschaft. Eine Studie des niederländischen Zwillingsregisters der Vrije Universiteit Amsterdam von 2008 zeigt, dass Zwillinge nicht häufiger professionelle Hilfe in Anspruch nehmen als Nichtzwillinge.

Andere Studien zeigten jedoch, dass unter Zwillingen der Prozentsatz an Erwachsenen, der Hilfe sucht, etwas höher ist als bei Nichtzwillingen. Meist haben ihre Probleme mit der Suche nach der eigenen Individualität zu tun. Die Hilfe eines Psychologen kann dabei nützlich sein.

Zwillinge, die schon in jungen Jahren daran gewöhnt sind, ohne ihre Zwillingshälfte Zeit zu verbringen und allein Dinge zu unternehmen, haben weniger Schwierigkeiten, ihren Weg zu finden. Die Gespräche, die ich mit erwachsenen Zwillingen geführt habe, liefern interessante Fakten, die weitgehend mit den zuvor erteilten Erziehungsempfehlungen übereinstimmen.

Erwachsene Zwillinge empfehlen Eltern von Mehrlingen Folgendes:

- → Vergleichen Sie die Kinder nicht untereinander und stellen Sie nie einen dem anderen als Vorbild hin. Es kann das Kind ein halbes Leben oder länger kosten, zu zeigen, dass es ebenso gut ist wie die Zwillingshälfte.
- → Regen Sie zur Unabhängigkeit an. Wenn sie mit der Trennung glücklich sind (in unterschiedlichen Klassen, mit verschiedenen Hobbys), ist die Maßnahme richtig. Aber wenn sie dadurch dauerhaft durcheinandergebracht oder traurig sind, ist Aufmerksamkeit angebracht. Es ist gut, ihre Selbstständigkeit zu unterstützen, wenn zugleich ihre besondere und innige Beziehung respektiert wird. Am besten ist es, Entscheidungen immer zu korrigieren, je nachdem, in welcher Phase die Zwillinge sind.
- → Erziehen Sie sie wie zwei unterschiedliche Kinder und nicht als Einheit. Am besten betrachtet man sie als zwei Individuen mit einer besonderen Beziehung zueinander.
- → Sorgen Sie dafür, dass für jeden klar ersichtlich ist, wer von ihnen wer ist. Obwohl sie manchmal gern Menschen in die Irre führen und sich als den anderen ausgeben, stört es sie doch, ständig für den anderen gehalten zu werden.

Gemeinsam alt werden

Viele Zwillinge werden gemeinsam alt. Manchmal bringen die Umstände sie wieder zusammen, zum Beispiel, wenn beide ihren Partner verlieren.

Margarethe, eineiiger Zwilling, 91 Jahre:
»Wir heirateten kurz nacheinander und wurden beide, mit wenigen Monaten Unterschied, kurz nacheinander mit 45 Jahren Witwe. Es war fast, als müsste es so sein, denn wo konnten wir besser Trost finden als beieinander? Wir besuchten uns sehr oft, und irgendwann beschlossen wir, zusammenzuziehen, um die Einsamkeit in den Griff zu bekommen. Die Anwesenheit der anderen half uns beiden durch die Trauerzeit. Wir sahen es uns gegenseitig an, wenn eine von uns einen schlechteren Tag hatte … ein Blick, eine Umarmung. Das macht so einen großen Unterschied. Es wurde eigentlich wieder wie in unserer Jugend, als wir noch zu Hause wohnten. Ich bin glücklich mit meiner Schwester und sie mit mir. Manchmal denke ich, je-

der Mensch sollte eine Zwillingsschwester oder einen Zwillingsbruder haben müssen.«

Auch Peter und Klaus, 78 Jahre, sind wieder zusammengezogen, nachdem sie beide ihre Lebenspartner verloren hatten. Peter:
»Erst zog ich bei meinem Sohn ein. Ich ging jeden Tag mit Klaus spazieren. Er war auch allein, und es tat uns gut, ohne allzu viele Worte zusammen zu sein. Als Klaus auf einem dieser Spaziergänge fragte, ob ich nicht zu ihm ziehen wolle, schien mir das sofort ein guter Plan. Seine Kinder wohnen weit weg. Mittlerweile haben wir uns auch zusammen für ein Altersheim eingeschrieben.«

Mit dem Alter kommt auch die Angst vor dem Tod des anderen. Gerhard:
»Ich habe keine Angst vor dem Tod, aber Angst davor, meinen Bruder zurückzulassen. Am meisten fürchte ich mich vielleicht davor, meinen Bruder zu überleben. Das scheint mir sehr schlimm. Je älter wir werden, desto größer wird diese Angst.«

Der Tod einer Zwillingshälfte ist für Zwillinge die traumatischste Erfahrung, die sie machen können (siehe Kapitel 25). Hierfür gibt es keine Empfehlungen oder Lösungsvorschläge, höchstens einen Kommentar eines Zwillings aus meiner Forschungsgruppe, der gerade seinen Bruder verloren hatte:
»Trotz des gewaltigen Verlusts, den der Tod meines Zwillingsbruders für mich bedeutet, bin ich dankbar, dass ich als Zwilling geboren wurde. Er hat mir sehr viel Glück gegeben, und ich verstehe es so, dass der Kummer, den ich jetzt empfinde, ein Teil davon ist.«

Lange Zeit dachte man, dass Zwillinge, und vor allem eineiige, eine vergleichbare Lebenserwartung haben. Es sind viele Geschichten von Zwillingen bekannt, die kurz hintereinander, innerhalb weniger Stunden oder Tage sterben, wie es auch einem mexikanischen Zwillingspaar passierte. Einer von ihnen wohnte im Norden, der andere im Süden des Landes, Tausende Kilometer voneinander entfernt. Sie starben innerhalb von kaum zwei Stunden, beide an einem Herzstillstand.

Dennoch ist die Lebenserwartung eines Menschen nicht schlicht eine genetische Gegebenheit wie Größe oder Haarfarbe. Wissenschaftler sind schon seit Jahren damit beschäftigt, herauszufinden, ob und inwiefern Erblichkeit bei der Lebenserwartung eine Rolle spielt. James W. Vaupel, Direktor des Max-Planck-Instituts für Demographische Forschung in Rostock, ist der Ansicht, die Lebensdauer der Eltern beeinflusse die ihrer Kinder nur zu 3 %.

Aufgrund der Lebensdauer der Eltern seien nur wenige Vorhersagen zur Lebensdauer ihrer Nachkommen zu machen. Sogar eineiige Zwillinge sterben zu unterschiedlichen Zeitpunkten, mit einem durchschnittlichen Unterschied von 10 Jahren, so der Wissenschaftler. Aber dieser Unterschied ist bei eineiigen Zwillingen kleiner als bei zweieiigen, was doch wieder auf einen erblichen Einfluss hinweist.

Aus der Forschung:
Die Studien der Psychologen Stella Chess und Alexander Thomas (Universität New York) von 1991 zeigen, dass Persönlichkeit und Charakter eines Menschen im Laufe seines Lebens ziemlich konstant sind. Außerdem wird mit steigendem Alter der Einfluss der Erblichkeit auf einige Eigenschaften immer stärker. Das beinhaltet, dass die Übereinstimmungen zwischen Eineiigen zunehmen, je älter sie werden. Bei Zweieiigen geschieht das Umgekehrte: Bei ihnen werden die Unterschiede größer.

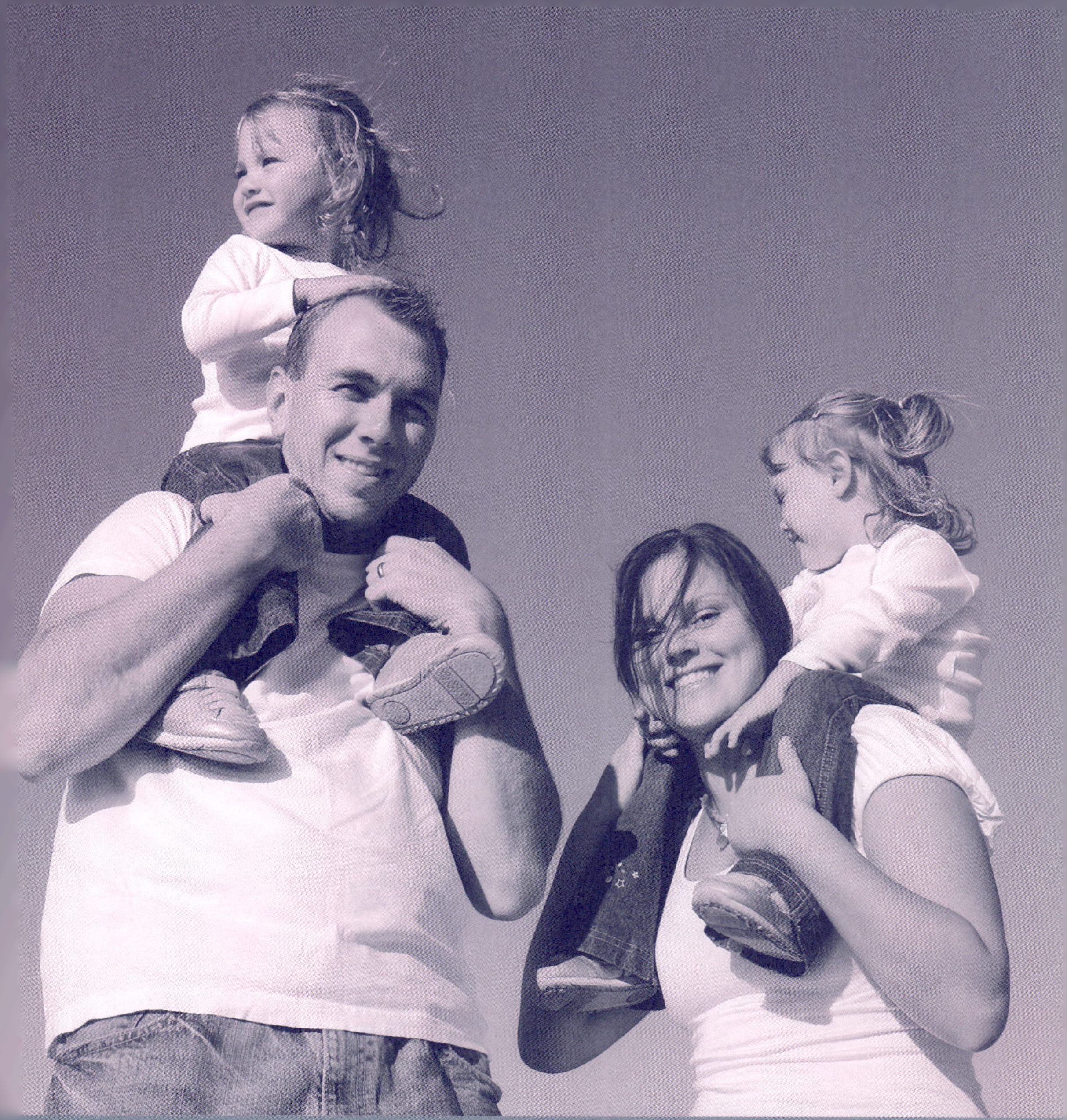

SECHS

LEBEN MIT ZWILLINGEN

SECHS LEBEN MIT ZWILLINGEN

22 Zwillinge in der Familie

Das ältere Kind und die Zwillinge

Die Geburt von Zwillingen sorgt für viel Aufregung innerhalb einer Familie, vor allem für das ältere Geschwisterkind. Es ist keinesfalls leicht für es und Eifersuchtsgefühle sind nahezu unvermeidlich. Sehr wahrscheinlich wird das Geschwisterkind ambivalente Gefühle haben: Einerseits begeistert von den Babys und stolz, großer Bruder oder Schwester zu sein, und andererseits findet es diese »Eindringlinge« gar nicht angenehm.

Das ältere Kind wird die Ankunft der Zwillinge besser verarbeiten, wenn es von vornherein weiß, was geschehen wird. Daher sollten das Geschwisterkind auf das Ereignis vorbereitet werden.

Empfehlungen:

→ Erzählen Sie ihm die Neuigkeiten ab dem fünften Monat und nicht früher, damit das Warten nicht unnötig lang wird. Beziehen Sie es in die Vorbereitungen mit ein, etwa die Erstausstattung kaufen, das Zimmer vorbereiten, Zeichnungen für die Babys anfertigen und sie aufhängen ... Nehmen Sie es ab und zu mit zu einer Schwangerschaftskontrolle: Es wird Ihrem Kind gefallen, die Herzen der Zwillinge schlagen zu hören oder sie auf dem Ultraschall zu sehen. Es kann die Kinder auch fühlen, wenn es Ihren Bauch anfasst. Zu sehen und zu spüren, wie sie sich bewegen, wird ein gewaltiges Erlebnis sein.

→ Lesen Sie Bücher zu diesem Thema mit Ihrem Kind.

→ Geben Sie ihm zwei identische Puppen oder Kuscheltiere. So kann es die bevorstehende Situation im Spiel verarbeiten. Und vor allem nach der Geburt wird ihm das helfen, weil es damit die täglichen Erfahrungen nachspielen kann. Ein ausgezeichnetes Ventil für Eifersucht und andere Gefühle!

→ Wenn Sie eine Familie mit jungen Zwillingen kennen, sollten Sie sie mit Ihrem Kind besuchen. So kann es sich eine bessere Vorstellung davon machen, wie das Leben mit zwei Babys aussieht. Zeigen Sie Ihrem Kind auch Fotos von der Zeit, als es selbst klein war. Erzählen Sie ihm schon einmal, dass Sie bald alle Hände voll zu tun haben werden, aber dass Sie es nach wie vor lieb haben.

- → Sorgen Sie dafür, dass zum Zeitpunkt der Geburt der Zwillinge im Leben des Ältesten keine weiteren Veränderungen stattfinden. Sollten Sie darüber nachdenken, das Kind in einem großen Bett schlafen zu lassen oder es an den Kindergarten zu gewöhnen, gehen Sie das am besten in den ersten Schwangerschaftsmonaten an oder deutlich nach der Geburt. So wird sich Ihr Kind nicht von den Zwillingen verdrängt fühlen, was die Änderung noch mehr erschweren würde.
- → Erzählen Sie dem Kind kurz vor dem Geburtstermin, was alles passieren wird: Ihre Aufnahme ins Krankenhaus und bei wem es in dieser Zeit bleiben wird. Erklären Sie ihm, wann Sie es wiedersehen, zum Beispiel im Krankenhaus oder danach. Auch ein kleines Kind von kaum zwei Jahren versteht solche Erklärungen, und sie werden ihm helfen, die Situation besser zu verkraften.

Manche älteren Kinder sind eifersüchtig, noch bevor die Zwillinge auf der Welt sind. Sie wollen nicht ins Bett, weinen wegen jeder Kleinigkeit, verlangen viel und sind anstrengend. Wie kommt das nur?, fragen Sie sich vielleicht – die Babys sind noch nicht einmal geboren! Aber das Kind spürt die Veränderung. Es merkt, dass Ihre Aufmerksamkeit nicht mehr ihm ganz allein gilt. Außerdem sind Sie schneller müde und auch schon mal gereizt. Versuchen Sie, sein Verhalten zu verstehen. Sagen Sie ihm oft, wie lieb Sie es haben, und versichern Sie ihm immer wieder, dass sich daran durch die Geburt der Babys nichts ändern wird, denn in Ihrem Herzen ist Platz für jedes Ihrer Kinder.

Die Geburt der Babys

Wenn die Babys da sind, wird das ältere Geschwisterkind wahrscheinlich erst einmal begeistert sein. Es ist neugierig auf die Zwillinge, beobachtet sie genau und schaut zu, wie sie essen und schlafen. Es ist stolz, schon »groß« zu sein. Gleichzeitig ist es eifersüchtig, denn nichts ist mehr wie vorher und es muss erneut seinen Platz in der Familie erobern.

Nichts ist mehr wie vorher und das ältere Kind muss erneut seinen Platz in der Familie erobern.

Manche Kinder äußern ihre Eifersucht offen. Sie reden schlecht über die Babys und geben zu erkennen, dass sie wieder mit ihren Eltern allein sein möchten. »*Wann bringst du sie wieder zurück ins Krankenhaus?*«, fragte Marcel seine Mutter. Es gibt auch Kinder, die den Babys offen oder heimlich wehtun.

Das ältere Kind kann seine Eifersucht auf folgende Arten äußern:

- Es weint andauernd und wegen allem.
- Es verliert den Appetit.
- Es wird ungehorsam, verlangt viel und/oder ist böse.
- Es fällt in früheres Verhalten zurück: Auf einmal will es den Schnuller wiederhaben, hat Probleme, allein einzuschlafen, macht wieder in die Hose oder will nicht mehr in den Kindergarten. Möglicherweise ahmt es auch das Verhalten der Babys nach, in der Hoffnung, dann dieselbe Aufmerksamkeit zu bekommen. Es will wieder gewiegt werden, an die Brust oder auch die Flasche haben.
- Es weist seine Mutter ab und will nicht mehr von ihr hochgehoben werden.
- Es hat allgemeine Ängste vor allerlei Situationen und Gegenständen.

All dieses Verhalten hat ein und dieselbe Ursache: Es fühlt sich von seinem Platz vertrieben und hat Angst, die Liebe seiner Eltern zu verlieren. Diese Erfahrung hat eine große Auswirkung auf das Kind, was oft dazu führt, dass die Ältesten einer Familie emotional unsicherer sind als zweite oder dritte Kinder. Andererseits sind die älteren Kinder diejenigen mit dem größeren Verantwortungsgefühl, und sie sind sehr pflichtbewusst. Unter Ministern und Präsidenten sind überraschend viele Erstgeborene oder Einzelkinder. Eine neuere schwedische Studie des Jahres 2008 belegte, dass die älteren Kinder einen etwas höheren IQ haben, weil sie ihren Geschwistern häufig Dinge erklären.

Vorschläge zur Hilfe bei Eifersucht:

→ Seien Sie verständnisvoll. Marcels Mutter antwortete Folgendes: »Dir wäre es am liebsten, wenn die Babys wieder weggingen, was? Da wärst du wieder allein mit uns. Ich verstehe das. Sie verlangen sehr viel Aufmerksamkeit.« Es tut einem Kind gut, zu spüren, dass es verstanden wird und dass nicht von ihm erwartet wird, dass es die Babys so ohne Weiteres ins Herz schließt. So bekommt das Kind die Chance, eine Beziehung zu ihnen aufzubauen. Allmählich wird es sie kennen- und schätzen lernen. Es kann sein, dass es eine Vorliebe für eines der Kinder verspürt. Machen Sie sich darüber keine Sorgen. Je besser das ältere Kind seine neuen Geschwister kennenlernt, desto mehr wird es sie beide lieben, obwohl die Beziehung zu jedem der Kinder unterschiedlich sein wird.

→ Wenn das Kind den Babys wehtut, müssen Sie sehr deutlich sein: Eifersucht ist nicht schlimm, aber den Babys wehtun geht absolut nicht. Eine Maßnahme wie es kurz auf den Flur oder in sein Zimmer schicken ist auf jeden Fall angebracht. Loben Sie das Kind vor allem, wenn es lieb und vorsichtig mit den Babys umgeht. Sagen Sie ihm, wie schön Sie das finden.

- → Lassen Sie das Kind möglichst viel bei der Pflege der Zwillinge »helfen«. Erklären Sie ihm, auch wenn es noch klein ist, zum Beispiel zwei Jahre, wie man ein Baby festhält, und geben Sie ihm die Babys nacheinander auf den Schoß. Das schafft eine Beziehung. Wenn Ihr erstgeborenes Kind schon etwa sechs Jahre alt ist, sorgen Sie dafür, dass Sie es nicht mit Aufpassen auf die Kleinen überbeanspruchen. Die Hilfe wird ihm dann zur Last und nimmt ihm Zeit zum Spielen. Das führt leicht zu negativen Gefühlen, was die Akzeptanz der Babys möglicherweise wieder erschwert.
- → Reservieren Sie jeden Tag einen Moment allein mit Ihrem ältesten Kind, am besten zu einer festen Tageszeit. Sie werden das vermutlich mithilfe Ihres Partners oder einer anderen Person organisieren müssen. Machen Sie zum Beispiel etwas Schönes zusammen, wenn die Babys abends schon schlafen, vielleicht ein Puzzle legen, malen oder vorlesen. Dieser Moment gehört dem älteren Kind ganz allein. Geben Sie dafür einen Namen, wie »unsere Zeit«. Wenn das Kind tagsüber nach Aufmerksamkeit verlangt, wenn Sie gerade viel mit den Babys zu tun haben, sagen Sie ihm dann, dass Sie sich während »unserer Zeit« mit ihm darum kümmern. Es wird seine Eifersucht mindern, wenn es auf Ihre ungeteilte Aufmerksamkeit während dieses Moments zählen kann.
- → Halten Sie so weit wie möglich an den Gewohnheiten aus der Zeit vor der Ankunft der Zwillinge fest: die Geschichte vor dem Schlafengehen, mit Papa am Samstag zum Markt usw. Das gibt dem älteren Kind das Gefühl, dass das Leben doch einfach weitergeht, trotz der großen Veränderung. Und sorgen Sie dafür, dass es einige Vorrechte hat, wie länger aufbleiben am Abend, mit Ihnen essen gehen, während die Babys beim Babysitter bleiben, etc. Mareike erzählt: »Meine Töchter waren 5 und 6 Jahre alt, als die Zwillinge zur Welt kamen. Mit ihnen habe ich eine ganz besondere Vereinbarung: Der Freitagabend gehört ihnen. Dann backen wir leckere Kekse, wir spielen zusammen und sie dürfen länger aufbleiben. Das funktioniert sehr gut – ich merke, dass sie weniger eifersüchtig sind.«
- → Bestimmte feste Gewohnheiten des Vaters mit den Älteren stärken ihre Beziehung und helfen gegen Eifersucht, etwa gemeinsam Rad fahren, einen Drachen bauen, Angeln gehen etc.
- → Das Füttern der Zwillinge gehört zu den schwierigsten Momenten des Tages. Das ältere Geschwisterkind, eifersüchtig auf die Intimität dieses Augenblicks, verlangt gerade dann nach Aufmerksamkeit oder ist aufmüpfig. Überlegen Sie sich für diesen Moment eine Aktivität, die es beschäftigt, wie Kneten oder seine Zwillingspuppen füttern. Eine Mutter dachte sich Folgendes aus: »Ich stellte ihm einen Karton zusammen, der nur während des Fütterns zum Vorschein geholt wurde. Darin befanden sich allerlei Spiele, nach denen mein Großer ganz verrückt ist, Figürchen, Aufkleber, ein kleiner Ball. Außerdem legte ich auch immer eine Leckerei hinein. Dann war er immer eine Weile ganz brav.«
- → Besucher widmen meist den Zwillingen viel Aufmerksamkeit und kümmern sich zu

wenig um das ältere Kind. Bitte Sie sie, auch dem »Großen« eine Kleinigkeit mitzubringen. Es ist auch eine gute Idee, wenn das ältere Kind die Zwillinge zeigen darf. So nimmt es am Gespräch teil. Auch beim Spazierengehen passiert es oft, dass die Leute auf die Zwillinge zugehen und das Ältere ungeduldig neben dem Kinderwagen steht, in der Hoffnung, schnell mit der Mutter weitergehen zu können. Beziehen Sie ihn oder sie ins Gespräch mit ein (»Schauen Sie nur, wie groß er geworden ist«) oder lassen Sie das Ältere auch etwas erzählen. Versuchen Sie, sofern möglich, auch einmal allein mit dem älteren Kind loszuziehen.

→ Achten Sie nicht so viel auf Rückfälle in seinem Verhalten. Natürlich ist es lästig, dass das ältere Kind gerade jetzt nicht essen will oder wieder in die Hose macht. Versuchen Sie, geduldig zu bleiben, und denken Sie daran, dass dies nur vorübergehend ist. Am besten geben Sie seinen Wünschen nach, füttern es oder holen den Topf wieder zum Vorschein. So wird das ältere Kind diese Phase leichter überwinden. Es wird schnell entdecken, wie schön es ist, kein Einzelkind mehr zu sein. Von jetzt an kann es immer auf zwei treue Bewunderer zählen!

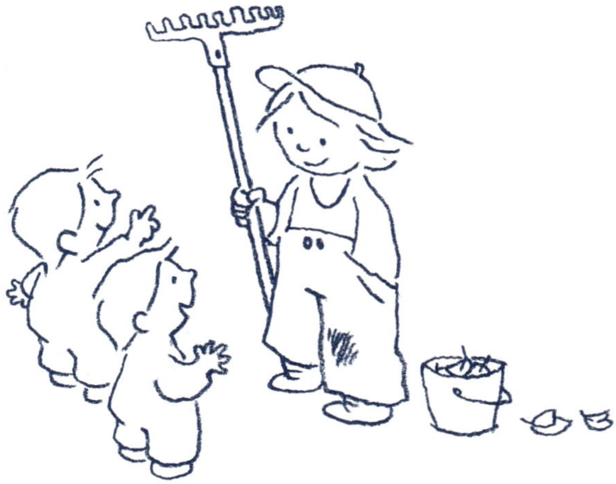

Manchmal kommt die Eifersucht später

Manchmal tritt Eifersucht erst auf, wenn die Zwillinge zu krabbeln beginnen. In dem Moment wird das Territorium des älteren Kindes bedroht, und es ist nicht mehr sicher vor den kleinen Händen, die so gern zugreifen möchten. Große Streitereien sind vorprogrammiert! Dann muss das ältere Kind seine eigene Ecke bekommen, die für die Zwillinge nicht zugänglich ist. Auch ein paar höhere Regalbretter können dabei helfen, die »Schätze« des älteren Kindes vor Zugriffen zu schützen.
Eine Mutter löste die Situation folgendermaßen:

»Ich habe einen großen Laufstall für die Zwillinge, aber den nutze ich jetzt für das ältere Kind. Dort kann er ruhig spielen, ohne dass ihm die Zwillinge alles wegnehmen. Er bittet mich jetzt manchmal selbst, ihn dort hineinzuheben.«

Das ist eine gute Lösung. Viele Eltern neigen dazu, das ältere Kind zu bitten, auf die Jüngeren Rücksicht zu nehmen, aber es ist genauso wichtig, das ältere Kind vor zwei Wildfängen in Schutz zu nehmen. Auch das verringert die Eifersucht.

Ein weiterer praktischer Tipp kommt von Christina, Mutter eines Sohnes von 30 Monaten und Drillingen von 9 Monaten:
»Einer der schwierigsten Momente des Tages ist, wenn ich die Drillinge ins Bett bringe. Jetzt ruft dann meine Schwester an und redet mit meinem Großen. Er findet das toll und schwatzt munter darauflos, während ich in der Zwischenzeit die Kleinen ins Bett bringen kann.«

Die Zwillinge und ein jüngeres Kind

Zwillinge können eifersüchtig sein, wenn noch ein Kind in die Familie kommt. Dennoch sind diese Gefühle oft weniger heftig als in der zuvor beschriebenen Situation, weil die Zwillinge einander haben und weniger Einsamkeit kennen. Natürlich ist auch das Alter wichtig: Die Eifersucht bei Zwei- oder Dreijährigen ist heftiger als im späteren Alter. Ab vier Jahren hat ein Kind schon eine gewisse emotionale Unabhängigkeit.

Patricia, Mutter von Mädchen-Drillingen (4 Jahre) und einem Sohn (1 Jahr):
»Im Allgemeinen akzeptierten die Mädchen die Ankunft ihres Brüderchens gut. Es gab aber auch eine Phase, in der immer zwei von ihnen nachts mit Bauchschmerzen wach wurden. Der Arzt konnte jedoch nichts finden und dachte, es sei Eifersucht. Er empfahl mir, ihnen eine Tablette zu geben, wenn sie wach wurden. Das machte ich und die ›Bauchschmerzen‹ verschwanden.«

Für das jüngere Kind in einer Familie ist die Anwesenheit der Zwillinge normal, denn es ist von Geburt an daran gewöhnt. Dennoch kann auch dieses Kind Probleme mit der Situation bekommen, wenn die Zwillinge aufgrund ihres Zwillingseins besonders viel Aufmerksamkeit erregen, sowohl innerhalb als auch außerhalb der Familie. Jedes Kind will einzigartig und besonders sein. Hierbei spielt Ihre Haltung als Eltern eine große Rolle: Wenn Sie die Einzigartigkeit jedes Kindes betonen, ohne ihren Zwillings- oder Mehrlingsstatus besonders zu beachten, wird die Situation für die Kinder leichter sein.

Ein anderes Problem, das ein jüngeres oder älteres Kind mit Zwillingen haben kann, ist, dass diese es in ihre Aktivitäten nicht einbeziehen und mitmachen lassen. Dies geschieht vor allem bei eineiigen Zwillingen. Sie verstehen einander perfekt und spielen lieber allein miteinander. Das Geschwisterkind wird als Eindringling betrachtet. Das ist nicht zu vermeiden, aber dennoch sollte man damit diplomatisch umgehen: Unternehmen Sie regelmäßig etwas mit einem der Zwillinge und seinem Bruder oder seiner Schwester. Gehen Sie nicht davon aus, dass Zwillinge alles gemeinsam tun müssen. Außerdem ist es gut, die Zwillinge dazu anzuregen, individuelle Freundschaften zu pflegen. So wird das Brüderchen oder Schwesterchen auch ab und zu mit einem der Zwillinge allein zu Hause sein und bekommt dadurch mehr Gelegenheit, mit jedem einzelnen Zwilling eine Beziehung aufzubauen. Eine Familie, in der die Familienmitglieder unterschiedlichste Beziehungen zueinander haben, bildet eine größere Einheit, als wenn »Grüppchen« entstehen. Dennoch ist dies in Familien mit Mehrlingen schwieriger zu organisieren.

Eine Familie, in der die Familienmitglieder unterschiedlichste Beziehungen zueinander haben, bildet eine größere Einheit, als wenn »Grüppchen« entstehen.

Wie fühlt sich ein Einling in einer Familie mit Zwillingen?

Die Position eines Einlings ist nicht leicht: Die Zwillinge haben einander, die Eltern auch und er oder sie ist immer allein. Auch nachts ist das sehr deutlich: Der Einling hört, wie sich die Zwillingsgeschwister noch unterhalten, und er liegt allein. Manche Eltern lassen die Kinder deswegen alle in einem Zimmer schlafen.

Manche Einlinge versuchen, dies zu lösen, indem sie einen Ersatz suchen, etwa eine innige Freundschaft mit einem Mitschüler oder einem Nachbarskind. Nicht immer versteht der andere dieses Bedürfnis, was zu einem Bruch führen kann. Oder der Einling entwickelt eine enge Beziehung zur Mutter, wie Nelly aus Kapitel 25. Ihre eineiigen Zwillingsbrüder ließen sie nie mitspielen.

Die Position eines Einlings ist nicht leicht: Die Zwillinge haben einander, die Eltern auch und er oder sie ist immer allein.

Einlinge können auch mit ambivalenten Gefühlen hinsichtlich ihrer Zwillingsgeschwister kämpfen. Sie wollen gern dazugehören und Teil ihres Verbundes sein, aber sie empfinden gleichzeitig auch eine starke Eifersucht und sogar Hassgefühle. Deswegen fühlen sie sich dann auch wieder schuldig.

Daniela, 23 und älteste Tochter einer Familie, erzählt hierzu:
»Meine Zwillingsbrüder, drei Jahre jünger als ich, haben eine einzigartige Beziehung. Das habe ich von Anfang an sehen können. Ich empfand das als etwas sehr Schönes, ich wäre eigentlich auch gern selbst ein Zwilling gewesen. Dann hätte ich auch eine solche Beziehung mit jemandem gehabt. Wir haben auch noch eine jüngere Schwester, aber die ist altersmäßig zu weit von mir entfernt, als dass ich täglich mit ihr losgezogen wäre. Ich habe mich oft allein gefühlt.«

Die komplizierten Gefühle (Liebe, Eifersucht, Schuldgefühle) können auch wiederum in ihren Beziehungen außerhalb der Familie mitspielen, wie bei Freunden oder Partnern.

Aus der Forschung:
In den ersten Jahren nehmen Zwillinge die Mutter völlig in Anspruch, wodurch sie wenig Zeit für das ältere Kind hat. Aber wenn die Babys anfangen zu spielen, hat sie wieder mehr Zeit für es, weil sich Zwillinge sehr gut miteinander beschäftigen können.

23 Tagesrhythmen verschiedener Familien

Wie sieht ein normaler Tag in einer Mehrlingsfamilie aus? Wir werfen einen Blick auf den Alltag verschiedener Familien, drei mit Zwillingen und eine mit Drillingen.

Familie 1

Stephanie und Markus sind die Eltern von Paul und Lukas, vier Monate alten eineiigen Zwillingen. Die Jungen wurden nach einer problemlosen Schwangerschaft in der 37. Woche geboren. Obwohl es sich um eine monochoriale Schwangerschaft handelte, trat das TSS-Syndrom nicht auf. Die Babys wogen bei der Geburt jeweils 5 Pfund. Stephanie füttert Muttermilch in Fläschchen und Zusatznahrung, weil die Jungen schlecht trinken. Sie wachsen gut und wiegen mittlerweile schon rund 6 Kilo.

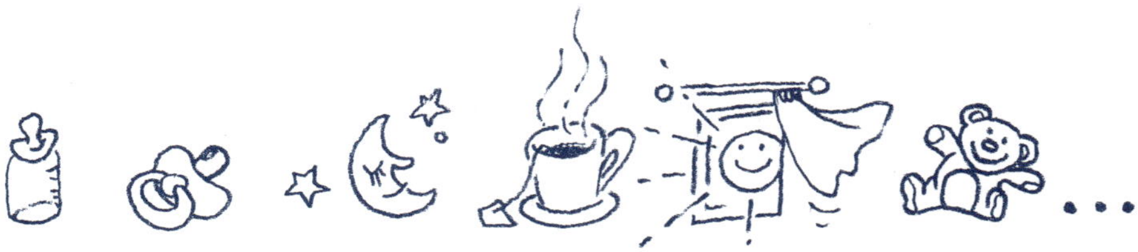

Stephanie erzählt:
7:00 Uhr: Ich höre einen der Jungen und mache so schnell wie möglich ein Fläschchen fertig, um ihn zu füttern. Wenn ich mit dem ersten noch nicht fertig bin und der zweite wird wach, versuche ich, ihn mit einem Schnuller noch ein Weilchen ruhig zu halten. Nach dem Füttern schlafen die beiden bis acht Uhr und ich habe noch kurz Zeit für mich. Wenn Markus zu Hause ist, füttern wir gemeinsam.
8.00 Uhr: Paul und Lukas werden wach. Jetzt beginnt der Tag erst richtig: Die Vorhänge werden aufgezogen, ich wickle die Jungs und ziehe sie an. Zeit zum

Schmusen und »Spielen«. Danach lege ich die Jungen auf ihre Baby-Spieldecke, damit wir frühstücken können. Dann geht Markus zur Arbeit und ich erledige ein paar Dinge im Haushalt.
10:00 Uhr: Zeit zum Füttern. Ich fange fast immer an, bevor Paul und Lukas Hunger haben, sonst beginnt derjenige, der noch warten muss, zu schreien. Bei schönem Wetter gehen wir danach meist spazieren. Das Füttern von 13:00 Uhr mache ich häufig unterwegs, zum Beispiel in einem Kaufhaus, wo ich die Jungen leicht wickeln kann. So komme ich auch mal unter Leute. Wenn ich mit den Kindern losziehe, muss ich erst Milch abpumpen, weil ich nicht zweimal Abpumpen überspringen will. Wenn wir zu Hause bleiben, schlafen sie noch ein Weilchen.
12:00 Uhr: Jetzt muss ich schnell kochen und selbst essen, bevor die Zwillinge aufwachen.
16:00 Uhr: Um diese Zeit sind die Jungs oft ein wenig weinerlich, ich muss mich beeilen mit dem Füttern und Wickeln, und ich versuche, dafür zu sorgen, dass sie nach dem Spielen noch ein wenig schlafen. Am späten Nachmittag ist es schwierig, Zeit für das Abpumpen zu finden. Wenn die Kinder sehr unruhig sind und weinen, setze ich mich mit der Milchpumpe neben sie und versuche, sie mit Schnuller und Reden zu beruhigen.
18:30 Uhr: Zeit für das Abendritual vor dem Schlafengehen. Ich schließe die die Vorhänge, wickle die Kinder und ziehe ihnen den Schlafanzug an. Sie dürfen noch ein bisschen strampeln, danach stecke ich sie in ihre Schlafsäcke. Um diese Zeit ist Markus dann oft schon zu Hause. Jeder von uns füttert einen der Jungs gegen 19 Uhr. Erst noch schnell abpumpen, danach bricht unsere eigene Zeit zum Essen und Plaudern an.
23:00 Uhr: Meist füttern wir die Kinder im Dämmerlicht und sie schlafen häufig schon beim Füttern wieder ein. Dann kann ich endlich einmal in Ruhe ein wenig abpumpen.
3.30 Uhr: Sobald einer der beiden wach wird, mache ich ein Fläschchen. Markus wickelt die Babys, wir füttern und legen sie zurück in ihre Betten. Zum Glück schlafen sie meistens problemlos wieder ein. Bevor ich wieder ins Bett darf, muss ich abpumpen! Wenn ich allein bin, weil Markus auf Geschäftsreise ist, bin ich damit eine gute Dreiviertelstunde beschäftigt.

Kommentar der Mutter:
»Schon beim ersten Ultraschall stellte sich heraus, dass ich zwei Kinder erwartete. Das war ein ganz schöner Schrecken, doch nach einiger Zeit waren wir sehr froh darüber. Was für ein Geschenk, zwei Kinder! Ich fand die Schwangerschaft ziemlich spannend, und ich habe mir auch einige Sorgen gemacht, weil es nur eine Plazenta war. Markus war zum Glück immer

sehr positiv und hat mich sehr unterstützt. Mein Gynäkologe schickte mich nach 30 Wochen in den Mutterschaftsurlaub, indem er mich »krank« schrieb. Das brachte viel Ruhe. Wie ich es erlebe, Mutter von Zwillingen zu sein, wechselt ziemlich häufig, manchmal täglich. Ich bin ungeheuer dankbar für meine beiden gesunden Kinder, etwas, das nicht selbstverständlich ist, vor allem bei eineiigen Zwillingen, die zusammen in der äußeren Eihaut waren. Die Schwangerschaft war perfekt, gefolgt von einer natürlichen Geburt. Die Kinder hatten beide ein schönes Gewicht, sie waren fast gleich schwer. An schwierigen Tagen, an denen erst einer und dann der andere weint, bin ich neidisch auf Freundinnen mit ›nur‹ einem Kind. Das kommt mir vor wie Urlaub. Aber wenn ich sehe, wie sich Lukas und Paul allmählich entdecken, wenn sie lachen und zusammen fröhlich sind, bin ich wieder sehr gerührt und froh. Manchmal vermisse ich meine Arbeit, die Kollegen, das normale Leben ... aber ich würde nicht wollen, dass sie jetzt schon in eine Kindertagesstätte gehen. Die Zeit, in der sie so klein sind, vergeht schnell, und die versuche ich zu genießen, auch wenn das manchmal ein wenig schwierig ist wegen der ganzen Hektik und des mangelndes Schlafs.«

Familie 2

Florian und Kerstin sind die Eltern von Lasse und Johann, zweieiigen Zwillingen von 16 Monaten. Die Jungen wurden in der 37. Woche mit einem Kaiserschnitt geboren. Kerstin hat sie gestillt: Einen der beiden 6 Monate lang, bis er die Flasche vorzog, und sein Brüderchen 14 Monate lang. Kerstin hat ein eigenes Übersetzungs- und Schreibbüro, in dem sie Teilzeit arbeitet. Im ersten halben Jahr hat sie freigenommen. Seit dieser Zeit arbeitet sie dank der Hilfe einer Kinderfrau, die zu ihnen kommt, zu Hause. Florian hat eine Stelle außer Haus.

Kerstin erzählt:
7:30 Uhr: Florian und ich stehen auf und frühstücken zusammen. Florian geht zu seiner Arbeit.
8:15 Uhr: Ich wecke die Jungen. So kann ich noch ein wenig mit ihnen schmusen und ihnen ihren Frühstücksbrei geben, bevor die Babysitterin kommt.
9:00 Uhr: Die Jungen begrüßen freudig ihre Kinderfrau und ich verabschiede mich von ihnen. Ich begebe mich ins Büro, das sich an der Vorderseite des Hauses befindet. Wir haben vereinbart, dass mich die Kinderfrau nur »in Notsituationen« von der Arbeit holt. Sie zieht die Kinder an und spielt mit ihnen.

11:00 Uhr: Zeit für ihr Morgenschläfchen. Die Kinderfrau erledigt leichte Haushaltsarbeiten.
12:30 Uhr: Die Kinder werden wach. Zeit für ein Butterbrot und einen Spaziergang. Oft geht die Kinderfrau mit den Kindern in einen Park, wo sie die Enten füttern, oder sie erledigt Einkäufe.
14:00 Uhr: Nach Hause, Zeit für den Mittagsschlaf.
16:00 Uhr: Ich komme »nach Hause« und übernehme die Kinder, die wach werden und Aufmerksamkeit wollen. Ein schöner Augenblick, um ein Weilchen mit ihnen zu spielen, bevor das Essen gemacht werden muss.
18:00 Uhr: Florian kommt nach Hause und wir essen. Das ist für mich ein schwieriger Moment, denn die Jungen sind beide schlechte Esser.
19:00 Uhr: Zeit für ein Bad. Die Jungen lieben es und protestieren heftig, wenn sie abgetrocknet werden sollen. Meist übernimmt Florian das, während ich die Küche aufräume.
19:30 Uhr: Wir legen die Jungs gemeinsam ins Bett. Jeder von uns liest ihnen eine Geschichte vor, und dann ... schlafen! Den restlichen Abend reden wir, lassen eine Waschmaschine laufen, oder ich arbeite noch ein wenig.

Kommentar der Mutter:
»Ich genieße die Jungen sehr. Es ist anstrengend, aber meine Arbeit sorgt für die notwendige Abwechslung und Energie. Freitags arbeite ich nicht, wodurch ich drei Tage hintereinander für sie da sein kann. Montags finde ich es dann wirklich angenehm, wieder arbeiten zu dürfen. Diese Kombination finde ich perfekt, mehr arbeiten möchte ich zurzeit noch nicht. Ich finde es sehr schön, zu sehen, wie unterschiedlich sie sind. Einer der beiden ist sehr ruhig und geduldig, der andere hektisch und nervös. Das konnte ich schon merken, als sie noch in meinem Bauch waren. Ich kann immer mehr mit ihnen reden und tun. Eigentlich wird es immer nur schöner.«

Familie 3

Ed (40) und Nathalie (35) sind die Eltern von Tochter Chantal (9) und den eineiigen Zwillingen Daniel und Jason (3 Jahre, 5 Monate). Sie sind nach einer problemlosen Schwangerschaft von 38 Wochen und 5 Tagen mit Kaiserschnitt zur Welt gekommen. Beide Eltern arbeiten: Ed arbeitet 40 Stunden pro Woche in der Automatisierungstechnik und Nathalie arbeitet zwei Tage pro Woche in der Personalabteilung eines Bauunternehmers. An den Tagen, an denen Nathalie arbeitet, gehen die Zwillinge in die Kindertagesstätte, an den anderen Tagen sind sie zu Hause.

Ed erzählt:
6:30 Uhr: Die Jungen werden wach und einer ruft dann aus dem Kinderzimmer nach dem Papa und dass sie fertig sind mit Schlafen. Wenn ich antworte, kommen die beiden Kerlchen in unser Schlafzimmer gerannt, um uns mit den notwendigen Liebkosungen zu versehen. Das Bett wird zum Hüpfkissen und mit der Nachtruhe ist es vorbei. Der Morgen hat begonnen!
7:00 Uhr: Ich nehme sie mit nach unten, und wenn die Heizung höher gestellt ist und die Pantoffeln an den Füßen sind, machen wir Frühstück. Beide bekommen ein Brot mit einem Becher Sojamilch, eine Folge der Kuhmilchallergie.
7.30 Uhr: Die Jungen gehen zu ihrer Eisenbahn, momentan ihr Lieblingsspielzeug, manchmal sehen sie auch kurz fern. Ihre Mutter und Chantal kommen nun auch nach unten. Wenn alle gefrühstückt haben, ist es Zeit zum Anziehen. Das geht jeden Tag besser und die Jungen machen immer mehr selbst.
8.15 Uhr: Nathalie bringt Chantal zur Schule. Die Zwillinge sitzen bei ihr im Fahrradanhänger; Chantal fährt schon selbst Fahrrad und darf immer öfter auch allein fahren. Dadurch nimmt der Druck ab, was das Hin- und Herfahren angeht.
8.30 Uhr: Wenn die Schulglocke läutet, bekommt die große Schwester einen Kuss und die Jungen fahren mit Nathalie zum Einkaufen. Das ist praktisch, weil sie sowieso schon unterwegs sind.
9:15 Uhr: Wieder zu Hause spielen sie mit der Eisenbahn oder mit Autos.
10:30 Uhr: Zeit für eine Kaffeepause. Daniel und Jason trinken Saft und bekommen einen Keks oder Obst. Manchmal legt Nathalie eine DVD ein, doch das Interesse hält nur so lange an, bis das Schälchen Obst geleert oder der Keks aufgegessen ist.
11:45 Uhr: Wieder auf das Fahrrad, um Chantal von der Schule abzuholen. Ab und zu kommt sie allein nach Hause, dann warten alle auf sie und stellen schon die Teller bereit für das Brot zum Mittagessen.
12:30 Uhr: Zu viert am Tisch, oft in Gesellschaft einer Schulfreundin von Chantal. Daniel und Jason finden die Schulfreundinnen mäßig interessant (und das ist umgekehrt auch so). Nach dem Essen können sie schon fast wieder aufs Fahrrad steigen, um Chantal zur Schule zurückzubringen.
13:45 Uhr: Wieder zu Hause. Jetzt ist ein wenig Zeit zum Spielen im Garten oder auf dem Platz vor dem Haus. Oder sie machen ein Brettspiel, obwohl sie dafür nicht so viel Geduld haben. Viel Zeit bleibt nicht – um 15:15 Uhr müssen sie wieder aufs Fahrrad, um ihre Schwester abzuholen.
15:30 Uhr: Chantals Schule ist zu Ende. Daniel und Jason dürfen noch ein wenig auf dem Schulhof spielen und das macht ihnen jedes Mal besonders

viel Spaß. Gegen Viertel nach vier sind sie dann zu Hause und nun gibt es etwas zu trinken und es wird gekocht. Manchmal hilft Jason beim Kochen, das findet er interessant. Daniel schaut lieber noch ein bisschen fern oder spielt mit seiner Eisenbahn. Gemeinsam helfen sie, den Tisch zu decken, das klappt schon ganz gut.
17:30 Uhr: Das Essen ist fertig. Nudeln stehen ganz oben auf der Liste, aber Kartoffeln, Fleisch und Gemüse sind auch recht beliebt. Als Abschluss noch ein Dessert und dann noch ein bisschen spielen, mit oder ohne Schwester Chantal. Schlafanzüge an, Zähne putzen (macht der Papa, also ich, der kann das so gut). Einen Tag dürfen sie sie selbst putzen, am nächsten mache ich es.
19:00 Uhr: Bettgehzeit für die Zwillinge. Sie bekommen noch etwas vorgelesen oder dürfen selbst noch ein bisschen blättern. Dabei bleibt das große Licht an, und natürlich muss die Tür halb offen stehen. Rituale sind wichtig für sie. Als Letztes sagen Nathalie und ich zu ihnen: »Wir lieben euch bis zu den Sternen … und wieder zurück.« Zufrieden und ohne Murren schlafen sie ein. Und dann ist wieder ein Tag vorbei …

Kommentar des Vaters:
»Zwillinge aufziehen ist in den ersten Jahren zwar oft hektisch, aber nicht schlimm. Ich genieße jeden Tag aufs Neue und bin sehr stolz darauf. Sie spielen sehr schön miteinander, und ich denke, das ist in dieser Lebensphase ein Vorteil. Schwieriger scheint es mir, wenn sie in die Schule gehen. Wie werden sie ihre eigene Identität entwickeln? Sie sind jetzt rund um die Uhr zusammen, und das wird nicht leicht für sie sein, wenn sie älter werden. Wir lassen sie nicht bewusst getrennt Dinge machen, aber wir möchten gern, dass sie später zwei unabhängige Individuen sind. Gleichzeitig muss es einem bewusst sein, dass sie nun einmal das Glück haben, Zwillinge zu sein, und deswegen immer miteinander verbunden bleiben. So ganz allmählich informieren wir uns über die Erziehung in der nächsten Phase.«

Familie 4

Jasmin und Philip sind die Eltern von Simon, Judith und Alex, Drillingen, 2 Jahre und 4 Monate alt. Die Drillinge wurden in der 34. Woche mit einem Kaiserschnitt geboren. Sie waren gesund und wogen 2000, 1700 und 1500 Gramm. Die Kinder blieben 30, 25 und 20 Tage im Brutkasten und kamen eines nach dem anderen nach Hause. In den ersten Monaten gab Jasmin ihnen jeweils getrennt die Flasche, denn die Babys hatten unterschiedliche Rhythmen. Als sie mit Brei anfing, gab sie den Jungen gleichzeitig etwas zu essen und dem Mädchen einzeln, denn sie aß schlechter. Nach einigen Monaten konnte sie die Kinder gleichzeitig füttern. Mittlerweile essen alle drei Geschwister selbstständig und gehen an drei Vormittagen pro Woche in einen Kindergarten.

Jasmin erzählt:
7:00 Uhr: Der Wecker klingelt. Ich muss immer erst ein wenig Mut sammeln, um den neuen Tag anzugehen. In Gedanken gehe ich durch, was mich alles erwartet.
8:00 Uhr: Die Drillinge machen sich bemerkbar, und zwar mit dem unmissverständlichen Schrei: MAMA. Meistens sind alle drei gut gelaunt und nehmen ihren Frühstücksbrei zu sich, noch immer mit der Flasche.
9:00 Uhr: Ich bringe die Kinder in den Kindergarten. In den freien Stunden mache ich den Haushalt und erledige Einkäufe.
12:00 Uhr: Ich hole mein Trio wieder ab. Meist kommen sie voller Freude zu mir. Judith erzählt die Erlebnisse für alle drei und verteilt beim Heimkommen die Schnuller.
12:30 Uhr: Die Kinder sind meist schon ein wenig müde. Zeit für ein Butterbrot. Danach alle auf den Topf – Judith ist schon trocken, die Jungen noch nicht.
13:00 Uhr: Zeit für den Mittagsschlaf. Ich räume auf, lege Wäsche zusammen und bereite schon mal das Abendessen vor.
15:00 Uhr: Ich wecke die Kinder. Das mögen sie gar nicht, aber sonst schlafen sie abends nicht.
15:30 Uhr: Bei schönem Wetter nehme ich sie mit nach draußen in einen Park, wo sie herumtollen und auf die Rutschbahn können. Ich bin ziemlich streng, die Kinder wissen, dass sie nicht weit weglaufen dürfen. Nur so kann ich auf alle drei aufpassen.
16:30 Uhr: Nach Hause, wo die Kinder ein Weilchen fernsehen dürfen. Auf diese Weise kann ich mich ums Essen kümmern.
17:30 Uhr: Papa kommt nach Hause. Sie kämpfen um seine Aufmerksamkeit. Meistens badet er sie.
18:15 Uhr: Wir essen gemeinsam. Danach ist noch Zeit zum Spielen, Schmusen und Lesen. Vor allem Philip nutzt diese Momente, um mit den Kindern zusammen zu sein.
19:30 Uhr: Wir bringen die drei gemeinsam ins Bett. Sie schlafen zusammen in einem Zimmer. Jeden Abend darf einer der drei ein Buch aussuchen und dann wird vorgelesen. Die Kinder schubsen sich gegenseitig von unseren Schößen.
20:00 Uhr: Die Kinder schlafen und in unser Haus kehrt Ruhe ein. Philip und

ich haben jeweils einen Abend für uns, an dem wir zum Sport gehen. Der andere bleibt dann zu Hause.

Kommentar der Mutter:
»Der Anfang war schwer. Ich war den ganzen Tag mit Füttern beschäftigt. Aber noch schwieriger fand ich die Reaktionen meiner Umgebung. Immerzu bekam ich dieselben Kommentare zu hören: Was für eine Arbeit! Es gab sogar Leute, die nicht wussten, ob sie mir zur Geburt gratulieren sollten!

Es ist hauptsächlich eine Frage der richtigen Organisation – und in der ersten Zeit braucht man Hilfe. Jetzt, da die Kinder zwei Jahre alt sind, ist alles viel leichter. Ich kann es total genießen, wenn ich sie so schön spielen sehe oder wenn ich sehe, wie sie alle drei zufrieden essen. Ich bin sehr glücklich mit ihnen. Jeden Tag gibt es neue, witzige Vorfälle, die ich bestimmt nicht so schnell vergessen werde, und jeden Tage gibt es neue Dinge zu lernen – das gilt sowohl für sie als auch für uns.«

24 Schwierige Situationen

Wenn ein Zwilling behindert ist

Zum Glück werden die meisten Zwillinge oder Drillinge gesund geboren. Dennoch ist die Zahl der geistig oder körperlich behinderten Kinder unter Mehrlingen aufgrund des Wachstumsrückstands in der Gebärmutter und/oder einer Frühgeburt höher als bei Einlingen.

Für die Eltern ist das eine große Belastung. Zur vielen Arbeit, welche die Versorgung von Mehrlingen mit sich bringt, kommt dann noch die zusätzliche Pflege des behinderten Kindes.

Vieles hängt natürlich von der Schwere der Behinderung ab. Manchmal lassen sich angeborene Fehlbildungen mit einem chirurgischen Eingriff beheben, wie im Fall eines Junge-Mädchen-Zwillingspaars aus meiner Forschungsgruppe. Das Mädchen wurde mit einem Herzfehler geboren; eine der Herzklappen schloss nicht gut. Ihr Brüderchen war vollkommen gesund. Die Ärzte konnten sie vor ihrem ersten Geburtstag erfolgreich operieren. Bei anderen Junge-Mädchen-Zwillingen wurde der Junge mit einem Hörfehler geboren. Dank eines Hörgeräts besucht er eine normale Schule.

Bei vierjährigen Drillingen aus meiner Gruppe ist eines der Kinder von Geburt an taub. Vor Kurzem wurde ihm ein Hörgerät implantiert und es lernt jetzt mithilfe seiner Brüder sprechen. Es gibt auch weniger schlimme Fehlbildungen: Bei einem Junge-Mädchen-Zwillingspaar hat der Junge Sprachprobleme, weswegen er zur Logopädie geht, worauf seine Schwester sehr neidisch ist, weil sie auch Sprachunterricht haben möchte!

Wenn eines der Zwillingskinder zusätzliche Aufmerksamkeit braucht, kann es passieren, dass sich das andere absichtlich schlecht benimmt, um ebenfalls Aufmerksamkeit zu bekommen.

Rachel:
»Eines unserer zweieiigen Zwillingsmädchen kam mit einem angeborenen Herzfehler zur Welt und musste operiert werden. Jetzt ist sie zweieinhalb

SECHS

Jahre alt und ganz gesund. Es gibt keinen Unterschied mehr zwischen ihr und ihrer Schwester. Aber in den ersten Jahren galt ihr unsere ganze Aufmerksamkeit. Ich glaube, das ist der Grund, weswegen sie oft von ihrer Schwester geschlagen wird.«

Helena, Mutter von achtjährigen zweieiigen Zwillingsjungen, berichtet Folgendes:
»Einer unserer Jungen wurde mit der Perthes-Krankheit geboren (ein Problem des Hüftkopfes, vermutlich verursacht durch eine gestörte Blutversorgung). Deswegen musste er jahrelang ein orthopädisches Gerät am linken Bein tragen. Neulich durfte es für immer ab, und alle freuten sich für ihn, nur sein Zwillingsbruder nicht. Der erinnerte ihn unablässig daran, dass er nicht rennen oder springen dürfe, sonst müsse er erneut den Apparat tragen. Außerdem mäkelt er den ganzen Tag an ihm herum. Er benimmt sich rundum schlecht. So sehr wir ihn auch darauf hinweisen, dass sein Verhalten nicht in Ordnung ist, er lässt nicht davon ab.«

Vorschläge:

→ Schaffen Sie zeitliche Freiräume für das Kind, das nicht krank ist oder keine Behinderung hat. Natürlich bekommt das kranke oder behinderte Kind viel Aufmerksamkeit, aber es ist wichtig, darauf zu achten, dass das andere Kind nicht vernachlässigt wird.

→ Für das gesunde Kind ist es nicht leicht, eine behinderte Zwillingshälfte zu haben. Aus diesem Grund kann es sinnvoll sein, sie in unterschiedlichen Kindergartengruppen oder Schulklassen unterzubringen. Das ermöglicht dem nicht behinderten Zwilling, unbesorgt Kind zu sein und eine Zeit lang die Probleme seines Bruders oder seiner Schwester zu vergessen.

→ Ihr gesundes Kind fühlt sich eventuell schuldig an der Behinderung seiner Zwillingshälfte. Es stellt sich Fragen wie »Warum bin ich gesund und mein Bruder/meine Schwester nicht?«. Es ist wichtig, ihm eine ehrliche und ausführliche Antwort darauf zu geben. Versuchen Sie, dem gesunden Kind nicht zu viel Verantwortung aufzubürden, indem es den Bruder oder die Schwester zum Beispiel versorgen soll. Das Kind muss Kind bleiben können.

→ Bitten Sie um Hilfe und akzeptieren Sie sie, wenn sie Ihnen angeboten wird. Für Mehrlinge zu sorgen, bei denen ein Kind besondere Pflege braucht, ist eine sehr große Belastung. Allein schon die Besuche im Krankenhaus oder bei Ärzten erfordern viel Zeit. Darum ist es wichtig, dass Sie unterstützt werden, eventuell von jemandem, der im Umgang mit behinderten Kindern Erfahrung hat.

→ Betrachten Sie die Kinder als einzelne Individuen und stimulieren Sie jedes einzelne nach seinen Bedürfnissen und Fähigkeiten.

Ein-Eltern-Familien

Manche Mütter (und in geringerem Maße Väter) sind in der schwierigen Situation, ihre Mehrlinge allein erziehen zu müssen. Manchmal ist die Geburt von Mehrlingen der Auslöser dafür, dass eine Beziehung, die sowieso schon nicht gut lief, zerbricht.

Bettina:
»Meine Schwangerschaft war nicht geplant. Als wir hörten, dass es Zwillinge würden, verließ mich mein Partner. Zwei Babys … das war zu viel für ihn. Das war ein furchtbarer Schlag für mich. Mithilfe meiner Eltern bereitete ich mich auf die Elternschaft ohne Partner vor.«

In anderen Fällen gehen Ehepaare wegen der schweren Aufgabe auseinander, die eine Mehrlingsschwangerschaft bedeutet. Es verlangt viel Zuneigung, Aufopferung und Durchhaltevermögen, zwei oder drei Babys gleichzeitig aufzuziehen, zumal sie oft zu früh geboren werden. Manche Beziehungen festigen sich aufgrund der gemeinsamen Verantwortung, aber andere schaffen es nicht.

Ruth:
»Wir haben uns scheiden lassen, als die Kinder vier Jahre alt waren. Um Drillinge aufzuziehen, muss man sehr stark sein, sowohl als Person als auch als Partner in der Beziehung. Uns ist es nicht gelungen. Ich stürzte mich ganz auf die Kinder und mein Partner ertrug das nicht. Es ist sehr traurig, denn wir haben viel verloren. Es ist auch sehr schwer, die Aufgabe ganz allein zu meistern. Ich empfehle allen Mehrlingseltern, sich regelmäßig füreinander Zeit zu nehmen und in Therapie zu gehen, sobald ernsthafte Probleme auftreten. Meine Situation wünsche ich wirklich niemandem.«

Wie diese Mutter schon sagt, ist es wichtig, rechtzeitig professionelle Hilfe zu suchen. Laut Statistik liegt die Scheidungsrate bei Eltern von Mehrlingen höher als in Familien mit Kindern unterschiedlichen Alters. Die Ursachen liegen im Stress und in der schweren Belastung, die eine Erziehung von Mehrlingen mit sich bringt, vor allem in den ersten Jahren.

Die Scheidung und die Zwillinge

Wenn die Scheidung unabwendbar ist, müssen die Kinder es erfahren. Es ist wichtig, dass sie verstehen, dass sie nicht an der Situation schuld sind. Kinder bis etwa zehn Jahre denken magisch: »Wenn ich nicht die bösen Fantasien über Papa gehabt hätte, wäre er nicht weggegangen.« Oder praktischer: »Wenn ich weniger mit meinem Bruder gestritten hätte, wäre das nie passiert.« Außerdem ist älteren Zwillingen durchaus bewusst, dass ihr Dasein einen gewaltigen Einfluss auf die Familie hat, wodurch die Wahrscheinlichkeit, dass sie sich schuldig fühlen, noch größer ist.

Junge Zwillinge unter 10 Jahren haben vor allem das Bedürfnis, zu wissen, wie ihr Alltag nach der Scheidung aussehen wird. Je früher eine gewisse Routine wieder Einzug in ihr Leben hält, desto besser. Das schließt jedoch nicht aus, dass die meisten Zwillinge eine schwierige Phase mitmachen.

Vorschläge:

→ Die Beziehung von Zwillingen ähnelt in gewisser Weise der eines Ehepaares. Manchmal haben Zwillinge sogar eine gewisse Rollenteilung: Einer spielt die »Mutter«, und der andere den »Vater«. Das kommt bei Junge-Mädchen-Zwillingen vor, aber auch bei gleichgeschlechtlichen. Wenn Eltern sich trennen, können Zwillinge Angst bekommen, dass auch ihre Beziehung zerbricht. Dann sollte ihnen erklärt werden, dass eine Zwillingsbeziehung anders und weniger verletzlich ist.

→ Respektieren Sie diese Beziehung untereinander beim Sorgerecht und der Besuchsregelung. In den meisten Fällen und besonders bei jungen Zwillingen ist es am besten, wenn sie zusammenbleiben. Sie können sich gegenseitig trösten und helfen. Heranwachsende entscheiden sich manchmal, bei jeweils einem Elternteil zu wohnen. Das kann jedoch auch wieder zu Problemen führen.

Jennifer:
»Unsere Eltern ließen sich scheiden, als wir 17 waren. Meine Zwillingsschwester und ich beschlossen, ebenfalls auseinanderzugehen, damit weder unser Vater noch unsere Mutter allein wären. Aber wir vermissten uns ganz schrecklich! Nach ein paar Monaten haben wir uns gemeinsam eine Wohnung gesucht, viel früher, als wir es sonst vorgehabt hätten.«

Zwillinge allein großzuziehen ist nicht nur ein praktisches Problem, sondern auch ein emotionales: Zweifel und Entscheidungen können mit niemandem geteilt werden, vor allem, wenn die Beziehung zum Ex-Partner schlecht ist. Alles lastet auf einer einzigen Person. Daher ist es wichtig, für ein gutes soziales Netz aus Familie und Freunden zu sorgen. Das ist nicht nur für die Mutter (oder den Vater) gut, sondern auch für die Zwillinge selbst, die bei Familienmitgliedern wie Onkel, Opa oder Tante Unterstützung finden können.

Miriam, Mutter von Drillingen:
»Kurz nach der Geburt verließ mich mein Partner. Er ging nach Kuba zurück, denn der Alltag mit drei zu früh geborenen Kindern wurde ihm zu viel. Ich hatte Glück, dass ich in der Nähe meiner Eltern wohnte. Gemeinsam mit meiner Mutter versorgte ich meine Babys. Ich weiß immer noch nicht, woher ich die Kraft hatte, denn ich schlief kaum. Ich habe viele schwierige Momente gehabt. Es ist sehr schwer, immer allein zu sein und keinen Partner zu haben, mit dem man sich beraten kann. Als die Jungen größer wurden, vermisste ich einen Mann im Haus, der mal so richtig hätte durchgreifen können, was bei drei Jungen dringend angebracht gewesen wäre. Ab und zu spreche ich mit einem Psychologen, und das hilft mir. Jetzt steht die Pubertät vor der Tür, und das wird auch nicht leicht werden. Aber nun bin ich schon so weit gekommen, dass ich denke, das werde ich auch noch schaffen.«

Aus der Forschung:
Mehrere englische Studien zeigen, dass das Scheidungsrisiko bei Familien mit Mehrlingen sehr hoch ist, vor allem bei Drillingen oder mehr. Die Erziehung der Kinder ist eine so große Belastung für die Eltern, dass ihre Beziehung daran zerbricht.

25 Der Verlust eines Zwillings

Während der Schwangerschaft oder kurz nach der Geburt

Manchmal stirbt eines der Babys während der Schwangerschaft oder kurz nach der Geburt. Das ist eine sehr traumatische Erfahrung für die Eltern. Sie erwarten zwei oder mehr Babys und sehen ihren Wunsch nicht in Erfüllung gehen. Es kostet Zeit und Tränen, diesen Verlust zu verarbeiten. Die Situation ist besonders schwierig für sie: Sie haben kaum Zeit zum Trauern – es gibt ein weiteres Baby, das ihrer Aufmerksamkeit bedarf – und sie bekommen nicht dieselbe Aufmerksamkeit wie andere Eltern, die ein Kind verlieren. Die Umgebung – Familie, Ärzte – geht häufig von der falschen Annahme aus, das Glück zumindest eines gesunden Kindes kompensiere den Verlust des anderen. Das stimmt nicht. Die Eltern liebten die Kinder, die sie erwarteten, und freuten sich auf ihrer beider Ankunft in der Familie. Daher haben Eltern von Mehrlingen größere Probleme, den Verlust zu akzeptieren, und mehr körperliche Beschwerden als andere Eltern, die nur ein Kind erwarteten und es verloren. Deren Trauerzeit ist sozialgesellschaftlich klarer definiert.

Eine Studie ergab, dass Mütter, die eines ihrer Babys verloren hatten, ein Jahr später mit mehr emotionalen und psychischen Problemen zu kämpfen hatten als andere, die ein Kind erwarteten und verloren.

Für manche Eltern ist es schwierig, eine Beziehung zu dem übrig gebliebenen Kind aufzubauen. Es erinnert sie an das Kind, das ihnen fehlt, und ohne es zu wollen, haben sie Gedanken wie »Ob es auch so ausgesehen hätte?«. Daneben müssen sie akzeptieren, dass sie keine Zwillingseltern sein werden, wie sie es hofften, und dass sie nun nicht erleben werden, wie zwei Kinder desselben Alters miteinander aufwachsen – etwas ganz Besonderes. Manchmal lebt in den Eltern unbewusst und ungewollt ein heimlicher Groll gegenüber dem gesunden Kind, als sei dieses irgendwie schuld am Tod des Geschwisterchens.

Es ist wichtig, dass Eltern in einer solchen Situation Hilfe und Unterstützung von Familie und medizinischem Personal bekommen. Sie dürfen ihren Kummer nicht verstecken, sondern müssen gerade über das verstorbene Baby sprechen, ihm einen Namen geben, und es, falls möglich, begraben.

Eine Mutter erzählt:
»Ich bin Mutter von Mädchenzwillingen. Eines meiner Babys starb plötzlich in der Gebärmutter, weil nicht genügend Fruchtwasser da war. Das Herz hörte auf, zu schlagen. Ich wurde im Krankenhaus aufgenommen, damit das Schwesterchen noch weiterwachsen konnte. Drei Wochen später begannen die Wehen. Erst wurde das tote Mädchen geboren. Ich wagte nicht, hinzusehen, aber die Krankenschwestern haben sie fotografiert. Das andere Mädchen wurde gesund geboren und ist nun drei Monate alt. Es vergeht kein Tag, an dem ich nicht an mein verstorbenes Kind denke. Jedes Mal, wenn ich ihre Schwester sehe, denke ich an sie, und ich habe das Gefühl, dass ich ohne sie nicht glücklich werden kann.«

Vorschläge für Eltern, die eines ihrer Kinder verlieren:

→ Geben Sie dem verstorbenen Kind einen Namen. Wenn das Krankenhauspersonal nicht danach fragt, reden Sie selbst darüber. Das Baby ist ein Teil der Familie und es wird noch sehr oft über es gesprochen werden.

→ Verabschieden Sie sich von Ihrem Baby. Das ist trotz allem, was oft darüber gedacht wird, sehr empfehlenswert. Eltern, die es nicht taten, berichten, dass es ihnen später sehr leidgetan hat, denn sie haben keine Erinnerung an ihr Baby. Das Kind bei sich zu haben, seinen nackten Körper anzusehen und zu berühren hilft Ihnen bei der Verarbeitung Ihres Verlusts. Bitten Sie das Krankenhaus, Ihnen die Zeit zu geben, mit dem Baby allein zu sein.

→ Es ist wichtig, einen Gegenstand des verstorbenen Kindes zum Anfassen zu haben, etwa das Armband aus dem Krankenhaus mit seinem Namen, eine Haarlocke oder ein Hemdchen. Machen Sie Fotos von dem Kind und auch eines gemeinsam mit dem Zwillingsbruder oder der Zwillingsschwester. Für Sie ist es eine Erinnerung an die Schwangerschaft, und für Ihr gesundes Kind ist es wichtig für später, wenn es Fragen zu seiner Geburt stellen wird.

→ Erklären Sie Ihrem Besuch, dass Sie sich über die Geburt Ihres gesunden Kindes sehr freuen, aber unglaublich traurig sind über den Tod des anderen Kindes. Durch Ihre Ehrlichkeit machen Sie es Familie und Freunden leichter, Ihre ambivalenten Gefühle zu verstehen.

→ Es ist sehr wahrscheinlich, dass jeder von Ihnen unterschiedlich mit dem Verlust des Babys umgeht. Im Allgemeinen sprechen Frauen ihre Gefühle aus, während Männer sie für sich behalten und sich auf ihre Arbeit stürzen. Wenn Sie sich voneinander entfernen, kann es wichtig sein, professionelle Hilfe zu suchen.

→ Nehmen Sie Kontakt zu einer Selbsthilfegruppe auf. Es ist wichtig, Erfahrungen mit Eltern zu teilen, die dasselbe erlebt haben. Das kann oft eine heilende Wirkung haben.

Der Einfluss des Todes eines Zwillings auf das andere Kind

Nicht nur die Eltern erleben den Tod eines Zwillings, sondern auch das Brüderchen oder Schwesterchen. Auch wenn die Zeit, die sie zusammen verbracht haben, von relativ kurzer Dauer war, beeinflusst der Tod des einen immer das Leben des anderen, wie folgender Bericht eines 51-jährigen Mannes deutlich macht:
»Ich bin der jüngste von vier Brüdern. Als Kind stellte ich mir im Spiel oft vor, eine Zwillingsschwester zu haben. Ich sprach mit ihr, ich bevormundete sie, ich stritt mit ihr und ich vertrug mich wieder mit ihr. Sie war meine treue Spielkameradin. Ich sagte oft zu meinen Eltern, ich hätte eine Zwillingsschwester. Meine Eltern konnten das nicht verstehen und antworteten, ich sei allein zur Welt gekommen. Vor einigen Jahren musste meine Mutter wegen eines gynäkologischen Problems operiert werden. Man entfernte ihre Gebärmutter. Nach dem Eingriff berichtete der Gynäkologe, man habe die Reste eines mumifizierten Babys in ihrer Gebärmutter vorgefunden. Das hieß, dass sie in ihrer letzten Schwangerschaft eigentlich Zwillinge getragen hatte, wovon ein Kind, meine Schwester, gestorben war. Mein Kinderspiel war keine Fantasie, sondern die Wirklichkeit der ersten Monate meines pränatalen Lebens.«

Das ungeborene Baby ist sich seiner Umgebung bewusst und das in noch viel höherem Maße, als bislang angenommen wurde. Studien der prä- und perinatalen Psychologie, die das Leben in der Gebärmutter und rund um die Geburt untersucht, machen das deutlich. Sie zeigen, dass das Baby im Bauch Erfahrungen sammelt, Dinge behält, lernt und sich dessen bewusst ist, was passiert. Was es in seinem pränatalen Leben erfährt, beeinflusst sein späteres Dasein. Dank Videoaufnahmen, die von Zwillingen und Drillingen im Bauch gemacht wurden, wissen wir heute mehr über ihre Beziehung: Sie berühren einander, sie saugen am Daumen des jeweils anderen, sie schubsen sich gegenseitig weg und kuscheln sich aneinander. Während sie denselben Raum teilen, dieselben Geräusche hören und dieselben Gefühle ihrer Mutter wahrnehmen, entwickelt sich zwischen ihnen eine sehr intime Beziehung. Es ist nicht ausgeschlossen, dass sich eine vage Vorstellung von sich selbst – das Ich-Gefühl – und dem anderen aufbaut.

Das ungeborene Baby ist sich seiner Umgebung bewusst und das in noch viel höherem Maße, als bislang angenommen wurde.

Und wenn dann der andere plötzlich zu atmen aufhört und kein Lebenszeichen mehr von sich gibt, verstehen der Bruder oder die Schwester nicht, was da passiert. Sie erleben ein Gefühl des Verlusts, der Verwirrung und der Einsamkeit. Nach dem Psychologen John Bowlby, der die Bedeutung der Mutter-Kind-Beziehung untersuchte, sind Zwillinge füreinander Bindungspersonen. Darum ist ihre Beziehung in emotionaler Hinsicht für sie ebenso wichtig wie die Beziehung zu ihrer Mutter und vielleicht sogar noch wichtiger. Aus dem Zusammenleben und -wachsen in der Gebärmutter entstehen eine intime Verbindung, Verantwortung und ein Bewusstsein von Gemeinschaftlichkeit. Daneben gibt es jedoch auch negative Gefühle, wie etwa Interessenkonflikte – wer hat den besten Platz? –, Eifersucht und Wetteifer. Das alles ist Bestandteil der intimen Beziehung, die sie miteinander entwickeln.

Das Kind, das allein zur Welt kommt, baut während seines pränatalen Lebens eine Beziehung zur Mutter auf und in geringerem Maße auch zum Vater, aber die Beziehung zwischen Zwillingen in ihrer pränatalen Phase ist viel intensiver. Der andere ist Teil des »Ich-Gefühls«. Und wenn dieser während der Schwangerschaft oder im späteren Leben verschwindet, empfindet der übrig gebliebene Zwilling Verwirrung (Wer bin ich?), Kummer und das Bewusstsein, nicht vollständig zu sein. Dieses Bewusstsein wird nun ein Teil seines »Ich-Gefühls« und verursacht unbewusst die ewige Suche nach dem anderen. Alle Zwillinge, die ihren Zwillingsbruder oder die Zwillingsschwester verloren haben, kennen diese Gefühle sehr gut.

Ein großer Teil der Information, über die wir heute verfügen, stammt von Beschreibungen erwachsener Zwillinge, die überlebt haben. Viele von ihnen hörten von der Existenz ihres Zwillingsgeschwisters erst im Erwachsenenalter. Plötzlich verstanden sie, weshalb sie sich immer zutiefst einsam gefühlt hatten. Das Wissen um die Existenz des Zwillingsbruders oder der Zwillingsschwester war für sie, als würden sie ein wichtiges Puzzleteil finden, das ihrem Leben plötzlich einen Sinn gab: Endlich verstanden sie sich selbst und konnten die Gefühle, die sie bis dahin gehabt hatten und nicht verstehen konnten, richtig einordnen.

Tom, 19 Jahre, berichtet über seine Erfahrung:
»Ich bin einer von dreien; meine Schwestern starben kurz nach der Geburt. Mir wurde erzählt, dass wir nach der Geburt zueinandergelegt worden waren, dem Augenschein nach alle drei gesund; keiner von uns weinte. Als sie vier Stunden später starben, war niemand bei uns. Erst als ich auf einmal anfing, zu schreien, kamen die Ärzte herbei. Während ich immer lauter schrie, sahen sie die toten Mädchen. Meine Eltern erzählten mir dies erst, als ich sieben Jahre alt war. Ich erinnere mich noch an die Situation,

als wäre es gestern gewesen; ich weiß noch genau, was ich anhatte, was mein Vater sagte und wo wir uns befanden. Was er erzählte, brachte mich vollkommen durcheinander. Mir wurde kalt und körperlich übel. Für mich war es, als sei einer von Drillingen zu sein etwas Schlechtes, denn sie waren gestorben und ich lebte! Meine Mutter sah meine Reaktion und war wütend auf meinen Vater. Sie meinte, er solle den Mund halten. Wir haben nie wieder darüber gesprochen. Das Thema war tabu, und was mein Vater gesagt hatte, wurde zum Trauma. Ich mache ihnen keinen Vorwurf. Ich glaube, dass sie die Situation nicht ertrugen, und sie wussten nicht, dass es einen so großen Einfluss auf mein Leben haben würde, dass ich ein Drilling bin.

Bevor sie es mir erzählten, wusste ich, dass da irgendetwas war, jedenfalls vermutete ich es. Ich empfand eine Traurigkeit, die mich immer begleitete. Nicht die Art von Traurigkeit, wenn man deprimiert ist und auf nichts Lust hat. Ich war traurig wegen eines Gefühls tief in mir, dass mir etwas fehlte, was mich traurig machte und mir ein schlechtes Gefühl von mir selbst gab. Diese nie nachlassende Traurigkeit überfiel mich in vielen Momenten, zum Beispiel während eines Strandtages, den ich sehr genoss. Wir waren eine große Gruppe, meine Eltern, Cousins und Cousinen, Onkel und Tanten … Alle hatten ihren Spaß. Plötzlich zog ich mich zurück und legte mich weitab von der Familie in den Sand, weil ich plötzlich ganz schrecklich weinen musste. Dann überkam mich ein so tiefes Gefühl von Traurigkeit, dass ich es nicht verstand. Ich dachte, ich sei bloß eine Heulsuse, ein Schwächling. Meine Eltern nannten mich auch manchmal so, weil ich mich nicht traute, allein loszuziehen. Ich war ein ängstliches und unsicheres Kind. Wenn ich irgendwo hinmusste, wollte ich immer, dass mich jemand begleitete, sonst ging ich nicht. Mit jemandem neben mir fühlte ich mich stark. Viele Jahre lang verstand ich mich selbst nicht und fühlte mich anders als andere Kinder, empfand mich als Außenseiter.

Vor zwei Monaten merkte ich, dass ich so nicht weitermachen wollte. Ich hatte den Tiefpunkt erreicht. Ich fragte mich, warum ich mich nicht traute, Dinge allein zu unternehmen wie andere Leute auch. Irgendetwas in mir sagte mir, ich müsse meine Gefühle genauer anschauen. Das war schwierig, denn jetzt erinnerte ich mich wieder daran, dass ich ein Drilling war, und das genau wollte ich ja gerade nicht. Das hatte ich weit weggesteckt, wie in eine Kiste mit einem soliden Schloss. Die wollte ich nicht einfach so aufmachen! Ich hatte Angst vor meinen eigenen Gefühlen, aber ich machte weiter.

Ich begann, im Internet nach Informationen zu Zwillingen und Drillingen zu suchen, und sprach mit Zwillingen, die ihren Bruder noch hatten.

Ich hatte mich als Kind immer für Zwillinge interessiert und jetzt sprach ich zum ersten Mal in meinem Leben mit ihnen. Ich erzählte ihnen von meinen Gefühlen und zu meinem großen Erstaunen verstanden sie mich! Die ersten Wochen waren sehr schwierig, denn ich schämte mich sehr für das, was ich ihnen erzählte und was ich schrieb. Ich hatte so große Angst, dass sie mich seltsam finden würden, dass ich unter einem anderen Namen schrieb, doch sie fanden mich nicht seltsam.

Es war eine riesengroße Erleichterung, diese Gefühle teilen zu können, und ich begann zu sehen, dass viele meiner Probleme mit den Ereignissen um die Geburt zu tun hatten. Meine Schwestern Anna und Beatrice leben nicht mehr, aber sie sind ein Teil von mir. Sie sind immer in mir vorhanden und das ist mein ganzes Leben schon so gewesen. Ich kann das nicht leugnen. Seit ich das so sehe und mich nicht mehr vor dieser Tatsache verstecke, bin ich viel glücklicher. Ich bin sogar entschlussfähiger und mutiger. Ich mache jetzt Dinge, die früher unmöglich waren. Es ist fast nicht zu glauben, aber es ist so. Ich denke nicht mehr, dass es etwas Schlechtes ist, einer von dreien zu sein.

Ich habe noch immer nicht mit meinen Eltern darüber gesprochen. Ich will ihnen nicht wehtun, aber ich hoffe, dass ich es irgendwann doch noch mache. Die Menschen, die mir wichtig sind, wissen es. Ich denke noch immer sehr viel an meine Schwestern, aber jetzt auf andere Weise. Ein Drilling zu sein ist schön. Anna und Bea sind meine Stütze, und sie verdienen es, dass man ihrer gedenkt, auch wenn es nur durch mich passiert. Daher mache ich nun an unserem Geburtstag etwas Besonderes für sie.«

Diese persönliche, wahre Geschichte zeigt, wie wichtig es ist, dem Kind von seinen Ursprüngen zu erzählen. Es muss wissen, dass sein Leben als Zwilling oder Drilling begann. Das Kind trägt nämlich eine vage, unbewusste Erinnerung an sein pränatales Leben mit sich, aber es kann das nicht einsortieren, wenn ihm die Information über seinen Ursprung vorenthalten wird. Über den Zwillingsbruder oder die Zwillingsschwester und über das gemeinsame Leben, das ihm fehlt, sprechen zu können hilft dem Kind, das Ereignis zu verarbeiten und sich selbst besser zu verstehen. Es hilft ihm auch bei der Bildung eines neuen »Ich-Gefühls«, seiner Identität. Das ist sehr wichtig für alle Zwillinge, die zusammen aufwachsen, aber auch für diejenigen, die ihre Zwillingshälfte verloren haben. Ihr biologischer Ursprung ist nämlich anders als das, was das Kind ab einem bestimmten Moment in seinem Leben erfährt, wie die folgende Geschichte einer dreißigjährigen Frau, deren Bruder nach der Geburt starb, deutlich macht. Dieser Bericht wurde dem Buch *The Lone Twin* von Joan Woodward entnommen.

»Ich bin schon mein Leben lang ein Zwilling, obwohl mein Bruder ein paar Stunden nach der Geburt starb. Ein Teil einer Zweiheit zu sein ist Teil meines Bewusstseins und das hat eine sehr große Bedeutung. Ich weiß nicht mehr, wann meine Eltern mir von meinem Zwillingsbruder erzählten, aber schon, als ich ein kleines Mädchen war, fand ich es wichtig, dass alle es wussten. Ich spürte intuitiv, dass ich anders war als andere Kinder, und für mich war es wichtig, dass meine Umgebung diesen Unterschied verstand. Mein Zwillingsbruder ist mein Lebensbegleiter. Als Kind war ich oft traurig. Ich las gerne Bücher mit einer traurigen Geschichte und dann konnte ich stundenlang weinen. Irgendwann verboten mir meine Eltern diese Art von Lektüre. Seit ich ›The Lone Twin Network‹ kenne, eine britische Vereinigung für Zwillinge, die ihre andere Hälfte verloren haben, bin ich mit mehr Zwillingen in Kontakt gekommen, die das gleiche Schicksal teilen. Sie verstehen mich und dank dieser Kontakte brauche ich nicht mehr zu leugnen, dass es eine tiefe Wunde hinterlässt, wenn man eine Zwillingshälfte verliert.«

Vorschläge für Eltern, die eines ihrer Kinder bei der Geburt verlieren:

→ Erzählen Sie Ihrem Kind von der Existenz des Zwillingsbruders oder der Zwillingsschwester. Eine Mutter, die eines ihrer Kinder kurz nach der Geburt verlor, sprach oft darüber, während sie das gesunde Kind badete: »Du bist ein Zwilling. Du hattest einen Bruder, der gemeinsam mit dir geboren wurde. Du hast viele Stunden mit ihm in meinem Bauch verbracht. Ihr habt euch berührt und miteinander gespielt. Aber er ist gestorben, ohne dass du oder ich etwas dafür konnten. Darum bin ich sehr traurig. Aber ich bin auch glücklich, denn ich habe dich. Ich liebe dich sehr, auch wenn das alles sehr verwirrend ist.« So konnte sie ihren doppelten Gefühlen Ausdruck verleihen: Ihrer Liebe und ihrem Glück wegen des einen Babys und ihrer Trauer wegen des anderen. Ein Baby spürt instinktiv die Gefühle seiner Mutter. Ihre Worte helfen ihm, Situationen zu verstehen. Es wird sie nicht wörtlich verstehen, aber ihren Tonfall.

→ Wenn das Kind anfängt, Fragen zu seiner Geburt zu stellen, sollten Sie ihm Fotos von ihm und dem Zwillingsbruder oder der Zwillingsschwester zeigen, einen bestimmten Gegenstand, der an das verstorbene Kind erinnert, wie ein Namensschildchen, und gemeinsam zum Grab gehen. Das wird den Prozess der Identitätssuche vereinfachen.

→ Es ist wichtig, die Todesursache zu kennen. So können Sie dem Kind besser erklären, was geschehen ist. Das verhindert außerdem, dass es sich Dinge vorstellt wie »Ich habe zu viel Platz eingenommen« oder »Ich habe ihm alle Nahrung weggenommen«. Ein übrig gebliebener Zwilling kann ein enormes Schuldgefühl wegen des Todes seiner Zwillingshälfte entwickeln, auch ohne dass ihm die Eltern dafür einen Anlass bieten.

- → Versuchen Sie, die Zygosität des Zwillings, die »Eiigkeit« zu ermitteln. Wenn Sie sich schnell danach erkundigen, kann der Gynäkologe dies anhand der Plazenta feststellen. Diese Information ist wichtig für Ihr Kind.
- → Dem allein gebliebenen Zwilling fehlt der körperliche Kontakt zu seiner Zwillingshälfte. Das kann die Ursache seines Weinens in der ersten Phase nach dem Tod sein. Es hilft, wenn Sie das Kind dicht bei sich tragen, etwa in einem Tragetuch.
- → Es ist sehr gut möglich, dass der übrig gebliebene Zwilling ab und zu traurig oder ängstlich ist. Möglicherweise ist sein Verhalten auch schwierig. Es ist sehr wichtig für das Kind, es viel zu liebkosen und ihm zusätzliche Aufmerksamkeit zu widmen.

Alessandra Piontelli, eine italienische Ärztin, beschrieb 1992 den Fall eines Babys, das seine Eltern zu ihr brachten, weil es Tag und Nacht unruhig war und kaum schlief. Auch in ihrer Klinik zeigte es dasselbe Verhalten. Es schien, als würde es etwas suchen, das es nicht finden konnte. Ab und zu nahm es einen Gegenstand und schüttelte ihn wie wild, als wolle es eine Reaktion hervorrufen. Die Information der Eltern erklärte alles: Ihr Baby war die Hälfte eines Zwillings, aber sein Bruder war zwei Wochen vor der Geburt gestorben. Piontelli interpretierte das unruhige Verhalten des Babys als die Suche nach dem Zwillingsbruder und seine Angewohnheit, Gegenstände zu schütteln, als Versuch, den Bruder zum Leben zu erwecken.

Der Tod eines Zwillings in den Jugendjahren

Die ganze Familie trauert. Die Eltern sind tief betrübt über den Tod ihres Kindes. Sie bedauern auch, ihre Zwillinge nicht zusammen aufwachsen zu sehen. Für den übrig gebliebenen Zwilling ist die Situation außergewöhnlich schwer. Er hat einige Jahre mit seiner Zwillingshälfte verbracht. Überall im Haus gibt es Fotos, auf denen sie gemeinsam zu sehen sind, und eine Menge anderer Erinnerungen, die noch viel greifbarer sind als bei einem Tod kurz nach der Geburt. Die frühesten Erinnerungen eines Kindes gehen ungefähr bis in sein drittes Lebensjahr zurück, wie ein Geburtstagsfest mit zwei Kuchen und gemeinsam in einem Bett schlafen. Der übrig gebliebene Zwilling vermisst seinen Bruder oder seine Schwester sehr tief greifend. Er wird darauf mit Kummer, Depression, Aufsässigkeit, Trennungsangst, Albträumen, Appetitlosigkeit oder möglicherweise einem Rückschritt in der Entwicklung reagieren. Nicht sichtbar ist seine emotionale Verwirrung. Der Zwilling fühlt sich nicht mehr vollständig. Sein »Ich-Bewusstsein« gründet nämlich auf einem »Wir-Gefühl«. Er weiß nicht mehr genau, wer er ist, und macht eine Identitätskrise durch. Er erlebt eine tiefe Einsamkeit und fühlt sich anders als andere Kinder.

Auch das Vertrauen in seine Eltern ist möglicherweise gestört. Für ein Kind bis etwa 10 Jahre sind die Eltern allmächtig, sie beschützen es vor Bösem und vor Gefahr. Die Tatsache, dass sie den Tod der Zwillingshälfte nicht haben verhindern können, vermittelt ihm das Gefühl, nicht beschützt zu werden.

Es ist auch möglich, dass er sich am Tod des Bruders oder der Schwester schuldig fühlt und sich fragt, warum nicht er stattdessen gestorben ist. Diese Gefühle können so heftig und deprimierend sein, dass er sich danach sehnt, bei dem Verstorbenen zu sein, statt allein zu leben.

Es wird notwendig sein, den übrig gebliebenen Zwilling mit viel Liebe und Sorge zu umgeben. Es ist auch wichtig, dass der verstorbene Zwilling weiterhin Teil der Familie bleibt. Über ihn sprechen, seine witzigen Einfälle, sich an Gewohnheiten und Erlebnisse erinnern, Fotos von ihm im Wohnzimmer … Das alles hilft beim Abschiednehmen. Erwachsene Zwillinge, die noch immer mit dem Tod der Zwillingshälfte in der Jugend kämpfen, machen den ersten Schritt zur Verarbeitung des Verlusts oft mit einem Besuch am Grab. Mit dem übrig gebliebenen Zwilling Bücher über den Tod und die damit verbundenen Gefühle zu lesen kann ebenso helfen.

Die Studien der Psychologin Joan Woodward von 1987 belegen, dass es innerhalb der Familie hilft, dem Kummer Ausdruck zu verleihen und darüber zu sprechen. Diese Psychologin, selbst ein Zwilling, verlor ihre eineiige Zwillingsschwester im Alter von drei Jahren. Sie führte eine Studie unter 200 übrig gebliebenen Zwillingen durch, um die Folgen dieser Erfahrung aufzuzeichnen. 80 % der Befragten beschrieben den Verlust als traumatisch. Die Studie wies nach, dass der Zeitpunkt des Todes keinen Einfluss auf das Trauma hat. Der Verlust eines Zwillingsbruders oder einer Zwillingsschwester während der Schwangerschaft oder kurz nach der Geburt hat eine ebenso große Wirkung wie ein späterer Tod. Auch die Eiigkeit hat keinen Einfluss: Der Schmerz ist bei Eineiigen wie bei Zweieiigen gleich stark. Es scheint sogar, so Woodwards Studie, als sei der Schmerz beim Verlust einer Zwillingshälfte stärker als der von Eltern oder anderen Geschwistern.

Es ist wichtig, dass Sie trotz Ihres eigenen Schmerzes als Eltern die Gefühle Ihres Kindes verstehen. Sein treuester Freund, der immer an seiner Seite stand, ist tot. Für das Kind war es eine Person, zu der es eine sehr starke Bindung hatte. Es kennt das Leben nicht ohne die Zwillingshälfte. Manchmal empfiehlt es sich, professionelle Hilfe zu suchen.

Vorschläge:

→ Versuchen Sie zu vermeiden, den übrig gebliebenen Zwilling besonders beschützen zu wollen. Die Sterblichkeitsrate bei Zwillingen ist nicht höher als bei anderen Kindern. Die einzige Ausnahme ist der plötzliche Säuglingstod (siehe Kapitel 14). Ein Zwilling, der seinen Bruder in seiner Jugend verlor, erzählte mir, seine Eltern hätten ihn aus Sorge nie mehr an einer Schulexkursion oder einem Sommerlager teilnehmen lassen. Das führte lediglich zur Verstärkung seiner Einsamkeit und Sehnsucht nach seinem Bruder.

→ Manchen Eltern fällt es schwer, sich an das übrig gebliebene Kind zu binden. Zum Teil entsteht dies aus der Angst, auch dieses Kind noch zu verlieren, aber es kann auch mitspielen, dass das überlebende Kind sie an das verstorbene erinnert. Der Kontakt ist somit schmerzhaft geworden. In all diesen Fällen empfiehlt es sich, Hilfe zu suchen, denn das Zwillingskind braucht die Liebe und Unterstützung der Eltern mehr denn je.

→ Nehmen Sie Kontakt zu einer Organisation auf, die Sie in Ihrem Trauerprozess unterstützt. Für Sie und das Zwillingskind ist es gut, mit anderen über den Verlust zu sprechen.

Der Tod eines Zwillings in der Adoleszenz

Auch in dieser Phase sind Zwillinge füreinander noch immer sehr wichtige Bindungspersonen. Es ist zwar die Zeit, in der sie sich – wie von den Eltern – voneinander zu lösen beginnen, doch dieser Loslösungsprozess mit den dazugehörigen Verstimmungen und der Entfremdung bestätigt in Wirklichkeit ihre innige Beziehung.

Wenn einer der Zwillinge stirbt, fehlt dem anderen sein wichtigster Stützpfeiler. Er hat sich immer als einer von zweien gefühlt. Er kennt das Leben nicht als Einling, im Gegensatz zu einer Witwe beispielsweise, die Erinnerungen an ihr Leben vor der Ehe hat. Für den übrig gebliebenen Zwilling ist es sehr schwierig, eine Identität als Einling aufzubauen. Er muss ein ganz neues Leben beginnen, und das in einer Phase, die an sich schon durch emotionale und hormonelle Veränderungen gekennzeichnet wird. Zur Verwirrung über seine Identität (»Wer bin ich?«), die alle Heranwachsenden durchmachen, kommen existenzielle und schmerzhafte Zweifel (»Bin ich noch ein Zwilling?«). Alle Reaktionen, die ich oben bereits beschrieben habe, kommen auch bei dem heranwachsenden Zwilling vor, der seine Zwillingshälfte verliert: Kummer, Einsamkeit, ein Gefühl der Leere, Schuldgefühle, Verwirrung über seine Identität und Depression.

Es kann eine Veränderung in seinem Verhalten auftreten. Nicht selten haben die Zwillinge eine Art Rollenverteilung: Einer ist der »Clown«, der andere der »Ernsthafte«; einer ist für die Außenkontakte zuständig, der andere ist »der Stille«. Möglicherweise übernimmt der Heranwachsende nun die Rolle seines

Bruders. »Ist er überhaupt noch er selbst?«, fragen sich die Eltern besorgt. Ja, sicher, aber er kann jetzt die Charakterzüge zeigen, die er auch in sich hatte. Es ist jedoch auch möglich, dass er diese Seite zeigt, weil er sich von einem tiefen Verlangen getrieben fühlt, seine andere Hälfte zurückzugewinnen.

Es ist möglich, dass es der übrig gebliebene Zwilling schwierig findet, vertrauliche Beziehungen mit anderen Jugendlichen aufzubauen, vielleicht weil er es als Verrat an seinem Bruder empfindet oder weil es schmerzlich für ihn ist. Er wird sich nämlich bewusst, wie vertraut und mühelos es mit ihm war, etwas, das er nur schwer bei seinen Freunden finden kann. Er kann auch davor zurückschrecken, eine Beziehung zum anderen Geschlecht einzugehen, aus Angst, wieder einen geliebten Menschen zu verlieren.

Der übrig gebliebene Zwilling spürt den Verlust eines Zwillingsbruders oder einer Zwillingsschwester während des gesamten weiteren Lebens. Joan Woodwards oben erwähntes Buch *The Lone Twin* zeugt davon, wie übrig gebliebene Zwillinge kämpfen, um ihrem Leben wieder Form und Bedeutung zu geben.

Einige Vorschläge:

- → Das Thema Tod des Zwillings darf nie tabu sein. Das Sprechen darüber innerhalb der Familie ist eine große Unterstützung für den übrig gebliebenen Zwilling und die anderen Familienmitglieder.
- → Wer sein Leben als Zwilling beginnt, bleibt immer ein Zwilling. Dieser Start bestimmt sein Grundgefühl. Das ist sogar für diejenigen so, die nur einige Monate ihres pränatalen Lebens gemeinsam verbracht haben. Ihr biologischer Ursprung ist der von Zwillingen. Es ist wichtig, dies zu verstehen und zu respektieren. Zu denken, diese Tatsache sei irrelevant, ist ein Irrtum.
- → Seinen Geburtstag zu feiern wird für den übrig gebliebenen Zwilling niemals ausschließlich ein Fest sein. Er wird immer von einem Gefühl des Kummers begleitet sein. Es ist gut, mit der ganzen Familie eine Zeremonie zum Gedächtnis des verstorbenen Zwillings abzuhalten, etwa gemeinsam in die Kirche zu gehen oder sein Grab zu besuchen. Das stärkt die Beziehungen innerhalb der Familie und schafft Raum, daneben auch den Geburtstag zu feiern.
- → Der Glaube kann für den übrig gebliebenen Zwilling eine wichtige Stütze sein.
- → Suchen Sie Kontakt zu anderen Eltern, die dasselbe Schicksal ereilt hat. Das wird Ihnen und Ihrem Kind eine Stütze sein. Zwischen übrig gebliebenen Zwillingen entsteht häufig ein guter und intuitiver Kontakt. Sie verstehen einander ohne viele Worte.
- → Manch ein übrig gebliebener Zwilling hat das Gefühl, seine verstorbene andere Hälfte sei noch bei ihm. Er spürt dessen Stütze und Mitleid, vor allem in den schwierigen Momenten seines Lebens.

Nelly, 59 Jahre:
»Ich kam gemeinsam mit meiner Schwester Angela zur Welt. Als wir sechs Monate alt waren, wurden wir beide krank. Man wusste nicht genau, was wir hatten, möglicherweise eine Hirnhautentzündung. Meine Schwester starb, und der Arzt sagte meiner Mutter, ich würde noch in derselben Nacht ebenfalls sterben, denn wir waren eineiig. Meine Mutter hielt mich die ganze Nacht in ihren Armen und betete, dass sie wenigstens ein Kind behalten dürfe. Als der Arzt am nächsten Morgen kam, sah er, dass die Gefahr gewichen war. Ich hatte es geschafft! Aufgrund der Verwirrung wussten meine Eltern nicht mehr genau, wer von uns gestorben war, denn wir sahen uns so ähnlich! Mein Vater beschloss damals, dass ich Nelly sei.

Vier Jahre später wurden meine Zwillingsbrüder geboren, auch eineiig. Das war sehr schwer für mich. Sie hatten eine sehr innige Beziehung und ließen mich nicht an ihrem Spiel teilhaben. Ich fühlte mich oft allein und fragte mich, weshalb meine Schwester nicht bei mir war. Ihre Abwesenheit schmerzt mich noch immer. Vor einigen Jahren musste ich an einem Tumor im Kopf operiert werden. Während der Operation, die sehr schwierig und riskant war, hatte ich einen Traum: Ich spürte jemanden an meiner Seite. Es war ein sehr deutliches körperliches Gefühl und sehr angenehm. Als ich wach wurde, dachte ich an sie. Vielleicht war sie es. Sie wollte, dass ich noch einmal gerettet wurde.«

Der Verlust eines Zwillings im Erwachsenenalter

Die Zwillingsbeziehung ist sehr intim und wahrscheinlich die engste Beziehung zwischen Menschen überhaupt. »Ich kann mir ein Leben ohne ihn nicht vorstellen« ist eine Aussage, die oft gemacht wird. Oder: »Mit ihr ist ein Teil meiner selbst gestorben.« Oder: »Unsere Leben begannen zusammen und müssen auch zusammen enden.« Nicht selten geschieht das auch: Ein Zwilling stirbt und der andere folgt wenige Wochen, manchmal sogar nur Stunden, später.

Der Verlust eines Zwillings ist immer ein großer Schock für den anderen, egal zu welchem Zeitpunkt ihres Lebens. Wir haben gesehen, dass selbst der Tod eines der Babys in der Gebärmutter das Leben des anderen beeinflusst. Der Tod des einen, wann auch immer er eintritt, annulliert nicht ihre Zwillingsschaft. Viele übrig gebliebene Zwillinge fühlen sich den Rest ihres Lebens unvollständig. Manche fühlen sich auch positiv angeregt, nun auch Facetten in sich zu entwickeln, die »dem anderen gehörten« und über die er nicht verfügte. Das kann eine neue Chance bedeuten, manchmal sogar eine gewisse Erleichterung, obwohl es den Schmerz über den Verlust nicht nimmt.

Manchmal führt der Tod des einen dazu, dass der andere gerettet oder sein Leben zumindest verlängert wird. Eineiige Zwillinge können eine Erbkrankheit haben, wie bestimmte Herzerkrankungen oder manche Krebstypen. Wenn einer dann plötzlich stirbt, ist der andere »gewarnt« und kann rechtzeitig Maßnahmen ergreifen. Das geschah David und Hardy, 48 Jahre. Hardy starb sehr plötzlich an einem Herzinfarkt. Aus diesem Grund und zusätzlich ermutigt von seiner Frau, ließ sich David medizinisch untersuchen. Bei ihm wurde eine Angina Pectoris festgestellt, die rechtzeitig auskuriert wurde.

Manche Zwillinge erzählten mir, sie seien dankbar, dass sie einen großen Teil ihres Lebens mit ihrem Zwillingsbruder oder der Zwillingsschwester geteilt hatten, wie aus dem folgenden Brief deutlich wird:

Robert, 56 Jahre:
»Es ist zweifelsohne schwer, ohne meinen besten Freund und Kameraden allein weiterzugehen. Wir waren eineiige Zwillinge und haben den größten Teil unseres Lebens sehr nah beieinander verbracht. Dennoch denke ich oft: Es ist besser, einen Zwilling geliebt und verloren zu haben, als niemals einen Zwillingsbruder gehabt zu haben, so hoch der Preis seines Todes nun ist.«

Zwei Frauen, die ihre Zwillingshälfte im Erwachsenenalter verloren, erzählen, wie diese Erfahrung ihr Leben veränderte.

Diana, 44 Jahre:
»Wir waren uns sehr ähnlich, meine Zwillingsschwester und ich. Unsere Stimmen, die Art, etwas zu erzählen, die Gebärden, unser Humor, Plänemachen ... Man schaute uns daher auch oft nach, was ich immer seltsam fand. Erst später verstand ich, wie ähnlich wir uns waren. Dennoch war ich ›ich‹ und sie ›sie‹, dachte ich.

Wir machten viel zusammen. Ich sprach dann auch immer über unsere Mutter, unseren Hund und unsere Nachbarn. In der Pubertät stritten wir uns häufiger. Jeder von uns suchte seine Identität. Eine Zeit lang haben wir weit voneinander entfernt gewohnt. Dadurch entstand mehr Raum und damit auch wieder mehr Interesse füreinander. Wir wurden beide Mütter und erlebten diese neue Phase in unserem Leben gemeinsam. Ich war bei ihr, als ihre Tochter geboren wurde. Ich weiß noch gut, dass sie gleich nach der Geburt zu mir sagte: ›Sie hat schon fast so einen großen Platz in mei-

nem Herzen wie du.‹ Mein Kind war zu diesem Zeitpunkt noch nicht geboren, aber ich verstand, wie sich das Muttersein anfühlen könnte.

Dann wurde sie krank und es ging ihr immer schlechter. Irgendwo spürte ich, dass das gar nicht gut war. Während eines mühsamen Dünenspaziergangs wurde mir bewusst, dass dies das letzte Mal sein würde, dass wir zusammen dort spazierten.

An unserem Geburtstag hörten wir das Ergebnis: Sie würde an einem Hirntumor sterben. Ich war bei ihr, als sie starb. Ihr Tod vermittelte mir in erster Linie ein Gefühl der Ruhe. Sie brauchte nicht mehr zu leiden. Die Unruhe, die ich schon so lange bei ihr spürte, war verschwunden.

Während der Beerdigung und vor allem während der Beileidsbekundungen wurde mir auf einmal klar, dass ich die Übriggebliebene war und vollkommen allein! Ich musste allein die Beileidsbekundungen so vieler Menschen aus unserer gemeinsamen Vergangenheit entgegennehmen! Danach kamen die Leere und die Verwirrung. Das Fundament, auf das ich gebaut hatte, war ins Wanken geraten. Woraus ich Sicherheit geschöpft hatte, war unsicher geworden. Allmählich verstand ich, dass die Ursache im Verlust meiner Schwester lag. ›Zusammen sind wir stark‹ existierte nicht mehr. Auch das problemlose Erkennen, ein Blick oder ein Wort, das ausreichte, fehlte. Mein Referenzrahmen war weg. Ich musste erneut herausfinden, wer ich war.

Es fühlte sich an, als wäre ich in einer neuen Welt gelandet, die ich neu entdecken musste. So war es auch: Ich kannte die Welt nur als Zwilling und nicht als Einling. Erneut musste ich gewisse Fähigkeiten erlernen, jetzt als Einling. Das war ein schwieriger und schmerzhafter Prozess.

Aufgrund meiner persönlichen Erfahrungen fing ich an, mich für Trauer zu interessieren und dann vor allem für die von Schicksalsgenossen. Ich fing an, Kurse der Landesstiftung für Trauerbegleitung zu besuchen, und baute danach meine eigene Vereinigung auf, mit der ich eine Kontaktstelle sein möchte für Zwillinge, die mit dem Tod ihrer Zwillingshälfte konfrontiert werden. Außerdem organisiere ich Gesprächsgruppen und Zusammenkünfte für Betroffene. Es ist schön, zu merken, dass diese Initiative einem Bedürfnis entgegenkommt. Ich selbst fühle mich jetzt, fünf Jahre nach ihrem Tod, stärker. Ich kann wieder ich selbst sein – und glücklich.«

Renate, 64 Jahre:
»Werner und ich waren zweieiige Zwillinge. Wir wurden als Nachzügler in eine Familie geboren, in der es schon drei Jungen gab. Ich fühlte mich nie allein. Es gab ein tiefes Gefühl von ›wir zusammen‹. Wir spielten sehr viel miteinander, und auch als wir Freunde und Freundinnen hatten, blieb im-

SECHS

mer noch genügend Zeit für uns beide. Als ich einen festen Freund hatte, war Werner sehr kritisch: Er wollte sicher sein, dass ich eine gute Wahl getroffen hatte! Wir heirateten neun Monate nacheinander. Leider hielt seine Ehe nicht und er musste seine Kinder allein großziehen. Wir wohnten in der Nähe, sodass ich ihm viel helfen konnte. Die Kinder wuchsen auf und gingen aus dem Haus.

Werner fand eine nette Freundin. Aber der Samstagmorgen gehörte uns. Dann tranken wir Kaffee zusammen und sprachen über alles, was uns beschäftigte. Mühelos konnten wir unsere tiefsten Gefühle miteinander teilen. Manchmal hörten wir Musik, wie auch an diesem letzten Morgen. Werner starb vollkommen unerwartet an einem Herzstillstand, 59 Jahre alt. Es war sehr unwirklich und zutiefst schmerzhaft, als würde sich ein eisernes Band um mein Herz schließen. Ein nicht zu beschreibendes Gefühl breitete sich in mir aus. Wir waren seit dem Mutterschoß zusammen gewesen und über zahllose unsichtbare Fäden miteinander verbunden. Wir waren immer füreinander da.

Es folgte eine Zeit intensiver Trauer. Ich fühlte mich wie ein siamesischer Zwilling, der nach einer schmerzhaften Operation von dem anderen getrennt worden war. Vor allem die Samstagvormittage vermisse ich und dass ich nie wieder unser Zusammensein erleben werde. Seine Abwesenheit vermittelt mir ein tiefes Gefühl der Einsamkeit. Mein erster Geburtstag ohne ihn war sehr schwer. Ich hatte noch nie allein Geburtstag gehabt. Am zweiten zwang ich mich, ihn zu genießen. Die Bemerkung meiner Töchter: ›Mama, wir wissen um deinen Kummer, aber wir sind froh, dass du noch bei uns bist‹, hat mich darin bestärkt. Ich bin jetzt ein Einling, aber das Zwillingsgefühl steckt mir im Blut, im Kopf und im Herzen. Und ich glaube, das wird sich nie ändern.«

Aus der Forschung:
Joan Woodwards Studien zeigen, dass es für übrig gebliebene Zwillinge gut ist, wenn innerhalb der Familie über den Bruder oder die Schwester gesprochen wird und ihre besondere Beziehung anerkannt wird. Das erleichtert es dem übrig gebliebenen Zwilling, sich wiederzufinden und den Verlust zu akzeptieren. Auch wenn der Tod zu einem frühen Moment in ihrem Leben eintritt, darf diese Tatsache nicht geleugnet oder verdrängt werden.

26 Studien über Zwillinge

Ich stelle Ihnen Inga und Ramona vor, eineiige Zwillinge, 30 Jahre alt. Gemeinsam führen sie eine Werbeagentur. Beide sind verheiratet. Inga hat ein siebenmonatiges Baby und Ramona wird bald Mutter. Ihre Ehemänner haben denselben Beruf: Rechtsanwalt. Die Zwillinge teilen die Liebe für Irland und für das Surfen auf dem Meer. Sie wählen dieselbe politische Partei. Sie schlafen noch immer auf dem Kissen aus ihrer Jugend. Außerdem haben sie die gleiche Gewohnheit: Wenn sie in einem Hotel übernachten, bedecken Sie das Hotelkissen mit einem Handtuch von zu Hause – mit diesem vertrauten Geruch schlafen sie schneller ein. Außerdem sind beide verrückt nach Vollkornbrot mit Käse und Muscheln.

Hier drängt sich die Frage auf: Sind diese Übereinstimmungen, dieselben Vorlieben und Gewohnheiten, Ergebnis des langen Zusammenwohnens, oder spielen hier die Gene mit?

SECHS

Studien von Sir Francis Galton

Schon seit Jahrhunderten gibt es eine Kontroverse über die Frage, ob der Mensch ein Produkt seiner Gene oder seiner Erziehung ist, oder anders gesagt, die Frage »*nature versus nurture*«, angeboren gegenüber erworben. Zwillinge – und dabei vor allem die eineiigen, weil sie über dieselben Gene verfügen – bieten der Wissenschaft die Gelegenheit, dieses Problem näher zu beleuchten.

Soweit bekannt, war es der Wissenschaftler Sir Francis Galton, ein Cousin von Charles Darwin, der sich den ersten fundierten Studien zu Zwillingen widmete. 1876 machte er eine Längsschnittuntersuchung unter Zwillingen, um eine Antwort auf die Frage geben zu können, was von beiden (*nature* oder *nurture*) den größeren Einfluss auf die Person hat. Erziehung beinhaltet hier auch die Umgebung, in der jemand aufwächst, wie Schule, Nachbarschaft, Freunde usw. Galton entdeckte, dass viele eineiige Zwillinge dieselben Interessen haben, dieselben Vorlieben und Hobbys, dieselben oder vergleichbare Talente, dieselben Krankheiten und dass sie oft das Gleiche denken, so sehr, dass einer den Satz beenden kann, den der andere angefangen hat.

Aufgrund seiner Daten schloss er, dass der Einfluss der Gene in vielerlei Hinsicht größer ist als der der Erziehung. Er war der Begründer der Verhaltensgenetik, der Wissenschaft, die den Genen einen größeren Einfluss zuspricht als der Erziehung. Diese Wissenschaftler werden »Verhaltensgenetiker« genannt. Dem stehen die Wissenschaftler gegenüber, die davon ausgehen, dass die Umgebung uns zu dem macht, was wir sind. Ihrer Ansicht nach ähneln sich Zwillinge deswegen so sehr, weil sie in derselben Umgebung aufwachsen. In den Sechzigerjahren ging man vor allem von diesem Gedankengang aus.

Galton schloss, dass der Einfluss der Gene in vielerlei Hinsicht größer ist als der der Erziehung.

Aber 1976 wurde eine Studie veröffentlicht, die diese Theorie zerpflückte. Es ergab sich nämlich eine wunderbare Gelegenheit, eineiige Zwillinge zu studieren, die bei der Geburt getrennt und von verschiedenen Familien adoptiert worden waren. Sie teilten dann zwar dieselben Gene, nicht aber dieselben Umgebungsfaktoren.

Thomas Bouchard, Professor für Psychologie an der Universität von Minnesota, führte eine umfängliche Studie unter 66 eineiigen und 51 zweieiigen Zwillingen durch. Daneben untersuchte er genauso viele ein- und zweieiige, die gemeinsam aufgewachsen waren, um Vergleichsdaten zu haben. Die jüngsten Teilnehmer waren 11 Jahre alt, die ältesten 79. Er ließ sie aus allen Teilen der Welt anreisen und unterwarf sie eine Woche lang zahlreichen psychologischen und körperlichen Tests.

Meist holte er die Teilnehmer selbst am Flughafen ab (die meisten wohnten im Ausland), was ihm viele Überraschungen bescherte. Die Zwillinge kannten einander nämlich meist nicht. Sie wussten nicht einmal von der Existenz eines Zwillingsbruders oder einer Zwillingsschwester, und trotzdem trugen die Zwillinge Dorothy und Bridget die gleiche braune Jacke, jede von ihnen zwei Armbänder und dieselbe Anzahl von Ringen an den Fingern, beide sieben.

Barbara und Daphne tranken beide ihren Kaffee mit Milch und kalt. Beide hatten dieselbe seltsame Angewohnheit: Sie drückten ihre Nase hoch. Das taten sie von klein auf und sie hatten der Angewohnheit denselben, selbst ausgedachten Namen gegeben: *squidging*. Beide fielen mit sechzehn Jahren von der Treppe und hatten seit diesem Unglück schwache Knöchel. Beide hatten ihre Männer in einer Diskothek kennengelernt; sowohl Barbara als auch Daphne hatten bei ihrer ersten Schwangerschaft eine Fehlgeburt und gebaren danach jeweils zwei Söhne und eine Tochter, in derselben Reihenfolge! Die Übereinstimmungen waren frappierend.

Dorothy und Bridget führten beide 1960 ein Tagebuch, aber nur in diesem Jahr. Die Tagebücher waren vollkommen identisch in Modell und Farbe. Auch die Tage, an denen sie Aufzeichnungen gemacht hatten, stimmten überein. Beide hatten einen Sohn, den sie Richard Andrew beziehungsweise Andrew Richard genannt hatten. Beide hatten eine Katze namens Tiger.

Die Zwillinge Jim Lewis und Jim Springer (ihre jeweiligen Adoptiveltern hatten ihnen denselben Vornamen gegeben) waren beide mit einer Frau verheiratet, die Linda hieß; nach ihrer Scheidung heirateten beide Jims Frauen, die ebenfalls denselben Namen hatten: Betty. Sie fuhren denselben Autotyp und rauchten dieselbe Zigarettenmarke. Die Liste der Übereinstimmungen war unerschöpflich.

1986 brachte Bouchard einen Untersuchungsbericht heraus, der in vielerlei Hinsicht die Schlussfolgerungen von Sir Francis Galton bestätigte, die jener ein Jahrhundert zuvor formuliert hatte: 73 % der Zwillinge hatten denselben IQ, 60 % dieselbe Lebensphilosophie und 60 % ein vergleichbares soziales Verhalten. Die Fantasie, Stressempfänglichkeit, der Hang zu Abenteuer und Führung können zu 50 bis 60 % den Genen zugeschrieben werden. Auch die religiöse Einstellung hat eine erbliche Grundlage.

Bouchard verglich die Ergebnisse der eineiigen und zweieiigen Zwillinge, die getrennt aufgewachsen waren, mit denjenigen beider Gruppen, die ihre Jugend gemeinsam verbracht hatten. Er kam zu dem Schluss, dass die eineiigen, die getrennt aufgewachsen waren, sich genauso ähnelten – und in manchen Fällen sogar mehr – wie die eineiigen, die immer zusammen gewesen waren. Außerdem fand er keinen einzigen Charakterzug, in dem sich zweieiige mit einer gemeinsamen Jugend mehr ähnelten als eineiige, die getrennt aufgewachsen waren. Wie ist das zu erklären? Die einzig mögliche Erklärung ist, dass der Einfluss der Umgebung nicht sehr groß ist oder zumindest nicht für viele Charakterzüge ausschlaggebend. Das zeigt auch die folgende Geschichte.

Verschiedene Umgebungen, aber gleiche Persönlichkeiten

Amy und Beth, eineiige amerikanische Zwillinge, wurden kurz nach der Geburt getrennt und zur Adoption freigegeben. In den 1960er-Jahren dachten einige Fachleute, das Zwillingsein sei eine Last sowohl für die Eltern als auch für die Zwillinge selbst, sodass man für Zwillinge zwei Familien suchte. Die Eltern wurden nicht über die Existenz einer Zwillingshälfte informiert. Sie wurden jedoch gefragt, ob man die Entwicklung der Mädchen verfolgen dürfe, weil sie »einen Teil einer pädagogischen Studie ausmachten«. Ein Beispiel reiner Manipulation, bei der etliche Zwillinge die Dummen waren. Die Kinder wurden nur beobachtet, weil sie Zwillinge waren, und die Familien stimmten logischerweise fast immer zu, weil sie froh waren über ihr Baby.

Amy wurde von einer Familie der Mittelklasse adoptiert. Ihre Mutter war eine schwierige Frau mit geringem Selbstvertrauen, die sich von der Schönheit ihrer Tochter bedroht fühlte. Die Familie, die Beth adoptierte, war vermögend. Die Mutter dieses Mädchens war fröhlich, freundlich und sehr selbstsicher. Beths Umgebung war viel harmonischer und ausgeglichener als die Amys. Deren Vater war wenig liebevoll und benahm sich distanziert gegenüber seiner Tochter. Dagegen war Beths Vater sehr offen und warmherzig.

Wie entwickelten sich die Mädchen, die in einer so unterschiedlichen Umgebung aufwuchsen?

Bei Amy traten schnell Probleme auf, sie war ein angespanntes und forderndes Kind, das am Daumen lutschte. Sie knabberte auch an den Nägeln, machte ins Bett, bis sie vier Jahre alt war, und hatte viele Ängste und Albträume. Außerdem hatte sie eine Lernstörung und war für ihr Alter sehr kindlich.

Obwohl Beth in einer viel günstigeren Umgebung aufwuchs, zeigte sie dieselben Symptome. Auch sie lutschte am Daumen, knabberte an den Nägeln, machte ins Bett, hatte im Dunkeln Angst und litt unter Lernproblemen. Ihre Beziehung zu ihrer Adoptivmutter war zwar viel enger als die Amys, doch beim psychologischen Test stellte sich heraus, dass Beth, genau wie ihre Schwester, eine große Sehnsucht nach mütterlicher Sorge hegte. Trotz der unterschiedlichen Umgebungen waren ihre Probleme fast die gleichen!

Nach jahrelanger Studie und aufgrund vieler Untersuchungsdaten schloss Bouchard, genau wie Galton seinerzeit, dass der Einfluss der Gene auf die Persönlichkeit einer Person deutlich nachweisbar ist.

Andere Studien, wie die der Psychologin Canter in Glasgow, sind nicht weniger überraschend: Sie verglich Zwillinge, die getrennt aufgewachsen waren, mit anderen, die zusammen gewesen waren, in Bezug auf die Charaktereigenschaft Extrovertiertheit. Sie entdeckte, dass die getrennten Zwillinge sich zu 85 % darin gleichen. Man sollte annehmen, dass Zwillinge, die gemeinsam aufwuchsen, sich in dieser Hinsicht mehr ähnelten. Doch nichts erwies sich als weniger wahr. Sie ähnelten sich nur zu 29 %. Das gemeinsame Leben der Zwillinge scheint gerade die Effekte der Erblichkeit zu verschleiern. Nur einer der beiden kann Anspruch auf seine wahre Art erheben. In ihrem Drang, verschieden zu sein, verhält sich einer demnach

Zwillinge, die zusammen aufwachsen, unterscheiden sich mehr aufgrund ihres Bedürfnisses, sich voneinander zu unterscheiden!

anders. Das ist wahrscheinlich eine der Ursachen für das Phänomen »Verhaltenswechsel« oder »wechselndes Verhalten«, über das mir viele Eltern von Zwillingen berichten (siehe Kapitel 18). Zwillinge, die zusammen aufwachsen, unterscheiden sich also mehr aufgrund ihres Bedürfnisses, sich voneinander zu unterscheiden! Bei denjenigen, die getrennt aufwachsen, spielt dies keine Rolle und jeder entfaltet sich so, wie er wirklich ist.

Die Studien werden fortgesetzt

Viele Länder registrieren ihre Mehrlingsgeburten. Das ermöglicht ihnen die Durchführung von Längsschnittstudien, in denen die Entwicklung von Zwillingen in den verschiedenen Phasen ihres Lebens verfolgt werden kann. Diese Untersuchung hilft, viele Aspekte des Menschen näher zu beleuchten, etwa das Glücksgefühl. Man war immer der Ansicht, Glücksgefühle hingen ab von Faktoren wie Verheiratetsein, Geld, Gesundheit etc. Die Zwillingsforschung zeigt, dass das Glücksgefühl zum großen Teil genetisch bestimmt wird: Bei Eineiigen ist es nahezu identisch, auch wenn ihre Lebensbedingungen vollkommen unterschiedlich sind. Wenn beispielsweise einer der Zwillinge verheiratet ist, eine gute Arbeitsstelle hat und ein schönes Haus, und bei dem anderen keiner dieser Umstände zutrifft, ist ihr Glücksniveau dennoch praktisch gleich. Das gilt auch für die eineiigen Zwillinge, die getrennt aufgewachsen sind. Diese Korrelation ist bei Zweieiigen weniger hoch.

Dank dieser Studien erfährt man immer mehr über das menschliche Verhalten.

Aus der Forschung:
Laut einer Studie der Freien Universität Amsterdam aus dem Jahr 2002 ist Optimismus zu 49 % genetisch bestimmt; das Glücksgefühl zu 53 %, ein gesunder Lebensstil zu 31 %, der Genuss von Alkohol zu 44 % und das Rauchverhalten zu 33 %.

FÜNF

Danksagung

Das Zustandekommen dieses Buches verdanke ich unter anderem der Zusammenarbeit mit vielen spanischen Eltern und Fachleuten. Auch niederländische Zwillingseltern unterstützten mich und arbeiteten gerne mit, wie Steffanie Appenzeller und Ed van Empelen, ebenso wie einige Zwillinge selbst: Diny Bet, Rietje Gotink, Jan Hilverdink, Marja Hofstra, Rinny Schuite und Nienke Vulink.

Auf medizinischem Gebiet wurde ich von Anita Wester beraten, Gynäkologin des Wilhelmina Ziekenhuis in Assen und selbst Mutter von Zwillingen, sowie von Reinhart Maas, Gynäkologe des Sint Lucas Andreas Ziekenhuis in Amsterdam, Annet Stokroos, Hausärztin und Schwägerin, Jan J. M. Jansen, Hausarzt und Bruder, und den beiden Hebammen Beatrijs Smulders und Mariël Croon.

Und schließlich gilt mein Dank Fred, der wie immer jeden Abend meine Texte las. Dank seines Vertrauens in das Buch und durch seinen Einsatz wird es nun auch in den Niederlanden und in Deutschland herausgegeben.

www.coksfeenstra.info

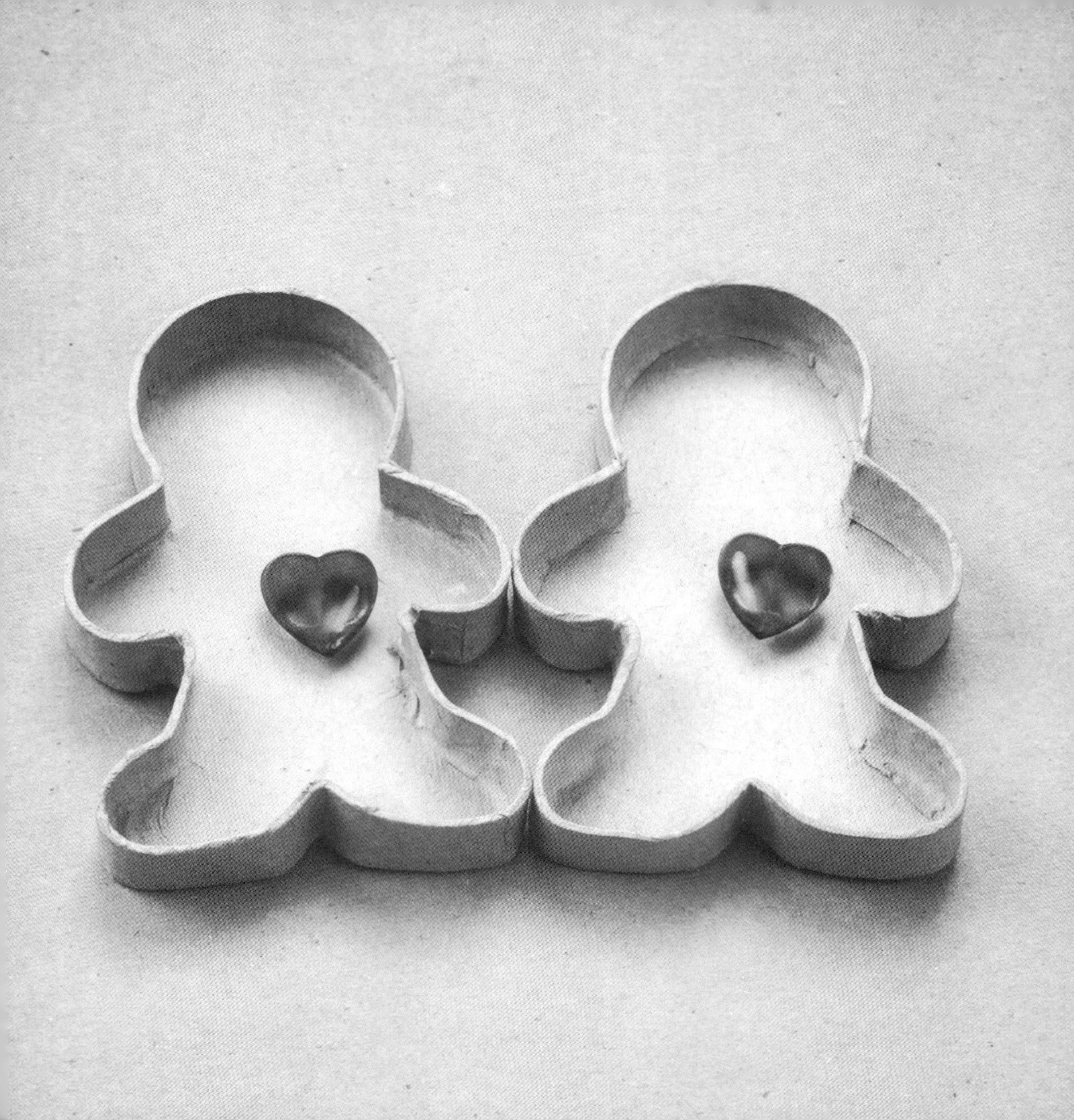

SIEBEN

ANHANG

SIEBEN **Anhang**

Begriffserläuterungen

Amnion: Die innere Eihaut (Fruchthülle), die das Kind in der Gebärmutter umgibt.

Chorion: Die äußere Eihaut (Fruchthülle).

Chromosom: Ein Stück Zellkernmaterial, das genetische Information enthält.

DNA (bzw. DNS): Abkürzung für Desoxyribonukleinsäure. Hiermit wird das genetische Material bezeichnet, das in jedem Zellkern in Form von Chromosomen gespeichert ist. Eineiige Zwillinge verfügen über dasselbe Material, zweieiige nicht. Das kann mit einem DNA-Test festgestellt werden.

Dichorial-diamniotisch: Schwangerschaft mit zwei äußeren und zwei inneren Eihäuten.

Dizygotische Zwillinge: Zweieiige Zwillinge.

Dysmaturität: (Reifungsstörung) Das Geburtsgewicht ist aufgrund eines Wachstumsrückstandes in Bezug auf die Schwangerschaftsdauer niedriger als erwartet.

Embryo: Das neue Individuum in der Gebärmutter während der ersten (neun) Wochen der Schwangerschaft.

Fötus: Das Kind in der Gebärmutter während der restlichen Schwangerschaftsmonate.

Frühgeburt: Ein Baby, das vor der 37. Woche geboren wird.

Genetik: Erblichkeitslehre.

HELLP-Syndrom: Akute Form der Schwangerschaftsvergiftung.

Hypertonie: Hoher Blutdruck.

In-vitro-Fertilisation (IVF): Reagenzglasbefruchtung.

Känguruen: Das Brutkastenbaby eine Weile nackt an der Brust liebkosen und warmhalten.

Kardiotokografie (CTG): Gerät, das die Herztöne des Babys im Bauch registriert.

Mehrlinge: Geburt von mehr als einem Baby.

Monochorial-diamniotisch: Schwangerschaft mit einer äußeren Eihaut und zwei inneren Eihäuten. Immer eineiig.

Monochorial-monoamniotisch: Schwangerschaft mit einer äußeren und einer inneren Eihaut. Immer eineiig.

Monozygotische Zwillinge: Eineiige Zwillinge.

NICU: Neonatale Intensive Care Unit.

Ödem: Wasseransammlung.

Ovulation: Eisprung. Eine reife Eizelle löst sich ungefähr in der Mitte des weiblichen Zyklus.

NTR: Niederländisches Zwillingsregister.

Plazenta: Mutterkuchen. Dieses Organ nährt das Baby.

Präeclampsie: Eine Erkrankung, die eintritt, wenn hoher Blutdruck mit Eiweiß im Urin einhergeht.

Siamesische Zwillinge: Zwillinge, die ein Organ oder einen Teil des Körpers infolge einer späten Teilung der befruchteten Eizelle teilen.

Striae: Schwangerschaftsstreifen durch Risse im Unterhautbindegewebe.

Testosteron: Männliches Hormon, das zum größten Teil in den Hoden produziert wird.

Triamniotisch-dichorial: Schwangerschaft, bei der jedes Baby eine eigene innere Eihaut hat und zwei Babys die äußere Eihaut teilen. Insgesamt sind also zwei Außeneihäute vorhanden.

Triamniotisch-monochorial: Schwangerschaft, bei der jedes Baby eine eigene innere Eihaut (Fruchthülle) hat, aber alle die äußere Eihaut (Fruchthülle) teilen.

Triamniotisch-trichorial: Schwangerschaft, bei der jedes der drei Babys jeweils eine eigene innere und äußere Eihaut hat.

Trizygotische Schwangerschaft: Eine dreieiige Schwangerschaft.

Zwillingstransfusionssyndrom (TTS-Syndrom, Twin-to-Twin Transfusion Syndrome): Bei eineiigen Zwillingen, die eine oder zwei Eihäute teilen, können die Blutgefäße miteinander in Verbindung stehen, wodurch beide Babys nicht gut wachsen.

Ultraschall (Sonografie): Die Betrachtung und Registrierung von Bildern, die mithilfe von Ultraschall erstellt werden.

Uterus: Gebärmutter.

Zervix: Gebärmuttermund.

Zygote: Zelle, die bei der Befruchtung einer Eizelle durch eine Samenzelle entsteht.

Zygosität: Eiigkeit, Ursprung der Zwillinge.

Literatur

Quellen

Bernstein, P., und Schein, E., *Ik was niet alleen.* Arena, Amsterdam 2008

Boomsma, G., *Dubbelspoo.* Nieuw, Amsterdam Uitgevers 2007

Boomsma, D. (Hg), *Tweelingonderzoe.* VU Uitgeverij, Amsterdam 2008

Bowers, N., *The Multiple Pregnancy Sourcebook.* Contemporary Books, Illinois 2001

Bryan, E., *Zwillinge, Drillinge und noch mehr. Praktische Hilfen für den Alltag.* Verlag Hans Huber, Bern 2003

Cooper, C., *Twins and Multiple Births.* Vermilion, London 2004

Croon, M., *Schwanger werden.* Trias, Stuttgart 2005

Duivelaar, L., und Geluk, A., *Het tweelingboek.* Kosmos – Z&K Uitgevers B.V., Utrecht 2004

Friedrich, E., und Rowland, C., *The Parent's Guide to Raising Twins.* St. Martin's Press, New York 1990

Gemert, MJC van, u. a., *Eeneiige tweelingzwangerschappen en het tweeling transfusie syndroom.* Meerlingen Magazine Nr.1 1999

Gratkowski, M. von, *Zwillinge.* Trias, Stuttgart 2003

Heyden, Z. van der, *Vanuit de couveuse de wereld in.* Kosmos, Utrecht 1992

Jongh, R. de, *Het testosteron-effect.* Psychologie Magazine, Amsterdam Juni 2005

Leeuw, R. de, und Bakker, L., *Te vroeg geboren.* Kosmos-Z&K Uitgevers, Utrecht 1995

Maxwell Malmstrom, P., und Poland, J., *The Art of Parenting Twins.* Ballantine Books, New York 1999

Mollema, E., *Tweelingen.* BZZTôH, Den Haag 1986

Neut, D. van der, *Hoe verklaart de wetenschap deze ervaringen?* Psychologie Magazine, Amsterdam November 2008

Pohl, P., und Gieth, K., *Ik mis je, ik mis je.* Querido, Amsterdam 1994

Pearlman, E., und Ganon, J. A., *Raising Twins.* Harper Collins Publishers, New York 2000

Piontelli, A., *From Fetus to Child.* Brunner-Routledge, New York 1992
Rietbergen, T. van, *Alles in 3-voud.* Unieboek BV Houten, Antwerpen 2005
Ruiz Vega, J., *Nueve meses de espera.* Temas de Hoy, Madrid 2004
Ruiz Vega. J., *Nueve meses bien alimentado.* Temas de Hoy, Madrid 2006
Segal, N. L., *Entwined Lives.* Plume, New York 2000
Smulders, B., und Croon, M., *Veilig Zwanger.* Kosmos-Z&K Uitgevers, Utrecht 2010
Smulders, B., und Croon, M., *Veilig Bevallen.* Kosmos-Z&K Uitgevers, Utrecht 2007
Wallace, M., *Die schweigsamen Zwillinge.* Orlanda, Berlin 1998
Waard, F. de., *Over tweelingen gesproken.* Aspekt Baarn 2000
Wit, S. de., *Het nature-nurture debat.* Meerlingen Magazine Nr.1 2002
Woodward, J., *The Lone Twin.* Free Association Books Limited, New York 1998
Wright, L., *Gemelos.* Paidós, Barcelona 2001

Romane, in denen Zwillinge vorkommen

Lansens, L., *An meiner Seite.* Ullstein, Berlin 2007
Loo, T. de, *Die Zwillinge.* Btb, München 1997
Pilcher, R., *Wechselspiel der Liebe.* Wunderlich, Reinbek 2002
Setterfield, D., *Die dreizehnte Geschichte.* Heyne, München 2008
Voors, B., *Klaras Tagebuch.* Aufbau, Berlin 2003

Nützliche Adressen

Deutschland

www.dna-direkt.de
www.doppelpack.org
www.zwillingsratgeber.de
www.sitaara.de/zwillingsstammtischevereine
www.mehrlinge-franken.de
www.zwillingstreff.de
www.doppeltes-lottchen.de
www.zwei-dabei.de
www.zwillingsmamas.de
www.zwillingsstammtisch-hamburg.de
www.zwillinge-landsberg.de
www.kohaupt.com
www.zwillingsstammtisch.de
www.zwillingsstammtisch.npage.de
www.zwillingsrunde.de
www.zwillingsclub-online.de
www.zwillingsforum.de
www.zwillinge-worms.de
www.abc-club.de

Schweiz

www.zwillingsvereinaargau.ch
www.schweizerischerzwillingsverein.ch
www.zwillingstreffen.ch
www.zwillingsverein.ch
www.zwillinge.ch
www.unserbaby.ch
www.mehrlingsverein.ch

Österreich
www.zwillingstreffen.com
www.zwillinge.at

Register

SIEBEN

C

D

E

F

T

U

V

W

Y

Z